本书为国家重点基础研究发展计划（"973"计划）课题：
"'脾主运化、统血'等脾脏象理论的继承创新研究"
（课题编号：2013CB531701）成果

历代名家

脾胃病医论医案集萃

主　编　秦　微　王彩霞

副主编　于　漫　马天驰　刘可扬

编　委　徐　蕾　赵思达　张耀尹　刘欣卉

人民卫生出版社
·北京·

版权所有，侵权必究！

图书在版编目（CIP）数据

历代名家脾胃病医论医案集萃／秦微，王彩霞主编
. — 北京：人民卫生出版社，2022.1

ISBN 978-7-117-32559-2

Ⅰ．①历… Ⅱ．①秦…②王… Ⅲ．①脾胃病–中医
学–临床医学–经验–中国–现代 Ⅳ．①R256.3

中国版本图书馆 CIP 数据核字（2021）第 267009 号

人卫智网 www.ipmph.com	医学教育、学术、考试、健康，购书智慧智能综合服务平台	
人卫官网 www.pmph.com	人卫官方资讯发布平台	

历代名家脾胃病医论医案集萃
Lidai Mingjia Piweibing Yilun Yian Jicui

主　　编：秦　微　王彩霞
出版发行：人民卫生出版社（中继线 010-59780011）
地　　址：北京市朝阳区潘家园南里 19 号
邮　　编：100021
E - mail：pmph @ pmph.com
购书热线：010-59787592　010-59787584　010-65264830
印　　刷：三河市延风印装有限公司
经　　销：新华书店
开　　本：710×1000　1/16　　**印张**：16
字　　数：246 千字
版　　次：2022 年 1 月第 1 版
印　　次：2022 年 1 月第 1 次印刷
标准书号：ISBN 978-7-117-32559-2
定　　价：60.00 元

打击盗版举报电话：**010-59787491**　**E-mail：WQ @ pmph.com**
质量问题联系电话：**010-59787234**　**E-mail：zhiliang @ pmph.com**

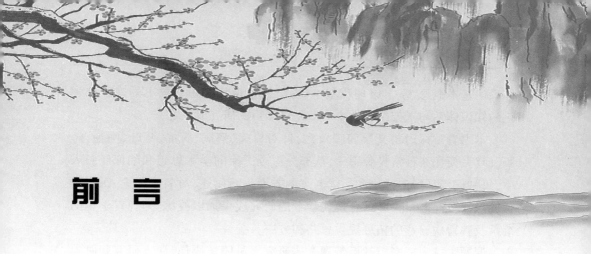

前　言

　　经典医论医案是推动中医药学术发展的主要力量,中医学家的临床即时资料,详细记录了疾病的发生和发展变化、诊断和治疗过程及治愈或其他结局,是医家学术思想脉络和经验总结发挥的体现,也是中医药理论和实践的精粹。徐灵胎云:“故治病之法,必宜先立医案。”章太炎云:“中医之成绩,医案最著。欲求前人之经验心得,医案最有线索可寻,循此钻研,事半功倍。”

　　在中医脏象学说中,脾胃为后天之本,最早在《素问·玉机真脏论》提出“五脏者皆禀气于胃,胃者,五脏之本也”。“胃气壮,则五脏六腑皆壮”(《中藏经·论胃虚实寒热生死逆顺脉证之法》),“脾为后天之本”的理论是宋代窦材在《扁鹊心书·五等虚实》中提出:“盖肾为先天之原,脾为后天之本,资生资始,莫不由兹,故病虽甚而二脉中有一脉未散,扶之尚可延生。”脾主运化,其运化水谷精微,为中焦气机升降枢纽,与人体消化系统功能密切相关,狭义脾胃病即消化系统疾病;脾主运化、统血,为气血之本、脏腑之本乃至后天之本的功能并非言一个形态器官的表现,而是涉及多系统综合功能的表达,故广义的脾胃病涵盖多系统疾病,拓展了脾胃学说的应用范围。在浩如烟海的古今病案中,蕴藏着脾胃病的典型病案。学习这些脾胃医案能加深对脾胃病理法方药的认识,提高临床辨证施治的水平,同时还可以学习各医家的独特诊疗经验,发现独特的脾胃病治疗方药。

　　2013 年立项的国家重点基础研究发展计划(“973”计划)项目“脾主运化、统血”等脾脏象理论研究之一“脾主运化、统血”等脾脏象理论的继承创新研究(2013CB531701),突出中医科学思维特点,以中国先进文化为背景,以科学技术为基础,梳理并系统诠释“脾主运化、统血”等脾脏象理论知识体系的基本概念、基本原理和基本规律,构建现代知识背景下的脾脏象理论的知识体系与框架结构。本书即是该项目的研究成果之一。

本书着重探讨狭义层面脾胃病,针对胃痛、痞满、腹痛、呕吐、呃逆、噎膈、泄泻、便秘8种常见脾胃病,从部分古今医家的学术思想和临证经验入手,每种病皆从经典医论和品读名案两方面进行阐述,对名家医论、医案进行摘录、整理和解析,并结合现代学者的研究成果加以凝练,为脾胃学说的继承及脾胃病诊疗的拓展提供思路和方法。

课题主持人王彩霞教授带领全体研究人员团结协作,深入研究脾脏象理论,完成了脾脏象理论的系列著作,希望成为具有时代特征的成果。参编情况说明:全书由王彩霞审阅;第一章胃痛、第二章痞满、第三章腹痛、第四章呕吐、第六章噎膈、第七章泄泻由秦微编写,第五章呃逆由于漫编写,第八章便秘由马天驰、刘可扬编写;校稿由徐蕾、赵思达、张耀尹、刘欣卉完成。

在此,我们特别向为脾脏象理论研究作出卓越贡献的古代先贤、近现代医家、现代学者致以诚挚的敬意和谢意!他们深厚的理论、精湛的医术值得我们钦佩和崇敬,是我们一生学习的榜样,我们将在前辈光辉学术思想照耀下,心怀感恩之情继续前行!本书在编撰过程中参考并引用了相关研究成果,向有关专家、学者表示衷心感谢。因编者的水平和精力有限,对医家的经验总结还是目睫之论,学术精髓的挖掘只是一孔之见,疏漏、错误之处还请同仁指正。本书为草创之作,以雅博匡正为幸。

编写组

2020 年 8 月

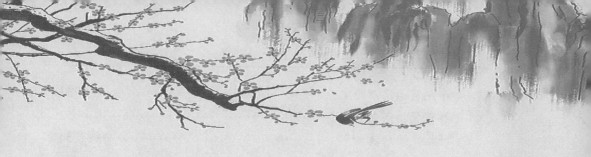

目 录

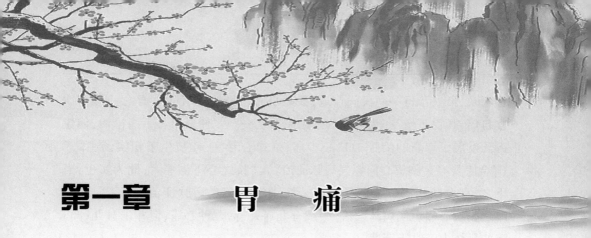

第一章　胃　痛

　　胃痛又称胃脘痛,以胃脘部近心窝处(即剑突下的上腹部位)疼痛为主要临床表现的一种病证,多伴有上腹部胀满、嗳气吞酸、食欲不振、恶心呕吐等表现。多因感受外邪、内客于胃,忧思郁怒、肝木横逆或饮食劳倦、损伤脾胃所致。胃痛是临床上常见的一种病证,见于西医学的急、慢性胃炎,胃、十二指肠溃疡病,胃癌,胃神经症等病以上腹部疼痛为主症者。古代文献中所述胃脘痛,在唐宋以前医籍多以"心痛"称之,宋代之后,胃痛与心痛区分辨之。

第一节　经典医论

　　《黄帝内经》详细论述了胃痛的病名、病位、病因及疼痛特点,如《灵枢·邪气脏腑病形》曰:"胃病者,腹䐜胀,胃脘当心而痛。"《灵枢·经脉》:"脾足太阴之脉……是动则病舌本强,食则呕,胃脘痛。"《素问·举痛论》曰:"寒气客于肠胃之间,膜原之下,血不得散,小络急引故痛……寒气客于肠胃,厥逆上出,故痛而呕也。"阐释了外感寒邪,入侵人体,引起气血壅滞不通而痛。《素问·至真要大论》:"太阳之胜,凝溧且至……寒厥入胃,则内生心痛……太阳之复,厥气上行……心胃生寒,胸膈不利,心痛痞满。"寒凝气滞,也可发为胃痛。胃痛与木气偏胜、肝胃失和有关,如《素问·六元正纪大论》说:"木郁之发……民病胃脘当心而痛,上支两胁,膈咽不通,食饮不下。"《素问·至真要大论》也说:"厥阴司天,风淫所胜……民病胃脘当心而痛。""厥阴之胜……胃脘当心而痛,上支两胁,肠鸣飧泄,少腹痛,注下赤白,甚则呕吐,膈咽不通。"内热因素致痛,如《素问·气交变大论》曰:"岁金不及,炎火乃行……民病口疮,甚则心痛。"另外,《素问·痹论》所说"饮食自倍,肠胃乃伤"亦为胃痛的常见原因之一。张仲景以心下痛论治,创建方药发展了胃痛的治疗,如"心中痞,诸逆心悬痛,桂枝生姜枳实汤主之"(《金匮要略·胸痹心痛短气病脉证治》),"按之心下满痛者,此为实也,当下之,宜大柴胡汤"(《金匮要略·腹满寒疝宿食病脉证治》)。《金匮要略·胸痹心痛短气病脉证治》中载有九痛丸,治九种心痛,但并未对九种心痛的具体内容进行阐述。

隋代巢元方进一步阐述其病因,如"寒冷之气,客于肠胃募原之间,结聚不散,正气与邪气交争相击,故痛"(《诸病源候论·腹痛病诸候》),"足太阴是脾之脉,起于足大指(趾)之端,上循属脾络胃,其支脉复从胃别上注心。经入于胃,络注于心,此二脉俱虚,为邪所乘,正气与邪气交争,在于经,则胃脘急痛"(《诸病源候论·心腹相引痛候》)。到了唐代《备急千金要方·心腹痛》在论述九痛丸功效时指出,按照病因和临床表现将胃痛分为九种。王焘《外台秘要·九种心痛方三首》延续《千金》说法"一虫心痛,二注心痛,三气心痛,四悸心痛,五食心痛,六饮心痛,七冷心痛,八热心痛,九去来心痛",其中大部分为胃脘痛。九种引起心胸胃脘痛证的原因不外寒冷、痰饮、结血、积聚、宿食、虫注等,以附子丸祛寒解痛,逐痰散结。

宋代仍沿用了孙思邈"九种心痛"的观点,宋代赵佶《圣济总录·心腹门》:"胃为水谷之海,足阳明之脉也,阳明之脉络属心,心胃不和,寒气乘之,则气聚于胃中,令水谷不化,胃满连心,故心腹卒胀痛也。"宋代陈言《三因极一病证方论·九痛叙论》提出:"夫心痛,……以其痛在中脘,故总而言之曰心痛,其实非心痛也。……方中所载者,乃心主包络经也。"认为心痛是痛在中脘,心痛包括胃脘痛与心包络痛。其因"……若十二经络外感六淫,则其气闭塞,郁于中焦,气与邪争,发为疼痛,属外所因;若五脏内动,汩以七情,则其气痞结聚于中脘,气与血搏,发为疼痛,属内所因;饮食劳逸,触忤非类,使脏气不平,痞隔于中,食饮遁疰,变乱肠胃,发为疼痛,属不内外因"。

金元以后不断深化和丰富了胃脘痛的辨证治疗,如李东垣在《兰室秘藏》一书中专立"胃脘痛"一篇以专门论之,明确区分了胃痛与心痛。李氏强调"人以胃气为本"的观点,提出了饮食伤胃,劳倦伤脾,胃元气虚不足是其主要病变机理,在治疗原则提到"戊火已衰,不能运化,又加客寒,聚为满痛。散为辛热,佐以苦甘,以淡泄之,气温胃和,痛自止矣"(《内外伤辨惑论·肺之脾胃虚方》)。并创立了厚朴温中汤、补中益气汤、诸枳术丸等用以调理脾胃之剂,为后世治疗胃脘痛提供了宝贵的经验。朱丹溪提出瘀血作痛理论,如《丹溪心法·腰痛附肾着》中曰:"诸痛不可用参,补气则疼愈甚。"《格致余论·涩脉论》中曰:"人之所藉以为生者,血与气也。或因忧郁,或因厚味,或因无汗,或因补剂,气腾血沸,清化为浊,老痰宿饮,胶固杂糅,脉道阻涩,不能自行,亦见涩状。"《格致余论·经水或紫或黑论》曰:"血为气之配⋯⋯气凝则凝,气滞则滞。"是气者,血之帅也,气行则血行,气滞则血瘀。治疗上提出"(胃脘痛)脉实不大便者,下之痛甚者,脉必伏,宜温药,如附子之类。勿用参术,诸痛不可补气故也"(《丹溪治法心要·心痛》)。

明代王肯堂纠正"心痛即胃脘痛"之说,《证治准绳·心痛胃脘痛》中曰:"心与胃各一脏,其病形不同,因胃脘痛处在心下,故有当心而痛之名,岂胃脘痛即心痛者哉。"明确指出胸痹心痛与胃痛的区别。其成因有论,"胃脘痛亦如心痛,有不一之因,盖胃之真湿土也,位居中焦,禀冲和之气,多气多血,是水谷之海,为三阳之总司,五脏六腑十二经脉皆受气于此,是以足之六经自下而上,凡壮则气行而已,胃脘弱则着而成病。其冲和之气变至偏寒偏热,因之水谷不消,停留水饮、食积,真气相搏为痛,惟肝木之相乘者尤甚,胃脘当心而痛"(《证治准绳·心痛胃脘痛》);治疗上提出"气郁者,疏肝健脾为主,理其气而痛自止也"(王肯堂辑《医统正脉全书·活人书·胃痛》)。张景岳推崇"胃脘痛非心痛",认为"食滞、寒滞、气滞者最多,其有因虫、因火、因痰、因血者皆能作痛",强调"(胃痛)因寒者常居八九,因热者十惟一二⋯⋯盖寒则凝滞,凝滞则气逆,气逆则痛胀由生","气血虚寒不能营养心脾者,最多心腹痛证"(《景岳全书·心腹痛》),辨证论治,理气为主。"痛有虚实。⋯⋯辨之之法,但当察其可按者为虚,拒按者为实;久痛者多虚,暴痛者多实;得食稍可者为虚,胀满畏食者为实;痛徐而缓,莫得其处者多虚,痛剧而坚定不移者为实;痛在肠脏中有物有滞者多实,痛在腔胁经络,不干中脏而牵连腰背,无胀无滞者多虚,脉与证参,虚实自辨","胃脘痛证,多有因食因寒因气不顺者,然因食因寒亦无不皆关于气。盖食停则气滞,寒留则气凝,所以治痛之要,但察其果属实邪,皆当以理气为主"(《景岳全书·心腹痛》)。虞抟提出"痰血相杂,妨碍升降"论,"更原厥初致病之由,多因纵恣口腹,喜好辛酸,恣饮热酒煎熬,复食寒凉生冷,朝伤暮损,日积月深,自郁成积,自积成痰,痰火煎熬,血亦妄行,痰血相杂,妨碍升降,故胃脘疼痛。"(《医学正传·胃脘痛》)。李用粹《证治汇补·胃脘痛》对胃痛的治疗提出"大率气食居多,不可骤用补剂,盖补之则气不通而痛愈甚。若曾服攻击之品,愈后复发,屡发屡攻,渐至脉来浮大而空虚者,又当培补"。明代《医要集览九种·诸病论》进一步提出九种心痛"名虽不同,其所致皆因外感六淫,内伤七情,或饮啖生冷果实之类,使邪气搏于正气,邪正交击。气道闭塞,郁于中焦,遂成心痛。"清代程国彭《医学心悟·心痛》:"心痛有九种,一曰气,二曰血,三曰热,四曰寒,五曰饮,六曰食,七曰虚,八曰虫,九曰疰,宜分而治之。"叶天士《临证指南医案·木乘土》有谓:"肝为起病之源,胃为传病之所。"症状表现上指出"肝气不疏,脘痛呕恶""气郁脘闷噫气,病在肝胃"(《未刻本叶氏医案·保元方案》),治疗上创立安胃制肝大法"凡醒胃必先制肝"(《临证指南医案·木乘土》)。沈金鳌治胃痛重视疏肝平肝,在《沈氏尊生书·胃痛》强调指出:"胃痛,邪干胃脘痛也。惟肝气相乘为尤甚,以木性暴,且正克也。"林珮琴提出治病须分新久、虚实等,"(胃脘痛)治法须分新久,初痛在经,久痛入络,经主气,络主血也。初痛宜温散以行气,久痛则血络亦痹,必辛通以和营,未可概以香燥例治也","凡痛有虚实,按之痛止者为虚,按之痛反甚者为实","胃脘当心下,主吸受饮食,若烦劳冷热,致气、血、痰、食停瘀作痛,或肝气犯胃,及肾寒厥逆,皆能致之"(《类证治裁·胃脘痛》)。

近代医家对胃痛因机症治进一步完善,如秦伯未提出"此证不仅在胃,与脾亦有密切关系,因为胃主纳,脾主运,胃宜降,脾宜升,胃喜凉,脾喜温,胃当通,脾当守,两者的作用虽不同,但又是相互为用的。胃虚痛,其病机倾向于脾脏虚寒,当用黄芪建中汤温养中气,在出血时生姜改炮姜,并加阿胶。应当注意的是,本证常因受寒、气恼等因素反复发作,并因运化能力薄弱出现食滞等症状,须分别标本适当处理,不能当作单纯的寒痛、气痛和食痛"。黄文东将胃痛病机归纳为肝旺、脾虚、胃实,"(治疗胃痛)或以疏肝理气,化瘀止痛为主,以治其实;或在调气化瘀之中、参以养血;泄肝和胃之中,佐以益气;健运脾胃之中,配以养阴,以补其虚。在补虚之中,切忌黏腻之品,以防滞气留瘀,在治实之中,避免峻厉之品,以防伤脾胃"(上海中医学院附属龙华医院编《黄文东医案·胃痛》)，"(治疗胃痛)如香燥伤阴,腻补碍胃,则弊端立见。"(上海中医学院附属龙华医院编《黄文东医案·胃窦炎》)。董建华擅用通降法治疗胃痛,他调畅气机的特点有三:一是谙熟脏腑气机特点。如肺之宣发肃降,用药宜轻;肝之升发疏泄,务使条达。二是注重调肝。在生理条件下,气机升降,脾胃为枢;在病理条件下,气机怫郁,肝气为首。如肝郁化火犯肺、扰心,肝郁胆失疏泄,肝气横逆犯胃,脾虚肝木乘之,肝郁膀胱气化不利等,均宜疏肝气、调气机。三是调气不忘和血。气之与血,如影随形,气有所阻,血有所郁,故而调气不忘和血是董建华的学术思想之一。

第二节　品 读 名 案

一、胡慎柔治胃痛验案

【案1】

万历壬寅六月间,家君年五十三矣,患心口痛,呕食面黄。诊之,脉细弦数六至余。即灸气海、乳根各数壮,服补中益气汤加吴萸、姜炒黄连、山栀,二三十帖。又以四君加减丸补脾,遂愈。明年天旱,家贫车戽力罢,复吐酸如前,再服前剂及八味丸而安。

【案2】

一妇人,年五十余。素有心疼,久已疏矣。七月间,旧病复作,医以宽中导气,削坚攻血等剂,致中气愈虚,不思饮食,神愈。迎予视之,已五六日不食。诊之,六脉俱沉,惟脾胃弦细,似有神,寻亦难得;外证则心口痛,左胁胀硬,呕苦酸水,但能饮清汤。如吃米汤一口,即饱胀不胜,正木来克土之证也。然其人脉病虽笃,面色、肌肉犹不甚脱,忆古人凭证小凭脉之语,投以异功散加吴萸、干姜,佐以姜炒山栀三分。二帖,病去十五,再二帖而愈。

【出处】胡慎柔.慎柔五书[M].北京:中国中医药出版社,2011:157-158.

【品读】《慎柔五书》其学术思想系本李东垣《脾胃论》学说,其治疗方法亦以保护脾胃为主。胡慎柔先生重视中土,《慎柔五书·亢则害承乃制论》曰:"人之一身,生死系乎脾胃。凡伤寒、杂病一七后,只当于脾胃求之,始免杀人之咎。"

两案中,患心口疼痛,实为胃脘痛,案1呕食、面黄、脉细弦,为土虚木克,胃气上逆之象。案2中气本虚,宽中导气、削坚攻血等剂后更甚,六脉俱沉,惟脾胃弦细,左胁胀硬,呕苦酸水,为土虚木郁之象。两案表现其本均为"土虚",案1用补中益气汤加吴茱萸、姜炒黄连、山栀补中益气,辛开苦降。案2异功散为四君子汤加陈皮,其中四君补中气,陈皮理降肺胃之气,共奏益气补中,理气健脾之功。另加吴茱萸暖肝温经、降胃止呕、开结止痛,干姜温中,山栀清相火。

二、吴鞠通治胃痛验案

【案1】

乙酉四月十六日,李,四十六岁。胃痛胁痛,或呕酸水,多年不愈,现在六脉弦紧,皆起初感受燥金之气,金来克木,木受病未有不克土者,土受病之由来,则自金始也。此等由外感而延及内伤者,自唐以后无闻焉。议变胃而不受胃变法,即用火以克金也,又久病治络法。

云苓五钱　生苡仁五钱　枳实四钱　半夏五钱　川椒炭三钱　生姜五钱　广皮三钱　公丁香一钱

煮三杯,分三次服。

廿三日:复诊仍用原方。

五月初二日:现在胃痛胁痛吐酸之症不发,其六脉弦紧不变,是胸中绝少太和之气,议转方用温平,刚燥不可以久任也。

桂枝四钱　生苡仁五钱　广皮三钱　半夏五钱　云苓块五钱　生姜三钱　白芍四钱　炙甘草二钱　大枣(去核)二枚　干姜二钱

煮三杯,分三次服。无弊可多服。

十一日:诊视已回阳,原方去干姜,减桂枝之半。

廿四日:复诊脉仍紧,加益智仁,余仍照原方。

桂枝二钱　焦白芍四钱　广皮三钱　云苓五钱　益智仁二钱　生姜三钱　半夏五钱　炙甘草二钱　大枣(去核)二枚　苡仁五钱

煮三杯,分三次服。

【案2】

乙酉五月初二日,余,五十二岁。胃痛胁痛,脉双弦,午后更甚,阴邪自旺于阴分也。

半夏五钱　川椒炭三钱　吴萸二钱　苡仁五钱　公丁香一钱五分
香附三钱　降香三钱　山楂炭二钱　广皮三钱　青皮二钱　青橘叶三钱

煮三杯，分三次服。接服霹雳散。

十七日：诊视病稍减，脉仍紧，加小枳实三钱，减川椒炭一钱，去山楂
炭、青橘叶。

廿四日：脉之紧者稍和，腹痛已止，惟头晕不寐，且与和胃令寐，再商
后法。

半夏一两　小枳实三钱　云苓五钱　苡仁一两

煮三杯，分三次服。以得寐为度。如服一二帖仍不寐，加半夏至二两，
再服一帖。

【案3】

乙酉五月初三日，李，廿四岁，每日五更，胃痛欲食，得食少安，胃痛则
背冷如冰，六脉弦细，阳微，是太阳之阳虚，累及阳明之阳虚，阳明之阳虚现
证，则太阳之阳更觉其虚，此等阳虚，只宜通补，不宜守补。

桂枝八钱　广皮四钱　川椒炭五钱　半夏六钱　干姜四钱

煮三杯，分三次服。

十四日：背寒减，腹痛下移，减桂枝，加茱萸、良姜。

【案4】

乙酉五月廿八日，钱，廿七岁。六脉弦紧，胃痛，久痛在络，当与和络。

降香末三钱　桂枝尖三钱　乌药二钱　小茴香(炒炭)二钱　半夏三
钱　归须二钱　公丁香八分　良姜一钱　生姜三片

煮三杯，分三次服。此方服七帖后痛止，以二十帖为末，神曲糊丸，服
过一料。

八月十九日：六脉弦细而紧，脏气之沉寒可知；食难用饱，稍饱则膜胀，
食何物则嗳何气，间有胃痛时，皆腑阳之衰也。阳虚损证，与通补脏腑之阳
法。大抵劳病，劳阳者十之八九，劳阴者十之二三，不然，经何云劳者温之。
世人金以六味八味治虚损，人命其何堪哉！永戒生冷，暂戒猪肉介属。

云苓块五钱　半夏六钱　公丁香二钱　白蔻仁三钱　良姜三钱　小
枳实二钱　益智仁三钱　生姜五钱　广皮炭四钱　川椒炭三钱

煮三杯，分三次服。

经谓必先岁气,毋伐天和,今年阳明燥金,太乙天符,故用药如上,他年温热宜减。

廿四日:前方已服五帖,脉之紧,无胃气者已和,痛楚已止,颇能加餐,神气亦旺。照前方减川椒一钱、公丁香一钱,再服七帖,可定丸方。

三十日:前因脉中之阳气已回,颇有活泼之机,恐刚燥太过,减去川椒、丁香各一钱。今日诊脉,虽不似初诊之脉紧。亦不似廿四日脉和肢凉,阳微不及四末之故。与前方内加桂枝五钱,再服七帖。

丸方:诸症向安,惟六脉尚弦,与通补脾胃两阳。

云苓块八两　人参二两　益智仁四两　生薏仁八两　半夏八两　小枳实二两　於白术四两　广皮四两　白蔻仁一两

共为细末,神曲八两煎汤法,丸如梧子大。每服二三钱,日再服,日三服,自行斟酌。

备用方:阳虚之体质,如冬日畏寒,四肢冷,有阳微不及四末之象,服此方五七帖,以充阳气。

桂枝四钱　炙甘草三钱　生姜五钱　白芍六钱　胶饴(去渣化入)一两　大枣(去核)三枚

煮二杯,分二次服。此方亦可加绵黄芪、人参、云苓、白术、广皮。

【案5】

甲子十月廿七日,伊氏,三十岁。脉弦急,胁胀,攻心痛,痛极欲呕;甫十五日而经水暴至,甚多,几不能起,不欲饮,少腹坠胀而痛,此怒郁伤肝,暴注血海,肝厥犯胃也。议胞宫阳明同治法。盖金匮谓胞宫累及阳明,治在胞宫;阳明累及胞宫,治在阳明。兹因肝病下注胞宫,横穿土位,两伤者两救之,仍以厥阴为主,虽变《金匮》之法,而实法乎《金匮》之法者也。

台乌药二钱　半夏五钱　小茴香二钱　制香附三钱　血余炭(本人之发更佳)三钱　广郁金二钱　青皮八分　五灵脂一钱五分　黄芩炭一钱　艾炭三钱

水五杯,煮取两杯,分二次服。

廿九日:《金匮》谓胞宫累及阳明,则治在胞宫;阳明累及胞宫,则治在阳明。兹肝厥既克阳明,又累胞宫,必以厥阴为主,而阳明胞宫两护之。

制香附三钱　半夏五钱　台乌药(炒)二钱　桂枝三钱　草薢二钱　艾炭一钱五分　杜仲炭二钱　淡吴萸二钱　黑栀子三钱　川楝子三钱

小茴香三钱

水五杯,煮取两杯,分二次服。

【案6】

甲子十月廿九日,尹氏,二十一岁。脉双弦而细,肝厥犯胃,以开朗心地为要紧,无使久而成患也。

降香末三钱　半夏六钱　乌药二钱　广皮一钱五分　广郁金二钱淡吴萸二钱　川椒(炒黑)二钱　青皮一钱五分　生姜三片　川楝皮二钱

水五杯,煮取两杯,分二次服。三帖。

【案7】

甲子十一月初四日,王氏,二十六岁。肝厥犯胃,浊阴上攻,万不能出通阳泄浊法外,但分轻重耳。前三方之所以不大效者,病重药轻故也,兹重用之。

姜半夏五钱　厚朴三钱　降香末三钱　川椒炭五钱　台乌药三钱淡吴萸五钱　良姜五钱　小枳实三钱　云连一钱　两头尖(拣净两头圆)三钱

用甘澜水八碗,煮取三碗,分六次服。

初六日:重刚劫浊阴,业已见效,当小其制。

姜半夏三钱　台乌药二钱　厚朴二钱　良姜三钱　川椒炭三钱　小枳实二钱　青皮二钱　广皮一钱五分

用甘澜水八碗,煮取三碗,分三次服。二帖。

【案8】

车。脉沉弦而紧,呕而不渴,肢逆且麻,浊阴上攻,厥阴克阳明所致,宜急温之。

台乌药三钱　淡吴萸五钱　半夏五钱　厚朴三钱　荜拨二钱　小枳实三钱　川椒炭三钱　干姜三钱　青皮二钱

头煎两杯,二煎一杯,分三次服。

【出处】 吴瑭.吴鞠通医案[M].北京:中国中医药出版社,2006:41-42,103-105,164-165.

【品读】 吴氏学术思想多受仲景影响,在临证中多选经方论治,辛开苦降法是吴鞠通治疗脾胃病的重要治则之一,该法的确立是对《黄帝内经》有关中药性味理论的发展,也是对张仲景脾胃学术思想的继承。

对于胃痛,病因多责之寒邪郁怒,病位则多责之肝。认为由于"肝厥犯胃""厥阴克阳明",故见胃痛、胁胀、攻心痛、痛极欲呕等症。上案中诊脉多弦,如"双弦而细""沉弦而紧"等,故重视治肝。用乌药、半夏、青皮、川椒、吴茱萸、厚朴、枳实等主要是为了疏肝、理气、祛寒、宣通。观案中乌药与半夏,乌药行气止痛,温肾散寒,《本草求真·温散》:"凡一切病之属于气逆,而见胸腹不快者,皆宜用此。功与木香、香附同为一类。但木香苦温,入脾爽滞,每于食积则宜;香附辛苦,入肝胆二经,开郁散结,每于忧郁则妙。此则逆邪横胸,无处不达,故用以为胸腹逆邪要药耳。"半夏燥湿化痰,降逆止呕,消痞散结,仅一味半夏纵横贯通于《吴鞠通医案》三百余案之始终,疏肝理气配用香附、广郁金、青皮、小茴香等;温肝祛寒配用吴茱萸、川椒、降香末,由于"浊阴上攻"者,配用川椒、吴茱萸、两头尖等以通阳泄浊,胃寒甚者加良姜(或干姜)、荜茇。小建中汤具有温中补虚,和里缓急之功效,在吴鞠通医案中应用很多,"建中妙在虽补气,而营药实多,桂枝虽走卫,营中之卫药也。不似补中益气之升柴,纯然走卫矣。……故建中可久服"(《医医病书·虚劳论》),如案4备用方见"阳虚之体质,如冬日畏寒,四肢冷,有阳微不及四末之象","桂枝四钱　炙甘草三钱　生姜五钱　白芍六钱　胶饴(去渣化入)一两　大枣(去核)三枚",可视为吴氏运用叶氏"理阳气当推建中"之论的范例。另外吴氏用药剂重,有胆有识。在方中用川椒,六方用炭,一方炒黑,用量为三至五钱。川椒,《神农本草经·下品》言其能"温中";《药性论·草木类》言其疗"腹内冷而痛";《长沙药解·卷一》指出:"蜀椒味辛性温,入足阳明胃、足厥阴肝、足少阴肾、足太阴脾经。暖中宫而温命门,驱寒湿而止疼痛"。一般汤剂用量为1.5～3g。用炭或炒黑,减其温热而存其性,用量达9～15g,温中祛寒之效显著。他还重视心理调节,如案6所述"以开朗心地为要紧,无使久而成患也"。

三、林珮琴治胃痛验案

【案1】

房叔。胃脘痛,脉细涩,服香砂六君子汤去白术,加煨姜、益智。痛定后,遇劳复发,食盐炒蚕豆,时止时痛。予谓昔人以诸豆皆闭气,而蚕豆之香能开脾,盐之咸能走血,痛或时止,知必血分气滞,乃用失笑散,一服痛除。

【案2】

巢氏。素有胃气,或用温胃之剂,不效,延至痛引背胁,脉短涩,予谓短为宿食,涩为气中血滞,宜疼痛无已也。用延胡、五灵脂(酒炒)、当归、红曲、降真香末,痛止。

【案3】

史。脘痛日久,血络亦痹,理用辛通,当归须、延胡索、橘络、香附、枳壳、降香、郁金汁,服效。

【案4】

张。操劳伤阳,脉迟小,胃口隐痛,绵绵不已,治用辛温理气,制半夏、良姜、金橘皮、茯苓、檀香、归须、韭子(炒研),一啜痛止。

【案5】

薛。痛久热郁,口干内烦,不宜香燥劫液,询得食痛缓,知病在脾之大络受伤,由忍饥得之。甘可缓痛,仿当归建中汤法。

炒白芍二钱半　当归钱半　炙草一钱　豆豉(炒)钱半　橘白八分
糯稻根须五钱　饴糖(熬冲)三钱

数剂痛定。常时食炒粳米粥,嗣后更与调养胃阴。杏仁、麦冬、白芍、当归、蒌仁、半夏(青盐炒)、南枣,数服痛除。

【案6】

姜。左脉浮而钩,右弦缓,脘中久痛,纳食稍缓,乃饥伤脾络所致。《经》言脾欲缓,急食甘以缓之,勿用平肝,克伐生气。潞参、当归须、白芍、饴糖、红枣、甘草、牡蛎粉、糯稻根须、降香末,数剂而安。

【出处】 林珮琴. 类证治裁[M]. 太原:山西科学技术出版社,2010:153,388-389.

【品读】《类证治裁》是一部具有较高学术价值的综合性医书,作者林珮琴对痰饮学说以及叶天士的胃阴学说、久病入络学说极为推崇,在其脾胃论治篇可见一斑。

案1胃脘痛、脉细涩,其病机当为血瘀气滞,初以健脾理气之香砂六君子加减,痛虽减轻但病根没除;再以盐炒蚕豆行气兼活血,虽对证但力不足,故而时止时痛;终以失笑散方活血祛瘀,散结止痛,一服痛除。案2、3、4皆"久病入络",故用行气活血通络之品获效。案2胃痛延至痛引背胁,脉短涩,为血瘀夹宿食之证,且以血瘀为主,故治以延胡索、五灵脂、当归、降香、红曲活血祛瘀而获良效。案3脘痛日久,血络亦痹,当归须、延胡索、橘络、香附、枳壳、降香、郁金汁共奏通络行气,活血止痛之效。案4患者因操劳伤阳,表现脉迟小,胃口隐痛,绵绵不已,呈脾胃阳虚之象,加入行气化痰之品。案5则"得食痛缓,知病在脾之大络受伤,由忍饥得之。甘可缓痛,仿当归建中汤法。"与脾胃脉案中的案6"纳食稍缓,乃饥伤脾络所致"因机相似,故用药亦皆以当归建中汤加减为主,辨证以"痛久(久痛)"和"得食痛缓(纳食稍缓)"为要点。由此可见林氏治疗胃脘痛必用辛温通络之品。

四、王旭高治胃痛验案

【案1】

沈。肝胃气痛,发则呕吐酸水。治以温通。

二陈汤去草,加瓜蒌皮、吴茱萸、白胡椒、当归、香附、川楝子。

【案2】

时。脘痛不时发作,曾经吐蛔,兼见鼻血。女年二七,天癸未通。想由胃中有寒,肝家有火。

金铃子散加五灵脂、香附、干姜、川连、使君子肉、乌药、乌梅、茯苓。

又:肝胃不和,脘胁痛,得食乃安,中气虚。拟泄肝和胃。

二陈汤去草,加川连、六神曲、乌药、高良姜、香附、砂仁。

【案3】

谭。脘痛欲呕,甚则防厥。

党参　陈皮　茯苓　川椒　吴茱萸　蔻仁　生姜

【案4】

冯。脾胃阳衰,浊阴僭逆。每至下午,腹左有块,上攻则心嘈,嘈则脘痛,黄昏乃止,大便常艰。

拟通胃阳而化浊阴,和养血液以悦脾气。

淡苁蓉　陈皮　吴茱萸　茯苓　柏子仁　郁李仁　沙苑子　乌梅
川椒　制半夏

又:脘痛呕酸,腹中亦痛。非用辛温,何能散寒蠲饮。

二陈汤去草,加肉桂、制附子、干姜、吴茱萸、川椒、白术、蔻仁。

【案5】

某。自咸丰四年秋季，饱食睡卧起病，今已五载。过投消积破气之药，中气伤戕。脘间窒痛，得食则安，不能嗳气，亦不易转矢气，脉迟弦，肝胃不和，阳虚寒聚于中。拟通阳泄木法。

苓桂术甘汤加陈皮、白芍、吴茱萸、干姜、大枣。

又：胸背相引而痛，症属胸痹。

二陈汤去草，加瓜蒌仁、制附子、桂枝、干姜、吴茱萸、蔻仁、竹茹。

【案6】

孙。中虚土不制水。下焦阴气上逆于胃。胃脘作痛，呕吐清水，得食则痛缓。拟温中固下，佐以镇逆。

四君子汤去草，加干姜、乌药、白芍、熟地、紫石英、代赭石、橘饼。

渊按：土虚水盛，用熟地未合。若欲扶土，不去草可也。

【案7】

张。寒气稽留，气机不利。胸背引痛，脘胁气攻有块。宜辛温通达。

二陈汤去草，加瓜蒌皮、薤白头、干姜、吴茱萸、延胡索、九香虫。

【案8】

某。饮停中脘，脘腹鸣响，攻撑作痛。大便坚结如粟，但能嗳气而无矢气，是胃失下行而气但上逆也。和胃降逆，逐水蠲饮治之。

二陈汤去草，加代赭石、旋覆花、神曲、干姜、白芍、川椒、甘遂、泽泻。

【案9】

张。脘痛两载，近发更勤。得温稍松，过劳则甚。块居中脘，患处皮冷，法以温通。

二陈汤去草，加炮姜、吴茱萸、木香、川朴、归身、神曲、泽泻、生熟谷芽。

又：腹痛有块，肝脾不和，食少面黄。治以疏和。

丹参　白芍　怀山药　茯苓　茯神　冬术　神曲　香附　砂仁

【出处】 王泰林．王旭高临证医案［M］．王宏利，校注．北京：中国医药科技出版社，2012：95-100.

【品读】 王旭高以肝病证治及其方剂方歌研究著称，被人称为"治肝楷模"。他认为土有脾、胃之分，即肝克脾常有脾虚，而肝木克胃则胃不虚。木之为病，有肝气、肝风、肝火之分，可"乘脾侮胃"，且还有可能"夹寒夹痰"等，临床辨治不能一概而论。脾与胃，纳运相得，有赖于肝气的疏泄调畅。

如肝气不疏,气机失调,当升者不升,当降者不降,如案1所述胃气不降则生脘痛呕酸,案2所述肝胃不和则脘胁痛,治宜泄肝和胃。泄者,条达也;和者,调和也。王旭高用二陈汤加减理气和胃化痰。对于肝气横逆,然而胃土并不虚者,药用川楝子苦以泄肝气,陈皮化痰理气和胃,香附疏肝宣通等。

王旭高在治疗痛证方面也有独到之处,在其著作《医学刍言·心腹痛》中,详述"九痛"的病机及与脾胃的关系,善用温补脾胃之法来治疗"九痛"。所论述的"九痛"中,包括实证所论的气痛、血痛、痰痛、火痛、注痛、食痛,虚证所论的冷痛、虚痛、虫痛。根据病机对症下药,从他所用方药可见皆偏温补脾胃。案6为中虚土不制水所致,治疗以四君子汤加味益气健脾为基础。案7为冷痛和气痛的结合,故用辛温通达之法治疗,以驱寒暖脾,理气止痛。方中二陈汤去草加瓜蒌皮起理气化痰和中之效,以导痰浊下行而宽胸散结;薤白头可除一身上下之寒滞,加干姜去脏腑沉寒痼冷;吴茱萸温暖脾阳,脾阳充盛则寒气自消,气血循行有序;延胡索和九香虫可疏理气机。延胡索既能行血中气滞,又可行气中血滞;九香虫除了行气之外,还有壮元阳的功效。两者各有所长。

五、费伯雄治胃痛验案

【案1】

某。胃脘痛,腹胀拒按,按之则痛益甚,抑郁伤肝,肝气独旺,犯胃克脾。夫土受木制,运化失常,食入易滞,气不下通,脘痛腹胀,手不可按。《经》所谓有形之食,阻塞无形之气也。脉象左弦右沉,势非轻浅。急宜柔肝理气,导滞畅中。

当归二钱 白芍一钱半 甘草四分 青皮一钱 木香五分 法夏一钱半 砂仁一钱 乌药一钱半 煅瓦楞三钱 延胡索一钱 枳实(磨冲)五分 沉香(磨冲)三分

【案2】

某。荣血不足,肝气太强,犯胃克脾,中脘不舒。宜调荣畅中,平肝和胃。

当归二钱 丹参二钱 怀牛膝二钱 玫瑰花五分 刺蒺藜三钱 郁金三钱 青皮一钱半 木香五分 砂仁一钱 乌药一钱半 佩兰叶一钱 荞饼三钱 姜二片

【案3】

某。肝胃气疼,宜和营畅中。

全当归 云茯苓 焦白术 延胡索 台乌药 白蒺藜 细青皮 陈广皮 春砂仁 怀牛膝 金橘饼 生姜 广木香 佩兰叶

【案4】

某。中脘作痛,寒凝气滞,宿食不化,阻塞中焦,上下不畅,以致脘痛不舒。治宜温中导滞。

陈广皮一钱 焦苍术一钱 川朴一钱 广木香八分 大砂仁一钱 茯苓二钱 六神曲三钱 焦楂肉三钱 川郁金二钱 枳实一钱 青皮一钱 佛手八分 藿苏梗各一钱

【案5】

某。营血久亏,肝气上升,犯胃克脾,胸腹作痛。治宜温运。

当归身 杭白芍 上猺桂 延胡索 焦白术 云茯苓 佩兰叶 广郁金 细青皮 白蒺藜 广木香 春砂仁 降香片 佛手片

【案6】

某。木不调达,腹痛嗳气。宜抑木畅中。

酒川连五分 淡吴萸四分 法半夏一钱半 川朴一钱 砂仁一钱 白归身二钱 生白芍二钱 白蒺藜四钱 青皮一钱 藿苏梗各二钱 乌药一钱半 白檀香一钱半

【案7】

某。脘腹绞痛,胸闷呕恶,丑时尤甚,乃肝木旺时也。脉弦数,苔黄,症勿轻视,颇虑痛甚发厥,急拟柔肝调畅中都。

藿梗 白芍 甘草 醋炒柴胡 半夏 云苓 川楝子 煅瓦楞 吴萸 川连 陈皮 焦谷芽 佩兰 鲜佛手

【案8】

某。肝气湿热交阻中焦,胃失降和,以致脘痛大发,呕吐不止,胁肋亦胀,脉来弦滑,苔腻,不时潮热。宜抑木畅中,兼苦降辛开。

刺蒺藜 淡干姜 川连 姜夏 陈皮 云苓 蔻仁 沉香 姜竹茹 佛手 藿梗 郁金

【案9】

某。清气不升,浊气不化,凝结下焦,少腹作痛。宜理气化浊。

白芍　当归　茯苓　陈皮　细青皮　乌药　木香　小茴香　白蒺藜 补骨脂　毕澄茄　瓦楞子(煅)　生姜　沉香

【案10】

某。胸腹作痛,为时已久,常药罔效。权用古方椒梅丸加味主之。

当归身二钱　杭白芍一钱　真安桂四分　毕澄茄一钱　瓦楞子三钱 小青皮一钱　延胡索二钱　广木香五分　春砂仁(打)一钱　乌药片一钱 新会皮一钱　刺蒺藜三钱　焦乌梅一粒　花椒目二十四粒

【出处】巢崇山．孟河四家医案医话集[M]．太原:山西科学技术出版 社,2009:35-37.

【品读】费伯雄以《黄帝内经》为根源,以李东垣思想为基础,重视脾肾 功能、调养情志、主张保持食药"醇正""缓和"之性是其学术特色。

案中多用到当归,取当归非补血之意,而重在健脾和中,对于肝气不 舒、犯胃克脾之胃脘痛有效,如《医醇賸义·重药轻投辨》的抑木和中汤,该 方治疗脾胃不和之证,其主症为中脘不舒、饮食减少,其脉象为左关甚弦、 右部略沉细;费伯雄谓:"此不过肝气太强,脾胃受制耳!"案1、2、3、5、6、7、8 等亦是如此;又因脾之运化功能受损,内生湿重,故必佐以利湿化浊之药, 案中多用茯苓、砂仁等和中化湿安胃,《孟河费氏医案·虚劳》指出:"一身 之气血皆从胃中谷气生化而来。……胃之关系于一身最重。"顾护脾胃中 气是其遣方用药之要义。中医有"百病皆因痰作祟""怪病责之于痰"等说 法,又"脾为生痰之源",如李中梓《医宗必读·痰饮》云:"脾土虚弱,清者 难升,浊者难降,留中滞膈,瘀而成痰",故治疗时往往从痰论治,并兼顾气 血。案9以茯苓健脾益气,脾健则湿无所聚,痰自不生;陈皮理气燥湿、芳 香醒脾;补骨脂补肾温脾;乌药、木香、荜澄茄、沉香行气止痛温中;白芍、当 归养血柔肝,细青皮疏肝破气,小茴香温脾暖肝,白蒺藜平肝解郁;瓦楞子 (煅)消痰化瘀,生姜降逆化痰。气顺则痰消,痰消则痞散,痞散则痛止。案 10椒梅丸由秦椒、乌梅、黄连组成,主治蛔厥腹痛。乌梅味酸,黄连、黄柏味 苦,桂枝、蜀椒、干姜、细辛味辛,以蛔得酸则止,得苦则安,得甘则勤于上, 得辛则伏于下也。然胃气虚寒,当归以温润之,则蛔厥可愈。程郊倩曰: "乌梅丸于辛酸入肝药中微加苦寒,纳上逆之阳邪而顺之使下也。名曰安 蛔,实是安胃,故并主久利。见阴阳不相顺接而下利之症,皆可以此方括之 也。"故非一定蛔厥,有胸腹作痛,为时已久,常药罔效者可用。

六、张锡纯治胃痛验案

【案】

天津十区宝华里,徐氏妇,年近三旬,得胃脘痛闷证。

病因:本南方人。出嫁随夫,久居北方,远怀乡里,归宁不得,常起忧思,因得斯证。

证候:中焦气化凝郁,饮食停滞。艰于下行,时欲呃逆又苦不能上达,甚则蓄极绵绵作痛,其初病时惟觉气分不舒。服药治疗三年,病益加剧,且身形亦渐羸弱,呼吸短气,口无津液,时常作渴,大便时常干燥,其脉左右皆弦细,右脉又兼有牢意。

诊断:《内经》谓脾主思。此证乃过思伤脾,以致脾不升,胃不降也。为其脾气不上升,是以口无津液,呃逆不能上达;为其胃气不降,是以饮食停滞,大便干燥。治之者当调养其脾胃,俾还其脾升胃降之常,则中焦之气化舒畅,痛胀自愈,饮食加多而诸病自除矣。

处方:

生怀山药一两　大甘枸杞八钱　生箭芪三钱　生鸡内金(黄色的,捣)三钱　生麦芽三钱　玄参三钱　天花粉三钱　天冬三钱　生杭芍二钱桂枝尖钱半　生姜三钱　大枣(劈开)三枚

共煎汤一大盅,温服。

效果:此方以山药、枸杞、黄芪、姜、枣培养中焦气化,以麦芽升脾(麦芽生用善升),以鸡内金降胃(鸡内金生用善降),以桂枝升脾兼以降胃(气之当升者遇之则升,气之当降者遇之则降),又用玄参、花粉诸药,以调剂姜、桂、黄芪之温热,则药性归于和平,可以久服无弊。

复诊:将药连服五剂,诸病皆大轻减,而胃痛仍未脱然,右脉仍有牢意,度其痛处当有瘀血凝滞,拟再于升降气化药中加消瘀血之品。

处方:

生怀山药一两　大甘枸杞八钱　生箭芪三钱　玄参三钱　天花粉三钱　生麦芽三钱　生鸡内金(黄色的,捣)二钱　生杭芍二钱　桃仁(去皮炒捣)一钱　广三七(轧细)二钱

药共十味,将前九味煎汤一大盅,送服三七末一半,至煎渣再服时仍送服余一半。

效果：将药连服四剂，胃中安然不疼，诸病皆愈，身形亦渐强壮，脉象已如常人，将原方再服数剂以善其后。

或问：药物之性原有一定，善升者不能下降，善降者不能上升，此为一定之理，何以桂枝之性既善上升，又善下降乎？

答曰：凡树枝之形状，分鹿角、蟹爪两种，鹿角者属阳，蟹爪者属阴。桂枝原具鹿角形状，且又性温，温为木气，为其得春木之气最厚，是以善升，而其味又甚辣，辣为金味，为其得秋金之味最厚，是以善降。究之其能升兼能降之理，乃天生使独，又非可仅以气味相测之。且愚谓气之当升不升者，遇桂枝则升，气之当降不降者，遇桂枝则降，此虽从实验中得来，实亦读《伤寒》《金匮》而先有会悟。今试取《伤寒》《金匮》凡用桂枝之方，汇通参观，自晓然无疑义矣。

【出处】 张锡纯. 医学衷中参西录［M］. 2 版. 石家庄：河北科学技术出版社，2002：592-593.

【品读】 张锡纯重理脾胃，其著作开篇取《易经》"至哉坤元，万物资生"之语，认为"人之脾胃属土，即一身之坤也，故亦能资生一身，脾胃健壮，多能消化饮食，则全身自然健壮"（《医学衷中参西录·治阴虚劳热方》），他将调补脾胃之理法广泛地应用于各种疾病的治疗中。

从本案中体现他调理脾胃：一善于重用补脾药，如山药、黄芪等。其中山药补脾、养肺、固肾、益精，不仅味甘归脾，且色白入肺，液浓入肾，能滋胃阴又能利湿，能滑润，又能收涩，性甚平和，如《本草求真·平补》所云："入滋阴药中宜生用，入补脾肺药宜炒黄用。""本属食物……气虽温而却平，为补脾肺之阴。是以能润皮毛，长肌肉……味甘兼咸，又能益肾强阴。"黄芪前人谓补脾肺两脏，张氏谓补肝脾肺三脏，而升补肝脾之气，为其特长。二善用生药，不喜炮制。

七、丁甘仁治胃痛验案

【案1】

傅右。旧有胸脘痛之宿疾，今新产半月，胸脘痛大发，痛甚呕吐拒按，饮食不纳，形寒怯冷，舌苔薄腻而灰，脉象左弦紧右迟涩。新寒外受，引动厥气上逆，食滞交阻中宫，胃气不得下降，颇虑痛剧增变，急拟散寒理气，和胃消滞，先冀痛止为要着。至于体质亏虚，一时无暇顾及也。

桂枝心(各)三分　仙半夏三钱　左金丸(包)六分　瓜蒌皮(炒)三钱
陈皮一钱　薤白头(酒炒)一钱五分　云茯苓三钱　大砂仁(研)一钱　金
铃子二钱　延胡索一钱　枳实炭一钱　炒谷麦芽(各)三钱　陈佛手八分
神仁丹(另开水冲服)四分

二诊:服药两剂,胸脘痛渐减,呕吐渐止,谷食无味,头眩心惊,苔薄腻,
脉左弦右迟缓。此营血本虚,肝气肝阳上升,湿滞未楚,脾胃运化无权。今
拟柔肝泻肝,和胃畅中。

炒白芍一钱五分　金铃子二钱　延胡索一钱　云茯苓(朱砂拌)三钱
仙半夏二钱　陈广皮一钱　瓜蒌皮二钱　薤白头(酒炒)一钱五分　紫丹
参二钱　大砂仁(研)一钱　紫石英三钱　陈佛手八分　炒谷麦芽(各)
三钱

三诊:痛呕均止,谷食减少,头眩心悸。原方去延胡索、金铃子,加制香
附三钱、青龙齿三钱。

【案2】

张右。胸脘痛有年,屡次举发,今痛引胁肋,气升泛恶,夜不安寐,苔薄
黄,脉左弦右涩,良由血虚不能养肝,肝气横逆,犯胃克脾,通降失司,胃不
和则卧不安,肝为刚脏,非柔不克,胃以通为补,今拟柔肝通胃而理气机。

生白芍三钱　金铃子二钱　左金丸(包)八分　朱茯神三钱　仙半夏
一钱五分　北秫米(包)三钱　旋覆花(包)一钱五分　真新绛八分　炙乌
梅五分　煅瓦楞四钱　川贝母二钱　姜水炒竹茹一钱五分

二诊:胸胁痛略减,而心悸不寐,头眩泛恶,内热口燥,不思纳谷,腑行
燥结,脉弦细而数,舌边红苔黄。气有余便是火,火内炽则阴伤,厥阳升腾
无制,胃气逆而不降也。肝为刚脏,济之以柔,胃为燥土,得阴始和。今拟
养阴柔肝,清燥通胃。

川石斛三钱　生白芍二钱　金铃子二钱　左金丸(包)七分　川贝母
二钱　朱茯神三钱　黑山栀二钱　乌梅肉五分　珍珠母六钱　青龙齿三
钱　煅瓦楞四钱　全瓜蒌(切)三钱　荸荠(洗打)二两

【案3】

章右。胸脘痛已延匝月,痛引胁肋,纳少泛恶,舌质红,苔黄,脉弦而
数。良由气郁化火,销铄胃阴,胃气不降,肝升太过。书所谓暴痛属寒,久
痛属热,暴痛在经,久痛在络是也。当宜泄肝理气,和胃通络。

生白芍三钱　金铃子二钱　左金丸(包)七分　黑山栀二钱　川石斛三钱　川贝母二钱　瓜蒌皮三钱　黛蛤散(包)四钱　旋覆花(包)一钱五分　真新绛八分　煅瓦楞四钱　带子丝瓜络二钱

复诊：两剂后，痛减呕止，原方去左金丸，加南沙参三钱、合欢皮一钱五分。

【案4】

朱童。脘痛喜按，得食则减，脉象弦迟，舌苔薄白。中虚受寒，肝脾气滞。拟小建中汤加味。

大白芍三钱　炙甘草一钱　肉桂心四分　云茯苓三钱　陈广皮一钱春砂壳八分　乌梅肉四分　全当归二钱　煨姜两片　红枣四枚　饴糖(烊冲)四钱

【案5】

韦左。脘腹作痛延今两载，饱食则痛缓腹胀，微饥则痛剧心悸，舌淡白，脉左弦细、右虚迟。体丰之质，中气必虚，虚寒气滞为痛，虚气散逆为胀，肝木来侮，中虚求食。前投大小建中，均未应效，非药不对证，实病深药浅。原拟小建中加小柴胡汤，合荆公妙香散，复方图治，奇之不去则偶之之意。先使肝木调畅，则中气始有权衡也。

大白芍三钱　炙甘草一钱　肉桂心四分　潞党参三钱　银州柴胡一钱五分　仙半夏二钱　云茯苓三钱　陈广皮一钱　乌梅肉四分　全当归二钱　煨姜三片　红枣五枚　饴糖(烊冲)六钱

妙香散方人参一钱五分　炙黄芪一两　怀山药一两　茯苓神各五钱龙骨五钱　远志三钱　桔梗一钱五分　木香一钱五分　甘草一钱五分

上药为末，每日服二钱，陈酒送下，如不能饮酒者，米汤亦可。

按：韦君乃安庆人也，病延二载，所服之方约数百剂，均不应效，特来申就医，经连诊五次，守方不更，共服十五剂而痊愈矣。

【案6】

关右。旧有脘痛，今痛极而厥，厥则牙关拘紧，四肢逆冷，不省人事，逾时而苏，舌薄腻，脉沉涩似伏。良由郁怒伤肝，肝气横逆，痰滞互阻，胃失降和，肝胀则痛，气闭为厥。木喜条达，胃喜通降，今拟疏通气机，以泄厥阴，宣化痰滞，而畅中都。

银州柴胡一钱五分　大白芍一钱五分　清炙草五分　枳实炭一钱

金铃子三钱　延胡索一钱　川郁金一钱五分　沉香片四分　春砂壳八分　云茯苓三钱　陈广皮一钱　炒谷麦芽各三钱　苏合香丸(去壳研末化服)一粒

二诊：服药两剂，厥定痛止，惟胸脘饱闷嗳气，不思纳谷，腑行燥结，脉左弦右涩。厥气渐平，脾胃不和，运化失其常度。今拟柔肝泄肝，和胃畅中，更当怡情适怀，以助药力之不逮也。

全当归二钱　大白芍二钱　银州柴胡一钱　云茯苓三钱　陈广皮一钱　炒枳壳一钱　川郁金一钱五分　金铃子二钱　沉香片四分　春砂壳八分　全瓜蒌(切)四钱　佛手八分　炒谷麦芽各三钱

【案7】

黄姬。大怒之后，即胸脘作痛，痛极则喜笑不能自禁止，笑极则厥，厥则人事不知，牙关拘紧，四肢逆冷，逾时而苏，日发十余次。脉沉涩似伏，苔薄腻。此郁怒伤肝，足厥阴之逆气自下而上累及手厥阴经，气闭则厥，不通则痛，气复返而苏。《经》所谓大怒则形气绝而血菀于上，使人薄厥是也。急拟疏通气机，以泄厥阴，止痛在是，止厥亦在是，未敢云当，明哲裁正。

川郁金二钱　合欢皮一钱五分　金铃子二钱　延胡索一钱　朱茯神三钱　炙远志一钱　青龙齿三钱　沉香片五分　春砂仁(研)八分　陈广皮一钱　煅瓦楞四钱　金器(入煎)一具　苏合香丸(去壳,研末,开水先化服)二粒

二诊：投剂以来，痛厥喜笑均止。惟胸脘痞闷，嗳气不能饮食，脉象左弦右涩。厥气虽平，脾胃未和，中宫运化无权。今拟泄肝通胃，开旷气机，更当适情怡怀，淡薄滋味，不致反复为要。

大白芍一钱五分　金铃子二钱　代赭石(煅)二钱　旋覆花(包)一钱五分　朱茯神三钱　炙远志一钱　仙半夏二钱　陈广皮一钱　春砂仁(研)八分　制香附一钱五分　川郁金一钱五分　佛手八分　炒谷麦芽各三钱

【案8】

沈右。操烦谋虑，劳伤乎肝，肝无血养，虚气不归，脘痛喜按，惊悸少寐。前方泄肝理气，已服多剂，均无效，今仿金匮肝虚之病，补用酸，助用苦，益以甘药调之。

大白芍三钱　炙甘草一钱　金铃子二钱　炒枣仁三钱　五味子四分

阿胶珠二钱　左牡蛎三钱　青龙齿三钱　炙远志一钱　朱茯神三钱　潞党参一钱五分　陈皮一钱　饴糖(烊冲)四钱

【案9】

黎右。胁乃肝之分野,肝气入络,胁痛偏左,转侧不利,胸闷纳少,甚则泛恶,自冬至春,痛势有增无减。先哲云:暴痛在经,久痛在络,仿肝着病例治之。

旋覆花(包)一钱五分　真新绛八分　大白芍二钱　金铃子二钱　左金九(包)七分　橘白络各一钱　炒竹茹一钱　春砂壳八分　当归须一钱五分　丝瓜络二钱　川郁金一钱五分　紫降香四分

【案10】

甘左。少阴阴阳两亏,厥气夹浊阴上干,胃失降和,脘痛吞酸,时轻时剧,脊背畏冷,脉象弦紧。今拟助阳驱阴而和肝胃。

别直参一钱　熟附块一钱　仙半夏二钱　淡吴萸五分　云茯苓三钱陈广皮一钱　制香附钱半　花龙骨三钱　带壳砂仁八分　炒白芍二钱煅牡蛎四钱　炒谷麦芽各三钱　生姜一片

二诊:脊背畏冷略减,吞酸渐止,头痛脑鸣,腑行溏薄。少阴阴阳两亏,肝阳易于上升,脾胃运化失常。再宜培补阴阳,柔肝运脾。

别直参一钱　熟附块一钱　仙半夏二钱　左金九六分　云茯苓三钱陈广皮一钱　煅牡蛎四钱　花龙骨三钱　炒白芍二钱　春砂壳八分　黑稆豆衣三钱　炒谷麦芽各三钱　金匮肾气九(包煎)四钱

【案11】

姜左。脘痛气升,纳谷不香,食入之后,易于便溏,肝旺脾弱,运化失其常度。宜平肝理气,扶土和中。

焦白芍二钱　白蒺藜三钱　生白术二钱　云茯苓三钱　陈广皮一钱大腹皮二钱　煨木香八分　春砂仁八分　六神曲三钱　干荷叶一角　炒谷芽三钱　炒苡仁三钱

二诊:脘痛已止,纳谷减少。再宜平肝理气,和胃畅中。

紫苏梗钱半　炒白芍二钱半　金铃子二钱　白蒺藜二钱　云茯苓三钱　炒枳壳一钱　陈广皮一钱　制香附钱半　带壳砂仁八分　炒谷芽三钱　佛手八分　佩兰梗钱半

【案12】

陈右。肝气横逆,犯胃克脾,胸闷脘痛又发,食入作胀,心悸少寐,右肩胛酸痛,痰湿入络也。宜平肝理气,和胃化痰。

大白芍二钱　金铃子二钱　延胡索一钱　制香附钱半　春砂壳八分
云茯苓三钱　陈广皮一钱　仙半夏二钱　沉香片四分　紫降香四分
嫩桑枝三钱　谷芽三钱

【案13】

肖右。营血亏耗,肝气横逆,脘胁作痛,痛引背俞,纳谷减少。宜柔肝
理气,和胃畅中。

全当归三钱　大白芍二钱　金铃子二钱　延胡索一钱　云茯苓三钱
陈广皮一钱　仙半夏三钱　制香附一钱　带壳砂仁八分　煅瓦楞四钱
荜澄茄八分　紫降香四分

【案14】

傅左。阴虚质体,肝气横逆,脘腹胀痛,纳少便溏,易于伤风咳嗽,舌质
淡红,脉象虚弦而滑。症势非轻,姑拟标本同治。

川石斛三钱　生白术二钱　荆芥炭钱半　嫩前胡钱半　赤茯苓三钱
炒扁豆衣三钱　陈广皮一钱　象贝母三钱　制香附钱半　春砂壳八分
川郁金钱半　炙粟壳二钱　炒谷芽三钱　炒苡仁三钱　干荷叶一角

【案15】

袁右。肝气横逆,犯胃克脾,胸闷脘痛,泛泛呕恶,头眩心悸。脉象弦
细,舌光无苔。宜养血柔肝,和胃畅中。

大白芍钱半　仙半夏二钱　赤茯苓四钱　春砂壳钱半　生石决四钱
炒竹茹钱半　陈广皮一钱　制香附八分　青龙齿三钱　嫩钩钩(后入)三
钱　左金丸(包)七分　金铃子三钱　延胡索一钱　炒谷麦芽各三钱

【案16】

吴右。脊背形寒怯冷,背属太阳之脉,肾阳不充,太阳之阳失于外护,
脉象沉细。今拟助阳益气,调和营卫。

吉林参须(另煎冲服)一钱　清炙草五分　陈广皮一钱　大白芍二钱
熟附片八分　云茯苓三钱　左牡蛎四钱　鹿角霜三钱　生於术钱半　仙
半夏钱半　川桂枝四分　花龙骨三钱　蜜姜二片　红枣四枚

二诊　脊背畏冷,少阴阳虚,脘痛吞酸,厥气犯胃,头脑响鸣,浮阳上
升。脉象虚弦。病情夹杂,非易速痊。再宜培补阴阳,而和肝胃。

别直参一钱　仙半夏二钱　云茯苓三钱　大白芍二钱　熟附块一钱

左金丸(包)七分　陈广皮一钱　春砂壳八分　煅牡蛎四钱　花龙骨三钱
鹿角霜三钱　潼白蒺藜各钱半　金匮肾气丸(包煎)四钱

【案17】

黄左。中虚受寒,肝脾气滞,胸脘作痛,饥则更甚,得食则减。舌苔薄
腻,脉象弦迟。宜小建中汤加减。

肉桂心(研末,饭丸,吞服)四分　炒白芍二钱　清炙草六分　云茯苓
三钱　陈广皮一钱　仙半夏二钱　制香附钱半　带壳砂仁八分　焦谷芽
四钱　煨姜二片　红枣四枚　饴糖(烊冲)四钱

【案18】

万太太。身热已退,脘痞撑胀略减,腑行不实,纳谷减少。舌质红,苔
薄腻,脉象左虚弦、右濡滑。营血本亏,肝气肝阳上升,湿痰逗留中焦,肺胃
肃运无权。能得不生枝节,可望入于坦途。再宜柔肝理气,和胃畅中;至于
夜不安寐,亦是胃不和之故也。

炒白芍二钱　代赭石三钱　旋覆花(包)钱半　硃茯神三钱　炒枣仁
三钱　炙远志一钱　仙半夏三钱　陈广皮一钱　煨木香六分　黑稽豆衣
三钱　炒扁豆衣三钱　炒谷芽三钱　炒苡仁三钱　干荷叶一角　炙乌梅
四分

【出处】案1~9出自丁甘仁.丁甘仁医案[M].上海:上海科学技术
出版社,2001:181-187.案10~18出自丁甘仁.丁甘仁医案续编[M].吴中
泰,整理.上海:上海科学技术出版社,2001:145-149.

【品读】《丁甘仁医案》《丁甘仁医案续编》是清代孟河医家丁甘仁的
传世之作。他的主要特色:阐发经典,为方博选,法不拘泥,用药轻灵。

案1为新寒外受,引动厥气上逆,食滞交阻中宫,胃气不得下降所致胃
痛,初诊急以痛止为先。待痛止后,虑其营血本虚,肝气肝阳上升,湿滞未
楚,脾胃运化无权,故再拟行柔肝泻肝,和胃畅中之剂。案2为血虚不能养
肝,肝气横逆,犯胃克脾,通降失司,所致胃不和而卧不安,肝为刚脏,非柔
不克,胃以通为补,故以柔肝理气和胃为法;气有余便是火,火内炽则阴伤,
厥阳升腾无制,胃气逆而不降也。肝为刚脏,济之以柔,胃为燥土,得阴始
和,故治以养阴柔肝,清燥通胃。组方中生白芍柔肝止痛,金铃子养血、滋
阴,左金丸疏肝、和胃、止痛,如吴谦《医宗金鉴·删补名医方论》所述:"左
金丸独用黄连为君,从实则泻子之法,以直折其上炎之势。吴茱萸从类相

求,引热下行,并以辛燥开其肝郁,惩其扞格,故以为佐。然必本气实而土不虚者,庶可相宜。"朱茯神养心安神,镇静安眠。煅瓦楞制酸止痛,川贝母润燥。案3,胸脘痛一月,肝气入络,痛引胁肋,纳少泛恶,舌红苔黄,脉弦而数,乃肝郁化火,灼伤胃阴,故选用养阴清热,泄肝理气,祛瘀通络之法。方中金铃子、左金丸、山栀、黛蛤散疏肝理气泻火,白芍柔肝和胃,缓急止痛,石斛滋养胃阴,瓜蒌、川贝母、旋覆花、瓦楞子化痰散结,通络止痛,新绛、丝瓜络活血化瘀,通络止痛。痰瘀同治,胃络易通,故两剂而痛减呕止。配方合理,理气而不伤阴,养阴而不恋邪,标本同治,从而取得满意的疗效。案4,脘痛喜按,得食则减为中虚,脉弦主肝郁气滞,脉迟主寒证,故用小建中汤加味,桂枝改肉桂、生姜改煨姜以加强温中散寒的作用。案5,辨析病机,认为体虚之质,中气必虚,虚寒气滞为痛,虚气散逆为胀,肝木来侮,中虚求食,前医投大、小建中,均未有效,丁氏拟小建中加小柴胡汤,小柴胡汤启少阴肾水之生气,即水中之少阳,从下而上开启阳气;小建中汤,以桂枝汤为主方,从上而下温煦水土。合并荆公妙香散安神补气,复方图治而获良效。案6,疼痛伤气,使气机逆乱,痰滞互阻,阴阳气不相顺接,从而发生昏厥。治用苏合香丸温通开窍、行气化浊,及四逆散合金铃子散出入以疏肝理气止痛,处方用药甚为合理,仅服药二剂,厥气渐平,厥定痛止,故改用逍遥散加减以调和肝胃。案7,为大怒伤肝,气逆及心所致,其痛、厥并见,用疏通气机以泄厥阴而痛止厥回。案8,系肝虚之证,前医屡投疏肝、泄肝之剂,更虚其所虚。丁氏用益气养阴之品,以养肝柔肝为主,从而收到预期效果。组方中大白芍柔肝止痛,金铃子养血、滋阴,炒枣仁养肝,牡蛎平肝;五味子敛肺、滋肾、生津,阿胶珠滋阴润肺;青龙齿镇惊安神,炙远志安神、解郁,朱茯神养心安神;炙甘草补中益气、缓急止痛,潞党参补中益气、健脾益肺,陈皮健脾和胃,饴糖补脾、止痛。案9,乃因瘀血停滞,肝络痹阻所致。其治用旋覆花、川楝子、丝瓜络、郁金、降香、橘络疏肝理气,通络止痛,当归须、新绛通经活血化瘀,白芍柔肝通络,左金丸、橘白、竹茹、砂仁壳理气和胃。此案被学者誉为"既效法仲景,又私淑天士,学贯古今"。案10,肾阳虚损而见背脊畏寒,肝气犯胃而见脘痛吞酸,故治以益肾助阳,疏肝和胃。方中别直参、熟附块益气温阳以补肾;淡吴茱萸、炒白芍、制香附诸药疏肝柔肝;余药和胃降逆止酸。二诊加金匮肾气丸增温补肾阳之力,以助气化祛寒之功。案11,乃因肝郁脾虚所致,其治用白芍、蒺藜、陈皮、大腹皮、木香疏肝解郁,理气止痛,白术、茯苓、砂仁、荷叶、薏苡仁、神曲、谷芽健脾益气,和胃助运。服药症状减轻后,仍守原法加减以巩固疗效。

案12~15,就病机、辨证而言,均属肝气横逆,犯及脾胃,故多有脘腹胀痛、纳少便溏诸症。所不同的是陈案另有痰湿入络,而见肩胛酸痛,故方中除疏肝健脾和胃外,伍以桑枝疏风通络。肖案兼有营血亏耗,故治以柔肝和胃畅中之法而佐以养血之品,药如当归、白芍补血柔肝;合用二陈汤去甘草,加砂仁、瓦楞子和胃降逆;金铃子散加香附、降香、荜澄茄疏肝解郁,理气止痛。傅案本属阴虚之体,故投剂中有川石斛以养阴生津,又因其便溏而用荆芥炭、炙粟壳以涩肠止泻。袁案尚见因肝气上逆而致头眩心悸,故方中有生石决明、青龙齿、嫩钩钩以平肝潜阳。案16,初诊案中未及胃脘痛,仅有脊背畏寒,脉象沉细,属肾阳不足,治以助阳益气,调和营卫。二诊还有脘痛吞酸一症,与肝气犯胃有关,故方药中加入左金丸疏肝清胃止酸。案17,中虚受寒,肝脾气滞,胸脘作痛,以小建中汤温中补虚,和里缓急而止痛。案18,素有阴虚,肝气夹痰浊上犯,肝气犯胃则脘痞撑胀。宣肺化痰先治其标,以旋覆代赭汤随症加减降逆化痰,益气和胃。

八、曹颖甫治胃痛验案

【案】

史左。阙上痛,胃中气机不顺,前医投平胃散不应,当必有停滞之宿食,纳谷日减,殆以此也,拟小承气汤以和之。

生川军(后入)三钱　中川朴二钱　枳实四钱

拙巢注:服此应手。

【出处】 曹颖甫.曹颖甫医学全书[M].太原:山西科学技术出版社,2011:475.

【品读】 阙之上,指天庭之下至眉间这个部位,能反映咽喉的病变。《灵枢·五色》:"阙上者,咽喉也。""阙上痛"者,乃阳明燥气不得下行反上冲及脑,前额,乃阳明经所过之最高处,燥气上升至此不能下行,故有此疼痛。此乃曹氏观察出的阳明腑实之特征表现,当用下法。本案中以"胃中气机不顺"为关键,燥热等征象不显,故用小承气汤治疗。如《医方考·伤寒门》所云:"邪在上焦则作满,邪在中焦则作胀,胃中实则作潮热……阳乘于心则狂,热干胃口则喘,枳、朴去上焦之痞满,大黄荡胃中之实热。此其里证虽成,病未危急,痞、满、燥、实、坚犹未全俱,以是方主之,则气亦顺矣,故曰小承气。"

九、施今墨治胃痛验案

【案1】

王某,男,40岁。胃脘疼痛半年余,屡愈屡发,断续不止,痛甚时掣及腰部,进食后稍感舒适,2~3小时后,痛又发作。食不甘味,大便燥结色黑,3~4日1次,腹胀而有矢气。前曾在市立三院检查,诊断为消化性溃疡。舌苔黄垢,脉弦数。

辨证立法:结郁中焦,腑气不行,逆而作痛。宜润燥和胃,消导为治。

杭白芍15g 火麻仁15g 炒枳壳6g 莱菔子6g 香附米10g 桃杏仁各10g 莱菔缨6g 细丹参(米炒)15g 川厚朴5g 炙甘草6g

二诊:服药6剂,胃脘痛见轻,食欲渐增,大便仍结,1~2日一行,带有黑色,舌苔仍垢。

杭白芍12g 炙甘草10g 炒白术10g 炒枳壳5g 云茯苓10g 晚蚕沙(炒皂角子6g同布包)10g 川厚朴5g 佩兰叶10g 火麻仁15g 米丹参15g

三诊:服8剂,此间只痛1次,食欲转佳,大便已畅,日行1次,色黄,有时仍感脘腹胀闷不适,拟方常服。

野党参10g 沉香曲6g 砂仁3g 野於术10g 半夏曲6g 蔻仁3g 云茯苓10g 广皮炭6g 香附米10g 川厚朴5g 炒枳壳5g 火麻仁12g 炙甘草6g

【案2】

杨某,女,18岁。昨日午饭后,突然恶心不适,旋即呕吐,胃脘疼痛胀满颇剧,嗳气,稍进饮食疼痛更甚,大便微溏,小便黄,身倦,夜寐不安,月经正常,舌苔厚腻,脉沉弦。辨证为饮食积滞,中焦气机升降失常。治以调气和中,消导化滞。

药用:

香附15g 姜竹茹6g 姜半夏10g 紫苏梗5g 吴茱萸1g 砂仁3g 藿香梗5g 黄连2.4g 豆蔻仁3g 檀香6g 酒丹参12g 鸡内金10g 陈皮炭6g 炒枳实5g 炙甘草3g

2 个月后,病者陪同其母来诊病时云:前病服药 2 剂,诸症悉除。

【案 3】

何某,男,23 岁。胃痛已经年余,饥时较重,稍进饮食即可缓解,然食欲不振,有时欲吐,身倦,少力,月前曾见黑色便,近又复作胃痛。既往曾诊断为消化性溃疡。舌苔白垢,脉弦。辨证为脾胃虚弱,寒湿凝滞。治拟化湿开郁,补中健脾。

药用:

党参 10g　白术 10g　赭石(旋覆花 6g 同布包)15g　茯苓 10g　炙甘草 6g　白芍 12g　丹参(米炒)18g　砂仁 3g　豆蔻仁 3g　柴胡 5g　檀香 5g

服药 3 剂后,恶心已止,疼痛稍缓,仍用前法加厚朴、乌药温中调气,内金开胃健脾,重用炙甘草甘以缓之,止痛和中。服药 6 剂,胃痛已减,食欲仍不振,空腹尚隐痛,勉强多食即感泛酸,脘中灼热,拟常服方。

药用:

米炒党参 12g　白术 10g　半夏曲 6g　米炒丹参 12g　炙鸡内金 12g　沉香曲 6g　茯苓 12g　陈皮炭 6g　厚朴 5g　砂仁壳 5g　海螵蛸 6g　炙甘草 10g

另用海螵蛸 6g,研为极细末,米纸包,分 2 次冲服。

【案 4】

时某,男,52 岁。胃痛 10 余年,时发时止,饮食失调或遇凉或饥饿则发作,得食稍缓,平素喜热饮,经检查诊断为消化性溃疡。3 日前因不慎于食,又复感寒,以致引发旧疾,胃痛不休,嗳气频频,泛酸,有时食后善太息,嘈杂不适,热敷减轻,但不能止,影响睡眠,身倦少力,大便微溏,舌苔薄白,脉沉细。辨证为胃阳久虚,寒滞阻于中宫,胃气不得和降。宜用温中、散寒、理气以治。

药用:

干姜炭 5g　高良姜 5g　制附子 6g　砂仁 3g　豆蔻仁 3g　檀香 5g　赭石(旋覆花 6g 同布包)12g　姜厚朴 5g　刀豆子 12g　白术 10g　米炒党参 10g　炙甘草 3g

服药 5 剂后,1 周未发疼痛,食量稍增,但有时仍觉胃脘不适,大便每日 1 次,原方加减。

药用：

制附子 10g　米炒党参 12g　茯苓 10g　干姜炭 5g　砂仁 3g　赭石(旋覆花 6g 同布包)12g　高良姜 5g　豆蔻仁 3g　白术 10g　陈皮炭 6g　厚朴 5g　炙甘草 5g

另用丁香、檀香各 1.8g，共研为极细末，分 2 次冲服。

【出处】周慎．胃痛[M]．长沙：湖南科学技术出版社，2010：7-9.

【品读】施氏治疗胃痛，主张在辨证论治的基础上诸法合用，上案为施氏从郁、食、寒、虚论治的四个病案，从中可见其诸法合用之妙。案 1，属于结郁中焦，腑气不行，以致胃脘作痛。施氏治之以甘酸和阴法，用芍药甘草汤为主方，主治津液受损，阴血不足，筋脉失濡所致之证；佐以化瘀润燥之桃仁、苦杏仁、丹参、火麻仁以通腑，并用莱菔子、厚朴、香附、枳壳行气止痛。常服用益气健脾，行气化痰的香砂六君子汤补养脾胃，以恢复消化功能。案 2，属于饮食积滞，中焦气机升降失常，以致胃脘作痛。施氏用左金丸、温胆汤、丹参饮加减为主方。藿香、豆蔻仁调气和中以止痛，姜半夏、竹茹、黄连、枳实、鸡内金和胃化滞以止呕。案 3，属于脾胃虚弱，寒湿凝滞，脾胃虚弱健运不力，以致胃脘作痛。施氏治之初诊用四君子汤为主方，益气健脾；后诊用参术健脾汤，扶脾开胃，大补元气；加沉香、檀香降气、止痛，海螵蛸粉制酸，《现代实用中药》中述"为制酸药，对胃酸过多、胃溃疡有效"，促使溃疡面愈合。案 4，属于胃阳久虚，寒滞阻于中宫，胃气不得和降，以致胃脘作痛。施氏遵循虚者补之，寒者温之的原则，方以附子理中汤、二姜丸加味，补虚回阳，温中散寒；旋覆代赭汤降逆止痛，益气和胃；并用砂仁、檀香、厚朴、丁香、刀豆子等理气、开胃、止痛、散郁。

十、张羹梅治胃痛验案

【案 1】

徐××，男，27 岁。

入院日期：1958 年 7 月 25 日。

出院日期：1958 年 11 月 11 日。共住院 109 天。

主诉：上腹部痛伴柏油样大便，反复发作已两个月。

病史：1952 年起反复出现上腹部疼痛，泛酸水，进食后缓解。长期服用解痉止酸药。至今年 9 月，右上腹部疼痛剧烈，嗳气泛酸，腹部胀闷，多次出现柏油样大便。我院胃肠钡剂检查,示胃和十二指肠各发现一个龛影,胃小弯在髂嵴线下 12cm。

诊断:胃和十二指肠复合溃疡、胃下垂(重度)。

中医辨证:脘胁疼痛,腹部作胀,食后更甚。嗳气频作,大便色黑。脉沉细,苔白腻。肝气横逆,损伤脾胃,以致脾不统血。调理之法,应疏肝以理气,培脾以统血。

潞党参 12g 炙黄芪 12g 焦白术 9g 云茯苓 12g 炙甘草 3g 炒白芍 18g 姜半夏 9g 广陈皮 4.5g 广木香 4.5g 西砂仁(后下)3g 瓦楞子 30g 姜川连 1.2g 吴茱萸 3g

疗效:以上方加减,共服 109 帖。大便隐血由强阳性转为阴性。体重由 48kg 增加至 54kg。在住院期间共作三次胃肠钡剂复查。

一个月后复查,胃及十二指肠龛影已愈合,胃小弯在髂嵴线下 12cm。

两个月后复查,胃小弯在髂嵴线下 8cm,上消化道未见器质性病变。

三个月后复查,胃小弯在髂嵴线下 4cm。好转后出院。

【案 2】

施××,男,54 岁。

初诊 1969 年 6 月 10 日。

主诉:上腹部不规则间歇疼痛十余年。

病史:上腹部疼痛反复发作,疼痛无规律性。泛酸,初服碱性药物,疼痛、泛酸得缓解;自 1969 年春节后服碱性药物无效。近半年来上腹部疼痛加重,进食后更剧,以致畏食。在某医院作胃肠钡剂造影,示幽门管增宽,球底部呈伞状变形,诊为胃黏膜脱垂。患者脘腹隐隐作痛,得食更剧。泛吐酸水,口苦腹胀,大便秘结。脉弦细,苔黄腻。肝气不疏,郁而化热,肝火犯胃,胃气上逆。治拟清肝柔肝,和胃降逆。

处方:

姜川连 9g 淡吴萸 2.4g 炒白芍 12g 炙甘草 3g 香橼皮 9g 广陈皮 6g 焦白术 9g 云茯苓 12g 瓦楞子 30g 石决明 18g 乌白片 18 片

分 3 次服。

二诊服上方 10 剂后,胃脘疼痛已止,泛酸减少,但头痛加重,辨证为肝阳上扰,加桑叶 6g,菊花 9g,再进。

三诊服上方后,头痛已好转,继以香砂六君子汤调理。

9月9日,到我院作放射线复查,上消化道无器质性病变。

【案3】

徐××,男,41岁。

初诊1963年12月6日。

主诉:上腹部疼痛,反复发作4年。

病史:患者于1959年患败血症,在某中心医院经抗生素、激素等治疗后痊愈,但诱发了溃疡病,反复发作上腹部疼痛,经各种中西医方法治疗无效。胃肠钡剂造影示:胃溃疡和胃黏膜脱垂。近日上腹部疼痛加剧,同时伴发热,故来就诊。患者胃脘疼痛,迁延日久,内伤脾胃;近日又有发热,精神甚疲,头项胀,耳失聪,眼昏花,夜盗汗,饮食只进流质,大便时见黑色,乃伤其气。脉虚细,苔白腻。《脾胃论》曰"内伤脾胃,乃伤其气","伤其内为不足,不足者补之"。宗东垣甘温除热法。

处方:

红参3g　焦白术9g　云茯苓12g　炙甘草3g　全当归9g　川石斛12g　炒白芍9g　焦山药9g　佛手片4.5g　小川连1.5g　焦谷芽12g

二诊上药服4剂后,发热未作,盗汗已止,继续服上方。

上药服至1964年1月3日时,胃脘胀痛已消失。后因黄连缺货,改用左金丸3g,吞服。于1964年2月19日胃肠钡剂造影复查:胃溃疡之龛影消失,无胃黏膜脱垂之征象,但胃幽窦部黏膜较粗,似为炎症所致。

上药服至1964年3月,饮食如常,无自觉症状。

【出处】张羹梅. 张羹梅医案[M]. 张天,唐荣华,整理. 上海:上海科学技术出版社,2001:6-7,11-12,13-14.

【品读】张老师在治疗胃和十二指肠复合溃疡、胃黏膜脱垂导致胃脘痛善用芍药甘草汤合左金丸加味治疗。案1又加入六君子汤,白芍、甘草和里缓急,案1重用白芍至18g,增强缓急止痛的效果;黄连、吴茱萸根据视病症寒热调整两者比例,起到泻火、疏肝、和胃、止痛的作用。案2有肝郁化火的症状,后用香砂六君子汤益气健脾,调理痊愈。案3胃脘痛迁延日久,内伤脾胃,气不足而生热兼有发热症状,案中取归芍四君子加味,石斛养阴清热,焦山药补脾养胃,佛手片舒肝健脾、和胃,黄连清热,焦谷芽善化积滞。诸药合用,既可益气养血、清热养阴,又可甘温而不伤阴,滋阴有助于清热。

十一、姜春华治胃痛验案

【案 1】

陈左,48 岁,军队干部。

初诊:阳虚之质,复因冒雨受寒,胃痛剧发。身冷,手按痛处而痛不减,肢清畏冷,大便溏泻。苔白滑腻、质胖,脉弦迟。证属寒遏中宫,温之则病自定。

处方:

紫苏梗、制香附、煨木香、延胡索各 9g 高良姜、豆蔻、白芍药各 6g 桂枝、乳香、没药各 4.5g 干姜、川椒各 3g

2 剂后胃痛止,余恙亦除。

【案 2】

郭左,38 岁,工人。

初诊:春节酒食积滞,曾腹泻而就诊于肠道专科,泻止后反便秘。胃脘痛胀,口臭吞酸,泛恶呕吐,腹硬。舌苔厚腻,脉实。证属积滞中阻,脾胃气机难复,拟消导通腑。

处方:

生大黄、枳实、槟榔、鸡内金、焦山楂、焦六曲、木香各 9g 砂仁、陈皮各 6g

药后下垢便甚多,胃痛即松,连服 7 剂,诸症皆安。

【案 3】

俞右,49 岁,科研人员。

初诊:向有神经症,又至绝经期,容易激动升火。近有郁事,肝失疏泄,脘痛阵作,胁肋胀满,噫嗳频频,纳食呆钝,嘈杂吞酸,大便不畅。舌苔薄黄,脉弦。证属肝逆犯胃,胃失通降,治宜疏泄肝胃,香而不燥。

处方:

柴胡、吴茱萸、川黄连各 3g 炒白芍药、郁金、旋覆花、旋覆梗、川楝子、青皮、陈皮、陈香橼各 9g 豆蔻、绿萼梅、黄芩各 6g 全瓜蒌 12g

二诊:7 剂后脘痛止,胁肋松,嘈杂吞酸好转;上方去旋覆花、梗,加瓦楞子 15g,又服 7 剂,诸恙悉平。

【案 4】

陈右,39 岁,干部。

初诊:有胃、十二指肠球部溃疡病史,胃脘常痛,近2月较甚,并有胀满感,胸中嘈杂灼热,泛恶吞酸,纳食呆钝,口苦便秘。舌苔黄厚腻,脉濡数。湿热蕴阻中焦,拟苦寒清泄。

处方:

藿香、佩兰、黄芩、枳壳各9g 苍术、茯苓各12g 川朴花、川黄连各3g 薏苡仁、瓦楞子、白螺蛳壳各15g 望江南30g

二诊:7剂后胃痛吞酸大减,大便通畅,余恙亦有好转;原方去佩兰,加白蔻仁,续服14剂全愈。

【案5】

邬左,46岁,教师。

初诊:胃痛持续年余,中西药物治疗罔效,经X线胃肠钡餐检查发现有胃溃疡及胃黏膜脱垂。半月来胃脘部剧痛,如锥刺刀割,发作有节律性,食后更甚,痛有定处,胃部坚硬拒按,泛恶,大便硬而黑(隐血+++)。舌质紫暗、边有瘀斑、苔薄、脉弦涩。久痛入络,瘀血内结中焦,拟辛通胃络,活血化瘀。

处方:

丹参、当归、桃仁、三棱、莪术、九香虫、刺猬皮、五灵脂、生大黄各9g 红花6g 乳香、没药各4.5g 全瓜蒌12g

二诊:药后大便日行3次,胃部坚硬顿消,5剂后胃痛已止,大便隐血转阴。原方去大黄,续服7剂而愈。

【案6】

蔡右,28岁,工人。

初诊:体质孱弱,胃型下垂(胃钡餐X线摄片示胃下垂6cm),胃部经常隐痛并有下沉感,纳食少味,大便溏薄,眩晕乏力,夜寐不佳。舌淡。脉弱。证属中气不足,胃垂络道受压,运化不及,治拟培扶中气,陷者举之。

处方:

黄芪、党参各15g 白芍药12g 白术、黄精、枳壳、山药各9g 炙甘草、升麻、白蔻仁各6g 柴胡3g

二诊:服7剂后胃痛即止,纳食渐馨;又服1月。体重增加4千克,眠食二便均可,眩晕大减,后作胃钡餐X摄片复查,示胃下垂已复位,胃痛从此未作。

【案 7】

徐左,50 岁,干部。

初诊:经确诊为萎缩性胃炎,胃脘隐痛,终日不止,得酸甜饮食则痛稍停,旋又复作。口干,便燥,心烦嘈杂。舌光红少津,脉细濡数。证属胃阴亏耗,胃为阳土,宜凉宜润,治以养津润胃,酸甘化阴,缓急止痛。

处方:

南沙参、石斛、天花粉、玉竹、麦门冬、麻仁、佛手、川楝子各 9g　白芍药 15g　甘草、乌梅、白蔻壳各 6g

连服 2 月,诸恙悉解,胃痛未再发。

【出处】 上海中医药大学中医文献研究所. 内科名家姜春华学术经验集[M]. 上海:上海中医药大学出版社,2003:159-163.

【品读】 姜春华老师对于胃痛辨证分治比较全面,案 1 为外寒内侵,冷积于中,胃阳不展而致痛,用药以温阳散寒,暖胃止痛为主;案 2 为内伤饮食,运化失常,中焦气机阻滞而致痛,用药以消导积滞,降胃通腑为主;案 3 肝失调达,横逆犯胃而致痛,用药以疏肝解郁,理气和胃为主;案 4 为湿热中阻而致痛,用药以苦寒燥湿,清泄郁热,抑酸和胃为主;案 5 为久痛入络,瘀血阻滞胃络而致痛,用药以活血通络,破瘀止痛为主;案 6 为脾胃虚羸,中脏失养而致痛,用药以补益脾胃,扶养中气为主;案 7 为阴虚津伤,胃络失于濡养而致痛,用药以滋胃养津、酸甘化阴、理气和胃为主。

十二、朱良春治胃痛验案

【案】

王某,女,37 岁,教师。夙患胃脘痛,此次发作已三日,自觉痛如火灼,嘈杂易饥,口干口苦,大硬干结,小溲近黄,前医误予辛香止痛之品,药后疼痛有增无减;苔薄黄,脉弦。此火热作痛也。

当予清胃定痛之剂。

药用:

蒲公英 30g　赤芍 12g　生甘草 5g　清宁丸(吞)4g

药后大便畅行,脘痛顿挫,善后调治而愈。

【出处】 方邦江,周爽. 国医大师朱良春 治疗疑难危急重症经验集[M]. 北京:中国中医药出版社,2013:168.

【品读】蒲公英味甘苦,性寒,归肝、胃经,功效清热解毒,消痈散结,主治乳痈,肺痈,肠痈,痄腮,疔毒疮肿,目赤肿痛,感冒发热,咳嗽,咽喉肿痛,胃火,肠炎,痢疾,肝炎,胆囊炎,尿路感染,蛇虫咬伤。古代医家对蒲公英能治胃脘作痛早有认识,如清代王洪绪《外科证治全生集·制药》所云:"炙脆存性,火酒送服,疗胃脘痛。"对于案中所指火热所致胃脘痛,清代陈士铎《本草新编·徵集》指出:"蒲公英……至贱而有大功,惜世人不知用之。阳明之火,每至燎原,用白虎汤以泻火,未免大伤胃气。盖胃中之火盛,由于胃中土衰也,泻火而土愈衰矣。故用白虎汤以泻胃火,乃一时之权宜,而不可恃之为经久也。蒲公英亦泻胃火之药,但其气甚平,既能泻火,又不损土,可以长服久服而无碍。凡系阳明之火起者,俱可大剂服之,火退而胃气自生。……但其泻火之力甚微,必须多用,一两,少亦五六钱,始可散邪辅正耳。……或问,蒲公英泻火,止泻阳明之火,不识各经之火,亦可尽消之乎?曰,火之最烈者,无过阳明之焰,阳明之火降,而各经余火无不尽消。蒲公英虽非各经之药,而各经之火,见蒲公英而尽伏,即谓蒲公英能消各经之火,亦无不可也。"朱老结合临床实践体会,总结前人经验成果,认为蒲公英的镇痛作用不仅在于它能清胃,还在于它能消瘀,凡胃脘因瘀热作痛,用其最为相宜。而胃溃疡之疼痛,配合清热凉血、散瘀止痛的赤芍,补脾益气、缓急止痛的甘草,清热泻火、通便养胃的清宁丸,共奏养胃消瘀、镇痛祛瘀之功。

十三、徐景藩治胃痛验案

【案1】

樊某,62岁,胃病逾10载,脘部隐痛,腹胀不适。痛时喜按,嗳恶食少,体乏无力,畏寒便溏,舌尖红、苔薄白,脉沉细。

证属中虚气滞。

治以益气和胃。

处方:

太子参10g　白术10g　枳壳10g　香橼10g　佛手片10g　白芍10g　黄芪10g　炒山药15g　木香10g　徐长卿6g　红花6g　炙甘草4g

投药7剂,复诊守原法加减,再进7剂。3诊,樊某自诉病瘥,感激致辞。

【案2】

吴某,女,48岁。上腹部胀痛不适多年,加重1个月入院。诊见:胸部、胃脘、腹背部胀闷不适,嗳气,大便先干后溏,下之不畅,胃中辘辘有声,饮水不多,舌质微红、有裂纹,脉弦。B超示:慢性胆囊炎,胆囊结石。胃镜示:慢性萎缩性胃炎伴肠上皮化生。HP(−)。

病证分析:①肝木失于疏泄,所以见胸脘部闷胀不适;②肝气犯胃,胃气上逆,则见嗳气;③木失疏泄克土,气机不畅,见大便干稀不调,下之不畅;④患者舌质红、有裂纹,系因肝郁气滞,久而化热,有伤胃阴之表现。证属肝胃不和证。治以疏肝理气,兼益胃阴。方选四逆散合百合汤加减。

处方:

桔梗 10g　枳壳 10g　乌药 10g　佛手 10g　柴胡 10g　槟榔 10g 莱菔子 20g　橘叶 10g　橘皮 5g　绿萼梅 10g　麦芽 30g　百合 30g　茯苓 20g　炙甘草 3g

【案3】

刘某,69岁,胃脘痞胀,时见痛延及胁,嗳气频多,嘈杂易饥,平素性躁易怒,大便干结,刻诊脉弦,苔薄腻。

证属肝胃不和。

治从疏肝和胃。

处方:

柴胡 6g　白芍 10g　枳壳 10g　茯苓 10g　炙鸡内金 10g　槟榔 10g 延胡索 10g　全瓜蒌 15g　当归 10g　甘草 6g

【案4】

张某,女,27岁。浅表性胃炎急性活动期,胃脘隐痛、灼痛已历1年,嘈杂不适,深感痛苦。视其舌苔薄白,诊脉小弦而数,口干而欲热饮。病属胃脘痛,寒热夹杂,阅前诊诸方,似无不合,乃加入浙贝母10g,不意服后很快见效。服5剂脘痛减轻,10剂后疼痛基本消失,但大便微溏,加入炒山药、炒白术,药后大便正常。共服25剂,脘痛未作。随访年余,偶有小发作,服前方数剂即可控制。用药仅差一味,治效即不相同,亦可见景岳立方用药之妙。

【案5】

罗某,女,54岁,职员。2004年10月18日初诊。患者胃脘痞胀隐痛反复发作 5 年,痛无规律,曾做胃镜检查诊断为萎缩性胃炎,间断服中西药物治疗,病情时有反复。于 2004 年 10 月复查胃镜示:浅表萎缩性胃炎,伴肠上皮化生(中-重度)。刻诊:胃脘痞胀隐痛,不知饥饿,口干欲饮,嗳气时作,大便 1~2 日一行,不黑成形,夜寐不佳。腹平软,上腹轻压痛,无反跳痛,肝脾肋下未及。舌尖微红、舌苔薄腻、黄白相兼,脉细。

治拟养胃清化,理气和胃。

处方:

麦冬 15g　白芍 15g　炙甘草 3g　首乌藤(夜交藤)15g　法半夏 10g佩兰 10g　佛手花 10g　川黄连 1.5g　刀豆壳 20g　莱菔子 15g　香附 10g　合欢花 10g　谷芽、麦芽各 30g　橘皮、橘络各 6g　草豆蔻(后下)3g

水煎,每日 1 剂,分 2 次服。服药后端坐半小时。

服药 2 周,苔腻渐化,夜寐已安,惟胃脘隐痛未愈,尚不知饥,此乃湿邪渐化,气机未畅,原方去草豆蔻、首乌藤(夜交藤)、合欢花,加理气和胃之紫苏梗、鸡内金、绿梅花、白残花、建曲。又服药 1 周后,胃脘痞胀疼痛明显减轻,惟食欲不振,口干乏力,舌红、苔薄黄,脉沉细。再由上方去紫苏梗、香附、刀豆壳,加石斛、枸杞子、藿香、茯苓。

调治月余,胃痛终获痊愈,随访半年未再发作。

【案6】

张某,72 岁,胃病宿疾,时作时止,近月来,胃部隐痛又犯,伴见胃部灼热,口干欲饮,消瘦乏力,大便蹇行,舌质干红、少苔、中有裂纹,脉细弦。

证属胃阴不足。

治以滋养胃阴。

处方:

北沙参 10g　麦冬 10g　白芍 10g　石斛 10g　蒲公英 10g　石见穿 10g　焦山楂 10g　九香虫 10g　麻仁丸(包)10g　甘草 6g

此病例投方 21 剂,病家诸症悉减,改方缓调,以善其后。

【出处】案 1、3、6 出自宁小然. 徐景藩教授老年胃病验案 3 例[J]. 南京中医药大学学报(自然科学版),2002,18(3):179-180. 案 2 出自陈静,林智生,沈洪. 徐景藩教授辨治胃病经验[J]. 吉林中医药,2006,26(1):5-6. 案 4 出自徐景藩. 呕吐痰饮利小便 胃脘胀痛用贝母[J]. 上海中医药杂志,1990(6):32-33.案5出自周晓虹,徐丹华.徐景藩教授临证治验举隅[J].江苏中医药,2007,39(3):35-37.

【品读】 在宁小然撰写的"徐景藩教授老年胃病验案3例"一文中,提到"老年胃病诊治分属,徐老笑谓'三部曲'也。其一,中虚气滞;其二,肝胃不和;二者病进,即为胃阴不足也。凡人病胃,亦历此三部。然而老年胃病患者,病进转化显著,此盖为老年体虚,气血阴津耗于未病之先。或问其治,告以益胃汤加减"。"一部曲"案例:案1辨证属中虚气滞,方用六君子汤增减。"二部曲"案例:案2、3属于肝胃不和证胃脘痛,主要症状为胃脘部胀痛,痛及胁下,嗳气较多,得嗳则舒,嗳气不遂则胃脘胀痛尤甚,胸闷不畅,舌苔薄,脉弦,诊治要点为脘胀且痛,更延及胁,是气郁无以升降,横逆犯胃所致,病情发作或者症状多与情志因素相关,且患者平素易急躁易怒。徐老喜以柴胡疏肝类化裁,随症加减。案4为肝胃郁热之胃脘胀痛。方中浙贝母清热化痰,降气止咳,散结消肿,《本草正义》言其"种种功用,无非清热泄降四字,足以赅之"。引《名医别录》:"疗腹中结实,心下满,皆指邪热窒塞之证,苦泄散结,皆能主之。"《山东中草药手册》:"清肺化痰,制酸,解毒。治感冒咳嗽,胃痛吐酸,痈毒肿痛。"近代以其能制酸,与海螵蛸(乌贼骨)配伍,研成粉剂,治疗胃、十二指肠溃疡病。"三部曲"案例:案5、6为胃阴不足之胃痛,其中案5兼有湿热内阻、气机不利之证,徐老巧妙地将润与燥相结合,选用麦冬、石斛养胃生津,草豆蔻、佩兰化湿和胃,全方润中有燥,燥中有润,既润其阴,又燥其湿,刚柔相济。

十四、李德新治胃痛验案

【案1】

吴某,男,51岁。初诊日期:2010年10月14日。

主诉:胃中嘈杂2个月,加重1周。

病史:患者半年前无明显诱因出现胃中嘈杂不安,偶有胃痛。无恶心呕吐等症状,就诊查胃镜示萎缩性胃炎,经对症治疗(具体治法不详)有所好转。2个月前无明显诱因,胃中嘈杂加重,遂来诊。

现症见:胃中嘈杂,甚则痞闷疼痛,昼轻夜重,纳呆,二便如常,舌色紫暗,苔薄白,沉弦。

中医诊断:胃脘痛。

证型:肝胃不和。

治疗原则:疏肝理气,和胃止痛。

处方:

党参 20g 云苓 15g 焦术 15g 木香 5g 砂仁 10g 枳壳 10g 厚朴 10g 丹参 20g 延胡索 10g 内金 15g 藿香 10g 甘草 10g

上诸药服 7 剂,每日 1 剂,水煎分 3 次口服。

二诊诸症悉减,但觉食后胃中嘈杂,舌淡苔薄白,脉沉弦。

处方:

党参 20g 云苓 15g 焦术 15g 木香 5g 砂仁 10g 吴茱萸 10g 黄连 10g 丹参 15g 延胡索 10g 内金 15g 莱菔子 10g 甘草 10g

上诸药服 7 剂,每日 1 剂,水煎分 3 次口服。

三诊诸症悉减,偶有腰膝酸软,两目干涩,舌淡边有齿痕苔薄白,脉沉弦。

处方:

党参 20g 云苓 15g 焦术 15g 砂仁 10g 香橼 10g 佛手 10g 藿香 10g 枸杞 15g 菊花 15g 内金 15g 柴胡 10g 甘草 10g

上诸药服 7 剂,每日 1 剂,水煎分 3 次口服。药后诸症均减,随访至今,未见复发。

【案2】

陈某,男,18 岁。2006 年 4 月 5 日来诊。患者自述有胃溃疡病史,前不久曾就诊于某医科大学附属医院,诊断为口疮样大肠炎、炎症性肠病。现胃脘胀闷疼痛,空腹痛甚,腹痛,痛则泻,大便溏而黏稠,饮食如常,面色㿠白,舌淡质干苔白薄,脉沉弦。电子肠镜检查:升结肠、横结肠、乙状结肠、直肠黏膜散在口疮样浅溃疡。纤维结肠镜检查:直肠黏膜散在斑状充血,乙状结肠、降结肠散在斑状充血糜烂,横结肠散在指状息肉。

中医诊断:胃脘痛。

处方:

黄芪 20g 焦术 20g 党参 15g 云苓 15g 山药 15g 莲肉 15g 川楝子 15g 鸡内金 15g 香橼 10g 佛手 10g 延胡索 10g 炙甘

草 10g

4月12日复诊:服前方7剂后大便基本正常,胃脘痛减,但时有隐痛,近日口舌生疮糜烂,纳食减少,舌淡苔黄白,脉沉弦。

处方:

黄芩 15g　党参 15g　良姜 15g　香附 15g　川楝子 15g　鸡内金 15g　黄连 10g　干姜 10g　半夏 10g　延胡索 10g　甘草 10g　肉桂 5g

4月19日复诊:时咽痛,腹痛泄泻或稀薄或溏薄,脉沉细。

处方:

党参 20g　焦术 20g　生薏苡仁 20g　云苓 15g　山药 15g　莲肉 15g　干姜 15g　鸡内金 15g　焦三仙 30g　砂仁 10g　陈皮 10g　甘草 10g

4月28日复诊:胃痛时作,胀食后尤甚,前几日发热,曾到当地医院,WBC 15.0×10^9/L,病来无咳嗽,咳痰,舌淡苔白腻,脉沉数。

处方:

(1)柴胡 10g　陈皮 10g　甘草 10g　黄芩 15g　白芍 15g　党参 15g　茯苓 15g　莲肉 15g　山药 15g　鸡内金 15g　焦栀 15g　白术 20g

(2)党参 20g　白术 20g　茯苓 15g　黄芪 15g　莱菔子 15g　连翘 15g　鸡内金 15g　丹参 15g　香橼 10g　佛手 10g　甘草 10g　檀香 5g

先服方(1)次服方(2)。

5月15日复诊:药后症减,纳呆,舌淡无苔,脉沉弦。

处方:

(1)黄芪 20g　焦术 20g　党参 15g　香附 15g　内金 15g　良姜 15g　半夏 10g　陈皮 10g　藿香 10g　佩兰 10g　厚朴 10g　甘草 10g

(2)党参 20g　白术 20g　云苓 15g　鸡内金 15g　莱菔子 15g　山药 15g　扁豆 15g　香橼 10g　佛手 10g　藿香 10g　佩兰 10g　甘草 10g

【出处】案1出自于睿,张杰.杏林医论:李德新临证经验集[M].北京:人民卫生出版社,2013:26-28.案2出自张倩倩.李德新教授治疗炎症性肠病验案一则[J].辽宁中医药大学学报,2008,10(8):143-144.

【品读】胃脘痛皆以脾胃为病变中心,脾为太阴湿土,喜燥恶湿,主升清,胃为阳明燥土,喜润恶燥,主和降,两者升降相因,乃为正常;升降反作,清气不升,浊气不降,《素问·阴阳应象大论》曰:"清气在下,则生飧泄,浊气在上,则生膜胀。"李师认为胃脘痛病位在胃,与肝、脾有密切关系。肝属木,为刚脏,性喜条达而主疏泄;胃属土,喜濡润而主受纳。肝胃之间,木土相克。肝气郁结,易于横逆犯胃,以致中焦气机不通,发为胃痛;或因脾胃本虚,木乘土虚而袭之,亦致肝脾失和而发病。

案1,证属本虚标实,以本虚为主。本虚为脾胃虚弱,标实为肝气郁结横逆犯胃,故初诊选四君子汤为基础方,以益气健脾,如《医方集解·补养之剂》所云:"此手足太阴、足阳明药也。人参甘温,大补元气为君。白术苦温,燥脾补气为臣。茯苓甘淡,渗湿泻热为佐。甘草甘平,和中益土为使也。气足脾运,饮食倍进,则余脏受荫,而色泽身强矣。"加木香行气止痛、调中导滞,砂仁以行气宽中,枳壳、厚朴以行气消滞,丹参活血化瘀,延胡索行气止痛,鸡内金消食和胃,藿香化湿和胃。二诊"食后胃中嘈杂,脉沉弦",李师认为主要源于气机不畅,故改用香砂四君子汤为基础方,意在温中健脾行气。患者正气渐复,可合左金丸治肝火,莱菔子行气化痰除胀,延胡索行肝胃之气,条达中焦气机,丹参活血止痛。三诊"偶有腰膝酸软,两目干涩,舌淡边有齿痕",肝郁得到明显改善,而在脾虚基础上,兼有肝肾两虚,故仍以四君子健脾益气,香橼、佛手配伍柴胡疏肝理气,枸杞子、菊花相须为用,滋阴明目。

案2,初诊时该患者表现"胃脘胀闷疼痛,空腹痛甚,面色㿠白,舌淡苔白薄",为脾胃虚弱之征,故用四君子加黄芪补脾胃之气,山药补益脾胃气阴,莲肉甘涩平,善补脾气,涩大肠,交心肾,固下焦,对于脾气亏虚的纳少泄泻尤为适宜;香橼、佛手理气和中,兼以舒肝;鸡内金健脾消食。方中予健脾益气之焦术、黄芪,有健脾消积之功,可消胃脘痞闷不舒。而其补中益气、生发胃气之功与山药善补气阴、健脾和胃之效相合则可补益脾胃气阴,开胃进食。肝与脾胃同居中焦,脾胃气虚则肝易乘之,故加川楝子、延胡索疏肝理气活血止痛。二诊时"口舌生疮糜烂",脾胃虚弱又兼心经有热,寒热错杂,故用半夏泻心汤平调寒热,降阳和阴,《成方便读·和解之剂》曰:"所谓彼坚之处,必有伏阳,故以芩、连之苦以降之,寒以清之,且二味之性皆燥,凡湿热为病者,皆可用之。但湿浊黏腻之气,与外来之邪,既相混合,又非苦降直泄之药所能去,故必以干姜之大辛大热以开散之。一升一降,一苦一辛。而以半夏通阴阳行湿浊,散邪和胃,得建治痞之功。"加良姜、香附温胃行气疏肝,祛寒止痛,《谦斋医学讲稿》曰:"良姜长于温胃散寒,香附长于疏肝行气。"川楝子、延胡索疏肝理气活血止痛,鸡内金健脾消食,肉桂引火归原,散寒止痛。三诊时"时咽痛,腹痛泄泻或稀薄或溏薄,脉沉细"。外邪侵袭,由表入里,困遏脾胃气机,脾运化水湿及升清功能更加不足,致大便溏薄,故用参苓白术散健脾除湿止泻,配理中丸温中散寒,补气健脾。鸡内金、焦山楂、焦神曲、炒麦芽消食健脾。全方以脾胃为中心,补脾除湿,温中散寒,消食散痞,共复脾之健运。四诊时患者曾发热,脉象沉数,方(1)柴胡和黄芩均味苦性寒,柴胡轻清升散,善疏散少阳半表之邪;黄芩善清肝胆气分之热,祛半里之邪。二者伍用,升阳达表,退热和解,一散一清。白术、白芍、陈皮取痛泻药要方舒肝理脾之意。白术苦燥湿,甘补温脾和中;芍药寒泻肝火,酸敛逆气,缓中止痛;陈皮辛能利气,使气行则痛止。舍去与柴胡同具升散之性的防风,皆为泻木而益土之意。并用四君子及山药、莲肉补益脾胃,鸡内金健脾消食。栀子苦寒,擅清三焦之火,炒焦入血分,清血分郁热;又防其过于寒凉易伤脾阳。服用方(1)后热象渐清,拟用方(2)重在固本,四君子和黄芪补气健脾。莱菔子消食导滞,行气消胀。连翘为轻扬升散之品,《医学衷中参西录·连翘解》云:"连翘味淡微苦,具升浮宣散之力,流通气血,……善理肝气,既能舒肝气之郁,又能平肝气之盛。"鸡内金消积滞,健脾胃。丹参活血祛瘀,《本草汇言·草部》谓:"丹参,善治血分,去滞生新,调经顺脉之药也。"香橼、佛手辛行苦泄,理气和中。檀香行气宽中,散寒止痛,主入气分;丹参活血化瘀,主入血分。二药配伍,一温一寒,一气一血,温寒并用,气血双调,行气活血、通络止痛之力增强。五诊时药后症减,病情稳定,当以治本为要,方(1)以六君子和黄芪益气健脾。香附、良姜二药配伍,香附得高良姜辛热之助,则散寒行气;高良姜得香附行气之助,则可散寒除郁,使温中散寒、理气止痛效力显著。鸡内金健脾消食开胃。藿香、佩兰二药功用近似,均为芳香化湿,温而不燥之品。藿香既能散表邪,又能化里湿而醒脾开胃;佩兰长于醒脾开胃。二药配对,根须为用,和胃醒脾效力俱增。厚朴宽胸散结消痞。全方以健脾醒脾为主,佐以理气止痛,开胃消痞,寓消于补。方(2)以四君子补气健脾,鸡内金化食健脾,莱菔子消食降气,山药气阴双补,扁豆补脾和中化湿,香橼、佛手理气和中又可舒肝,藿香、佩兰芳香化湿醒脾。

十五、单兆伟治胃痛验案

【案1】

崔某,女,31 岁。2013 年 11 月 5 日初诊。患者于 2013 年 10 月 15 日于江苏省中医院胃镜诊断为:轻中度慢性浅表性胃炎、贲门撕裂症。刻下:胃痛不适半月余,伴有呕吐,口干喜饮,口苦,四肢不温,大便 2 日 1 行。舌红,苔黄腻。脉细弦。四诊合参,证属于寒热错杂,治当辛开苦降、寒热平调,方宗《伤寒论》半夏泻心汤加减。

处方:

太子参 10g　姜半夏 6g　黄连 2g　黄芩 10g　石菖蒲 10g　姜竹茹 10g　吴茱萸 2g　川厚朴 6g　炒薏苡仁 15g

14 剂,水煎服,每日 1 剂。药后患者未来就诊,乃随访之,自诉药毕后,诸症大减,胃痛顿失,呕吐未作,后病情亦无反复。

【案2】

陈某,男,26 岁,2013 年 10 月 29 日初诊。患者自诉胃中疼痛不适 1 月余,恶心欲吐,大便不成形,舌红,苔薄,脉弦细。证属肝气不调,横逆犯胃,胃气上逆,治当疏肝理气,降逆和胃,然观其脉证,当知其寒热错杂,乃遣加味连苏饮方以治之。

处方:

黄连 3g　吴茱萸 1g　苏叶 5g　蔻仁 2g　竹茹 5g　姜半夏 5g

14 剂。每日 1 剂,开水冲泡代茶饮,少量频服。

二诊:药后恶心欲吐明显减轻,惟觉口干,大便仍不成形。舌红,苔黄,脉弦细。方当前方出入,守法续进。原方加麦冬 15g。14 剂。服法同前。

三诊:服药后恶心欲吐感几无,然仍偶觉不适,口干稍缓解,大便转成形。乃原方去蔻仁、竹茹,加陈皮 3g,百合 15g,可图理气而无伤阴之虞,巩固疗效。

四诊:诸症皆消,无特殊不适感,嘱心情舒畅,饮食清淡,随访未再复发。

【案3】

汪某,女,45 岁,2013 年 10 月 29 日初诊。患者诉胃痛 1 年余,曾于 2013-01-26 查胃镜示:疣状胃炎。病理示:慢性浅表性胃炎,活动期。刻下:胃脘胀痛不适,受凉后加重,胃纳不香,嗳气,泛酸,口干,形体消瘦,舌红,苔薄黄,脉细。四诊合参,当辨寒热错杂之症候,乃疏自拟方芪芩乌贝汤加减。

处方:

黄芪 10g　炒白术 10g　法半夏 6g　麦冬 15g　黄芩 10g　仙鹤草 15g　生薏苡仁 15g　乌贼骨 15g　浙贝 6g　鸡内金 6g　佛手 5g

14 剂,水煎服,每日 1 剂。

二诊:服药后胃痛缓解,食纳转香,偶有泛酸,口干缓解,乃于原方去消食化积之鸡内金。14 剂,服法同前。

三诊:症状消失,乃嘱其调节饮食,畅达情志,继服和胃胶囊,巩固以善其后。随诊未再复发。

【出处】 王丽华,单兆伟. 单兆伟教授治疗胃痛寒热错杂证验案 3 则[J]. 四川中医,2014,32(8):139-140.

【品读】 三案都属于寒热错杂之胃脘痛。案 1 谨宗医圣仲景之法,以半夏泻心汤加减辛开苦降,寒热平调。《成方便读·和解剂》谓:"所谓彼坚之处,必有伏阳,故以芩、连之苦以降之,寒以清之,且二味之性皆燥,凡湿热为病者,皆可用之。……而以半夏通阴阳行湿浊,散邪和胃,得建治痞之功。"因其津液耗伤,易人参为太子参,去辛热之干姜,取益气养阴,寒热平调之功;针对患者症状,加入石菖蒲化痰开窍、化湿行气,姜竹茹清热止呕,予吴茱萸配黄连,反佐以增强止呕之效,川厚朴理气和胃,炒薏苡仁健脾利湿。全方可谓"苦辛并进利升降,寒热互用调阴阳,佐以益气养阴不伤正气之品调和中焦,辛甘化阳而不凝,开塞通闭而不滞"。案 2 为肝气不调,横逆犯胃,中焦气机不畅导致胃痛,以加味连苏饮疏肝和胃,药以黄连、苏叶为主,六药相伍,共奏苦辛通降止呕之功。本案处方药味少,用量轻,大有孟河医派用药之轻清灵动之性,置于杯中以沸水浸泡,频频饮之,轻药可以治重病,所谓轻可去实也。案 3 为气阴两虚,胃失和降,自拟芪芩乌贝汤,其中黄芪、白术健脾益气,麦冬养阴生津,半夏、黄芩、薏苡仁、浙贝母健脾渗湿、清热化痰,乌贼骨制酸止痛,佛手疏肝理气、和胃止痛,鸡内金消食化积,仙鹤草既具止血之功,又有补气健脾之用,《现代实用中药》记录其"治贫血衰弱,精力痿顿"。黄芪补气,佐以仙鹤草以养血,两者合用,气血皆得补。

主要参考文献

[1] 申海严. 黄帝内经与疾病预测[M]. 郑州:中原农民出版社,2010.

[2] 刘婷. 中医临床辨证论治精粹[M]. 西安:西安交通大学出版社,2014.

[3] 秦伯未. 秦伯未临证指南[M]. 北京:中国医药科技出版社,2014.

[4] 邱明义,陶春晖. 章次公经典医案赏析[M]. 北京:中国医药科技出版社,2015.

[5] 朱生樑. 胃食管反流病基础与中西医临床[M]. 上海:上海科学技术出版社,2015.

[6] 王家平,程华焱,彭艳霞. 吴鞠通运用辛开苦降法治疗脾胃病[J]. 长春中医药大学学报,2012,28(5):806-807.

[7] 徐景藩.《吴鞠通医案》胃痛呕吐篇初析[J]. 南京中医学院学报,1986(4):5-7.

[8] 彭慕斌,王先俊. 彭景星讲析名医医案[M]. 北京:中国医药科技出版社,2013.

[9] 李冀. 方剂学[M]. 3版. 北京:中国中医药出版社,2012.

[10] 徐信义.《类证治裁》脾胃病案之治疗特色评析[J]. 河南中医,2007,27(4):22-24.

[11] 任春芝,孟静岩. 王旭高温补脾胃治"九痛"[J]. 国医论坛,2014,29(2):61-62.

[12] 张洁瑜,李柳骥,严季澜. 从王旭高医案探讨王氏论治木土同病经验[J]. 辽宁中医药大学学报,2015,17(5):107-109.

[13] 胡海雁,丛艳,李金萱. 费伯雄辨治脾胃规律研究[J]. 甘肃中医,2011,24(6):17-18.

[14] 胡海雁,丛艳. 孟河费派脾胃理论思想探讨[J]. 甘肃中医,2010,23(12):3-5.

[15] 康安德. 当归和中功效考辨[J]. 浙江中医药大学学报,2014,38(3):258-260.

[16] 郑赢洲. 张锡纯学术思想研究[M]. 北京:中医古籍出版社,1989.

[17] 黄煌. 医案助读[M]. 北京:人民卫生出版社,2001.

[18] 周青,田雪飞. 胆石病与胆囊炎[M]. 长沙:湖南科学技术出版社,2014.

[19] 肖万泽. 丁甘仁经典医案赏析[M]. 北京:中国医药科技出版社,2015.

[20] 周慎. 胃痛[M]. 长沙:湖南科学技术出版社,2010.

[21] 张光霁,张永华. 中医情志疗法研究[M]. 上海:上海科学技术出版社,2016.

[22] 常占杰,宋春荣. 肝病[M]. 北京:中国医药科技出版社,2016.

[23] 吕志杰. 张仲景方剂学[M]. 北京:中国医药科技出版社,2005.

[24] 周慎. 精选明清医案助读(珍藏版)[M]. 长沙:湖南科学技术出版社,2013.

[25] 刘松林,洪亨惠. 曹颖甫经典医案赏析[M]. 北京:中国医药科技出版社,2015.

[26] 张问渠. 现代著名老中医临床诊治荟萃[M]. 北京:科学技术文献出版社,2003.

［27］刘沈林. 难治性消化病辨治与验案［M］. 北京:科学技术文献出版社,2011.

［28］吴大真,李剑颖. 国医大师验案精粹(内科篇)［M］. 北京:化学工业出版社,2011.

［29］胡婉申,李德新. 李德新教授治疗溃疡性结肠炎经验撷萃［J］. 辽宁中医药大学学报,2013,15(9):147-148.

［30］胡丽娟. 半夏泻心汤加味治疗功能性消化不良寒热错杂型临床观察［J］. 新中医,2012,44(7):45-46.

［31］李秀源,单兆伟. 单兆伟运用加味连苏饮治疗脾胃病验案 3 则［J］. 江苏中医药,2008,40(10):70-71.

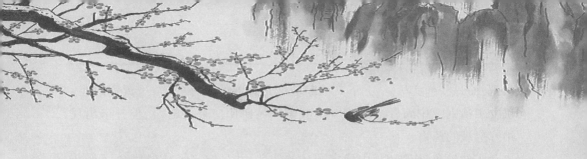

第二章　痞　满

　　痞满又称胃痞,是由外邪内陷,饮食不化,情志失调,脾胃虚弱等导致脾失健运,胃失和降,气机升降失常而引起的以心下痞塞,胸膈满闷,触之无形,压之无痛,食欲不振为主要表现的病证。相当于西医学的慢性胃炎(包括浅表性胃炎和萎缩性胃炎)、功能性消化不良、胃下垂等疾病且以脘腹满闷不舒为主症,治疗常以行气除痞为基本原则。

第一节　经典医论

　　《黄帝内经》首提"痞"之病名,并创立"消导"之法。《黄帝内经》中痞满的称谓很多,大致可分为诸"否"、诸"满",如"病否""否塞""否隔""否满""心下否""病满""满病""中满""心满"等,既有作为病名出现的也有作为症状出现的,但是对于"否"与"满"的区别并没有进行描述。如《素问·五常政大论》中曰:"备化之纪,气协天休,德流四政,五化齐修。其气平,其性顺,其用高下,其化丰满,其类土,其政安静,其候溽蒸,其令湿,其脏脾,脾其畏风;其主口,其谷稷,其果枣,其实肉,其应长夏,其虫倮,其畜牛,其色黄,其养肉,其病否,其味甘,其音宫,其物肤,其数五。"《素问·六元正纪大论》:"四之气,凉乃至,炎暑间化,白露降。民气和平,其病满,身重。"《素问·异法方宜论》:"北方者,天地所闭藏之域也。其地高陵居,风寒冰冽,其民乐野处而乳食,脏寒生满病,其治宜灸焫。故灸焫者,亦从北方来。"《素问·至真要大论》:"阳明之复,清气大举,森木苍干,毛虫乃厉。病生胠胁,气归于左,善太息,甚则心痛,否满腹胀而泄,呕苦咳哕烦心,病在膈中,头痛,甚则入肝,惊骇筋挛。太冲绝,死不治。"这里不是作为病名出现,而是一种症状,从上下文推断应该是腹部的一种症状。《黄帝内经》确立了治则,"中满者,泻之于内"(《素问·阴阳应象大论》),但并未出现治疗痞满的药物。

张仲景在《伤寒论》中确定了痞的病名,并且定义了痞的概念,《伤寒论·辨太阳病脉证并治》:"但满而不痛者,此为痞。"详细论述了痞满的病因及辨证治疗,病因多是外感风寒之邪传变而引起,《伤寒论·辨太阳病脉证并治》:"伤寒五六日,呕而发热者,柴胡汤证具,而以他药下之,柴胡证仍在者,复与柴胡汤,此虽已下之,不为逆,必蒸蒸而振,却发热汗出而解。若心下满而鞕痛者,此为结胸也,大陷胸汤主之;但满而不痛者,此为痞,柴胡不中与之也,宜半夏泻心汤。"少阳证,误下之后,引起心下痞满。在本条中创制半夏泻心汤治疗误下所致的邪热内陷,脾胃受伤,湿浊壅聚之胃痞,并通过硬痛与否把它与结胸进行了鉴别。《金匮要略》中也提到了痞与风寒之邪有关,《金匮要略·腹满寒疝宿食病脉证治》:"夫瘦人绕脐痛必有风冷,谷气不行,而反下之,其气必冲,不冲者,心下则痞。"《伤寒论》中痞满属太阳病的变证,对于痞满的治疗阐述全面,为后世提供依据,主要方剂为泻心汤类。《伤寒论·辨太阳病脉证并治》:"心下痞,按之濡,其脉关上浮者,大黄黄连黄芩泻心汤主之";"心下痞,而复恶寒汗出者,附子泻心汤主之";"伤寒五六日,呕而发热者,柴胡汤证具,而以他药下之,柴胡证仍在者,复与柴胡汤,此虽已下之,不为逆,必蒸蒸而振,却发热汗出而解。若心下满而鞕痛者,此为结胸也,大陷胸汤主之;但满而不痛者,此为痞,柴胡不中与之也,宜半夏泻心汤";"伤寒,汗出,解之后,胃中不和,心下痞鞕,干噫食臭,胁下有水气,腹中雷鸣,下利者,生姜泻心汤主之";"伤寒中风,医反下之,其人下利,日数十行,谷不化,腹中雷鸣,心下痞鞕而满,干呕,心烦不得安,医见心下痞,谓病不尽,复下之,其痞益甚,此非结热,但以胃中虚,客气上逆,故使鞕也,甘草泻心汤主之。"以辛开苦降之法治疗寒热错杂之痞满,另外还有旋覆代赭汤治疗寒热错杂兼胃虚痰阻之痞满,"伤寒,发汗,若吐,若下,解后,心下痞鞕,噫气不除者,旋覆代赭汤主之"。此外,理中汤治疗中焦虚痞,"夫病人腹痛绕脐,此为阳明风冷,谷气不行,若反下之,其气必冲,若不冲者,心下则痞,当温之,宜理中汤";赤石脂禹余粮汤治疗下焦虚痞,"伤寒服汤药,下利不止,心下痞鞕,服泻心汤已,复以他药下之,利不止,医以理中与之,利益甚,理中者,理中焦,此利在下焦,赤石脂禹余粮汤主之,复不止者,当利其小便";桂枝人参汤治疗表里俱寒之痞,"太阳病,外证未除,而数下之,遂协热而利,利下不止,心下痞鞕,表里不解者,桂枝人参汤主之";大柴胡汤治疗少阳兼里实之痞,"伤寒发热,汗出不解,心中痞鞕,呕吐而下利者,大柴胡汤主之";五苓散治疗太阳误下,水气内停之水痞,"本以下之,故心下痞,与泻心汤。痞不解,其人渴,而口燥烦,小便不利者,五苓散主之";十枣汤治疗水饮内停胸膈之水痞重症,"太阳中风,下利,呕逆,表解者,乃可攻之,其人漐漐汗出,发作有时,头痛,心下痞鞕满,引胁下痛,干呕短气,汗出不恶寒者,此表解里未和也,十枣汤主之";瓜蒂散治疗痰滞胸膈之痞证,"病如桂枝证,头不痛,项不强,寸脉微浮,胸中痞鞕,气上冲咽喉,不得息者,此为胸有寒也,当吐之,宜瓜蒂散"。

巢元方《诸病源候论》中提出"八痞""六痞""五痞""诸痞"之名,可见当时对痞的分类很多,但书中并未说明八痞的具体内容。"诸痞者,荣卫不和,阴阳隔绝,腑脏痞塞而不宣通,故谓之痞。但方有八痞、五痞或六痞,以其名状非一,故云诸痞。其病之候,但腹内气结胀满,闭塞不通,有时壮热,与前八痞之势不殊,故云诸痞"(《诸病源候论·诸痞候》),并指出其病因不外乎,营卫不和,阴阳隔绝,血气壅塞,不得宣通。

朱肱推崇宣畅气机治痞法,《本草纲目·木部》:"朱肱《活人书》言,治痞宜先用桔梗枳壳汤,非用此治心下痞也。果知误下,气将陷而成痞,故先用此,使不致于痞也。若已成痞而用此,则失之晚矣。不惟不能消痞,反损胸中之气,先之一字有谓也。[时珍曰]大抵其功皆能利气。气下则痰喘止,气行则痞胀消,气通则痛刺止,气利则后重除。故以枳实利胸膈,枳壳利肠胃。"

李东垣认为寒温不适、饮食不节、精神刺激、劳倦过度均可内伤脾胃,脾胃损伤,升降失常,气机不畅,而生满闷之病,《兰室秘藏·中满腹胀论》中曰:"脾湿有余,腹满食不化。天为阳、为热,主运化也;地为阴、为湿,主长养也。无阳则阴不能生化,故云脏寒生满病。《调经论》篇云:因饮食劳倦,损伤脾胃,始受热中,末传寒中,皆由脾胃之气虚弱,不能运化精微而制水谷,聚而不散,而成胀满。"《脾胃论·随时加减用药法》:"浊气在阳,乱于胸中,则膜满闭塞。"治疗上以枳术丸类为主,枳术丸"治痞,消食,强胃",橘皮枳术丸"治老幼元气虚弱,饮食不消,脏腑不调,心下痞闷",半夏枳术丸"治因冷食内伤",与木香干姜枳术丸"破除寒滞气,消寒饮食"。

朱丹溪的《丹溪心法》将痞满作为专病论述,强调病位在脾胃,类证鉴别方面把痞满与胀满做了区分,并根据人的体质辨证论治。《丹溪心法·痞》中指出"痞者与否同,不通泰也",所言"与胀满有轻重之分,痞则内觉痞闷,而外无胀急之形",认为两者相类似而痞满轻,胀满重。不同形体的人体质不同,治疗之法亦不同,"如肥人心下痞者,乃是湿痰,宜苍术、半夏、砂仁、茯苓、滑石;如瘦人心下痞者,乃是郁热在中焦,宜枳实、黄连、葛根、升麻",肥人多痰湿重,治宜燥湿之品;瘦人多郁热,治宜清热之品。其方则用东垣之补中益气汤及枳术丸,"加味补中益气汤,治内伤,心下痞","枳术丸,助胃消食,宽中,去痞满"。

《普济方》以脾胃虚弱为纲论治痞满,《普济方·虚劳心腹痞满》曰:"夫虚劳之人,气弱血虚,荣卫不足,复为寒邪所乘,食饮入胃,不能传化,停积于内,故中气痞塞,胃胀不通,故心腹痞满也。"张景岳首次提出辨治痞满,当分虚实。《景岳全书》中以"痞满"之名立专篇,提到情志失和,气机乖乱,升降不利而见痞满。如《景岳全书·痞满》谓"怒气暴伤,肝气未平而痞",治疗上,针对不同的病因病机,将痞与满进行了区分,并将其分别分为虚痞、实痞与虚满、实满,《景岳全书·痞满》曰:"所以痞满一证,大有疑辨,则在虚实二字。凡有邪有滞而痞者,实痞也;无物无滞而痞者,虚痞也。有胀有痛而满者,实满也;无胀无痛而满者,虚满也。实痞实满者,可散可消;虚痞虚满者,非大加温补不可,此而错用,多致误人。"总结了治疗痞满的方剂有二陈汤、四君子汤、五君子煎、归脾汤、治中汤、大和中饮、温胃饮、神香散、理中汤、加减二陈汤、圣术煎、和胃饮、理阴煎、六味回阳饮、平胃散、养中煎、橘皮半夏汤、异功散、参姜饮、《良方》厚朴汤、五苓散、五福饮、河间浓朴汤、解肝煎、枳术丸、厚朴温中汤。龚廷贤有"中气伐伤,阴伏阳蓄"论,《万病回春·痞满》曰:"夫痞满者,非痞块之痞也,乃胸腹饱闷而不舒畅也。有气虚中满,有血虚中满,有食积中满,有脾泄中满,有痰膈中满,皆是七情内伤、六淫外侵,或醉饱饥饿失节、房劳过度,则脾土虚而受伤,转输之官失职,胃虽受谷,不能运化,故阳自升而阴自降,而成天地不交之痞不通泰也。盖阴伏阳蓄,治用香砂养胃汤、加减枳壳丸,调养脾胃,使心肺之阳下降,肝肾之阴上升而成天地交泰,是无病也。……养胃汤治胸腹痞满。……加减补中益气汤治内伤心下痞满。……大消痞丸治一切心下痞及年久不愈者。……解郁和中汤治胸膈痞满,内热夜不安卧,卧则愈闷。"

李用粹《证治汇补·痞满》中认为"有湿热太甚,土来心下为痞者,分消上下,与湿同治"。痞满形成是由于脾胃失健,水湿不化,酿生痰浊,食滞于内,痰食交阻,中焦气机不利,升降失司所致。林珮琴《类证治裁·痞满》指出:"伤寒(热病)之痞,从外之内,故宜苦泄;杂病之痞,从内之外,故宜辛散。"他把杂病痞满分作胃口寒滞停痰、饮食寒凉伤胃、脾胃阳微、中气久虚、精微不化、脾虚失运、胃虚气滞等若干证候,指出"亦有寒热虚实之不同",宜分别而治之。沈金鳌在《杂病源流犀烛·痞满》中指出:"痞满脾病也。本由脾气虚及气郁不能运行,心下痞塞填满,故有中气不足,不能运化而成者,有食积而成者,有痰结而成者,有湿热太甚而成者。"脾胃同居中焦,脾主升清,胃主降浊,清升浊降则气机调畅,或因肝气郁结,克脾犯胃,或因病邪所阻,或因脾胃之虚,均可以导致脾胃升降失常,发为痞满,说明了脾虚气滞是痞满的主要病理基础。叶天士弥补了痞证上焦和胃阴不足论治的临床用药思路。《临证指南医案》中指出,痞满不单责之中焦,亦应从上焦肺论治,"前议辛润下气以治肺痹,谓上焦不行则下脘不通。古称痞闷,都属气分之郁也"(《临证指南医案·痞》),而在方剂上沿用张仲景的泻心汤,"某,脉不清,神烦倦,中痞恶心,乃热邪里结。进泻心法",总结了"六淫外侵,用仲景泻心汤;脾胃内伤,用仲景苓姜桂甘法,即遵古贤治痞之以苦为泻,辛甘为散之法",对胃津伤者也辛苦开泄兼酸甘化阴,"其于邪伤津液者,用辛苦开泄而必资酸味以助之"。

近代医家对此病的认识更加完善,如田德禄"衷中参西,病证合参"治疗胃痞,田氏诊治胃痞强调从胃论治,但亦不能偏废疏肝健脾、通腑泄热、理气化瘀等法,坚持"内镜是中医望诊的延伸"的病证结合之路,对胃镜象及其病理象进行微观辨证,在辨证用药基础上加入针对性用药,提倡应用清降理论治疗,常获良效。

第二节 品 读 名 案

一、李用粹治痞满验案

【案】

大名司理陈玉山,素患胸膈胀闷,四肢顽麻,六脉坚劲似芤类革,咸属冲和虚损、清阳散耗之证,用六君子汤加益智、肉桂以培脾,并进金匮肾气丸一料,已获稍安。至丙午春,偶遭奇讼,恚怒不舒,胸膈痞塞,右胁胀痛,下便瘀血,上增呕恶,粒米不进者二十余日。六脉顿退,重按豁然。予曰:脉为神机,神为气立,全赖胃气充沛者也。今脉息无神则知郁结伤脾,脾病传胃,俾磅礴浩大之气,停留郁滞于中,所以胃脘痞满者,脾主中州也。右胁胀痛者,坤出西南也,况木虽条达依土为生,土既硗薄,木无生长,此物理中之常耳。故郁怒太过,不但重损脾阴,而肝亦自病,所以不能藏血而血瘀,血去而阴伤,阴伤则阳无以自主,将有飞越之虞也。速宜培养元神,不使涣散,乃可万全。遂用附子理中汤数帖,食能渐进,后用六君子汤兼八味丸而安。

【出处】 裘庆元．医案秘本十五种 上［M］．北京:中国中医药出版社,2019:234-235.

【品读】 李用粹在《证治汇补·痞满》中提出"大凡心下痞闷,必是脾胃受亏,浊气夹痰,不能运化为患"的病机学说,关于本病的治疗,提出"初宜舒郁化痰降火,久之固中气佐以他药;有痰治痰,有火清火,郁则兼化"。

本案中"六脉坚劲似芤类革",阴血不足,元气虚损,清阳散耗之证用六君子汤益气健脾,燥湿化痰;益智仁温脾,肉桂健胃,金匮肾气丸温补肾阳,阴阳双补;后因恚怒,肝胃不和,又损脾阴,阴亏则阳无以依附导致阳虚,以附子理中汤补火助阳,散寒止痛;六君子汤兼八味丸益气健脾,平补气血。

二、林珮琴治痞满验案

【案1】

金氏。寒热拘急,脉不紧数,胃痛,饮入辄呕,中焦痞阻,溺涩痛。宜宣通法。白通草、制半夏、橘白、草豆蔻、枳壳、苏梗、赤苓、甘草梢、煨姜。一啜症减,痞满未除。用泻心法。半夏、黄连(俱姜汁炒)、黄芩、干姜、陈皮、枳壳、甘草梢、木通、山栀。二服全安。

【案2】

殷氏。身热胸痞,气促微咳,呕吐粥饮,痰粘溺涩,经止数月,脉息三五不调,兼带浮数。医投桂、附热剂,致咽喉肿碍,格阳于上。予谓此怀妊恶阻,兼外感也,宜辛凉以解痰热。用豆豉、杏仁、蒌皮、鲜竹茹、陈皮、茯苓、制半夏、枇杷叶。二服,热退痞消。

【案3】

张氏。寒热似疟,胸痞不食,汗止腋下。阅所服方,混用枳、朴、查、蘗、槟榔、青皮之属。此邪在上焦,误行克伐,徒伤中下焦耳。予用半夏泻心汤去芩、连、甘草,加柴胡、煨姜、蒌皮、苏梗、茯苓。数服随愈。

【案4】

巢氏。发热胸痞,时呕,胀入背胁,脉沉小。仿小陷胸汤,用半夏、瓜蒌、枳壳、陈皮、茯苓,加姜煎。二服病除。

【案5】

从侄。左乳下一缕气升,热痛至项,明是肝阳郁久致然。恰当暑湿炎蒸,每岁屡发,本由怫悒。肝久失畅,经隧痰气阻塞,致肺胃不主升降,痞噫吞酸,大便忽溏忽硬,脉来沉涩。仿丹溪越鞠丸。山栀、川芎、神曲、香附醋炒、蒌仁、旋覆花、杏仁、贝母、枳壳,煎服辄安。

【出处】 林珮琴. 类证治裁[M]. 太原:山西科学技术出版社,2010:181,198.

【品读】 林珮琴《类证治裁·痞满》:"伤寒之痞,从外之内,故宜苦泄。杂病之痞,从内之外,故宜辛散。……痞虽虚邪,然表气入里,热郁于心胸之分,必用苦寒为泄,辛甘为散,诸泻心汤所以寒热互用也。杂病痞满,亦有寒热虚实之不同,如胃口寒滞停痰痞闷者,辛温泄浊,饮食寒凉伤胃致痞者,温中化滞。脾胃阳微,胸不清旷者,辛甘理阳。中气久虚,精微不化者,升清降浊。脾虚失运,食少虚痞者,温补脾元。胃虚气滞而痞者,行气散满。食滞未除作痞者,专消导。食滞既消,脾气受伤者,宜调补。心脾郁结而成痞者,调其气。暴怒伤肝,气逆而痞者,舒其郁。肺失肃降,痰热阻痹者,清理上焦。气闭化热,不食便秘者,辛润开降。热邪里结,恶心中痞者,苦酸泄降。暑邪阻气,热渴满闷者,辛凉清上。湿邪阻气,呕恶胸痞者,甘淡渗湿。寒热往来,胸胁痞满者,和解半表半里。噎膈痞塞,乃痰与气搏,不得宣通,痰挟瘀血,成窠囊作痞,脉沉涩,日久不愈,惟悲哀郁抑之人有之,宜从血郁治。"

案1和案3,用泻心汤类治疗,其中"以半夏通阴阳行湿浊,散邪和胃,得建治痞之功"(《成方便读·和解之剂》),案1中"苦先入心,泻心者,必以苦,故以黄连为君,黄芩为臣,以降阳而升阴也;辛走气,散痞者必以辛,故以半夏、干姜为佐,以分阴而行阳也;欲通上下交阴阳者,必和其中"(《医方集解·泻火之剂》),诸药合用,痞将自解。案3加柴胡解表退热,主治寒热似疟之症。案2"肺失肃降,痰热阻痹者,清理上焦",用药辛凉以解痰热。案4主要以半夏之辛温散结豁痰,以瓜蒌清心肺之热,荡上焦垢腻。案5"暑邪阻气,热渴满闷者,辛凉清上",加之"暴怒伤肝,气逆而痞者,舒其郁"。仿丹溪越鞠丸解诸郁,如《医宗金鉴·删补名医方论》所言:"以气为本,……,气郁胸腹胀满,……,百病丛生。故用香附以开气郁,……抚芎以行血郁,山栀以清火郁,神曲以消食郁。"加蒌仁清肺化痰,旋覆花降气止呕,杏仁下气开痹,贝母清热润肺,枳壳理气宽胸。

三、马培之治痞满验案

【案】

某。时感病后绝不思食,时或知饥,食入则痞,调治半载方瘥。近劳忧太过,复不思食。脾胃为中土之脏,仓廪之官,赖肾火则生。火素不足,中州不振,胃虚卫不外护则寒,脾虚荣失中守则热,非外感可比。脉来胃少弦多,原当益土,现在春木上升,宜先崇土培木,拟治中汤加附子。

人参一钱　冬术三钱　炙甘草五分　炮姜一钱　橘红一钱　细青皮一钱　附子一钱　南枣二枚

复诊:服附子治中汤四十余剂,化机复健,饮食日增,中土已得平调。肾火久亏,治中虽然益火,未能达下,益火之本,以消阴翳,中病下取,古之法程,每日仍服附子治中丸三钱。

熟地八两　丹皮三两　东洋参三两　泽泻三两　怀山药四两　山萸肉四两　枸杞四两　归身三两　云苓三两　冬术三两　附子一两半

为末,蜜丸桐子大,每晚服四钱。

【出处】巢崇山.孟河四家医案医话集[M].太原:山西科学技术出版社,2009:357-358.

【品读】马氏认为,塞而不开谓之痞,有邪滞为实,无邪滞为虚。实有湿、食、寒、热;虚有脾胃肾气虚、阳虚。认为痞证兼有寒热者,并非外感,如案中所言"火素不足,中州不振,胃虚卫不外护则寒,脾虚荣失中守则热"。此案为劳忧太过,脾肾阳气亏损之虚痞,以治中汤理脾和胃,治虚除痞,加附子补火助阳。脾胃之阳又赖肾火以生,中病下取,以六味地黄汤调理善后。从本案知脾肾阳虚致痞满者,可表现为寒热互见,可先温脾胃以振中州,再补肾阳益火之本。

四、曹颖甫治痞满验案

【案】

沈家湾陈姓孩年十四,独生子也。其母爱逾掌珠,一日忽得病,邀余出诊,脉洪大,大热,口干,自汗,右足不得伸屈。病属阳明,然口虽渴,终日不欲饮水,胸部如塞,按之似痛,不胀不硬,又类悬饮内痛。大便五日未通。上湿下燥,于此可见。且太阳之湿内入胸膈,与阳明内热同病。不攻其湿痰,燥热焉除?于是遂书大陷胸汤与之。

制甘遂一钱五分 大黄三钱 芒硝二钱

返寓后,心殊不安。盖以孩提娇嫩之躯,而予猛烈锐利之剂。倘体不胜任,则咎将谁归?且《伤寒论》中之大陷胸汤证,必心下痞硬,而自痛,其甚者或有从心下至少腹硬满,而痛不可近为定例。今此证并未见痞硬,不过闷极而塞,况又似小儿积滞之证,并非太阳早下失治所致。事后追思,深悔孟浪。至翌日黎明,即亲往询问。据其母曰,服后大便畅通,燥屎与痰涎先后俱下,今已安适矣。其余诸恙,均各霍然。乃复书一清热之方以肃余邪。嗣后余屡用此方治愈胸膈有湿痰,肠胃有热结之证,上下双解,辄收奇效。语云,胆欲大而心欲小,于是益信古人之不予欺也!

【出处】 曹颖甫．经方实验录［M］．北京:人民军医出版社,2015:115-116.

【品读】 此案三个辨证要点,即发热,结胸,便秘,其中“胸部如塞,按之似痛”是邪初传结未甚,若但清其上,则邪无出路,徒攻其下,则胸中之邪不能解。选用大陷胸汤泄热逐水,如《伤寒明理论·大陷胸汤方》所言:“甘遂味苦寒,苦性泄,寒胜热,虽曰泄热,而甘遂又若夫间之。遂直达之气,陷胸破结,非直达者不能透,是以甘遂为君;芒硝味咸寒,《内经》曰:咸味下泄为阴。又曰:咸以软之。气坚者,以咸软之;热胜者,以寒消之,是以芒硝为臣;大黄味苦寒,将军也,荡涤邪寇,除去不平,将军之功也,陷胸涤热,是以大黄为使。利药之中,此为快剂。伤寒错恶,结胸为甚,非此汤则不能通利之。剂大而数少,取其迅疾,分解结邪,此奇方之制也。”

五、孔伯华治痞满验案

【案1】

杨男。五月十五日。

脾湿肝热,气机失畅,脘腹时感胀满,大便滑泄,舌苔白腻,脉弦滑,左关较盛,亟宜清化利气。

石决明(生研先煎)八钱 云苓皮四钱 白蒺藜(去刺)三钱 炒秫米三钱 法半夏三钱 旋覆花(布包)三钱 大腹绒二钱 川厚朴钱五分 代赭石三钱 猪苓三钱 泽泻三钱 盐橘核三钱 肥知母三钱 川连钱五分 川牛膝三钱 生滑石四钱 朱莲心钱五分

【案2】

王男。十一月初四日。

肝脾不和,运化失司,久而渐成腹胀,大便不甚克化,舌苔黄腻,纳物颇佳,脉象弦滑,右较盛大,亟宜清柔和化。

云苓皮四钱 赤小豆四钱 炒莱菔子四钱 大腹绒二钱 生赭石三钱 旋覆花(布包)三钱 盐橘核四钱 福泽泻二钱 广木香一钱 川厚朴五分 广陈皮钱半 川牛膝三钱 鸡内金三钱 荷梗尺许 左金丸(分吞)二钱五分

【案3】

马男。十一月十五日。

脾湿肝逆,气机上犯,呃忑泛酸,脘次痞满,口渴舌赤,脉弦滑而数,治以降逆化湿。

云苓皮四钱 炒秫米四钱 白蒺藜三钱 法半夏三钱 石决明(生研先煎)八钱 旋覆花(布包)三钱 川厚朴钱五分 川牛膝三钱 代赭石三钱 盐橘核四钱 知母三钱 泽泻三钱 生滑石块四钱 荷梗尺许

【案4】

严女。七月十二日。

肠胃停滞,脾湿颇盛,遂致食后胃脘胀满,大便秘,精力疲倦,口渴喜饮,小便如常,脉弦滑数而实,亟宜清渗芳化。

云苓皮四钱 炒秫米三钱 广藿梗钱五分 代赭石三钱 旋覆花(布包)三钱 川厚朴五分 法半夏三钱 青竹茹四钱 焦六曲三钱 莱菔子

三钱 炒枳壳钱五分 大腹绒三钱 小川连（吴萸二分同炒）八分 滑石块三钱 肥玉竹三钱 天花粉三钱 珍珠母四钱 藕两 保和丸（分吞）三钱

【案5】

邓男。四月二十五日。

肝脾气郁，脘次痞胀，卧则随移左右，咳嗽多痰，中满不欲食，兼作呕逆，脉弦大而实，盛于两关，亟宜攻坚和化。

石决明（生研先煎）八钱 白蒺藜三钱 法半夏三钱 旋覆花（布包）三钱 代赭石三钱 生石膏（生研先煎）六钱 炒黑丑钱五分 炒白丑钱五分 台乌药三钱 大腹绒三钱 生枳实二钱五分 焦槟榔钱五分 川厚朴钱五分 炒莱菔子三钱 生牡蛎（布包先煎）四钱 醋军炭一钱 元明粉（分冲）一钱 藕两 车前子（布包）三钱

二诊：去黑丑、白丑、白蒺藜，加赤小豆，丹皮，三棱、莪术而愈。

【出处】 北京中医学会《孔伯华医集》整理小组．孔伯华医集［M］．北京：北京出版社，1988：330-332．

【品读】 案1为脾湿肝热、气机失畅所导致的脘腹时感胀满，治当行气利水，降逆泄热，消散湿滞以除胀满。案2为肝脾不和，脾失健运所导致腹胀，治当疏肝利气，调脾运化以疗腹胀，药用云苓皮、大腹皮、广陈皮、广木香、厚朴、莱菔子皆理脾行气、柔肝消腹胀，旋覆花、代赭石旋转中气消胀，鸡内金消积滞，荷梗、泽泻利气行水。其中调理肝脾治胀满，常常辅佐左金丸，左金丸佐肺金以制肝木。案3为脾湿肝逆，气机上犯所导致痞满，治当以降逆化湿以除痞满。药以云苓皮、炒秫米、泽泻、生滑石块、荷梗健脾渗湿，使停滞之湿邪从小便排出；白蒺藜、石决明平肝，从而降逆化湿以除痞满。案4为肠胃停滞，脾湿颇盛，致食后胃脘胀满，治疗以清渗芳化以除胀满。案5为肝脾气郁导致脘腹痞胀，治当攻坚和化。药用石决明以平肝之阳，以消磨积滞而和胃，用三棱、莪术、醋军炭、元明粉、黑丑、白丑、生枳实，攻其坚而下其实。由于情志不畅致伤肝脾，肝伤则条达失常，气火内盛，又以石膏清泄胃火。在业界孔伯华临证擅长使用石膏是有名的，他在《石膏药性辨》一文中讲："余宗先圣之大法，参后贤之精议，据临证之所验，谙石膏之疗能，其体重能泻胃火，其气轻能解表肌，生津液，除烦渴，退热疗斑，宣散外感温邪之实热，使从毛孔透出。"

六、章成之治痞满验案

【案1】

刘女。心下痞,进食梗梗然不舒,得之胸襟拂逆。

薤白头 12g　木瓜 9g　大川芎 6g　谷麦芽各 9g　制香附 9g　广橘皮 6g　生枳壳 9g　神曲 9g　佛手 9g

【案2】

朱男。迭用消导,依旧胸中痞窒。夫痞本有虚实之分,故仲景心下痞有用参之例。今仿四磨饮。

潞党参 9g　尖槟榔 6g　佩兰梗 9g　谷麦芽各 9g　台乌药 9g　沉香曲(后下)9g　佛手 9g　麸炒枳实 9g

另服香砂六君子丸或香砂胃苓丸。

二诊:此证初起,却是肠胃有所阻滞。迭用消导攻下,心下所以仍痞,少腹所以隐痛,痞是功能障碍,痛是气体之刺激。当宗醒胃运脾之法,不能再事摧残,致有虚虚之戒。

土炒潞党参 9g　生白术 9g　台乌药 6g　炮附块 5g

另:沉香 2.4g　鸡内金 6g　晚蚕沙 9g　蓬莪术 6g

共研末,每服 1.5~3g。

三诊:病十去其八,依旧不能畅进饮食,虽少量,亦哕噫腐气。

潞党参 9g　云苓 12g　薤白头 12g　荜茇 9g　粉甘草 3g　佛手 9g　生白术 9g　半夏 9g　川椒目 5g　谷麦芽各 9g　麸炒枳实 9g

另:怀山药 9g　厚朴 3g　生鸡内金 9g　莱菔子 9g

共研细末,每次吞服 3g。

四诊:服益气健脾温通之剂,哕噫腐气少作。今予异功散加味,缓缓图之。

潞党参 15g　白术 15g　云苓 12g　陈皮 9g　谷麦芽各 12g　炙甘草 6g　怀山药 15g　莱菔子 18g　生鸡金 18g

共为细末,每次 3g,食后服。

【案3】

赵女。其主症:一为呼吸不均匀;一为两肋有发作性之胀满,胀满而不均匀益甚。此二者,胸襟怫逆,操作过度,其主因也。

仙鹤草 12g　旋覆花(包)9g　全当归 9g　五味子 5g　香甘松 5g
延胡索 9g　炮附块 6g　补骨脂 9g　金毛脊 9g　清炙草 3g

二诊:其主症有两肋撑胀,其胀经历数日之久,服强壮剂、镇静剂,胀向下移,原来是官能性之变化。

金铃子 12g　当归 9g　甘草 5g　生姜 3 片　延胡索 12g　白芍 9g
饴糖 4 只　大枣 9 枚　良附丸(分 2 次吞服)9g

三诊:下脘按之板硬,其胀与肋间胀满相互发作,不能疑为胃之实质上变化。胀,古人多用芳香行气之属,扩张可治,功能衰减亦可治。

炮附块 6g　薤白头 12g　橘青皮各 6g　莱菔子 9g　佛手片 9g　荜
茇 9g　川椒 3g　神曲 9g　延胡索 9g

四诊:凡一切组织上变化皆难治。以体用言,组织体也,功能用也。体既败坏,用于何有?所谓皮之不存,毛将焉附者矣。今下脘板硬,有所推动,则前方可重其制。便难者,佐下之。

川椒目 3g　佩兰梗 9g　莱菔子 9g　沉香曲 9g　薤白头 12g　官桂
皮 5g　半硫丸(分 2 次吞)6g　谷麦芽各 9g

另服灵丑散。

五诊:主证心下痞硬,终日不思饮食,较前改善。近则骨节亦酸。此二者,皆宜辛温挥发之属。

生苍术 9g　香白芷 9g　川桂枝 5g　晚蚕沙(包)9g　炮姜炭 5g
羌独活各 6g　川椒目 5g　荜茇 9g　谷麦芽各 9g　加平散(分 2 次吞)9g

六诊:两肋痛之有发作者,多属神经性。藜藿之人,多因劳倦。心下痞硬亦见平定,惟骨节尚酸楚。

全当归 9g　汉防己 12g　延胡索 9g　杏仁泥 15g　旋覆花(包)9g
炮附块 6g　羌独活各 6g　大川芎 6g　香甘松 5g

【案 4】

王男。主症在胃,进食无论量之多寡皆胀,自觉脘与腹汩汩有声,其外观并不胀满。此非水而是气。征之时吞酸而不吐不痛,关键在消化不良。

炮附块 9g　姜半夏 12g　蓬莪术 9g　海南片 9g　生莱菔子(研)9g
淡吴萸 6g　川椒目 5g　沉香曲 9g　台乌药 9g　上肉桂末(分 2 次吞下)1.2g

二诊:药两服,进食胸次梗介不得下者,大见轻快,再拟芳香辛辣健胃剂复方。

蓬莪术9g　佩兰梗9g　淡吴萸5g　姜半夏9g　莱菔子(研)9g

春砂仁(研冲)3g　川椒目5g　薤白头12g　橘皮6g　生姜3片

【案5】

王女。怫逆则肝失调达,气机滞结中脘不散,胸闷,善太息,越鞠丸实为的当。

大川芎9g　生苍术9g　制香附9g　生枳实9g　神曲9g　山栀5g

谷麦芽各9g　台乌药6g

【出处】朱良春.章次公医术经验集[M].长沙:湖南科学技术出版社,2002:249-250,254,260.

【品读】案1、5为因肝郁不舒,气机上逆,使胃失和降,而致心下痞,治以调达肝气、和降胃气,以越鞠丸中香附、川芎解郁舒肝,案1、2、3、4都用到薤白头,其性辛苦温,乃治胸痹心痛彻背之名品,有理气宽胸、通阳散结之功,尤能下气散血,健胃开膈,对脘胀具有著效,故凡有胃胀者,章师擅用之;木瓜酸能柔肝和胃,诸药降气和胃。案5越鞠丸为基础,诸药皆理气也,气畅则郁舒。案2心下痞,用益气健脾温通之法,先用四磨饮导滞降逆,益气与行气并用,散结与降逆同施,方中党参健脾益气,槟榔、乌药、佛手、枳实、沉香曲温中行气和胃,佩兰梗行气化湿,谷麦芽消食和胃。配合服香砂六君子丸或香砂胃苓丸补虚消滞,健胃助化;病情大有好转,最后用异功散加味健脾理气。案3中的心下痞硬为"胸襟怫逆,操作过度"所致的官能性病变。一诊以呼吸不均,两肋胀满为主症,多责之于劳力过度,气机不畅。治宜补虚理气。五诊所用加平散,为平胃散加砂仁、鸡内金,具有燥湿健脾利气宽胸、消食和中之功。

七、颜德馨治痞满验案

【案1】

顾某,女,81岁。1984年7月初,因情志抑郁,感胸脘痞满不适,胃纳大减,伴恶心欲吐,喜饮汽水、啤酒等,饮后嗳气或得矢气则舒,大便日行1次,色黄量少,曾间断予以清暑化湿、疏肝和胃之剂,诸证时轻时重。9月1日来诊,症见胃纳不振伴脘痞,胸满,得嗳气或矢气则舒,口干苦,食之味,心悸,下肢轻度水肿,苔厚腻色淡黄,脉细滑稍弦。患者年逾八旬,其气自衰,复因七情,肝气郁滞,横逆脾胃,运化不及。

治以疏肝和胃,理气化浊。

药用:

苍术 9g　半夏 9g　川厚朴 4.5g　紫苏梗 9g　茯苓 9g　生姜 2 片
柴胡 6g　枳壳 5g　绿萼梅 4.5g　代代花 4.5g

3 剂,水煎服。

3 剂后,苔腻渐化。改代代花为川厚朴花 4.5g,继进 3 剂。患者脘闷、恶心大减,口干不欲饮,纳增便可,食后仍觉满闷之象,苔薄腻,脉细。上法佐以升降为宜。

处方:

半夏 9g　陈皮 6g　川厚朴花 4.5g　旋覆花(包煎)9g　代赭石(先煎)30g　枳壳 6g　桔梗 4.5g　绿萼梅 4.5g　茯苓 12g　代代花 4.5g

进 3 剂后气机已畅,胃气亦和,转以香砂六君收功。

【案 2】

周某,男,69 岁。患者 1977 年行胃大部切除术。平时常服健脾和胃之品及西药甲氧氯普胺等。2 个月来不思饮食,食后腹胀,头晕神疲。近半月逐渐加重,3 日来每日只饮 15g 葡萄糖,腹泻日 2~5 次以上。入院后胃镜检查“吻合口黏膜慢性炎症、充血”。经投参苓白术散不效。1985 年 9 月 21 日刻诊症见:不思饮食,纳后腹胀,得矢气而舒,时觉胸闷心悸,口淡无味,面色不华,形体消瘦,肌肤干燥,动则汗出,夜梦纷纭,大便次数不一,舌淡苔微,脉沉细无力。此为久病气阴两虚,术后瘀浊交阻,运化失司。

法当去积滞,调升降。

药用:

炒白术 9g　炒枳壳 5g　蒲公英 9g　砂仁(后下)2.4g　生麦芽 30g
檀香 1.5g　陈皮 9g　丹参 10g　佛手 4.5g　炙鸡内金 9g　八月札 9g
娑罗子 9g

8 剂,水煎服。

服 3 剂后,开始食稀粥,食后饱胀减轻,二便调,8 剂愈,出院。

【出处】俞关全,章日初.颜德馨治疗老年脾胃病经验[J].中国医药学报,1996,11(4):38-39.

【品读】案 1 因七情不遂,木郁土壅所致胸脘痞满不适,治当疏肝理气,和胃化浊,药用半夏厚朴汤加味,半夏、厚朴、生姜辛以散结,苦以降逆,茯苓佐半夏,以利饮行涩,紫苏芳香,以宣通郁气。诊治中颜老始终重视两点:一则注意顾护阴分,故湿浊渐化即停用苍术、川朴,只取川朴花、代代花之类;二则注意气机升降,老人其气亦衰,故用药其剂亦小。案2为瘀浊交阻,脾胃升降失职,运化失司,虚实夹杂,出现食后腹胀等系列症状,以枳术丸治痞强胃,健脾消食,行气化湿。其中白术苦甘温,其甘温补脾胃之元气,其苦味除胃中之湿热;枳壳味苦寒,泄心下痞闷,消化胃中所伤,是先补其虚,而后化其滞;以蒲公英清热散结,生麦芽消食化积,炙鸡内金健脾消食,丹参活血祛瘀;砂仁行气宽中,檀香行气,佛手疏肝理气,陈皮理气化痰;八月札疏肝和胃,娑罗子疏肝理气。诸药合用,脾复健运,积滞去除,升降正常。

八、李德新治痞满验案

【案】

淑某,女,68岁。初诊日期:2009年12月。

主诉:胃癌术后,胃脘痞闷数月。

现症见:胃脘痞闷,肢节酸痛乏力,头晕,劳则益甚,面色无华,形体羸瘦,大便或秘或溏,舌淡苔薄白,脉左沉缓,右沉弦。

西医诊断:胃癌术后。

中医诊断:癌病,胃痞。

证型:气血亏虚型。

治疗原则:益气、补血、扶正。

处方:八珍汤加减。

药用:

生黄芪30g　元参20g　云苓15g　焦术15g　山药15g　莲肉15g
枳壳10g　厚朴10g　紫菀10g　大黄10g　瓜蒌30g　甘草10g

上诸药服7剂,每日1剂,水煎,分3次口服。

二诊:2009年12月22日。乏力身痛若失,食欲增加,偶有便溏,舌淡苔薄白,脉沉弦。

处方:四君子汤加减。

药用:

黄芪30g　元参20g　焦术15g　莲肉15g　山药15g　桔梗10g

柴胡 10g　诃子 10g　肉豆蔻 10g　独活 20g　羌活 20g　甘草 10g

上诸药服 14 剂,每日 1 剂,水煎,分 3 次口服。

三诊:2010 年 1 月 6 日。诸症均有减轻,偶有肢倦乏力,少寐,脘腹胀闷,劳则益甚,甚则头晕,舌淡苔薄白,脉沉细。

处方:四君子汤加减。

药用:

黄芪 30g　党参 20g　云苓 15g　焦术 15g　升麻 5g　枳壳 10g　厚朴 10g　柴胡 10g　菖蒲 15 克　远志 10g　夜交藤 30g　甘草 10g

上诸药服 7 剂,每日 1 剂,水煎,分 3 次口服。随诊半年,症状极大好转,生活质量明显提高。

【出处】钱冬,郑一,于睿. 李德新妙用四君子汤加减治疗验案举隅[J]. 辽宁中医杂志,2016,43(6):1157-1159.

【品读】本案属于胃癌气血亏虚证,患者初诊时为胃癌术后,胃脘痞闷数月,一系列症状肢节酸痛乏力,头晕,劳则益甚,面色无华,形体羸瘦,乃气血两虚所致,李师以气血双补之八珍汤加减疗之,《医方考·血证门》:"血气俱虚者,此方主之。人之身,气血而已。气者百骸之父,血者百骸之母,不可使其失养者也。……气旺则百骸资之以生,血旺则百骸资之以养。形体既充,则百邪不入,故人乐有药饵焉。"同时患者大便时溏时秘,因此加入山药补脾,莲肉收涩止泻,紫菀下气,大黄通畅腑气,并且瓜蒌润燥滑肠,枳壳行滞消积,以治疗便秘。二诊时患者身痛若失,加入羌活、独活以止痛。三诊时患者偶有少寐,加入菖蒲、远志、夜交藤养心安神。诸药合用,扶正为主,祛邪为辅,症状好转,生活质量得以提高。

主要参考文献

[1] 段园志,王凤云,唐旭东,等. 胃痞病从理气论治之规律探析[J]. 时珍国医国药,2017,28(10):2480-2482.

[2] 朱生樑. 胃食管反流病基础与中西医临床[M]. 上海:上海科学技术出版社,2015.

[3] 田德禄,蔡淦. 中医内科学[M]. 上海:上海科学技术出版社,2006.

[4] 王永炎,严世芸. 实用中医内科学[M]. 2 版. 上海:上海科学技术出版社,2009.

[5] 李春颖,刘震. 消化系统疾病[M]. 北京:中国中医药出版社,2008.

[6] 李志红,田德禄. 田德禄教授应用"清降法"治疗脾胃疾病的经验[J]. 北京中医药大学学报(中医临床版),2011,18(6):34-36.

［7］张虹,王惠清. 田德禄教授治胃痞经验［J］. 新疆中医药,2003,21(2):39-41.

［8］鲁兆麟. 中华历代名医医案全库 上［M］. 北京:北京科学技术出版社,2015.

［9］费建平. 马培之脾胃病诊治精粹［J］. 江苏中医药,2011,43(8):78-80.

［10］王忠. 医案学［M］. 北京:中国中医药出版社,2014.

［11］杨医亚. 中医自学丛书:第六分册 伤寒［M］. 石家庄:河北科学技术出版社,1989.

［12］刘松林,洪亨惠. 曹颖甫经典医案赏析［M］. 北京:中国医药科技出版社,2015.

［13］陈子杰,薛飞飞. 药房里买得到的名医妙方［M］. 北京:北京科学技术出版社,2013.

［14］宋祚民. 颂橘草堂医鉴［M］. 北京:华夏出版社,2015.

［15］吴大真,李剑颖. 国医大师验案精粹(内科篇)［M］. 北京:化学工业出版社,2011.

［16］朱世增. 章次公论外感病［M］. 上海:上海中医药大学出版社,2009.

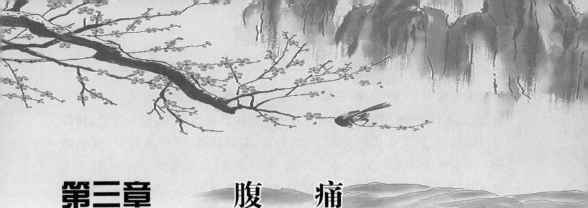

第三章　　腹　　痛

腹痛,是指以胃脘以下,耻骨毛际以上部位发生疼痛为主要表现的病症或者说是一种自觉症状,是内科常见症状之一。其基本病机是各种原因导致腹部气血不畅,不通则痛;或腹部脏腑失于气血的温煦濡养,因虚而疼痛。文献中的"脐腹痛""小腹痛""少腹痛""环脐而痛""绕脐痛"等,均属本病范畴。相当于西医学的肠易激综合征、消化不良、胃肠痉挛、不完全肠梗阻、肠粘连、肠系膜和腹膜病变、腹型过敏性紫癜、急慢性胰腺炎、肠道寄生虫等以腹痛为主症的疾病。

第一节　经典医论

先秦时期,"腹痛"一词最早见于《山海经》,但腹痛是作为一个临床症状而不是一个独立的疾病出现的。《黄帝内经》提出"腹痛"的病名及病因病机,寒邪、热邪客于肠胃可引起腹痛,并提出腹痛的发生与脾、胃、大肠、小肠等脏腑有关,如《素问·举痛论》:"寒气客于肠胃之间,膜原之下,血不得散,小络急引故痛……寒气客于小肠,小肠不得成聚,故后泄腹痛矣。热气留于小肠,肠中痛,瘅热焦渴,则坚干不得出,故痛而闭不通矣。"东汉张仲景全面论述了腹痛的病因及治疗。在《伤寒论》《金匮要略》中对腹痛的辨证治疗做了全面的论述,其创立的小建中汤、芍药甘草汤、四逆散等经方,已成为治疗腹痛的基础方剂。《伤寒论·辨太阴病脉证并治》:"太阴之为病,腹满而吐,食不下,自利益甚,时腹自痛。若下之,必胸下结鞕。"气虚,阳虚,运化失司,升降失常,里虚寒证,则腹痛、腹满等脾系证候并见。《金匮要略·妇人杂病脉证并治》:"妇人腹中痛,小建中汤主之。"妇人腹痛因为脾胃虚寒,气血亏虚,筋脉失于濡养,寒凝筋脉,以致腹痛;又脾胃虚弱,运化无权,气血壅塞,故腹痛。方用小建中汤补益中气,健运脾胃,使脾胃得以运化,则气血化源充足,气血得充,筋脉得养,则腹痛得愈。《伤寒论·辨太阴病脉证并治》:"本太阳病,医反下之,因尔腹满时痛者,属太阴也,桂枝加芍药汤主之;大实痛者,桂枝加大黄汤主之。"方用桂枝加芍药汤,桂枝汤调和气血,重用芍药,突出芍药敛阴柔筋,止痛之效。大实痛即肠中有积滞,加大黄泻下积滞。张隐庵《伤寒论集注·辨太阴病脉证》云:"本太阳病,医反下之,因而腹满时痛者,乃太阳之邪入于地土而脾络不通,故宜桂枝加芍药汤主之,此即小建中汤治腹中急痛之义也。大实痛者,乃腐秽有余而不能去,故以桂枝加大黄汤主之。"张隐庵指出腹满时痛是因太阳之邪入脾造成脾络不通所致。

隋代巢元方《诸病源候论》将腹痛作为一个独立的病证,将腹痛分为急腹痛和久腹痛,并详述其病因病机,《诸病源候论·腹痛病诸候》言"腹痛者,由腑脏虚,寒冷之气,客于肠胃募原之间,结聚不散,正气与邪气交争相击,故痛",其脉"沉而紧,则腹痛;尺脉紧,脐下痛。脉沉迟,腹痛。脉来触触者,少腹痛","久腹痛者,脏腑虚而有寒,客于腹内,连滞不歇,发作有时,发则肠鸣而绞痛,谓之寒中,是冷搏于阴经,令阳气不足,阴气有余也"。以"寒中"论治虚寒性腹痛。

宋金元时期方论起到了承前启后作用,如钱乙根据小儿特点,开创脏腑证治,将腹痛按病因分为积痛、虫痛、胃冷虚痛,创制了许多治疗腹痛的方剂,并且通过具体医案分析相关的病证。成无己提出瘀血致腹痛论:"邪气聚于下焦,则津液不得通,血气不得行,或溺或血,留滞于下,是生胀满而硬痛也。若从心下至少腹,皆硬满而痛者,是邪实也,须大陷胸汤下之。若但少腹硬满而痛,小便利者,则是蓄血之证。小便不利者,则是溺涩之证。"李东垣创脾胃学说,腹痛的论述散见于补中益气、调中益气、清暑益气等诸方之中,论治推崇仲景芍药甘草汤,病因病机上提出"通则不痛"以及治疗原则上提出"痛随利减,当通其经络,则疼痛去矣"(《医学发明·泄可去闭葶苈大黄之属》),这些理论意义深远,一直指导着后世。刘完素提出因热致腹痛论,感受寒邪、风冷之邪外,首次明确提出热邪是造成腹痛的重要原因,《素问玄机原病式》曰:"或热郁于内,而腹满坚结痛者,不可言为寒也。"朱丹溪认为,腹痛有寒、积热、死血、食积、湿痰之分,《丹溪心法·腹痛》提出"气用气药……血用血药""初得之时,元气未虚,必推荡之""壮实与初病宜下,虚弱与久病宜升之、消之"。根据不同原因导致的腹痛有提出治法方药和注意事项,具有临床指导价值。

明代张景岳全面论述了腹痛的病因及辨证特点,腹痛从位置而言,有上中下三焦之别;从性质而言,痛有虚实寒热之分,结合不同病因,食滞、寒滞、气滞者最多,大都属于暴痛者,因虫、因火、因痰、因血者,渐痛者居多;在临床辨证时,痛证当辨有形无形。《景岳全书·心腹痛》:"可按者为虚,拒按者为实。久痛者多虚,暴痛者多实。得食稍可者为虚,胀满畏食者为实。痛徐而缓,莫得其处者多虚,痛剧而坚,一定不移者为实。痛在肠脏中,有物有滞者多实,痛在腔胁经络,不于中脏,而牵连腰背,无胀无滞者多虚;……无形者痛在气分,凡气病而为胀为痛者,必或胀或止而痛无常处,气聚则痛而见形,气散则平而无迹,此无形之痛也,但宜顺气,气顺则痛自愈矣。有形者痛在血分,或为食积。凡血症食积而为胀痛者,必痛有常所,而胀无休息,不往不来,不离其处者,是有形之痛也。"提出了虚、实、有形、无形的腹痛在临床表现上的鉴别诊断。治疗上根据"或寒,或热,或食,或虫,或血,或气逆"的不同原因,"凡闭结者,利之下之,当各求其类而治之。"

清代程国彭补充了肝木乘脾致腹痛,治以芍药甘草汤,其中"甘草味甘,甘者,已也。芍药味酸,酸者,甲也。甲已化土,则肝木平而腹痛止矣"。叶天士《临证指南医案·腹痛》以"有形""无形"区分腹痛,将腹痛的原因归纳为无形及有形为患两类,所谓无形为患,如寒凝、火郁、气阻、营虚及夏秋暑湿痧秽;所谓有形为患,如蓄血、食滞、癥瘕、蛔扰、内疝及平素偏好成积,治疗以通为先。邵新甫总结说:"考先生用古,若通阳而泄浊者,如吴茱萸汤及四逆汤法;清火而泄郁者,如左金丸及金铃散法;开通气分者,如四七汤及五磨饮法;宣攻营络者,如穿山甲、桃仁、归须、韭根之剂及下瘀血汤法;缓而和者,如芍甘汤加减及甘麦大枣汤法;柔而通者,如苁蓉、柏子、肉桂、当归之剂及复脉加减法;至于食滞消之、蛔扰安之、癥瘕理之,内疝平之,痧秽之候以芳香解之,偏积之类究其原而治之,是皆先生化裁之法也。"徐大椿评曰:"腹痛久者必有积滞,必用消积丸药以渐除之,煎方恐不足以愈久病也,安中用丸散,绝妙。"

近现代医家在继承古贤经验的基础上,对腹痛的经典治疗有所发挥和发展,如谢昌仁拟宗圣止痛汤治疗急性腹痛,谢老多宗守仲圣诸方,如小柴胡汤、四逆散、白术芍药散、半夏泻心汤等方,通过临床多年来的应用、验证,筛选出柴胡、甘草、枳实(壳)、青皮、芍药、陈皮、姜半夏、黄芩、木香等作为基本方,取名为"宗圣止痛汤",理气开郁,畅达腑气为基本治则,再根据急腹痛的种类不同而加味应用。再如王静安创治小儿腹痛法,他推崇清代汪昂《医方集解》之说。所用基本方中紫苏梗解表和中,四香(沉香、广木香、檀香、炒香附)理气宽中,白蔻、良姜温健中阳,黄连苦寒清心,脾胃"枢"转,痛随通减,切中病机,随拨随应。

第二节 品读名案

一、华佗治腹痛验案

【案1】

一人病腹中攻痛,十余日,鬓发堕落。佗曰:是脾半腐,可刳腹治也。便饮药令卧,破腹就视,脾果半腐坏。以刀断之。割去恶肉,以膏傅之,即瘥。(《独异志》)

【案2】

元丰中,丞相王邠公小腹痛不止,太医攻治皆不效,凡药至热如附子、硫黄、五夜叉丸之类,用之亦不瘥。驸马张都尉令取妇人油头发烧如灰,细研筛过,温酒调二钱(此治阴虚),即时痛止。(《良方》)

【出处】江瓘.名医类案[M].焦振廉,注释.上海:上海浦江教育出版社,2013:295-296.

【品读】华佗精通各科医术,因他在外科方面的成就,被后人尊称为"外科鼻祖"。他在东汉时便已经可以施用打开腹腔的外科手术,然后再使用针线缝合,和现代医术如出一辙。如案1华佗不仅诊断准确,明确腹痛的原因是"脾半腐",而且手术高明,剖腹进行脾肝摘除手术,"刀断之。割去恶肉"。他所发明的"麻沸散",也是目前知道的世界上最早的纯中药手术麻醉剂,"若病结积在内,针药所不能及,当须刳割者,便饮其麻沸散,须臾便如醉死无所知,因破取"(《三国志·华佗传》)。案2所用头发烧如灰,即中药血余炭。《医学衷中参西录·血余炭解》:"血余者,发也,不煅其质不化,故必煅为炭然后入药,其性能化瘀血、生新血有似三七。"因其有止血消瘀之功,用之腹痛即止。

二、王好古治腹痛验案

【案】

潞州提领姬世英,平昔好冷物凉药,自谓膏粱充肥必多热。因眼疾又并服寒剂,数日遂得阴病,脉紧而无力,自胸至脐腹下,大痛剧甚,凡痛则几至于毙。去岁已尝有此证,求治于宋文之得愈。今复病,尤甚于去年,又亟命文之,文之与姜、附等剂,虽稍苏,痛不已。遂以文之所用方内倍芍药令服之。予谓病者曰:良久痛当自胸中下,节次至腹,或大便得利,或后出余气,则寒毒得以出矣!后果如其言,翌日愈后,令常服神应丸,以断其积寒之根。

【出处】王好古. 阴证略例[M]. 北京:中国医药科技出版社,2011:72.

【品读】王好古对阴证的论述为后世医学的发展提供了良好借鉴。《阴证略例·论得后出余气而解》曰:"病人服温热之药,时有下气者,知阴气出也。韩氏治下焦寒,用灰包熨法,得下利一两行,小便一两次,及少有汗,阴气出而下泄,知其为必解也。予以是知服调中、理中及诸附子等药后,时有下气者,阴化而出,即为解。若遇外阳内阴之证,身表四肢尽热,语言错乱,疑作谵语,阳证者当去盖覆,令胸臆两手微露见风,以手按执之,久之肌肉骨间不热者,即非阳证,真阴证也。"本案平昔好冷物凉药,阳气已伤,内已伏阴,又并服寒剂,导致阴寒内结。予姜附之剂温阳,又前方内倍芍药,温经助阳,增强入阴破结、和里的作用,令常服神应丸意在散寒下积。

三、朱丹溪治腹痛验案

【案1】

一老人腹痛不禁下者,用川芎、苍术、香附、白芷、干姜、茯苓、滑石等剂而愈。

【案2】

一人于六月投渊取鱼,至秋深雨凉,半夜小腹痛甚,大汗,脉沉弦细实,重取如循刀责责然。与大承气汤加桂,二服微利痛止。仍连日于申酉时

(申酉为足太阳、少阴)复痛,坚硬不可近。每与前药,得微利,痛暂止。于前药加桃仁泥,下紫黑血升余,痛亦止。脉虽稍减而责责然犹在,又以前药加川附子,下大便五行(亦得温即行),有紫黑血如破絮者二升而愈。又伤食,于酉时复痛在脐腹间,脉和,与小建中汤一服而愈。

【案3】

一少年自小面微黄,夏间腹大痛。医与小建中汤加丁香,三帖不效,加呕吐清汁。又与十八味丁沉透膈汤二帖,食全不进,困卧,痛无休止,如此者五六日,不可按。又与阿魏丸百粒,夜发热不得寐,口却不渴。脉左三部沉弦而数实,关尤甚,右沉滑数实。遂与大柴胡加甘草四帖下之,痛呕虽减,食未进。与小柴胡去参、芩,加芍药、陈皮、黄连、甘草,二十帖而愈。(加减法妙)

【案4】

一妇年四十,患腹隐痛,常烧砖瓦熨之,面胸畏火气,六脉和,皆微弦,苦夜不得寐,悲忧一年。众作心病治,遂觉气复自下冲上,病虽久形不瘦,此肝受病也(脾主肌肉,病在肝不瘦)。与防风通圣散吐之,时春寒加桂(未得桂而和),入姜汁调之,日三四次。夏稍热,与当归龙胆丸,间与枳术丸,一月而安。

【案5】

一人中脘作疼,食已口吐血,紫霜色,二关脉涩,乃血病也。跌仆而致。治以生新去陈之剂,吐出片血碗许而安。

【出处】 江瓘. 名医类案[M]. 焦振廉,注释. 上海:上海浦江教育出版社,2013:297-298.

【品读】 朱丹溪在其著作中广泛论述了脘腹痛的病因病机、诊断重视问诊、辨证谨遵八纲、强调因人制宜,并提出凡痛必用温通、诸痛不可补气、腹痛多用芍药等。创立治疗脘腹痛的方剂22首,其中川芎、香附、干姜、木香、川楝子、桃仁、桂枝、草豆蔻、厚朴、柴胡等是方剂中最常使用的药物,针对六郁腹痛,朱丹溪认为,其病因为病邪郁结不散、气机不畅,治疗当用温散之法。如案1以越鞠丸类散郁,白芷、干姜温中散寒止痛,茯苓益脾和胃等;以血瘀为主者,当以活血祛瘀,如案2、5,主要选用的活血药物如桃仁之类。案3中所出现的症状,如"腹大痛""呕吐""夜发热不得寐""沉弦而数实"等,与《伤寒论》大柴胡汤证之论述相似,故拟大柴胡汤为核心组方,痛呕虽减,食未进,又与小柴胡汤,腹痛去人参、黄芩,加芍药柔肝止痛,陈皮理气健脾,黄连清热泻火,甘草缓急止痛、调和诸药。案4由于肝胆实火引起诸症,与当归龙胆丸泻火,间与枳术丸健脾消食得愈。

四、薛己治腹痛验案

【案1】

唐仪部胸内作痛月余,腹亦痛,左关弦长,右关弦紧,此脾虚肝邪所乘。以补中益气汤加半夏、木香二剂而愈,又用六君子汤二剂而安。此面色黄中见青。

【案2】

李仪部常患腹痛,以补中益气加山栀即愈。一日因怒,肚腹作痛,胸胁作胀,呕吐不食,肝脉弦紧,此脾气虚弱,肝火所乘,仍用前汤吞左金丸,一服而愈。此面色黄中见青兼赤。

【案3】

太守朱阳山因怒腹痛作泻,或两胁作胀,或胸乳作痛,或寒热往来,或小便不利,饮食不入,呕吐痰涎,神思不清,此肝木乘脾土。用小柴胡加山栀子、炮姜、茯苓、陈皮、制黄连(黄连、吴茱萸等份,用热水拌湿罨二三日,同炒焦取连用)一剂即愈。

【案4】

阳山之内素善怒,胸膈不利,吐痰甚多,吞酸嗳腐,饮食少思,手足发热十余年矣。所服非芩、连、枳实,即槟、苏、厚朴。左关弦洪,右关弦数。此属肝火血燥木乘土位,朝用六味丸以滋养肝木,夕用六君加当归、芍药以调补脾土,不月而愈。癸卯夏患背疽,症属虚寒,用大温补之药而愈。乙巳夏因大怒吞酸嗳腐,胸腹胀满,或用二陈、石膏治之,吐涎如涌,肌热如灼,旬日,将用滚痰丸下之,脉洪大,按之如无(旧刻讹无力)。薛曰:此脾胃(旧刻改中气)亏损而发热,脾弱而涎泛出也。用六君加姜桂一钟即睡,觉而诸症如失,又数剂而康。

【案5】

儒者沈尼文内停饮食,外感风寒,头痛发热,恶心腹痛。薛用人参养胃加芎、芷、曲、蘗、香附、桔梗一剂而愈。次日,仍作腹痛,以手重按痛即止,此客寒乘虚而作也,乃以香砂(旧刻讹香附)六君子加木香、炮姜服之,睡觉痛减六七,去二香再服,饮食少进,加黄芪、当归,少佐升麻而愈。

【案6】

徐道夫母病胃脘当心痛剧,右寸关俱无(旧刻改作不应指),左虽有,微而似绝,手足厥冷(痛甚而伏者,手足冷者,未可尽为虚症),病势危笃,察其色眼胞上下青黯(眼胞色青乃肝木乘脾),此脾虚肝木所胜。用参、术、茯苓、陈皮、甘草补其中气,木香和胃气以行肝气,吴萸散脾胃之寒,止心腹之痛,急与一剂,俟滚先服,煎熟再进,诸病悉愈。向使泥其痛,无补法而反用攻代之剂,祸不旋踵矣。

【案7】

一妇人怀抱郁结,不时心腹作痛,年余不愈,诸药不应,用归脾加炒山栀而愈。

【出处】 江瓘,魏之琇. 名医类案正续编[M]. 北京:中国医药科技出版社,2011:127.

【品读】 薛己在《内科摘要》记录"脾胃亏损心腹作痛"医案,在《校注妇人良方》记录"妊娠心腹痛"医案。薛氏云:"凡人饮食劳役起居失宜,见一切火症,悉属内真寒而外假热,故肚腹喜暖,口畏冷物,此乃形气病气俱属不足,法当纯补元气为善。"案1为脾虚肝乘所致腹痛,治以升阳解郁,方用补中益气汤加半夏、木香治疗。柯韵伯认为前汤既可补脾,使地道卑而上行;又可补肝,使木郁得以通达。加半夏、木香醒其脾而运其气,全方合用以补脾之虚,使脾气旺则木不得克。案2为痛兼呕吐,治以升清降浊,方以补中益气加山栀、左金丸清肝除热以助降逆。案3为痛兼泄泻,治以和解肝胆,方用小柴胡汤加栀子、炮姜、茯苓、陈皮、制黄连清解肝胆之热,且具补气和胃降逆之功。案4为胸膈不利,治以补脾化痰,方用六君子汤补养脾胃为主,六味地黄丸滋养肝木,又用六君子汤加当归、芍药补气养血和肝。案5为痛兼外感,治以安中解表,方用人参养胃汤加味治疗,薛己所注疏王纶著《明医杂著·心腹疼痛》云:"若饮食过多,停滞未化,或兼腹痛,用人参养胃汤。"加川芎、白芷以止头痛,神曲、大麦蘖消停食,宽肠胃,香附配参术补气,配木香和中,桔梗可"升载阳气,使居中焦而不下陷,则脾中阳气长浮,而谷食自消。"次日腹痛仍作,薛氏诊其腹痛重按痛止,认为"大凡腹满痛,按之不痛为虚,痛者为实",用香砂六君加香附、炮姜补脾行气,温中散寒,服后痛减。又用前方去木香、香附,加黄芪、当归、升麻以补益中气。

案6为脾虚气滞所致腹痛,治以健脾行气,方用六君子汤去半夏补其中气,用木香和胃气以行肝气,用吴茱萸散脾胃之寒止痛。案7为思虑伤脾,治以补脾养心,方用归脾汤加炒山栀,健脾养心,除烦止痛,使郁结得解,腹痛自除。

五、胡慎柔治腹痛验案

【案1】

刘某夫人,年及三十,禀体元弱。未病十日前,身如舟中行,后忽遍身痛,脐下痛,牙关紧不言,目瞪汗出,大小便不通,身热。延余视之,诊其脉俱浮细,来往不定,一息十余至,重按则无。退而思之,外证皆属阳虚,脉又无神,脐下痛甚,目瞪至死而醒,阳和之气欲绝,而胃气虚,升降失司,故大小便不通。且东垣云:里虚则急。以此思之,则内外俱虚,宜先建中,将四君去茯苓、加归、芪各二钱,熟附二分,午时服一帖,遍身痛稍缓,而小便溺矣。申时又进前剂,汗止,遍身痛已,大便亦通,但脐下痛不减,及两胁痛,此阳虚也,寒甚也。又加附子五分,脐痛止矣。但大便了而不了,有欲出而不出之状,正东垣所谓血虚,加当归身,一帖而愈。

【案2】

淮安客,年三旬外,季夏患瘅疟,单热不寒,连日发于午后,热躁谵语,至次日天明才退。数日后,忽腹痛,昼夜无间,勺水不进,呼号欲绝,遇疟发时,即厥去。延医治之,投药皆不效。求余诊,脉弦细而濡。余谓:弦细为虚为暑,而濡为湿。盖暑邪为疟,湿热乘虚内陷而腹痛。用酒炒白芍,炙草五分,水煎,调下天水散五钱。服后腹痛如失,次日疟亦不发。

【案3】

邱生,年十八岁。正月间,过食曲饼汤面,遂不快,发热,头痛。邀余诊之,脉略紧,中沉洪滑。曰:当先除去风寒,以九味羌活汤一帖,寒热、头痛悉失,但觉不快耳!予适他去,彼延别医,用柴平汤一帖,病不减。晚归诊之,脉洪,汗出,而腹痛甚,不可按。以元明粉泡汤下导滞丸二钱,其痛减半,尚有胀,再用前丸一剂,而饱胀如脱,但腹痛耳,复增疟状。予又诊之,六脉俱细弦,此脾土受木乘,又被伐之过,宜用温补,以理中汤二剂,肚痛除。又以过食复饱,诊之,弦细如前,仍以前汤,但温脾胃,而食自消,诸症去。

【出处】陈国勇．慎柔五书[M]．广州:广州出版社,2003:56-58,61.

【品读】案1为阳气亏虚,故以四君子汤去茯苓,加当归、黄芪、熟附子温阳益气养血,气血运行,则身痛缓解,脐下痛自愈。案2中所用芍药甘草汤,如《医学心悟·腹痛》所云"止治腹痛如神"。酒白芍养血活血柔肝,更助于缓急止痛。案3中元明粉软坚润燥,导滞丸和中顺气,消谷止痛,理中汤补脾温中,改善脾虚之症。胡慎柔对脉学理论研究精深,在临证时十分善于捕捉分析各种脉象及脉象的细微变化,上案均有诊脉记录及对脉象的分析。

六、李用粹治腹痛验案

【案1】

文学包曰:余因食蟹腹痛,发则厥逆,逾月不已,延余商治。述前服平胃、二陈,继服姜、桂、理中不但无效,反增胀痛。余曰:痛非一端,治亦各异,感寒者绵绵无间,因热者作止不常,二者判若霄壤。尊恙痛势有时,脉带沉数,其为火郁无疑,虽因食蟹,然寒久成热,火郁于中,热郁似寒,厥冷于外,此始末传变之道,明训可考。奈何执泥虚寒,漫投刚剂,是以火济火,求愈岂不难哉?以四逆散加酒炒黄连一剂而愈。

【案2】

春元唐次仲,小腹脐傍刺痛连胁及胸,坐卧不安。余诊六脉弦滑,重取则涩,此食后感怒,填寒太阴,致肝气郁而不舒,胸困作痛。经曰:木郁达之,解其郁而痛自止。用二陈汤合平胃散加枳壳、木香一服而愈。

【案3】

胡文宰子舍,向患怯弱。乙巳季夏,方饮食后,急腹中绞痛,自谓着暑,调天水散一服不愈。又疑停食,进山楂麦芽汤,其痛更增,以厥昏晕,无有停歇,中脘硬痛,手不可近,两眼露白,舌缩谵语,状若神灵。延医调治,或曰:大便实而用枳、朴,或云积暑而用苓、连。诸药杂投,病势益增,当事者咸疑惧无措。余独谓虚症,力主大补之剂。盖平昔脉弦洪兼数,且右手更旺,今也转数成迟,左手更觉无本根,此至虚有盛候。凭脉合症之良法,急煎理中汤加陈皮、半夏与服,庶胃气充肺,元阳流动,部有蓄积盘踞,方隔定然,向风自化,果一剂而稍安,数剂而全愈。

【案 4】

内卿令乔殿史次君,自幼腹痛,诸医作火治、气治、积治,数年不愈。后以理中、建中相间而服,亦不见效,特延予治,六脉微弦,面色青黄。予曰:切脉望色,咸属肝旺凌脾。故用建中,以建中焦之气,俾脾胃治而肝木自和,诚为合法,宜多服为佳。复用数帖,益增胀痛。殿史再延商治,予细思无策。曰:贤郎之痛,发必有时,或重于昼,或重于夜,或饥饿而发,或饱逸而止,治皆不同。殿史曰:方饮食下咽,便作疼痛,得大便后,气觉稍快,若过饥则痛,交阴分则贴然。予曰:我得之矣,向者所用小建中,亦是治本之方。但药酸寒甘饴发满,所以无效。贤郎尊恙,缘过饥而食,食必太饱,致伤脾胃失运用之职,故得肝旺凌脾之候。所谓源同,而流异者是也。今以六君子汤加山楂、麦芽助其健运之机,令无壅滞之患,则痛自愈也。服二剂而痛果止,所以医贵精祥,不可草草。

【出处】 裘庆元.三三医书[M].田思胜,校.北京:中国中医药出版社,1998:465,472,474.

【品读】 李用粹对于腹痛一症,注重辨其性质部位。他常据其疼痛部位特点、作止规律而辨其寒热虚实,定性定位,《证治汇补·腹痛》曰:"暴伤饮食,则胃脘先痛而后入腹;暴触怒气,则两胁先痛而后入腹。血积上焦,脾火熏蒸,则痛从腹而攻上;血积下部,胃气下陷,则痛从腹而下坠。伤于寒者,痛无间断,得热则缓;伤于热者,痛作有时,得寒则减。因饥而痛者,过饥即痛,得食则止;因食而痛者,多食则痛,得便乃安。吞酸腹痛,为痰郁中焦;痞闷腹痛,为气搏中州。火痛,肠内雷鸣,冲斥无定,痛处觉热,心烦口渴。虫痛,肚大青筋,饥即咬啮,痛必吐水,痛定能食。气虚痛者,痛必喜按,呼吸短浅;血虚痛者,痛如芒刺,牵引不宁。"

案 1 因食蟹,寒久成热,火郁于中而厥冷于外,非脾胃虚寒所致,改用四逆散透邪解郁,黄连清热泻火,成无己《注解伤寒论·辨少阴病脉证并治法》云:"四逆者,四肢不温也。伤寒邪在三阳,则手足必热;传到太阴,手足自温;至少阴则邪热渐深,故四肢逆而不温也;及至厥阴,则手足厥冷,是又甚于逆。四逆散以散传阴之热也。《内经》曰:热淫于内,佐以甘苦,以酸收之,以苦发之。枳实、甘草之甘苦,以泄里热;芍药之酸,以收阴气;柴胡之苦,以发表热。"案 2 因肝气郁作痛,故用二陈汤合平胃散加枳壳、木香理气化湿,消积止痛,其中二陈汤如《证治汇补·痰症》所云:"主以二陈汤,取半夏燥脾湿,橘红利滞气,茯苓渗湿和中,甘草益胃缓中,盖湿渗则脾健,气利则中清,而痰自化也。后人不知古人精微,谬谓药燥,而以贝母代之,殊失立法之义。"平胃散可除湿散满驱瘴岚,苍术燥湿强脾,厚朴散满平胃,陈皮利气行痰,甘草和中补土,泄中有补也。案3根据症脉判断至虚有盛候,治以理中汤(由人参、白术、炙甘草、干姜等)治疗脾胃虚寒证,加陈皮、半夏理气健脾止痛。案4因肝旺凌脾致脾胃失运,治以六君子汤加山楂、麦芽助其健运之机而止痛。

七、王旭高治腹痛验案

【案1】

胡。腹中雷鸣切痛。痛甚则胀及两腰,呕吐酸苦水,此水寒之气侮脾,乃中土阳气不足也。温而通之。

附子理中汤去草,加川椒、吴茱萸、水红花子。

又:脾脏虚寒,宿积痰水阻滞,腹中时痛,痛甚则呕。仿许学士法。

附子理中汤加当归、茯苓、吴茱萸、枳实、大黄。

渊按:温下之法甚善,惜以后易辄耳。

又:腹痛,下午则胀,脉沉弦,此属虚寒夹积。前用温下,痛势稍减,今以温中化积。

川熟附　党参　干姜　花槟榔　茯苓　当归　青皮　陈皮　乌药

又:腹痛三年,时作时止,寒在中焦,当与温化无疑。然脉小弦滑,必有宿积。前用温下、温通两法,病虽减而未定。据云每交午月,其痛倍甚,则兼湿热,故脉浮小而沉大,按之有力,此为阴中伏阳也。当利少阴之枢,温厥阴之气,运太阴之滞,更参滑以去着法。

柴胡　白芍　枳实　甘草　吴茱萸　茯苓　木香　白术

另:用黄鳝三段,取中七寸,炙脆,共研末,分三服。

渊按:既知宿积,何不再进温下?三年之病,谅非久虚。脉浮小沉大,乃积伏下焦。盖痛则气聚于下,故脉见沉大。此论似是而非。

又:腹痛,左脉弦,木克土也。仲景云:腹痛脉弦者,小建中汤主之。若不止者,小柴胡汤。所以疏土中之木也。余前用四逆散,即是此意。然三年腹痛,痛时得食稍安,究属中虚;而辘辘有声,或兼水饮。今拟建中法加椒目,去其水饮,再观动静。

老桂木　白芍　干姜　炙甘草　党参　川椒目

渊按：此寒而有积，为虚中实证，与建中甘温不合，故服之痛反上攻，以甘能满中，胃气转失顺下也。

又：用建中法，痛势上攻及胃脘，连于心下，左脉独弦滑，是肝邪乘胃也。

姑拟疏肝。

金铃子　延胡索　吴茱萸　香附　高良姜　木香　白檀香

【案2】

殷。呕而不食，病在胃也。食而腹痛，病在脾也。痛连胸胁，肝亦病矣。气弱血枯，病已深矣。和胃养血，生津益气为治。

淡苁蓉　枸杞子　归身　火麻仁　大麦仁　茯苓　半夏　陈皮　沉香　砂仁

【案3】

冯。脾胃阳衰，浊阴僭逆。每至下午，腹左有块，上攻则心嘈，嘈则脘痛，黄昏乃止，大便常艰。

拟通胃阳而化浊阴，和养血液以悦脾气。

淡苁蓉　陈皮　吴茱萸　茯苓　柏子仁　郁李仁　沙苑子　乌梅　川椒　制半夏

又：脘痛呕酸，腹中亦痛。非用辛温，何能散寒蠲饮。

二陈汤去草，加肉桂、制附子、干姜、吴茱萸、川椒、白术、蔻仁。

【案4】

冯。当脐腹痛，呱呱有声，此寒也。以温药通之。

二陈汤去草，加淡苁蓉、当归、干姜、吴茱萸、乌药、砂仁。

又：温肾通阳以散沉寒之气。久服腹痛自已。

前方去当归，川熟附、胡芦巴。

【案5】

顾。当脐硬痛，不食不便，外似恶寒，里无大热，渴不多饮。寒食风热互结于脾胃中，用《局方》五积散合通圣散，分头解治。

五积合通圣，共为末。朝暮各用开水调服三钱。

又：用五积合通圣温通散寒，便通而痛未止。脉迟，喜食甜味，痛在当脐，后连及腰，身常懔懔恶寒。此中虚阳弱，寒积内停。拟通阳以破其沉寒,益火以消其阴翳。

四君去草,加肉桂、制附子、木香、元明粉、乌药、苁蓉。

又:温脏散寒,腹痛已止。今当温补。

淡苁蓉　杞子　熟地　当归　茯苓　陈皮　吴茱萸　制附子　乌药
砂仁

渊按:尚嫌腻滞。仍从四君加减为妙。

【案6】

袁。三四年来腹痛常发,发则极甚,必数日而平。此脾脏有寒积,肝经
有湿热,故痛则腹中觉热。拟温脾兼以凉肝。

金铃子散加陈皮、茯苓、干姜、白术、川朴、白芍、神曲、砂仁。

又:腹中寒积错杂而痛,古今越桃散最妙,变散为丸可耳。

淡吴萸　干姜　黑山栀　白芍　炙甘草

神曲末一两,煮糊为丸。每朝服三钱,开水送下。

夫越桃散惟姜、栀二味。吴萸、白芍者,复以戊己法。加甘草取其调
和也。

【案7】

某。中气不足,溲便为之变。腹中结瘕,亦气之不运也。

二陈汤去草,加白术、沙苑子、焦神曲、苡仁、泽泻、砂仁、通草。

又:肝胃不和,脘腹作痛,呕吐酸水痰涎,经来则腹痛。先与泄肝和胃。

川连　半夏　陈皮　茯苓　瓜蒌皮　薤白头　干姜　蔻仁　新绛
旋覆花

又:腹中久有癖块,今因冷食伤中,腹痛泄泻,呕吐不止,心中觉热。拟
苦辛通降,先止其呕。

二陈汤去草,加黄芩、川连、川朴、苏梗、藿梗、蔻仁、泽泻。改方加
神曲。

【案8】

某。寒气凝聚,少腹结瘕,时或上攻作痛。法以温通。

小茴香　吴茱萸　木香　青皮　乌药　延胡索　三棱　砂仁　香附

【案9】

钱。脉微细,阴之象也。少腹有块,上攻及脘,自脘至嗌一条气塞,发
作则块攻大痛欲厥,头汗如雨。用方大法,温通无疑。惟舌黄腻浊苔,便泄

臭秽,必兼湿热;而块痛得按稍减,又属虚象。

金铃子散加人参、乌梅、乌药、泽泻、补故纸、吴茱萸、木香、肉桂、枸杞子、五味子、茯苓、肉果。

又:水饮痰涎与下焦浊阴之气,盘踞于中。中脘腹胁有块,攻撑作痛,痛甚发厥。昨用温通,痛势稍减。但脉仍微细,泄仍臭秽,谷食厌纳,中气大虚,阴气凝结,当脐硬痛,恐属脏结。攻之不可,补之亦难,仍为棘手。

前方去人参、五味、乌药、故纸、肉果,加白芍、干姜、萱花、橘饼。

【案10】

某。腹中有寒,疼痛不止,法当温通。

金铃子散加干姜、吴茱萸、当归、枸杞子、官桂、木香、乌药、紫石英。

【案11】

某。饮停中脘,脘腹鸣响,攻撑作痛。大便坚结如栗,但能嗳气而无矢气,是胃失下行而气但上逆也。和胃降逆,逐水蠲饮治之。

二陈汤去草,加代赭石、旋覆花、神曲、干姜、白芍、川椒、甘遂、泽泻。

【案12】

某。丹田有寒,胸中有热,中焦不运,湿甚生虫。与黄连汤。

川连　肉桂　吴茱萸　干姜　砂仁　使君子　半夏　青皮　乌药　花槟榔

又:虫痛,面黄吐涎。拟苦辛法。

川连　桂枝　川椒　蔻仁　乌梅　芜荑　焦六曲　香附合金铃子散

仁渊曰:脘痛属胃,腹痛属脾。吞酸呕苦,俗名肝气,乃积饮病也。或得之喜餐生冷,或忧思郁结。夫肝胆属木而喜升达,寄根于土。今脾胃为生冷忧思伤其阳和之气,布化转运失职,肝胆无温润升达之机,郁久而肆其横逆,侮其所胜,脾胃受克,气机与痰饮凝滞于中脘,故作痛耳。其吞酸呕苦者,脾寒不化,胃中之水饮停积,如食物置器中不动,其味变焉。稼穑味甘,今胃不能化,木乘其胜,而齐木之味,化而为酸,齐胆火之味,化而为苦。木气冲逆,泛呕不已,久久积饮成囊,亦生癖块。由餐凉而起者,尚可治,由七情而起者,每成噎膈。盖忧思既久,中阳受伤,呕多胃汁槁枯,始则阳气伤,继则阴津竭,营卫少生化之源,胃管干瘪,肠液不充矣。徒恃医药无益,须怡神静养。治法喻氏进退黄连汤,最有深意。辛以化胃,苦以降逆,所谓能变胃而不受胃变也。罗谦甫治中汤亦合,用金以制木。若南阳之瓜蒌薤白等，或辛或苦，或通或润，皆可用，务在通中焦阳气，使脾胃之阴凝开，肝木之郁结达，其痛自已。若腹痛须分部位，当脐太阴，脐旁少阴，少腹厥阴。尤宜辨寒热虚实，大抵寒多热少，虚多实少，热者多实，虚者多寒。《内经·举痛论》：寒者八九，热者一二。须从脉证细辨焉。湿郁之年，亦多是证，亦脾胃为寒湿所郁，阳气不得宣化耳。

【出处】 王泰林．王旭高临证医案［M］．王宏利，校注．北京：中国医药科技出版社，2012：94-100.

【品读】 研究者对王旭高《环溪草堂医案》中以脘腹痛为主证的医案进行分析，将证治归纳为脾弱表虚，补中益卫；胸痹腹痛，蠲饮通阳；寒热互结，通彻表里；肝脾不和，培土泄木；病损奇经，治以甘温。如案 1 为脾胃虚寒，失于温养所致腹痛，治宜温中健脾、散寒止痛；兼水寒则温通，兼痰水则温下，兼水饮则温利，兼食积则温化，兼湿热则三阴并治，兼肝气则疏肝。方用附子理中汤去甘草，加花椒、吴茱萸起到温中散寒止痛的作用，水红花子消瘀破积，健脾利湿；土不荣木，肝脾（胃）同治贯穿始终。案 5 因寒食风热互结于脾胃中，选用《太平惠民和剂局方》五积散合防风通圣散，五积散散寒理气，化痰消积，清代喻嘉言《医门法律·热湿暑三气门诸方》："按此一方，能治多病，粗工咸乐用之。而海藏云：麻黄、桂、芍、甘草，即各半汤也；苍术、甘草、陈皮、厚朴，即平胃散也；枳壳、桔梗、陈皮、茯苓、半夏，即枳杏二陈汤也。又川芎、当归治血，兼干姜、厚朴散气。此数药相合，为解表、温中、泄湿之剂，去痰、消痞、调经之方。虽为内寒外感表里之分所制，实非仲景表里麻黄、桂枝、姜、附子的方也。"防风通圣散发汗达表，主治风热炽盛，大便秘结，发热烦躁，表里三焦俱实者。复诊中阳虚弱，改用四君子汤去甘草，补中益气，更加乌药、木香以助温通；肉桂、制附子引失守之火归元，肉苁蓉补命门火之不足，又善滑大肠，可助通积之势，三药合用，益火之源，使寒之得热。案 6 为沉寒积冷所致，痛时腹中觉热，系肝经素有湿热，治以金铃子散加味止痛，《本经逢原·乔木部》："川楝苦寒性降，能导湿热下走渗道，人但知其有治疝之功，而不知其荡热止痛之用……古方金铃子散治心包火郁作痛，即妇人产后血结心疼亦宜用之，以金铃子能降火逆，延胡索能散结血，功胜失笑散，而无腥秽伤中之患。"时珍曰："用之中的，妙不可言。方虽小制，配合存神，却有应手取愈之功，勿以淡而忽之。"金铃子散加陈皮、茯苓、干姜、白术、川朴、白芍、神曲、砂仁，共奏温脾凉肝止痛之义。

复诊,腹中寒热错杂而痛,改越桃散加减糊丸常服。其中大栀子治胃脘火痛,如"大山栀子七枚或九枚,炒焦,水一盏,煎七分,入生姜汁饮之"(《本草纲目》引《丹溪纂要》);高良姜温胃散寒止痛,如《本草求真·温散》所云:"良姜虽与干姜性同,但干姜经炮经制,则能以去内寒,此则辛散之极,故能以辟外寒之气也。"两药合用为治寒热错杂之良方。案9发作时,逆气从少腹上冲咽喉,脏腑经络之气一时闭塞,故大痛欲厥,头汗如雨。显是阴寒之邪积聚所致,然而细诊之间,发现患者苔黄腻浊,便泄臭秽,乃因阳气不足,脾阳脾气亦衰,故运化失司,继而酿生湿邪,湿邪郁久化热,湿热蕴脾之故,故以温通止痛为主,少佐以寒凉药清湿热。案11属痰饮,为饮留胃肠所致腹痛,方以茯苓、泽泻淡渗利水,甘遂泻水逐饮,干姜、花椒温阳散寒,半夏、陈皮、代赭石、旋覆花理气化痰,和胃降逆,白芍和营止痛,神曲健脾和胃。

八、张锡纯治腹痛验案

【案1】

大城王某某,年五十岁,少腹冷疼,久服药不愈。

病因:自幼在家惯睡火炕,后在津栖处寒凉,饮食又多不慎,遂得此证。

证候:其少腹时觉下坠,眠时须以暖水袋熨脐下,不然则疼不能寐。若屡服热药,上焦即觉烦躁,已历二年不愈。脉象沉弦,左右皆然,至数稍迟。

诊断:即其两尺沉弦凉而且坠论之,知其肠中当有冷积,此宜用温通之药下之。

处方:与以自制通彻丸(系用牵牛头末和水为丸如秫米粒大)三钱,俾于清晨空心服下。

效果:阅三点钟,腹中疼似加剧,须臾下如绿豆糊所熬凉粉者若干。疼坠脱然全愈,亦不觉凉。继为开温通化滞之方,俾再服数剂以善其后。

【案2】

沈阳张姓媪,年过六旬,肠结腹疼,兼心中发热。

病因:素有肝气病,因怒肝气发动,恒至大便不通,必服泻药始通下。此次旧病复发而呕吐不能受药,是以病久不愈。

证候:胃下脐上似有实积,常常作疼。按之则疼益甚,表里俱觉发热,恶心呕吐。连次延医服药,下咽须臾即吐出,大便不行已过旬日,水浆不入者七八日矣,脉搏五至,左右脉象皆弱,独右关重按似有力,舌有黄苔,中心近黑,因问其得病之初曾发冷否? 答云:旬日前曾发冷两日,至三日即变为热矣。

诊断:即此证脉论之,其阳明胃腑当蕴有外感实热,是以表里俱热,因其肠结不通,胃气不能下行,遂转而上行与热相并作呕吐。治此证之法,当用镇降之药止其呕,咸润之药开其结,又当辅以补益之品,俾其呕止、结开,而正气无伤始克有济。

处方:

生石膏(轧细)一两　生赭石(轧细)一两　玄参一两　潞参四钱　芒硝四钱　生麦芽二钱　茵陈二钱

共煎汤一大盅,温服。

效果:煎服一剂,呕止结开,大便通下燥粪若干,表里热皆轻减,可进饮食。诊其脉仍有余热未净,再为开滋阴清热之方,俾服数剂以善其后。

【案3】

天津张姓媪,年过五旬,先得温病,腹疼即又下痢。

病因:因其夫与子相继病,故屡次伤心,蕴有内热,又当端阳节后,天气干热非常,遂得斯证。

证候:腹中绞疼,号呼辗转不能安卧,周身温热,心中亦甚觉热,为其卧不安枕,手足扰动,脉难细诊,其大致总近热象,其舌色紫而干。舌根微有黄苔,大便两日未行。

诊断:此乃因日日伤心,身体虚损,始则因痛悼而脏腑生热,继则因热久耗阴而更生虚热,继又因时令之燥热内侵与内蕴之热相并,激动肝火下迫腹中,是以作疼,火热炽盛,是以表里俱觉发热。此宜清其温热,平其肝火,理其腹疼,更宜防其腹疼成痢也。

处方:先用生杭芍一两,甘草三钱,煎汤一大盅,分两次温服。每次送服卫生防疫宝丹四十粒,约点半钟服完两次,腹已不疼。又俾用连翘一两,甘草三钱,煎汤一大盅,分作三次温服。每次送服拙拟离中丹三钱,嘱约两点钟温服一次。

复诊:翌日晚三点钟,复为诊视,闭目昏昏,呼之不应。其家人言,前日将药服完里外之热皆觉轻减,午前精神颇清爽,午后又渐发潮热,病热一时重于一时。前半点钟呼之犹知答应,兹则大声呼之亦不应矣。又自黎明时下脓血,至午后已十余次,今则将近两点钟未见下矣。诊其脉左右皆似大而有力,重按不实,数近六至,知其身体本虚,又因屡次下痢,更兼外感实热之灼耗,是以精神昏愦,分毫不能支持也。拟放胆投以大剂白虎加人参汤,复即原方略为加减,俾与病机适宜。

处方:

生石膏(捣细)三两 野台参五钱 生杭芍一两 生怀地黄一两 甘草三钱 生怀山药八钱

共煎汤三盅,分三次徐徐温服下。

此方系以生地黄代原方中知母,生山药代原方中粳米,而又加芍药。以芍药与方中甘草并用,即《伤寒论》中甘草芍药汤,为仲圣复真阴之妙方。而用于此方之中,又善治后重腹疼,为治下痢之要药也。

复诊:将药三次服完后,时过夜半,其人豁然省悟,其家人言自诊脉疏方后,又下脓血数次,至将药服完,即不复下脓血矣。再诊其脉,大见和平,问其心中,仍微觉热,且觉心中怔忡不安。拟再治以凉润育阴之剂,以清余热,而更加保合气化之品,以治其心中怔忡。

处方:

玄参一两 生杭芍六钱 净萸肉六钱 生龙骨(捣碎)六钱 生牡蛎(捣碎)六钱 沙参四钱 酸枣仁(炒捣)四钱 甘草二钱

共煎汤两盅,分两次温服。每服一次,调入生鸡子黄一枚。

效果:将药连服三剂,余热全消,心中亦不复怔忡矣。遂停服汤药,俾用生怀山药细末一两弱,煮作茶汤少兑以鲜梨自然汁,当点心服之以善其后。

说明:温而兼痢之证,愚治之多矣,未有若此证之剧者。盖此证腹疼至辗转号呼不能诊脉,不但因肝火下迫欲作痢也,实兼有外感毒疠之气以相助为虐。故用芍药以泻肝之热,甘草之缓肝之急,更用卫生防疫宝丹以驱逐外侵之邪气。迨腹疼已愈,又恐其温热增剧,故又俾用连翘、甘草煎汤,送服离中丹以清其温热,是以其证翌日头午颇见轻。若即其见轻时而早为之诊脉服药,原可免后此之昏沉,乃因翌日相延稍晚,竟使病势危至极点,后幸用药得宜,犹能挽回,然亦险矣。谚有"走马看伤寒",言其病势变更之速也。至治温病亦何独不然哉。又此证过午所以如此加剧者,亦以其素本阴虚,又自黎明下痢脓血多次,则虚而益虚,再加以阴亏之虚热,与外感之实热相并,是以其精神即不能支持。所赖方中药味无多,而举凡虚热、实热及下痢所生之热,兼顾无遗,且又煎一大剂分三次温饮下,使药力前后相继,此古人一煎三服之法。愚遵此法,挽回险证救人多矣。非然者则剂轻原不能挽回重病,若剂重作一次服病人又将不堪。惟将药多煎少服,病愈不必尽剂,此以小心行其放胆,洵为挽回险病之要着也。

【出处】张锡纯．医学衷中参西录(合订本)［M］．石家庄:河北人民出版社,1977:725-727,791-793.

【品读】张锡纯博采众长,承古不泥古,承李东垣、叶天士等医家的脾胃学术思想精髓,其著作《医学衷中参西录》首篇引《易经》中的"至哉坤元,万物资生",以阐明脾胃是一身之坤,为论治之本的学术思想。案1为冷积腹疼,该患者中虚脏寒,治以温通之药,用通彻丸温通下积,张山雷曰:"牵牛善泄湿热,通利水道,亦走大便,故《别录》谓其苦寒,至李氏东垣,以其兼有辛荙气味,遂谓是辛温雄烈。寿颐按:此物甚滑,通泄是其专长,试细嚼之,惟其皮稍有辛味。古今主治,皆用之于湿热气滞,实肿腹满,二便不通,则东垣以为辛热,石顽和之,亦谓辛温,皆属不确,当以《别录》之苦寒为正。又荙气戟人喉舌,细嚼之亦在皮中,所谓有毒,盖即在此。古人凡用末子,均称只用头末,正以其皮黏韧,不易细碎,只用头末,则弃其皮,而可无辛荙之毒,颇有义味可思。观《别录》主治,专破气血之壅滞,泄水湿之肿满,除风利便,固皆以实病言之。此药功用,固以包举无余,甄权申之,则曰治疢癖气块,利大小便。东垣谓除气分湿热,三焦壅塞,濒湖谓逐痰饮。通大肠气秘、风秘、杀虫,亦皆主结滞壅塞立论。"后以温通化滞之方而善其后。案2为肠结腹疼兼外感实热,腑气不通,胃气上逆,兼有里热炽盛,故治以重镇降逆、滋阴通便、清泻里热,其中"镇降之药止其呕,咸润之药开其结,又当辅以补益之品"。案3为温热腹疼兼下痢,始因妇人痛悼伤心而脏腑生热,热久耗阴而更生虚热,继又因时令之燥热内侵与内蕴之热相并,内外交灸,上攻下伐,可见疾病与情志关系密切。情志不畅,忧思郁怒,影响肝司疏泄,肝郁气结而化火,张元素在其著作《珍珠囊·去脏腑之火》中曰"白芍药泻肝火",甘草柔肝缓急,两者一泻一养。白虎加人参汤做调整后,兼顾无疑,一箭双雕。医家诊治过程可谓"胆欲大而心欲小",投药拿捏精当,值得借鉴。

九、丁甘仁治腹痛验案

【案1】

董左。少腹为厥阴之界,新寒外束,厥气失于疏泄,宿滞互阻,阳明通降失司,少腹作痛拒按,胸闷泛恶,临晚形寒身热,小溲短赤不利,舌苔腻黄,脉象弦紧而数。厥阴内寄相火,与少阳为表里,是内有热而外反寒之征。寒热夹杂,表里并病,延经两候,病势有进无退,急拟和解少阳,以泄厥阴,流畅气机,而通阳明。

软柴胡八分 黑山栀一钱五分 清水豆卷八分 京赤芍一钱五分 金铃子二钱 延胡索一钱 枳实炭一钱五分 炒竹茹一钱五分 陈橘核四钱 福泽泻一钱五分 路路通一钱五分 甘露消毒丹(包煎)五钱

复诊:前投疏泄厥少通畅阳明,已服两剂。临晚寒热较轻,少腹作痛亦减,惟胸闷不思纳谷,腑气不行,小溲短赤,溺时管痛,苔薄腻黄,脉弦紧较和。肝失疏泄,胃失降和,所化不及州都,膀胱之湿热壅塞溺窍也。前法颇合病机,仍从原意扩充。

柴胡梢八分 清水豆卷八钱 黑山栀二钱 陈橘核四钱 金铃子二钱 延胡索一钱 路路通一钱五分 方通草八分 福泽泻一钱五分 枳实炭一钱 炒竹茹一钱五分 荸荠梗一钱五分 滋肾通关丸(包煎)三钱

【案2】

钮右。经行忽阻,少腹痛拒按,痛引腰胯,腰腹屈而难伸,小溲不利,苔薄腻,脉弦涩。良由蓄瘀积于下焦,肝脾气滞,不通则痛。急拟疏气通瘀,可望通则不痛。

全当归二钱 紫丹参二钱 茺蔚子三钱 抚芎八分 川楝子二钱 延胡索一钱 制香附钱半 大砂仁(研)八分 生蒲黄(包)三钱 五灵脂钱半 两头尖(酒浸,包)钱半 琥珀屑(冲服)八分

【案3】

温右。病本湿温,适值经行,寒凉郁遏,湿浊阻于中宫。旧瘀积于下焦,以致少腹作痛,小溲淋漓不利,胸痞泛恶,不能纳谷,舌苔灰腻,脉左弦涩右濡缓。病情夹杂,最难着手。急拟通气去瘀,苦降淡渗。

藿香梗钱半 仙半夏二钱 姜川连五分 两头尖钱半 淡吴萸三钱 赤茯苓三钱 枳实炭一钱 延胡索一钱 生蒲黄(包)三钱 藏红花八分

五灵脂钱半　福泽泻钱半　荸荠梗钱半　滋肾通关丸(包煎)三钱

【案4】

吉左。风冷由脐而入,引动寒疝,脐腹攻痛,有形积块如拳。形寒怯冷,肠鸣,不能饮食,舌苔白腻,脉象弦紧。阳不运行,浊阴凝聚。急拟温通阳气,而散寒邪。

桂枝心各三分　炒白芍钱半　金铃子二钱　延胡索一钱　熟附块钱半　小茴香八分　大砂仁(研)一钱　台乌药钱半　云茯苓三钱　细青皮一钱　陈橘核四钱　淡吴萸四分　枸橘(打)一枚

【案5】

虫痛

龚童。腹痛有年,陡然而来,戛然而止。面黄肌瘦,舌光无苔,脉象虚弦。此脾虚生湿,湿郁生虫,虫日积而脾愈伤,脾愈伤而虫愈横也。当崇土化湿,酸苦杀虫,以虫得酸则伏,得苦则安之故。

生白术钱半　云茯苓三钱　大白芍二钱　乌梅肉五分　金铃子二钱　陈广皮一钱　使君肉三钱　陈鹤虱二钱　白雷丸钱半　开口花椒十粒

按虫痛一症,孩童最多,其别即在面黄与阵作之间。此方屡试屡效,惟随症之新久,病之虚实,而加减施用。使初起者,可去白术、白芍,加芜荑钱半,延胡索一钱。重在杀虫,以其脾胃尚未伤也。

【案6】

朱左。受寒引动厥气,脾胃不和,腹痛已久,纳谷减少,脉象弦小而紧,舌苔白腻。宜温胃和中而泄厥气。

大白芍二钱　淡吴萸四分　制香附钱半　炒谷麦芽各三钱　肉桂心(研末,饭丸,吞服)四分　云茯苓三钱　带壳砂仁八分　煅瓦楞四钱　仙半夏三钱　陈广皮一钱　台乌药钱半　荜澄茄一钱　乌梅安胃丸(包煎)三钱

【案7】

李右。寒湿气滞,互阻脾胃,运化失常,腹痛且胀,胸闷泛恶。舌苔白腻,脉象濡迟。姑拟芳香化浊,温通枢机。

藿苏梗各钱半　仙半夏二钱　大砂仁八分　制川朴钱半　赤茯苓三钱　枳实炭一钱　苦桔梗一钱　白蔻壳八分　六神曲三钱　象贝母三钱　大腹皮二钱　玉枢丹(冲服)三分

【案8】

李左。新寒引动厥气，脾胃不和，胸闷脐腹隐痛，痛引背俞，形寒怯冷。宜疏邪泄肝，和胃畅中。

川栀枝四分　大白芍钱半　金铃子三钱　延胡索一钱　云茯苓三钱　陈广皮一钱　仙半夏钱半　制香附钱半　带壳砂仁八分　炒谷麦芽各三钱　青橘叶钱半

【案9】

陈右。腹痛偏右，纳谷减少，宜泄肝理气，和胃畅中。

全当归二钱　炒赤白芍各二钱　金铃子三钱　延胡索一钱　云茯苓三钱　细青皮一钱　台乌药八分　制香附钱半　春砂壳八分　紫丹参三钱　炒谷麦芽各三钱　佩兰梗钱半　细橘叶钱半

【案10】

李右。太阴为湿所困，运化失常，腹痛便溏，已延匝月，脉象濡细。拟附子理中汤。

熟附块一钱　炮姜炭五分　生白术二钱　云茯苓三钱　炒怀药三钱　炒扁豆衣三钱　春砂仁八分　六神曲三钱　炒谷芽三钱　炒苡仁三钱　干荷叶一角　清炙草八分　陈广皮一钱

【案11】

严右。新寒引动厥气，肝脾不和。初寒热，继则胸腹作痛，痛引腿股，小溲不利，腑行不爽。宜疏泄厥气，而渗湿热。

柴胡梢七分　炒赤芍二钱　清水豆卷四钱　金铃子二钱　延胡索一钱　陈橘核四钱　绛通草八分　茺蔚子二钱　黑山栀钱半　春砂壳八分　两头尖钱半　枸橘(打)一枚　路路通二钱　滋肾通关丸(包煎)二钱

【案12】

田右。脐腹胀痛、纳少，二便不利，脉沉细而涩，舌苔薄腻。此脾阳不运，肝失疏泄，宿瘀痰湿凝结募原之间，症势甚重。宜温运分消，理气祛瘀。

熟附片八分　大白芍二钱　肉桂心三分　连皮苓三钱　金铃子二钱　延胡索一钱　细青皮一钱　小茴香八分　春砂仁八分　台乌药八分　大腹皮二钱　炒谷麦芽各三钱　乌梅安胃丸(包)三钱

【案13】

刘左。新寒引动厥气，挟湿滞内阻，脾胃运化失常，胸闷腹胀且痛，纳少溲赤。舌苔薄腻,脉象濡细。宜疏邪理气,和胃畅中。

炒荆芥钱半　紫苏梗钱半　藿香梗钱半　赤茯苓三钱　枳实炭一钱
制川朴一钱　福泽泻钱半　春砂仁八分　六神曲三钱　炒谷麦芽各三钱
大腹皮二钱

【案 14】

丁少奶奶。少腹为厥阴之界,新寒行动厥气,气逆于上,胃失降和,少腹痛又发,痛引胸脘,纳少微恶,不时头眩。脉弦细而数,舌光无苔。阴血亏虚,宜养血泄肝,和胃畅中。

大白芍二钱　金铃子二钱　延胡索一钱　白蒺藜(去刺炒)三钱　赤茯苓三钱　陈广皮一钱　炒竹茹二钱　焦谷芽三钱　制香附钱半　春砂壳八分　煅瓦楞四钱　嫩钩钩(后入)三钱　青橘叶钱半　紫丹参二钱

【出处】 1~5 案出自丁甘仁.丁甘仁医案[M].上海:上海科学技术出版社,2001:187-190.6~14 案出自丁甘仁.丁甘仁医案续编[M].吴中泰,整理.上海:上海科学技术出版社,2001:152-155.

【品读】 案 1 为新寒外束,宿滞互阻,湿热交结,仿仲景小柴胡汤合枳实栀子豉汤、《太平圣惠方》金铃子散行气止痛,表里同治,清热利湿。案 2 为下焦瘀血,经阻瘀积,仿《素庵医案》中的桃仁红花煎合失笑散加减,行气散瘀止痛。案 3 为湿温之病,寒郁血凝,仿藿朴夏苓汤、少腹逐瘀汤,加滋肾通关丸滋肾阴,清湿热,助气化。案 4 为寒湿凝聚,脐腹攻痛,治以天台乌药散合桂枝附子汤加减,疏肝理气,温经散寒。案 5 为虫积腹痛,仿布袋丸(布袋丸出自《补要袖珍小儿方论》,夜明砂拣净二两,芜荑炒二两,使君子二两,白茯苓去皮半两,白术无油者去芦半两,人参去芦半两,甘草半两,芦荟研细半两,上为细末,汤浸蒸饼和丸,如弹子大,以生绢袋盛之,次用精猪肉二两,同药一处煮,候肉熟烂,提取药于当风处悬挂,将所煮肉并汁,令小儿食之,所悬之药,第二日仍依前法煮食,只待药尽为度。功用:驱蛔消疳,补养脾胃。主治:小儿虫疳证。体热面黄,肢细腹大,发热目暗,脉弱。布袋丸既用夜明砂、芜荑、使君子、芦荟,又用白茯苓、白术、人参、甘草,以杀虫补虚为主,主治蛔虫证以虚实夹杂为主。)杀虫健脾,消疳止痛。案 6 为少阴虚寒,脾胃不和,仿李东垣五积散合吴茱萸汤,散寒理气,消积止痛,温中补虚。案 7 为外感寒邪,内伤湿滞,治以《太平惠民和剂局方》中的藿香正气散散寒化浊,通畅气机,调理脾胃。案 8 为外感风寒,肝郁气滞,脾胃失和,拟《医学正传》中六郁汤去苍术、川芎、甘草,加金铃子散、白芍、青橘叶、炒谷麦芽,疏肝清解,理气活血,温运脾胃,和中止痛。案9为肝郁脾虚,药用当归补血活血,白芍止痛,金铃子舒肝行气止痛,延胡索活血行气,茯苓健脾运湿,青皮疏肝消积,乌药温中散寒止痛,制香附、细橘叶疏肝理气止痛,春砂壳化湿开胃、温脾理气,丹参、赤苓、延胡索等入血分之药,行血分之滞而止痛,谷芽健脾,佩兰兼有健脾理气的作用,诸药共奏泄肝理气,和胃畅中之功。案10为太阴湿困,阴寒凝滞,治以附子理中汤加减,温中祛寒,补益脾胃。案11为寒引厥气,肝脾不和,诸药共奏疏泄厥气,渗利湿热之效。案12脾阳不振,气机阻滞,痰瘀凝结,诸药共奏温运脾阳,散寒止痛,行气活血,健脾利湿,疏肝清热,消积止痛之效。案13为外感风寒,内伤湿滞,治以《太平惠民和剂局方》藿香正气散疏散风寒,化湿泄浊,调畅气机,调和脾胃。案14为肝阴不足,复感寒邪,肝气上逆,胃失和降,诸药共奏养血柔肝,平肝理气,行气和胃,疏肝泄热,活血化瘀,健脾止痛之效。

十、邢锡波治腹痛验案

【案】

韦某,男,36岁,教师。病史:患胃溃疡已有2年,时轻时重,经常吞酸,腹痛,身倦脘满,食欲欠佳,后因情绪不稳,饮食过量,突然腹部剧痛,势如刀割,腹壁紧张,呕吐,身冷汗出,面色苍白,四肢逆冷,急请外科会诊,谓胃穿孔,经用针灸急救,症状逐渐好转,现腹痛减轻,肢温身热,虽腹痛减但仍持续不断,精神稳定,身现发热。检查:体温38.2℃,腹壁紧张。脉弦数有力,舌红,苔黄腻。

证属:胃气损伤,湿浊停留。

治宜:清热解毒,活血通络止痛。

处方:

银花15g 连翘15g 蒲公英15g 丹皮12g 赤芍12g 丹参12g
生栀子10g 乳香10g 木香10g 五灵脂10g 元胡10g 川芎10g
黄连6g 血竭1g 儿茶1g 冰片0.12g(后三味同研冲服)

连服3剂,身热渐退,腹痛减轻,夜能入寐。脉弦虚数,舌质淡红,苔黄腻。是湿热宣散,气血壅滞未解。仍宜清宣湿热,活血通络,健脾和胃法治之。

处方：

败酱草24g　冬瓜仁24g　银花18g　茯苓15g　赤芍15g　丹皮12g　生山药12g　炒白术10g　生栀子10g　乳香10g　没药10g　黄连6g　血竭1g　冰片0.12g(后两味同研冲服)

连服5剂后,腹痛全消,身不发热,精神清爽,知饥思食,大便通畅。后以此方加减连服近20剂,身体恢复。嘱其注意饮食,控制情绪以防复发。

【出处】邢锡波.邢锡波医案集[M].北京:人民军医出版社,1991:245-246.

【品读】本案为胃气损伤,湿浊停留所致腹痛。邢老首先"急则治其标",治以清热解毒,活血活络止痛。待其症状缓解,"缓则治其本"考虑患者病久之体虚而加用山药、白术、茯苓等以健脾和胃。

十一、赵金铎治腹痛验案

【案1】

患者,女,19岁,未婚,学生。1982年6月28日住院。患者右少腹间歇性疼痛,痛剧时局部有物隆起,掣及胁腰,伴发热(体温39℃),痛时即便,便后痛减。腹泻3~4次/d,夹脓血黏液,胃脘胀满欲呕,喜温喜按,不思饮食,头晕心悸,自汗气短,肢倦乏力,日渐消瘦,病已5年余。有反复不愈的"口疮",病史10年余。患者于1978年4月在某医院经剖腹探查,取病理组织活检,确诊为"克罗恩病",行外科手术后,症状缓解。1980年10月1日复发。10月25日在该医院作钡剂灌肠示:右半结肠切除术后残留之结肠、回肠及回肠末端充盈缺损。10月28日作全消化道造影示:盲肠卵石样充盈缺损及右半结肠短缩,考虑为克罗恩病复发。1982年初上症又复发,该医院建议再行手术治疗,患者因体质极差而未同意,遂求治于赵老。

诊见大骨枯槁,大肉陷下(体重34kg),面黄无泽,语音低微,屈膝抱腹,行动艰难,一派极度衰弱、痛苦难言之象。舌质淡,苔白腻,前半部剥脱,脉弦细数无力。初辨为脏腑湿热,升降失调,中气不足。先予温中补虚,调和升降,缓急理气止痛之法,方宗黄芪建中汤合半夏泻心汤加减。

处方：

半夏9g　干姜6g　人参(另兑)6g　炙甘草10g　赤白芍9g　川连4.5g　炙黄芪15g　元胡粉(冲)3g　当归9g　川楝子9g　木香(后

下)3g

药进 6 剂,欲思饮食,疼痛间断时间延长,仍感右少腹胀痛,夜间较著,且胀甚于痛,掣及胁腰,干呕无物,大便泻而不畅。左关脉弦细数,右关脉柔软而弱。证属肝强脾弱,改用扶土抑木法,痛泻要方加减。

处方:

当归 12g　川楝子 9g　元胡 6g　木香(后下)3g　陈皮 6g　白芍 12g　防风 3g　马尾连 6g　茯苓 15g　党参 12g　黄柏 6g

药进 6 剂,右少腹胀痛减轻,大便次数减少,精神渐佳,纳食增进,夜能安寐。但每于就餐前后右少腹拘急胀痛,局部灼热并觉有物骤起,按之濡软,重压痛甚,脉弦细数。此乃湿热蕴结,气滞血瘀。遂拟化湿清热,兼行瘀滞,辅以扶正理气止痛。用《金匮要略》薏苡附子败酱散加味。

处方:

制附子(先煎)6g　生薏米 30g　败酱草 15g　党参 12g　炒白术 9g　川楝子 6g　元胡 6g　丹皮 9g　赤芍 9g　白芍 9g　砂仁 5g　生甘草 6g

药进 6 剂(配合中心静脉高营养疗法),腹痛大减,纳食增加,精神转佳,渐能自理生活,惟大便日行 2 次,伴有少许黏液。守方调治 3 个月余,诸症基本消失(出院时体重增至 40kg)。后因夏季痢疾而诱发,仍用上法调治而安,至今未见复发。

【案 2】

患者,男,32 岁。1983 年 8 月 1 日初诊。右少腹反复疼痛,大便不调 4 年。患者于 1980 年 9 月不明原因发热(体温 39℃),腹泻,日行 5~6 次,便中夹有黏液,右下腹疼痛,大便常规检查发现白细胞。虽治疗后热退,但仍大便不调,腹痛。1981 年 5 月住北京某医院,曾 3 次钡餐,2 次钡灌肠检查,检查结果示肠末段稍有扩张,黏膜不规整,较粗大,盲肠充盈欠佳,回盲部移动尚好。

诊断:回肠末段改变,考虑为克罗恩病;小肠功能紊乱。某医院内科亦诊为克罗恩病。经用激素、中药治疗效果不显,患者不同意手术治疗,遂求治于赵老。现右少腹疼痛而胀,稍劳累则痛胀甚重,并牵扯肩背亦疼。大便稀溏,色深如酱,夹有黏液,日行 2~3 次,每次排便均有下坠之感。纳谷呆滞,易饥而少食,食后泛恶。易疲劳,汗出腰酸,小便数。视其面色苍白,嘴唇干燥,舌体胖大,质暗尖红,苔黄微垢,脉弦而细数。此为湿热蕴结,气血壅滞。治拟化湿热,调气血。予《金匮要略》薏苡附子败酱散加味。

处方:

附片6g 生薏米30g 败酱草30g 当归9g 赤芍12g 白芍12g 粉丹皮9g 川黄连3g 黄芩9g 炒枳壳9g 竹茹9g 广陈皮9g 甘草6g

二诊(8月8日):药进6剂,少腹疼痛已止,便软成形,颜色变浅,日行1次,偶尔2次。纳食增加,精神渐佳。但时有头晕头胀,睡眠较差,腹微胀满。舌胖苔白腻,脉细沉而小数。药见效机,原方出入。

处方:

生薏米50g 败酱草30g 当归9g 赤芍12g 白芍12g 丹皮9g 川楝子(打)9g 川黄连3g 黄芩9g 枳壳9g 陈皮9g 竹茹12g 生甘草6g

三诊(8月18日):上方又服10剂。自觉体力增加,精神又振,纳食增加,每餐可食150~200g,便软成形,颜色更浅,日行1~2次。头晕、头胀、心悸好转,腹部仍胀满,睡眠不实,口干喜饮。舌尖红,苔白稍腻,脉细小数,左稍沉。续服8月8日方。

四诊(8月29日):精神、体力、纳食均佳。大便成形,颜色转正,日行1次。惟食后脘腹微有胀满,时有心悸,夜寐不实,口干而不欲饮。舌质暗尖红,苔薄黄少津,中有裂纹,脉沉细而数。

处方:

生薏米30g 败酱草30g 茵陈15g 黄柏9g 川楝子9g 枳壳9g 粉丹皮9g 赤芍12g 白芍12g 当归9g 麦冬9g 莲子心9g 甘草6g

恒守此方,继续服用,至今未复发。

【出处】单书健.重订古今名医临证金鉴.痢疾卷[M].北京:中国医药科技出版社,2017:232-235.

【品读】案1为脏腑湿热,升降失调,中气不足;脾土虚衰,肝木以乘;湿热蕴结,气滞血瘀的发展过程,形成正虚邪实,寒热错杂之症。先用黄芪建中汤合半夏泻心汤扶助正气,温中补虚,降阳和阴,平调寒热。如李东垣在《脾胃论·君臣佐使法》中所云:"《伤寒论》云:阳脉涩,阴脉弦,法当腹中急痛。以芍药之酸于土中泻木为君;饴糖、炙甘草甘温补脾养胃为臣;水挟木势亦来侮土,故脉弦而腹痛,肉桂大辛热,佐芍药以退寒水;姜、枣甘辛温,发散阳气,行于经脉、皮毛为使。建中之名,于此建焉。"再以痛泻要方加减补脾柔肝,如《医方集解·和解之剂》所说:"此足太阴、厥阴药也。白术苦燥湿,甘补脾,温和中;芍药寒泻肝火,酸敛逆气,缓中止痛;防风辛能散肝,香能舒脾,风能胜湿,为理脾引经要药。陈皮辛能利气,炒香尤能燥湿醒脾,使气行则痛止。数者皆以泻木而益土也。"后用《金匮要略》之薏苡附子败酱散加味,以奏清热利湿、理气活血排脓之功,其中"薏苡破毒肿,利肠胃为君;败酱一名苦菜,治暴热火疮,排脓破血为臣;附子则假其辛热以行郁滞之气尔"(《金匮要略心典·疮痈肠痈浸淫病脉证并治》)。案2为湿热蕴结、气血壅滞,治拟清化湿热、活血行气、疏通郁滞,予《金匮要略》薏苡附子败酱散加当归、赤白芍、丹皮以活血;枳壳、陈皮以理气;黄芩、黄连、竹茹以清化湿热;甘草调和诸药。药进6剂而腹痛即止,说明郁滞渐通,但湿热尚未尽化。二诊即于上方去附片加川楝子,加大薏米、竹茹用量。其后略有增损,均不离清化湿热、活血行气以疏通郁滞。

十二、刘渡舟治腹痛验案

【案】

周某某,女,65岁。1994年3月28日初诊。病人腹中绞痛、气窜胁胀、肠鸣辘辘、恶心呕吐,痛则欲便、泻下急迫、便质清稀。某医院诊断为"肠功能紊乱",服中、西药,效果不显。病延二十余日,经人介绍,转请刘老诊治。

其人身凉肢冷、畏寒喜暖,腹痛时,则冷汗淋漓、心慌气短,舌淡而胖、苔腻而白、脉沉而缓。综观脉证,辨为脾胃阳气虚衰,寒邪内盛。《灵枢·五邪》云:"邪在脾胃……阳气不足,阴气有余,则寒中肠鸣腹痛。"治用《金匮要略》"附子粳米汤"温中止痛,散寒降逆。

附子12g 半夏15g 粳米20g 炙甘草10g 大枣12枚

服3剂,痛与呕减轻,大便成形,又服2剂,病基本而愈。改投附子理中汤以温中暖寒,调养十余日,即康复如初。

【出处】 陈明,刘燕华,李方.刘渡舟验案精选[M].北京:学苑出版社,1996:90-91.

【品读】 研究者对刘老经方运用的学术思想进行系统总结,即重视辨证,以法统方;善抓主证,重视兼变;方证相对,以方带证;古今接轨,经时结合;灵活变通,不为所拘;精研类方,拓展应用等,主要理论观点有气机论、攻邪论、火热论、水证论、主症论、脾胃论。本案为胃肠阳虚寒盛,水阴不化,阴寒滞腹,经脉收引导致腹痛剧烈。《灵枢·五邪》说:"邪在脾胃……阳气不足,阴气有余,则寒中肠鸣腹痛。"《金匮要略·腹满寒疝宿食病脉证治》指出:"腹中寒气,雷鸣切痛,胸胁逆满,呕吐,附子粳米汤主之。"《金匮要略心典》指出:"下焦浊阴之气,不特肆于阴部,而且逆于阳位,中土虚而堤防撤矣。故以附子辅阳驱阴,半夏降逆止呕,而尤赖粳米、甘、枣,培令土厚,而使敛阴气也。"方中用附子温阳,以治寒气之本;半夏降胃气以止呕吐;甘草、大枣、粳米,缓中补虚,以扶助胃气。

十三、赵冠英治腹痛验案

【案】

王某,28 岁,护士。1998 年 10 月 20 日初诊。

近 3 年来患有痛经,呈进行性加重,临经前几天,小腹坠痛,逐日递甚,剧则可见四肢厥冷,汗出形寒,经净则痛止。时届经行,量多如注,夹有瘀块,两侧小腹痉挛抽痛难忍,伴腰骶疼痛,肛门坠胀,少腹冷痛喜温。妇科检查:宫体中位,正常大小,子宫右侧扪及一肿块。超声波探察为右侧卵巢部一肿块约 3cm×3cm×4cm 大小,我院确诊为"子宫内膜异位症"。慕名前来求赵老诊治。来诊时正值临经之兆,小腹坠痛,腹痛难忍,痛剧则可见四肢厥冷,汗出形寒,舌质两边有瘀斑,脉涩而弦。

辨证:病为癥瘕,证属寒凝冲任,瘀血留滞,瘀寒搏结,羁聚胞宫。

治则:温经散寒,活血化瘀,消癥散结。

处方:温经汤加减。

当归 15g　川芎 15g　赤芍 15g　莪术 15g　荔枝核 15g　川牛膝 15g　海藻 15g　丹皮 10g　延胡索 10g　半夏 10g　吴茱萸 6g　桂枝 6g

6 剂,每日 1 剂,水煎服。

二诊:1998 年 10 月 26 日。服药 3 剂,月经来潮,痛经较前略减,且嘱月经干净后半月,再服上方,每日 1 剂,直至月经来潮停服。

三诊:1998 年 11 月 16 日。患者服药 20 剂,次月告痛经减半,第 3 个月言经行无恙。续服 3 个疗程,痛经完全消失,周期、经量正常。再做妇科检查:子宫中位,正常大小,原子宫右侧扪及一肿块已缩小为蚕豆大小之结节。超声波复查:右侧卵巢之包块明显缩小。痛经未再复发。

【出处】 陈蓉.月经带下病[M].北京:中国医药科技出版社,2016:154-155.

【品读】 本案为寒邪内侵阻胞宫导致痛经,治以温经理气活血。《金匮要略论注·妇人杂病脉证并治》:"药用温经汤者,其证因半产之虚而积冷气结,血乃瘀而不去。故以归、芍、芎调血,吴茱、桂枝以温其血分之气而行其瘀。肺为气主……丹皮以去标热。然下利已久,脾气有伤……名曰温经汤,治其本也。惟温经,故凡血分虚寒而不停者,皆主之。"《妇人大全良方·月水行或不行心腹刺痛方论第十二》曰:"此由寒气客于血室,血凝不行,结积血为气所冲,新血与故血相搏,所以发痛。譬如天寒地冻,水凝成冰,宜温经汤。"治以温经散寒、活血消癥。莪术、川牛膝活血化瘀,消除瘀滞;荔枝核、海藻理气散结;延胡索、半夏健脾益气,以充养机体,扶助正气。诸药共奏化瘀散结、行气止痛之效。

十四、李德新治腹痛验案

【案】

贾某,男,35岁。初诊日期:2011年9月7日。主诉:大便溏薄数月。

病史:阑尾切除术后。患者自述半年前腹痛难忍,在西医院就诊,诊断为"化脓性阑尾炎",随后接受了阑尾切除手术,术后腹痛稍减,但兼见腹泻反复发作,西医诊断"溃疡性结肠炎"。患者服用西药月余,未见明显疗效,大便时夹鲜血,故来诊。

现症见:大便溏薄,或夹鲜血,偶有黏液,时腹自痛,面色萎黄,形体羸瘦,舌淡苔薄白,脉沉弦。

中医诊断:泄泻。证型:肝脾不调,湿热蕴结。

治疗原则:益气健脾,疏肝理气,清利湿热。

处方:补中益气汤合香连丸加减。

药用:

炙黄芪30g　人参20g　炒山药15g　焦术15g　柴胡10g　升麻5g　木香5g　黄连10g　乌梅15g　地榆炭15g　五味子15g　炙甘草10g

上诸药服7剂,每日1剂,水煎分3次口服。

二诊:药后腹痛、腹泻均有好转,时有肠鸣腹泻,大便1日2~3次,初头硬,其后溏,舌淡苔薄白,脉弦细。

处方:香砂四君子汤加减。

药用:

党参20g　云苓15g　焦术15g　木香5g　砂仁10g　枳壳10g　厚朴10g　川楝子15g　延胡索10g　大黄10g　莱菔子20g　炙甘草10g

上诸药服14剂,每日1剂,水煎分3次口服。

三诊:服药后便溏若失,时夹黏液,脐腹隐痛,舌淡苔薄白,脉沉缓。

处方:香砂四君子汤加减。

药用:

党参20g　云苓15g　焦术15g　木香5g　砂仁10g　青皮10g　黄连10g　莲肉15g　陈皮10g　扁豆15g　干姜10g　炙甘草10g

上诸药服14剂,每日1剂,水煎分3次口服。药后诸症皆除,随访至今,未见复发。

【出处】钱冬,郑一,于睿.李德新妙用四君子汤加减治疗验案举隅[J].辽宁中医杂志,2016,43(6):1157-1159.

【品读】李师受中国传统文化影响,在中医药理论和哲学思想基础上,将天人合一、阴阳自和理论应用于自己的临床过程中,形成了致中和的医学学术思想。其精髓重在调理脾胃,使五脏之间平衡,形成中和的稳态,以达机体健康。

本案初起因湿热之邪蕴于肠腑,大肠气血不调,故有大便溏薄、腹痛难忍;又因术后未有明显疗效,且伤及正气,选用补中益气汤益气健脾,升阳止泻。香连丸清热燥湿止痢,地榆炭凉血止血。诸药相合,收补气健脾升阳,理气涩肠止泻。二诊腹痛、腹泻均有好转,时有肠鸣腹泻,李师认为,气机不调,出入失序,则杂症丛生,故以香砂四君子汤化裁以温中健脾理气。三诊脐腹隐痛,仍以香砂四君子汤加减温补脾胃之气,加青皮、陈皮、干姜更成治中汤(人参、干姜、白术、甘草、青皮、陈皮)以消中满虚痞,温中理气。李师认为脾胃之气充盛,中焦之气条达,腹痛自除。扁豆、莲肉合用,功能和中化湿、健脾止泻。

主要参考文献

[1] 宋素艳,刘善京. 中医学[M]. 北京:知识产权出版社,2013.

[2] 张奇文,朱锦善. 实用中医儿科学[M]. 北京:中国中医药出版社,2016.

[3] 上海中医药大学中医文献研究所. 常见病证中医历代诊治经验荟萃[M]. 上海:华东师范大学出版社,2000.

[4] 张增杰,刘志敏,孙瑞玲. 现代中医诊疗学[M]. 天津:天津科学技术出版社,2008.

[5] 张国骏. 成无己医学全书[M]. 北京:中国中医药出版社,2004.

[6] 陈克正. 叶天士诊治大全[M]. 北京:人民军医出版社,2011.

[7] 黄永耀,袁春. 现代名中医外科绝技[M]. 北京:科学技术文献出版社,2003.

[8] 王泽涵. 王静安诊治小儿腹痛经验——附186例临床报告[J]. 中国中医药信息杂志,1999,6(9):60.

[9] 裘沛然,丁光迪. 中医各家学说[M]. 北京:人民卫生出版社,1992.

[10] 姚文轩. 薛己辨治痛证规律研究[D]. 济南:山东中医药大学,2013.

[11] 焦丽娜,秦玉龙. 薛己辨治心腹痛证经验[J]. 江西中医药,2008,39(4):21-23.

[12] 桑志成,王海箭,毛月琴. 痛证:古今名家验案全析[M]. 北京:科学技术文献出版社,2009.

[13] 鲍健欣. 《慎柔五书》中的痛症误案及其救治[J]. 中国中医基础医学杂志,2018,24(12):1665-1667.

[14] 魏飞跃,文乐兮,刘锐. 李用粹诊法特色探讨[J]. 湖南中医药大学学报,2013,33(3):3-5.

[15] 周慎. 精选明清医案助读(珍藏版)[M]. 长沙:湖南科学技术出版社,2013.

[16] 陈大舜,周德生. 名师解读历代名医临床必读医论[M]. 长沙:湖南科学技术出版社,2014.

[17] 唐先平,桑志成,张凤娟. 肿瘤古今名家验案全析[M]. 北京:科学技术文献出版社,2007.

[18] 陈享纬,秦玉龙. 王旭高辨治脘腹痛的经验[J]. 中医药通报,2013,12(3):23-25.

[19] 赵云燕,郭信. 浅谈张锡纯脾胃学术思想及遣方用药特色[J]. 湖北中医杂志,2008,30(8):29-30.

[20] 叶勇. 张锡纯经典医案赏析[M]. 北京:中国医药科技出版社,2015.

[21] 唐先平,路杰云,张继明. 脾胃病古今名家验案全析[M]. 北京:科学技术文献出版社,2007.

[22] 冉雪峰. 冉雪峰本草讲义[M]. 北京:中国中医药出版社,2016.

[23] 郑怀林. 古今专科专病医案 脾胃病[M]. 北京:科学技术文献出版社,2001.

[24] 肖万泽. 丁甘仁经典医案赏析[M]. 北京:中国医药科技出版社,2015.

[25] 马继松,吴华强. 吉光片羽 弥足珍贵——《邢锡波医案选》学习一得[J]. 河北中医,1988,10(3):26-28.

［26］闫军堂,刘晓倩,马小娜,等. 刘渡舟教授经方运用学术思想探析[J]. 中医药学报,2013,41(3):1-5.

［27］傅延龄. 刘渡舟教授学术思想精华[J]. 中国农村医学,1996,24(5):55-58.

［28］朱建坤. 中医名家医案选注[M]. 兰州:兰州大学出版社,2014.

［29］李今庸. 李今庸金匮要略释义[M]. 北京:中国中医药出版社,2015.

［30］海英,孙谣,李德新. 李德新致中和学术思想探颐[J]. 中华中医药杂志,2017,32(6):2562-2564.

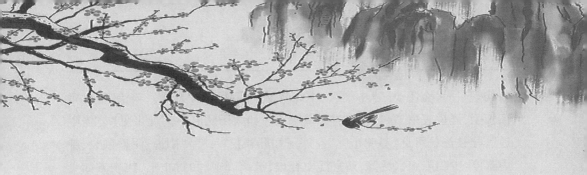

第四章　　呕　　吐

呕吐既是一个病名，也是一个症状，是由于胃失和降，气逆于上所引起胃内容物从口而出的病证。所以任何病变，有损于胃，皆可发生呕吐。一般以有声有物谓之呕，有物无声谓之吐，无物有声谓之干呕。其实呕与吐同时发生，很难截然分开，故一般并称为呕吐。中医辨证分虚实两型，实证多因邪气犯胃，浊气上逆所致，治以祛邪化浊，和胃降逆；虚证乃中阳不振，或胃阴不足，失其和降，治以扶正为主，温中健胃，滋养胃阴。西医学的急性胃炎、慢性胃炎、幽门梗阻、神经性呕吐、上肠系膜动脉综合征等可参考本病论治，另外尿毒症、酸碱平衡失调、电解质紊乱及一些急性传染病早期，以呕吐为主要临床表现时，也可参考本病论治。

第一节　经典医论

《黄帝内经》奠定"呕"之病名，《素问·至真要大论》《灵枢·经脉》中称"呕""呕逆"。对呕吐发生的原因有外感六淫说，《素问·至真要大论》言"诸呕吐酸……皆属于热""诸逆冲上，皆属于火"，认为火、热之邪上逆可致呕吐；《素问·举痛论》曰"寒气客于肠胃，厥逆上出，故痛而呕也"，则责之寒邪内扰。《黄帝内经》还认为呕吐与肝、胆、脾有密切关系，如《灵枢·经脉》曰："肝足厥阴之脉……是肝所生病，胸满呕逆。"《灵枢·四时气》曰："邪在胆，逆在胃，胆液泄则口苦，胃气逆则呕苦。"《素问·厥论》曰："太阴之厥，则腹满䐜胀，后不利，不欲食，食则呕，不得卧。"张仲景详细论述了"呕"之因机证治。《伤寒论》中涉及呕吐的原文计76条，其论呕吐主要包括干呕、呕吐、欲呕吐、呕多、呕逆、吐逆、吐利、吐脓血、吐涎沫、吐蛔、胃反等。而《金匮要略》中列有"呕吐哕下利病脉证治"专篇。辨治呕吐，审证求因，详辨表里、寒热、虚实，尤重水饮。如太阳病麻黄汤证可见"体痛呕逆"，桂枝汤证可见"鼻鸣干呕"。寒证如肝寒犯胃、脾胃阳虚、阴盛阳衰、脾虚湿停、少阴阳虚水泛等，治宜温中补虚、散寒降逆、和胃止呕，代表方如吴茱萸汤、大建中汤等。其热证如肠中积热上冲、少阳邪热迫胃、热扰胸膈、上热下寒等，治宜泄热降逆、和解少阳、清上温下等，如小柴胡汤、半夏泻心汤等；水饮致呕治以蠲饮降逆为主。

隋代巢元方《诸病源候论·脾胃病诸候》指出"呕哕之病者，由脾胃有邪，谷气不治所为也，胃受邪气则呕"，说明呕吐的发生是由胃受邪气所致。又指出"若风邪在胃则呕。膈间有停饮，胃内有久寒，则呕而吐"。孙思邈《备急千金要方·呕吐哕逆》记载了辨脉诊治和呕家圣药，"夫吐家，脉来形状如新卧起，阳紧阴数，其人食已即吐；阳浮而数亦为吐；寸口脉紧而芤，紧即为寒，芤即为虚，寒虚相搏，脉为阴结而迟，其人即噎；关上数，其人则吐；跌阳脉微而涩，微即下利，涩即吐逆，谷不得入；跌阳脉浮者，胃气虚，寒气在上，忧气在下，二气并争，但出不入，其人即呕而不得食，恐怖如死，宽缓即瘥；呕而脉弱，小便复利，身有微热，见厥难治。凡服汤呕逆不入腹者，先以甘草三两，水三升，煮取二升服之，得吐，但服之不吐，益佳，消息定，然后服余汤，即流利更不吐也。凡呕者多食生姜，此是呕家圣药。"王焘《外台秘要·许仁则疗呕吐方四首》辨虚实寒热论治呕吐，提出积热、积冷分论、分治。认为呕吐有积冷、积热两种。两者病位均在胃，"一者积热在胃，呕逆不下食，一者积冷在胃，亦呕逆不下食"，积热在胃，呕逆不下食，治以甘寒和胃的生芦根五味饮（生芦根、生麦门冬、青竹茹、生姜汁、茯苓），服药后如果呕吐不能尽除，则用茯苓五味丸（茯苓、人参、麦门冬、生姜、青竹茹）柔润养胃滋阴止呕，忌醋物。积冷在胃，呕逆不下食，治以温胃止呕之半夏二味丸（半夏、小麦面），忌羊肉；以及温胃健脾止呕之人参七味丸（人参、白术、生姜屑、厚朴、细辛、橘皮、桂心），忌桃、李、雀肉、生葱、生菜。

《圣济总录·呕吐统论》有"浊阴之气"上逆则发为呕吐说，"人之阴阳升降，三焦调顺，脾胃和匀，乃能腐熟水谷，变化糟粕，传泻行导，下走肠间，若脾胃虚冷，水谷不化，则阴阳否隔，三焦不调，浊阴之气，不能下行，奔冲于上，故发为呕吐。然吐逆之病，有得之于隔实者，有生于中满者，有发于下焦者，种种虽不同，悉本胃气，逆则呕吐。"宋代陈言在《三因极一病证方论·呕吐叙论》中讲"呕吐虽本于胃,然所因亦多端,故有寒、热、饮食、血、气之不同,皆使人呕吐",指出呕吐的多种成因。严用和特论饮食不节致呕的发病机制,《严氏济生方·呕吐论治》:"夫人受天地之中以生,莫不以胃为主。盖胃受水谷,脾主运化,生血生气,以充四体者也。若脾胃无所伤,则无呕吐之患,其或饮食失节,温凉不调,或喜餐腥脍乳酪,或贪食生冷肥腻,露卧湿处,当风取凉,动扰于胃,胃既病矣,则脾气停滞,清浊不分,中焦为之痞塞,遂成呕吐之患焉。然此特论饮食过伤,风凉冷湿之所由致者。又如忧思伤感,宿寒在胃,中脘伏痰,胃受邪热、瘀血停蓄,亦能令人呕吐。"杨士瀛《仁斋直指方·呕吐方论》曰:"呕吐出于胃气之不和,人所共知也。然有胃寒,有胃热,有痰水,有宿食,有脓血,有气攻,又有所谓风邪入胃。"由于六气皆能化火,五志过极也可以化热,刘完素创火热致呕论,《素问玄机原病式·呕(热类)》:"胃膈热甚则为呕,火气炎上之象也。"朱丹溪重视痰火,《丹溪心法·呕吐》指出"胃中有火与痰而呕者"。

　　明代虞抟对呕吐的病因阐述较为全面,且重点阐明了脾胃与呕吐的密切关系,《医学正传·呕吐》曰:"外有伤寒,阳明实热太甚而吐逆者;有内伤饮食,填塞太阴,以致胃气不得宣通而吐者;有胃热而吐者;有胃寒而吐者;有久病气虚,胃气衰甚,闻谷气则呕哕者;有脾湿太甚,不能运化精微,致清痰留饮郁滞于中、上二焦,时时恶心吐清水者。"龚廷贤载八种呕吐的辨证论治法,龚氏认为"呕吐者,饮食入胃而复逆出也。有声无物谓之哕,有物无声谓之吐,呕吐谓有声有物。胃气所伤,中气不足所致"(《寿世保元·呕吐》),并将呕吐分为外感寒邪、内伤饮食、胃气上逆、胃热、胃寒、痰涎内聚、水寒停胃、胃气虚弱八种类型,各设主治方药。张景岳提出"呕吐一证,详辨虚实",将呕吐分为虚实两大类,《景岳全书·杂证谟·呕吐》曰:"所谓邪实者,或暴伤饮食,或因胃火上冲,或因肝气内逆,或以痰饮水气聚于胸中,或以表邪传里,聚于少阳、阳明之间。皆有呕证,此皆呕之实邪也。所谓虚者……必胃虚也。"清代程国彭《医学心悟·呕吐哕》提出"命门火衰不能生土"而致呕吐之说,值得借鉴。清代叶天士在《临证指南医案·呕吐》中提出"泄肝安胃"的治疗纲领,用药方面"以苦辛为主,以酸佐之"。

　　近代医家对呕吐的鉴别、治疗,在继承的基础上有所创新和发展,如林珮琴创蛔厥致呕的治疗方,费伯雄系统阐释了暑湿呕吐治法,徐景藩系统阐释了痰饮中阻呕吐治法,颜正华以疏肝、通降、活血法治疗呕吐等。

第二节　品读名案

一、薛己治呕吐验案

【案】

薛立斋见一人呕吐痰涎,发热作渴,胸膈痞满,或用清气化痰降火,前证益甚,痰涎自出。薛曰:呕吐痰涎,胃气虚寒也。发热作渴,胃不生津也。胸膈痞满,脾气虚弱也。须用参、芪、归、术之类,温补脾胃,生发阳气,诸病自退。不信,仍服前药,虚证悉至,复请治。薛曰:饮食不入,呃逆不绝,泄泻腹痛,手足逆冷,是谓五虚。烦热作渴,虚阳发于外也,脉洪大,脉欲绝也,死期迫矣。或曰:若然,殒于日乎?殒于夜乎?薛曰:脉洪大,当殒于昼。果然。

震按:此条与张克明咳嗽吐痰证治相同。彼以温补而愈,此以清削而死。薛公之善用温补,与戴人之善用涌泄,皆举一可以例百也。

【出处】俞震.古今医案按[M].焦振廉,张琳叶,赵琳,等,校释.上海:上海浦江教育出版社,2013:217.

【品读】薛己的脏腑辨证思想受张元素和李东垣的影响较深,且有自己的新创,其辨证以脏腑虚损为主,其中以脾肾为核心,并结合气血、八纲辨证;重视脏腑生克制化传变,多脏兼病辨别仔细,复杂病症善抓本质,详审脏腑病机缜密用药;医案记载常以六味地黄丸、八味地黄丸、补中益气汤、六君子汤、十全大补汤等方为主。本案胃气虚寒,失其和降而导致呕吐,用清气化痰降火之法导致病情加重,当治以扶正为主,温中健胃,参、芪、归、术之类,生发阳气。

二、周慎斋治呕吐验案

【案1】

一妇呕吐半月,诸药不效,势已危矣,但气未绝耳。诊之脉俱内掉,左手尺中全无。曰:此独可生,阳气未绝,故左尺独安也。用沉香、乌药等分,人参、甘草减半为末,生姜切片淡盐腌之,蘸末含化,下痰碗许而愈。

【案2】

一人身体肥大,每日食鸡一顿,只下午呕吐清水,晚食肉一顿,始安。

诊之,寸脉大于尺脉数倍,尺沉而涩,此阴盛阳隔,上焦火盛故能食,丹田虚寒故呕吐。用半夏一钱,沉香三分,栀子五分,人参、炮姜各一钱,附子三分,温下清上而愈。

【案3】

一孕妇吐逆,点水不入,胁下痛甚则厥,脉左关尺洪,右关平,右尺革。此因肾燥不能生木,木枯生火以侮脾土,脾挟肝邪,上行于肺,故呕吐而痛也。若无胎,只须瓜仁、天麦二冬、半夏、柴胡、肉桂则愈;今则不宜,用生地以滋肾血,归身使血归肝以制火,白芍除土中之木,甘草缓上炎之火,砂仁理气安胎,黄芩平伤肺之邪火,大枣和中。二三帖后,火炽稍平,用杜仲、续断、芩、连、苏、橘、炮姜,敛火安胎。守此勿易,自厥止而愈也。要知呕吐脾胃有伤,则归、地均在所禁,今则水枯火炽,故以滋阴者,培其本也。

【案4】

一人吐泻腰痛,欲食而不食。此木邪乘土,胃火炽而心嘈似饥也,火在中焦,上干于肺而吐,下流大肠而泻,肺与大肠为表里,大肠既不固,肺又不生肾,则水伤而肾痛矣。用苍术、白术以和胃,芩、栀平火,茯苓、山药补脾肺,白芍平肝,苏梗通气,则火平湿去而安矣。

【案5】

一人腹胀时吐,小便利则大便闭,大便通则小便闭。此中气实,故胀;浊阴不降,故吐;清阳下陷,填塞下焦,故二便不能齐通。用炮姜三钱温中而健运,升麻一钱五分升于下,吴茱萸一钱降于上,八帖而愈。

【案6】

一妇患呕吐,粒米不入六日矣,兼头眩,胸膈如束而不舒。诊其脉,沉弦而驶,且无力,此属气虚夹痰郁。以人参三钱,陈皮、川归各一钱,乌药用人乳炒,加竹沥、姜汁,十剂而愈。

【案7】

一妇自丹田冲上,遂吐清水,盖火气上逆,由丹田虚寒故也。用白术二两、白豆蔻五钱为末,早晚以滚汤调下。盖白术补脾,豆蔻温肺,此药服之,则金水相生,其病渐愈。倘在男子,纯阴无阳,则为不治之疾。

【案8】

一妇呕吐,诸药罔效。用沉香、乌药等份,人参、甘草减半,姜一块,淡盐沾药擦牙根,津液咽下后腹痛如刀刺,下痰碗许而愈。

【案9】

一人饮食如常,每遇子时吐,大便秘结。其人必有苦虑忧思,脾气郁结,幽门不通,宜扶脾通窍为主。用人参、白术以苍术汁拌炒、茯苓各一钱,炙甘草五分,附子煮乌药三分,姜水煎服愈。

【案10】

一人吃粥饭即吐,饮酒则不吐,此瘀血凝积也。盖酒性太热,力能化血,故通关直下,非若饮食之有形阻碍也。用辛热没药四两,服至春暖,凝血化解,后吐血而安。

【案11】

一妇产后伤食,致胃虚不纳谷,四十余日矣。闻谷气则恶心而呕闻药气亦呕。求治,吾师恳辞曰:药不入,无法以治。其家愈求不已,遂用人参、茯苓、白术各一分,甘草二分,陈皮、藿香、砂仁各五分,神曲一钱,十年以上陈仓米一合,顺流水二大盏煎沸,泡伏龙肝研细,搅浑,放澄清,取一盏,加姜枣煎服,数服愈。

【案12】

一病呕吐清水,从小腹起直于出口。用半夏五钱、干姜(去皮,炮)、丁香二钱,三味研末,临发时,白滚汤调服愈。

【出处】 周之干.周慎斋医学全书[M].海口:海南出版社,2010:133,145-146,290-291.

【品读】 研究者总结周慎斋尤善脉诊,精通内伤杂病,且善以五行制化、阴阳升降之理解释及治疗疾病,重视脾胃。其医案更体现了他学有渊源,治有法度;整体观念,辨证施治;变化心裁,不执死方的特色。凡治诸症,无论是外感、内伤还是杂病病后,周慎斋皆以保护脾胃为主,认为"人身之生死系于脾胃,凡伤寒杂症,一切不忘脾胃",强调"诸病不愈,必寻到脾胃之中,万无一失。盖脾胃一伤,四脏皆无生气,病日多矣"。观其呕吐医案,每以四君子汤(如案9、11)、六味地黄丸、补中益气汤(如案6)等方加减而取效。案1、8沉香芳香行散,能醒脾开胃,行气止痛,且本品性专下降,直达下焦,入于肾,以引上逆之气归于下。乌药理气散寒,行气止痛,既能通理上下诸气,又能温下元逐寒而缩便。诸药配伍,共奏降逆行滞、御邪正气、调中止呕之功。案2为上热下寒证的之证,治疗以清泄上焦热邪与温补脾肾阳气的方药并用。清泄上焦用半夏降逆止呕,栀子清热泻火。温补脾肾阳气用附子温阳散寒、回阳救逆,人参补五脏元气,益气救脱,二药配伍,互补协调,附子得人参则回阳而无燥热伤阴之弊,人参得附子则补气而兼温里之功,加炮姜、沉香温中降逆更佳。案 3 因肾燥不能生木,木枯生火以侮脾土,脾夹肝邪,上行于肺,故呕吐而痛,根据病机,以滋阴者,培本为首要义。案 4 木邪乘土所致吐泻,苍术燥湿,走而不守,运脾升阳,《张氏医通·湿门》曰:"风能胜湿,苍术专主木邪乘土,故能治内外诸邪。"白术补益脾气,守而不走。苍术得白术,燥湿运脾之有余而补脾气之不足;白术得苍术,补脾之不足而泻湿浊之有余。二药配伍,燥湿健脾功能同进。茯苓甘淡,利水渗湿,健脾,以利为主。山药甘平,健脾益气,固肾益精,以补为主。二药合用,茯苓得山药则利湿而不伤阴,山药得茯苓则补脾而不留湿。补中有利,利中有补,合为平补缓利之剂,为脾虚夹湿又不耐峻补峻利者所宜。案 5 为阳陷阴逆证,此证因脾气不足,不能升阳布精,脾不升清与胃不降浊所致腹胀、呕吐等,治以温中健运,调理枢机,其中炮姜健脾温中;升麻可助脾升清;吴茱萸辛而苦温,既可助炮姜温中之功,又可苦降,降逆止呕。案 7 在清代魏之琇编、黄汉儒等点校的《续名医类案·诸气》朱丹溪医案已有记载,周慎斋沿用其方,因脾肾虚寒,火气上逆导致呕吐,豆蔻温中止呕,白术健脾益气,虽无补肾之药,两药合用以金水相生,补虚行气而止呕。案 10 以活血之辛热没药治疗瘀血凝积致吐。案 12 半夏燥湿化痰,干姜辛散温通,逐寒温经发表,健脾燥湿,消痰止呕,二药均能化痰止呕,配伍互补为用,温中燥湿、化痰止呕效力显著;丁香辛散温通,既能暖脾胃,畅气机而散寒,又能温肾助阳,降浊气之上逆。诸药合用,得辛散温通,温中健脾,顺气降逆之效。

三、龚廷贤治呕吐验案

【案 1】

一治胃气冷,饮食即欲吐,白豆蔻五钱,为末,以好酒一盏,微温调服,日三盏。

【案 2】

一治冷涎呕吐,阴证干呕。

吴茱萸(汤泡,炒)一两五钱　生姜一两五钱　人参三分　大枣五个

上锉,水煎,食前服。

【案3】

一治患呕吐,闻药即呕,百方不效,以伏龙肝为末,水丸,塞两鼻孔,却服对证药,遂不再吐,如神。

【案4】

一治热症呕吐,或憎寒发热口苦,小柴胡汤,多加生姜、人参,或加乌梅。

【案5】

一治胃热而呕吐。欲知胃热,手足心皆热者是。

竹茹汤

半夏(姜汁炒)二钱　干葛二钱　青竹茹四钱　甘草(生)八分

上锉,姜枣煎服,或加前胡三分。

【案6】

一治呕吐属热者。

黄连(姜炒)一钱　石膏(火煅)二钱

上为末,白滚水送下。

【案7】

一治热吐不止。

栀子(炒黑)　朴硝各等分

上为末,每服二三匙,白滚水送下。

【案8】

一呕吐宿滞,脐腹痛甚,手足俱冷,脉微细,用附子理中汤一服,益甚。脉浮大,按之而细,用参附汤一剂而愈。

【案9】

一呕吐不食,腹痛后重,自用大黄等药一剂,腹痛益甚。自汗,发热昏愦,脉大。予用参、术各一两,炙甘草、煨姜各三钱,升麻一钱。水煎服而苏。又用益气汤加炮姜,二剂而愈。

【出处】龚廷贤. 寿世保元[M]. 北京:中国中医药出版社,1993:168-169.

【品读】龚氏在《寿世保元·呕吐》中描述了哕、吐、呕吐的区别。他认为呕吐病位在胃,与脾胃之气受伤有关;临证辨治不离调理脾胃。并将呕吐分为外感寒邪、内伤饮食、胃气上逆、胃热、胃寒、痰涎内聚、水寒停胃、胃气虚弱等八种类型,各设主治方药。研究者总结了龚廷贤的学术特色,可谓

"尊《内经》,崇东垣,尚薛己,广纳各家之言;建立了以气血为纲、脾胃为纬的辨证论治体系;富于创新,文采卓然"。上案根据寒热虚实,结合脉象辨证施治,案1记述了胃反呕吐属寒者,白豆蔻温胃消谷,酒气热助阳,味辛而发散,以助药势。案2阴证干呕,以吴茱萸汤暖肝温胃,降逆止呕,如《伤寒论·辨厥阴病脉证并治》所言"干呕,吐涎沫,头痛者,吴茱萸汤主之"。案3胃气虚弱,如久病胃虚,呕吐日久,不纳水谷,闻食即呕,闻药亦呕,以伏龙肝温中降逆止呕。案4热症呕吐,或憎寒发热口苦,据症拟小柴胡汤,如《医方考·伤寒门第二》所言:"柴胡性辛温,辛者金之味,故用之以平木,温者春之气,故就之以入少阳。黄芩质枯而味苦,枯则能浮,苦则能降,君以柴胡,则入少阳矣;然邪之伤人,常乘其虚,用人参、甘草者,欲中气不虚,邪不得复传入里耳!是以中气不虚之人,虽有柴胡证俱,而人参可去也;邪初入里,里气逆而烦呕,故用半夏之辛以除呕逆;邪半在表,则荣卫争,故用姜、枣之辛甘以和荣卫。"案5、6、7为热证呕吐,轻重缓急用药不同。案5胃热呕吐,投以竹茹汤治之,如清代叶天士《类证普济本事方释义·反胃呕吐》所言:"干葛气味辛微温,能解酒毒,入足阳明;甘草气味甘平,入足太阴;半夏气味辛温,入足阳明;竹茹气味甘寒,入足阳明;姜、枣以和荣卫。胃热呕吐不止,亦必因胃中酒气蕴热,故以微辛温之药令其入胃,引入甘寒之品,则酒热稍解,气得下降,胃气安而病自已也。"案6呕吐属热者,石膏辛甘大寒,为清解肺胃气分实热之要药;黄连大苦大寒,为泻心胃肝胆实火之品,兼能清心除烦。二药配对,相辅相助,清热泻火除烦之力增强,实热之邪去除呕方止。案7热吐不止,治以后世清代李文炳所载《仙拈集》朴栀散,栀子泻火除烦,清热利湿;朴硝味苦,除热邪之气,"荡涤脏腑实热"(《本草品汇精要·石之水》)。案8虚寒呕吐,手足厥冷,腹痛冷甚,用附子理中汤、参附汤温中散寒、回阳益气。附子理中汤温中散脾胃之寒,药以人参、白术、甘草益气健脾,补虚;熟附子、干姜温暖肠胃。当脉浮大出现虚阳外越,阴阳离决之危象,可用参附汤益气回阳固脱。案9记述了初治不对证,反怠误病情,后经过调整而康复。

四、张景岳治呕吐验案

【案】

景岳治胡宅小儿,年甫三岁,偶因饮食不调,延幼科延医,所用之药,无非清火化滞等剂,因而更损胃气,反致呕吐溏泄,复加清利,遂致吐蛔,初止数条,渐至数十条,细如灯草,甚至成团搅结而出。早晚不绝,所下者亦如之,羸困至极,求治于张。先与温胃饮二三剂,其虫朝夕不止,其多如故,初不识其何所从来,而神化之速,一至如此,乃翁切恳先逐此虫。张弗听,且曰:公之所畏者,虫也,予之所畏者,胃气也。凡逐虫之药,无有不伤胃气者,若胃气再伤,非惟不能逐虫,而命必随之矣。仍用前药,倍加人参佐附子,二三剂而呕吐渐稀,泻亦随止。泻止后,乃以理阴煎、温胃饮,出入间用。十余日而虫渐少,一月余而饮食进,肌肉生,复元如故矣。盖此儿因凉药伤脾,脾胃虚寒,阴湿内淫,以致生虫,但使脾胃日强,则拔去化虫之源。病方全愈也。

附:吴参军煮鲜蘑菇,多食之,大吐大泻,医谓速宜解毒,用黄连、桔梗、黑豆、甘草、枳实之属,连进而病益甚,胸腹大胀,口干气喘,水饮皆不能受,危窘已甚。景岳视之曰,毒有不同,岂必黄连、甘、桔乃可解耶。蘑菇一物,必产于沉坑枯井,或沉寒极阴之处,其得阴气最盛,故肥白最嫩也。公中此阴寒之毒,而复解以黄连之寒,病不更增耶。遂用人参、白术、炙草、干姜、附子、茯苓等,一剂而呕少止。再剂而胀少杀,随大加熟地,以兼救其泻亡之阴。前后凡二十余剂。复元如故。

【出处】俞震. 古今医案按[M]. 焦振廉,张琳叶,赵琳,等,校释. 上海:上海浦江教育出版社,2013:218-219.

【品读】研究者总结了张景岳对呕吐的辨治特点:"辨证之要,虚实为纲;论治之法,补虚泻实;治呕之药,当审气味。"张景岳认为,虚证的呕吐属虚寒者为多。指出:"余言呕因胃寒,是寒多虚也……但因火而呕者少,因寒而呕者多。"因此张景岳提出:"虚呕之治,但当以温胃补脾为主,宜人参理中汤为正治。""若胃口寒甚者,宜附子理中汤或四味回阳饮或一炁丹主之。""凡中毒而吐者,当察其所中者何物。盖中热毒而吐者,宜解以苦寒之剂;中阴寒之毒而吐泻不止者,宜解之以温热之剂;若因吐泻而脾胃致虚者,非大加温补不可。"此案因为凉药伤脾,脾胃虚寒,阴湿内淫,以致生虫,故从温补脾胃入手,祛除化虫之源,对于附案中阴寒之毒亦是如此。

五、李用粹治呕吐验案

【案1】

歙人,方李生儒人,向患左胁疼痛,服行气逐血之剂,反加呕逆,甚至勺水难容。脉左沉右洪，明属怒动肝火来侮脾阴，过投峻药转伤胃气，俾三阴失职，仓廪无由而化，五阳衰惫，传道无由而行。所以中脘不通，食反上涌，斯理之自然毋容议也。方以异功散加白芷、肉桂于土中泻水，并禁与饮食。用党参五钱、陈仓米百余粒、陈皮一钱、生姜二三钱，加伏龙肝水三碗，煎耗一半，饥时略饮数口，二三日后方进稀粥。庶胃气和而食不自呕，依法而行，果获奇效。

【案2】

茂才虞葛来，少年多欲，醉饱无惮，初患胁痛，继而嘈杂，渐成反胃。医久无效，邀家君往视，见面色如土，面上两颧稍带赤色，六脉细数，食饮即吐，历览前方，颇不相胶，但四君、理中频服不瘥，知病不独在中州也。信为无阴则吐耳，况诸呕吐皆属于火，而季胁又属肝肾之乡，即以地黄汤加石斛、沉香。愈后一载，秋前旧证复发。适家君有携李之行，予诊治。左关弦长，知怒气伤肝，故现独大之象，用加味逍遥散而安。又两月，因劳忍饥恣酒感怒，前症蜂起，较前尤甚，六脉虚软，胁痛胀闷，卧则气塞欲绝，此大虚而得盛候，为脉证相反，法在不治。伊父强请立方，仍用逍遥散，更医用小建中汤二十余剂，胁胀稍宽，痛则仍在，咯血稠痰，腥秽难近，复余治，往者虚软之脉，变成蛛丝之细，两眸露白，气促声嘶，脾元大坏，肺气孤危，此肺痿之恶候也。时冬水将弱，春木方强。延于冬者得肾水之相助也。记初十立春，木气临官，肺受其侮，脾受其乘，岂能再延耶？果殁于初十之寅时。

【案3】

徽商朱圣修内人，呕逆吐食，出多入少。皆利痰白沫，眩晕气急，半月有余。大肉尽消，治者咸谓反胃，谓吐沫，脾败已无救矣。余调治，手少阴脉动甚，两尺滑利，为结胎之兆，而见恶阻之候，非反胃也。用人参、橘红、白术、半夏、苏梗、桔梗、赤苓、砂仁、枇杷叶、伏龙肝水，煎服三剂而吐减，数剂而全瘳，后产一女。

【出处】裘庆元．三三医书［M］．田思胜，校．北京：中国中医药出版社，1998：466-469.

【品读】李用粹博采诸家，崇尚《黄帝内经》，顾护脾胃，选药投剂，据脉而定，尤其提倡在病情紧急疑似之际直接将脉诊与用药宜忌结合。《证治汇补·胁痛》曰："胁者，肝胆之区。肝为尽阴。喜条达而恶凝滞；胆无别窍，喜升发而恶抑郁。故凡木郁不舒，而气无所泄，火无所越，胀甚惧按者，又当疏散升发以达之。不可过用降气,致木愈郁而痛愈甚也。"所以案1胁疼痛,服行气逐血之剂,反加呕逆,甚至勺水难容。案2肝肾阴虚所致反胃,初诊以地黄汤加味治愈,石斛甘寒滋阴,沉香辛温降气。石斛得沉香则滋胃阴而不抑遏,沉香得石斛则降逆气而不燥津。二药寒温相济,顺气养阴。如清代刘仕廉《医学集成·反胃》所言:"反胃之证,有随食随吐,有朝食暮吐。人以为病在胃也,而不知病在肾。肾水虚,不能润喉,因喉而吐;肾火虚,不能温脾,因脾寒而吐。凡治反胃,必先治肾,肾水相济,则上可转挽,下易运化。肾火熏蒸,釜底有薪,水谷俱熟,否则肾冷而脾益寒,胃不受食,必上涌而吐矣。"《素问·阴阳应象大论》曰:"善诊者,察色按脉,先别阴阳。"李用粹对于色脉十分注重,认为"脉法为投治之本"(《证治汇补·提纲门》),案3妊娠恶阻案根据脉象诊断疾病。

六、吴鞠通治呕吐验案

【案1】

癸亥三月二十日

金,六十八岁。旧有痰饮,或发呕吐,仍系痰饮见症。医者不识,乃用苦寒坚阴,无怪乎无可存之物矣。议食入则吐是无火例。

淡吴萸五钱　半夏八钱　淡干姜五钱　生薏仁六钱　广皮三钱　生姜汁(每次冲三匙)

水五杯,煮二杯,分二次服,渣再煮一杯服。

廿三日　前方业已见效,但脉迟紧,与通养胃阳。

人参一钱五分　淡吴萸三钱　半夏三钱　生薏仁三钱　茯苓二钱生姜五片

不拘帖。

【案2】

恒氏,二十七岁。初因大惊,肝气厥逆,呕吐频仍;后因误补,大呕不止,呕即避人,以剪刀自刎,渐至粒米不下,体瘦如柴,奄奄一息,仍不时干呕,四肢如冰,后事俱备,脉弦如丝而劲。与乌梅丸法。

辽参三钱　川椒炭四钱　吴萸(泡淡)三钱　半夏四钱　姜汁三匙川连(姜炒)二钱　云苓块五钱　乌梅(去核)五钱　黄芩炭一钱

服二帖而进米饮,服四帖而食粥,七帖后痊愈。后以两和肝胃到底而大安。

【案3】

己丑正月初十日

珠氏,二十五岁。呕吐不食已久,六脉弦细而弱,与安胃丸法。

姜半夏八钱 川椒炭六钱 广皮五钱 云苓块六钱 乌梅肉四钱 生姜五钱

甘澜水八茶杯,煮成三杯,分三次服。

十四日 呕吐不食,与安胃丸法已效,但小便犹短,兼有口疮,议兼开太阳。

云苓(半皮半块)六钱 姜半夏六钱 猪苓三钱 桂枝三钱 生薏仁五钱 吴萸(拌川连炒)三钱 泽泻三钱 川连(炒)八分 川椒炭四钱 生姜三钱

煮三杯,分三次服。

【案4】

辛卯五月廿八日

喻,六十一岁。肝郁停痰呕吐百余日,治不如法,肝未愈而胃大伤。议与苦辛以伐肝,甘淡以养胃阳。

姜半夏五钱 人参三钱 淡吴萸三钱 云苓五钱 川椒炭四钱 炒川连五钱 生姜汁(冲)三匙

煮三杯,分三次服。

六月初四日 于前方内减川椒炭一钱、淡吴萸一钱,加旋覆花(新绛纱包)三钱、香附三钱、姜半夏一钱。

初六日 肝木横穿土位,呕逆百余日不止,与苦辛伐肝,用甘淡养胃阳,已见大效。俟胁下丝毫不胀,用此方镇肝逆,养肝阴,补中阳。性情之病,胸中须海阔天空,以迓天和。

代赭石八钱 人参三钱 姜半夏六钱 云苓块六钱 炙甘草三钱 旋覆花(包煎)三钱 生姜三钱

煮三杯,分三次服。

【出处】吴瑭. 吴鞠通医案[M]. 北京:中国中医药出版社,2006:174-175.

【品读】从《吴鞠通医案》呕吐篇所列的治呕方中,体现了吴鞠通师法仲景,灵活创新的学术特色,对于痰饮呕吐用小半夏汤、小半夏加茯苓汤、茯苓泽泻汤、旋覆代赭汤等。根据寒、热虚证及气逆、水饮配治,用药以半夏、生姜为主。案1本病为呕吐之痰饮内阻之实证,多因中阳不运,聚湿生痰,痰饮留聚,胃气不降,故脘闷食不得下,反上逆而呕吐清水痰涎,遵治痰饮大纲"温药和之",温化痰饮,和胃降逆。案2为肝郁化火,胃阴耗伤,胃失和降,导致寒热错杂之呕吐,治以寒热并用,降逆止呕,用《伤寒论》乌梅丸法,初因"肝气厥逆"而论。案3吴鞠通创安胃丸,主治呕吐不食已久,六脉弦细而弱,其中姜半夏、生姜、乌梅肉降逆止呕,川椒炭、广皮、茯苓温中理气、健脾和胃。从全方用药来看,吴鞠通所指安胃丸法,即是取李东垣《脾胃论》中"安胃汤"之意。案4肝郁伤胃,当治以伐肝养胃,养肝阴,补中阳,方用旋覆代赭汤加减,如许宏《金镜内台方议·旋覆代赭汤七七》所言:"与旋覆花下气除痰为君,以代赭石为臣,而镇其虚气;以生姜、半夏之辛,而散逆气……人参、大枣、甘草之甘,而调缓其中,以补胃气……"苦辛通降而甘淡益气健脾之法组方。

七、林珮琴治呕吐验案

【案1】

叔。深秋吸受秽邪,呕吐不已。先服藿香正气散,入口即吐,身热足厥,面黑眶陷,或进导痰温胃饮,呕恶不纳。诊之脉虚少神,予谓此中宫虚极也。速用潞参、山药、茯苓、炙草、白术、橘白、苏子、莲子、红枣、煨姜、粳米煎。稍稍与服,竟不吐,思食粥矣。后加减数昧,调理而康。

【案2】

李姬。由腰痛续得寒热呕吐,汗出畏冷,寸关脉伏,两尺动数。思高年水谷不入,呕多胃气先伤,况寸关脉不见,阳气已虚,足必时厥,宜其汗出而畏冷也。自述胫寒至膝,乃用煨姜汁热服,呕定。即与粥汤,右脉略起,因与吴茱萸汤,脉症悉平。

【案3】

族某。胸痛食减吐酸,由肝逆浊泛。用吴茱萸、厚朴、枳壳、青皮、半夏、茯苓为末,空心日再服,金橘皮泡汤下。效。

【案4】

夏氏。两寸洪大,两关弦滑,呕逆耳鸣,口干头晕,白带连绵。症属肝胃不和。吴萸(黄连汁炒)、生白芍、山栀、半夏(青盐炒)、茯苓、苏子、枳壳、姜霜。三服症平。

【案5】

李。脉洪大搏指，口干频咳，食后吐水，头目震弦而心悸。此劳力伤阳，阳化内风，上冒清道。风翔则水涌，胃虚则木乘，故呕眩不已。其水停膈间，心必悸，津不上潮，口必干，气不下降，便乃秘。治先和阳降逆，山栀、甘菊(炒)、冬桑叶、茯苓、杏仁、苏子(俱炒研)、牡蛎(煅)、海浮石、淡竹茹、前胡。三服症平，脉较敛，其神倦者，火风逆势已折也。减甘菊、桑叶，加白芍、茯神、瓜蒌、半夏、潞参，和肝胃以清涤痰火，遂愈。

【案6】

族女。情志怫悒，头眩颊赤，夏初食入即吐，脉虚小，经期错乱。由肝胆火风侮胃，不及传变，倾翻甚速。且胃虚作呃，木气乘土，久则冲脉失涵，络伤内溢，以冲为血海，隶在阳明也。先在苦以降逆，山栀、羚羊角、竹茹、旋覆花、半夏曲、柿霜。三四服眩吐止。去羚羊角、半夏曲，加阿胶(另化冲)、丹皮、白芍、茯苓、甘草，调养肝胃而经期顺。

【案7】

本。久嗽气促，中夜必起坐，是亥子阳升，丹田不纳。今长夏每食必脐下气冲，涌吐无余。更由劳动阴火，扰胃劫痰，直上冲咽。先予降逆，苏子、橘红、枳壳、瓜蒌、杏仁、降香、贝母，一啜吐止。议镇冲脉，青铅、坎炁、牛膝、山药、五味、熟地炭、茯神。三服气定嗽减。

【案8】

蔡。小腹气上冲膈，食下呕吐，寒热，便泻，溺痛。病久脉弦左虚，乃厥阴浊逆为吐，攻肠为泻。治在泄浊安胃。吴萸(泡)、川楝子(酒蒸)、小茴香(酒炒)、茯苓、车前子、橘核、白芍(俱炒)、生姜、半夏曲。数服诸证退，去吴萸、川楝子、车前子、生姜，加砂仁、炮姜、广皮。服愈。

【出处】林珮琴．类证治裁[M]．王雅丽，校注．北京：中国医药科技出版社，2011：104，112，115.

【品读】林珮琴《类证治裁·呕吐》提出了肝气犯胃呕吐一证，且立具体治法及用药原则，曰："夫胃司纳食，主乎通降，其上逆而呕吐者，乃肝邪犯胃，或胃虚肝乘，故治呕吐，必泄肝安胃。用药主苦降辛通，佐以酸泄。"并集诸名家呕吐哕治法之方三十七首。案1为吸受秽邪，中宫虚极导致呕吐,因此服解表和里之剂藿香正气散入口即吐,服攻逐之剂导痰温胃饮亦呕恶不纳,方以四君子加山药、莲子,健运脾气以扶正;橘白、苏子调气机,和升降;红枣、煨姜暖胃散寒,取粳米煎,和胃气也。案2水谷不入,胃气先伤导致呕多,治以温中补虚,降逆止呕,施以吴茱萸汤,《金镜内台方议·吴茱萸汤七十九》:"食谷欲呕者,胃寒不受食也。此以三者之症,共用此方者,以吴茱萸能下三阴之逆气为君,生姜能散气为臣,人参、大枣之甘缓,能和调诸气者也,故用之为佐使,以安其中也。"案3为肝逆浊泛导致呕吐,治以降浊和胃。案4为肝胃不和,胃失和降导致呕吐,治以疏肝和胃。这两则医案皆与肝气相关,皆用吴茱萸,《本草经解要·木部》谓:"吴萸气温,禀天春和之木气,入足厥阴肝经。"案5为劳力伤阳,阳化内风,上冒清道,胃虚木乘导致呕吐,治以和阳降逆,和肝胃以清涤痰火。案6为肝胆火风侮胃,木气乘土导致呕吐,治以苦以降逆、调养肝胃。案7为劳动阴火,扰胃劫痰导致呕吐,治以降逆止呕,议镇冲脉,其中青铅甘寒属肾,解毒坠痰,坎炁与紫河车相似,味甘、咸,性温,归肺、肾经,益肾、纳气。案8为厥阴浊逆攻肠导致呕吐,治以泄浊安胃,方中吴茱萸、川楝子、小茴香、橘核行气理气、和胃止呕,茯苓、生姜健脾和胃止呕,车前子、白芍清肝平肝,半夏曲消食宽中。待诸证退,加砂仁温脾开胃、止呕行气,炮姜温中,广皮理气和中。

八、费伯雄治呕吐验案

【案1】

某。反胃呕吐大症,食入作吐。宜理气畅中。

当归　白芍(桂枝炒)　肉桂　延胡　木香　砂仁　川朴　陈皮　郁金　蒌藜　赭石　旋覆　藿梗　姜竹茹　佛手　檀香　炙黑草　生谷芽

【案2】

某。经以脾为胃主,行其津液者也。脾虚不能为胃行其津液,则聚饮成痰,偏于胃而为呕,停滞腹中为痛,延今七载,时作时愈。

理中汤加藿香　当归　吴萸　丁香　橘红

灶心土煎汤代水。

【案3】

某。《经》云:肾者胃之关也。皆缘命火不足,水谷不分,关门不利,胃失冲和,宜其食入反出。今拟釜底加薪,蒸动肾气,乾健不失,浊气下利,其呕当止。

熟附片　益智仁　炒於术　制半夏　茯苓　麦冬　小茴　淡吴萸
粳米

【案4】

某。肝胃不和,痰气凝滞,以致食入即出,左腹痞硬,动气不安,舌苔黄白,少津。辛通苦降法。

姜汁炒竹茹　吴萸　川连(姜汁炒)　山栀　瓜蒌皮　枳实　茯苓
半夏　金沸草　郁金　牛膝

【案5】

某。荣血久亏,胃气不和,湿痰不化,胸闷呕吐。宜和营、调中,化痰
理气。

刺蒺藜三钱　广郁金三钱　青陈皮各一钱　法半夏二钱　连壳蔻八分
上沉香(乳磨冲)三分　当归二钱　毕澄茄一钱　茯苓二钱　木香五分
佛手八分　姜竹茹一钱五分　枇杷叶(姜汁炒)三钱　手拳米一撮

【案6】

某。胃阴枯涸,呕吐作痛,大便不利。育阴制阳,柔肝和胃,兼以流畅,
待阴分渐复,阳明渐和,呕吐自止,大便自通。

西洋参八分　大丹参二钱　云苓三钱　冬术一钱　炙草五分　郁金
三钱　刺蒺藜三钱　天麦冬各二钱　法夏一钱　川朴一钱　青陈皮各一
钱　赭石三钱　旋覆花一钱五分　檀香五分　生熟谷芽各三钱　姜竹茹
二钱　麻仁三钱

【案7】

某。脾为湿土,胃为燥土,其性本喜燥而恶寒,寒气入胃,饮食难化,不
时呕吐。宜健脾温胃,以止呕吐。

当归　茯苓　生熟苡仁　新会皮　姜半夏　川朴　干姜　肉蔻　茅术
怀牛膝　木香　肉桂

【出处】巢崇山．孟河四家医案医话集[M]．太原:山西科学技术出版
社,2009:37-38.

【品读】研究者总结了费伯雄学术特色,"醇正和缓、善治虚劳,尤重脾
肾,擅长调营治肝,同时兼顾肾阴,论治燥症,力倡温凉之辨,辨证施治,独
具匠心,讲究饮食宜忌,注意抗衰延年"。费氏比较重视对肝脏的调治,《医

方论·和解之剂》曰:"五脏惟肝最刚,而又于时为春,于行为木,具生发长养之机,一有怫郁,则其性怒张,不可复制,且为火旺则克金,木旺则克土,波及他脏,理固宜然。"在《费伯雄医案》中,阐述了多种肝脏失调的病理,如"肝木横亘脾中,上犯胃经,下克脾土"而作"肝胃气痛","甚则作呕作泻";"肝气太强,上犯虚里,中脘不畅作哕"等,如案 1、4。其中案 1 乃因肝郁犯胃、气机不畅所致呕吐,治宜理气畅中。案 4 为因肝气郁结,痰热中阻所致呕吐,治以黄连温胆汤、左金丸、小陷胸汤,去陈皮、甘草,理气和胃,清化痰热,降逆止呕,加栀子清解郁热,金沸草、郁金、牛膝理气降逆。案 2、3、7 体现了其注重后天之本和、先天之本的思想;案 5、6 体现了调营、治肝,顾护阴精的医学思想。

九、马培之治呕吐验案

【案1】

塘头,周某。痰气蕴于胃腑,胸闷嗳腐吞酸,呕吐食物,有热辣之气,腑气不畅,势成关格。拟养阴和胃,理气化痰。

法半夏 泽泻 枳壳 石斛 橘红 甘草 竹茹 芦根 麦冬茯苓

二诊:昨进养阴清胃,以降痰热,嗳逆呕吐已见减轻。胸闷未舒,口干作渴,食难下膈,胃阴大伤。从原方进治。

原方加北沙参、枇杷叶、粳米。

三诊:肝胃之热较清,惟气机未舒,呕吐上嗳未除,阴伤而胃逆未降。宗原方进治。

北沙参 竹茹 枳壳 茯苓 枇杷叶 金橘叶 郁金 泽泻 青盐半夏 粳米 麦冬 广皮 石斛 佩兰叶

后服方:原方去泽泻、竹茹、枳壳,加怀山药、黑料豆、毛燕。

【案2】

某。脾肾不足,胃气不和,夹有湿痰,胸腹作痛,甚则呕吐。当和中理气化痰。

法半夏 陈皮 茯苓 枳壳 木香 香砂仁 焦白术 谷芽 厚朴佩兰 全当归

【案3】

某。王太仆曰:食不得入,是有火也;食入反出,是无火也。胃有积饮,肝木上犯,食入作恶,顷即吐出,中阳不足,降令失司。拟温中降逆。

　　沉香　姜半夏　白芍　茯苓　陈皮　郁金　炙草　川椒　吴萸

　　另服乌梅丸一钱。药后有效,去郁金,加白术、谷芽。

【案4】

　　某。脾以升为健,胃以降为和。脾胃升降失常,食入作吐已久,生气伤残,损及奇经,冲任之气不固,坠胎三次,每在三月,肝虚显著。先为养胃调中,吐止之后,再进培养肝肾。

　　台参须　野於术　川石斛　怀山药　法半夏　茯苓　炙草　陈皮白芍　焦谷芽　甘蔗浆

　　丸方:

　　参须　怀山药　於术(藕汁炒)　茯苓　陈皮　白芍　炙生地　法半夏　炙草　合欢皮　芡实　红枣　石斛煎汤泛丸

【案5】

　　某。痰湿停中,脾胃不和,吞酸作恶,甚则大吐,腰酸乏力。当温中和胃化痰。

　　白蔻壳　制半夏　陈皮　枳实　枳椇子　茯苓　吴萸　甘草　木香川朴　干姜　川椒

【案6】

　　某。肺主胸中,胃主脘中,胃之上口名贲门,饮食之道路。痰湿停中,肺胃之气不展,胸膺不畅,食入不舒,汤水下咽则呕吐顿作,头晕目痛。经云:无痰不作晕。乃饮邪随气上升,卧则气平,而晕痛亦止。拟舒肝胃以展气化,佐以涤痰。

　　半夏　陈皮　苏梗　蔻仁　沉香　枇杷叶　茯苓　枳实　薤白竹茹

【案7】

　　某。经谓脾升则健,胃降则和。釜底无薪,不能腐熟水谷,中寒停饮作吐,冷涎时泛,脉弱而细,中阳衰极。急为温中化饮,佐以和胃,再若迟延,恐成反胃。

　　半夏三钱　蔻仁四分　陈皮一钱　干姜六分　肉桂四分　於术(枳实五分炒)一钱五分　茯苓三钱　炙草四分　丁香四粒　伏龙肝一两

【案8】

　　某。环口肉䐃,四肢常冷,初则气升至咽,久则懒食脘痞,呕胀吐酸。

阳明胃府,以通为宜。

人参　熟附子　半夏　茯苓　粳米　宣木瓜　制军

【案9】

某。脾阳不运,命火式微,食下停滞,甚至呕吐,二便不利,精神委顿。有反胃噎膈之象。

党参　广木香　谷芽　陈皮　佩兰叶　半夏曲　枳壳　香砂仁　当归　煨姜

【案10】

某。脉来左弦右沉,血虚木郁于中,胸脘不舒,甚则呕吐痰涎,干物难入,为日已久,中土受亏,颇有反胃、噎膈之虑。当抑木和中,兼养营血。

当归　广陈皮　沉香　合欢皮　谷芽　佩兰叶　郁金　法半夏　白豆蔻　茯苓　紫丹参　金橘叶

【案11】

某。胃气不降,脾有湿痰,肝气上升,胸脘不舒,气升作恶,腑气或通或胀,胃不下递之明征。拟和中降递。

陈佛手　半夏　蒺藜　陈皮　茯苓　枳壳　白蔻仁　佩兰　郁金　炒干姜　焦谷芽

【案12】

某。寒湿入脾,脾阳不能转运,肚腹不舒,脘痛作吐。当温中理脾,以化寒湿。

厚朴　焦白术　桂枝　干姜　青皮　法半夏　白蔻仁　杭白芍　吴茱萸　延胡索　茴香　炙甘草　生姜

【案13】

某。中寒脘痛吞酸,甚则作吐。拟温中和胃。

丁香　焦白术　茯苓　肉桂　炙草　陈皮　法半夏　白蔻仁　木香　生姜

【案14】

某。脾阳不运,痰湿停中,胃气不降,以致胸脘不舒,食入即吐,腑气不爽,虑成反胃,宜和中降递之品。

白蔻仁　陈皮　枳壳　木香　法半夏　川郁金　佩兰　炒谷芽　茯苓　陈佛手　淡干姜　藿梗　竹二青　橘饼

【出处】 巢崇山. 孟河四家医案医话集[M]. 太原:山西科学技术出版社,2009:358-361.

【品读】 研究者总结了马培之脾胃学术特色,"秉承先贤经旨,注重脾胃调补""深求脾胃实学,注重临床实效""调营畅中,治疗脾胃病""气香宣透,醒脾运湿""甘温治虚痞,温而能守""调补中宫,治疗慢性疾病""立足脾肾,论治杂病"等方面。关于呕吐一证,马氏辨证着眼于脾、胃、肝,涉及肺、肾。病因病机多归结为中寒阳虚,寒湿、痰饮停滞,肝木上犯,脾气不运,胃气不降。痰热蕴于胃腑,治以理气化痰;胃为阳土,喜润恶燥,清热不忘养阴,如案1。中寒停饮作吐,釜底无薪,不能腐熟水谷,治以温中化饮,如案3、7。中寒胃滞,四肢常冷,环口肉䐃,呕胀吐酸,治以温阳降胃,如案5、8、13。脾阳不运,命火式微,治以温肾运脾,如案9。血虚肝郁,中土受亏,治以养营抑木和中,如案10。肝木犯中,胸胁胀闷,呕吐,治以抑木和中,如案11。脾胃气损,升降失常,治以养胃调中,如案2、4、12。痰湿停中,胃气不降,或肝胃之气不展,呕吐兼头晕目痛,治以和中降逆,舒肝胃以展气化,佐以涤痰,如案6、14。

十、丁甘仁治呕吐验案

【案】

谭左。肝气夹痰饮交阻中焦,胃失降和,气升胸闷,食入呕吐,脉象弦细,入夜口干,脾不能为胃运其津液输布于上也。姑拟吴茱萸汤合覆赭二陈汤加减。

炒党参钱半 仙半夏二钱 淡吴萸三分 云茯苓三钱 陈广皮一钱 旋覆花(包)钱半 代赭石三钱 淡干姜三分 炒谷麦芽各三钱 佩兰梗钱半 白蔻壳八分 陈香橼皮八分 姜水炒川连三分

【出处】 丁甘仁. 丁甘仁医案续编[M]. 吴中泰,整理. 上海:上海科学技术出版社,2001:149.

【品读】 本案为肝气夹痰饮交阻中焦,胃失降和而导致呕吐,治宜温中补虚,暖肝和胃,降逆止呕,理气化痰之功,拟吴茱萸汤合覆赭二陈汤加减。原方文献出处,《伤寒论·辨阳明病脉证并治》:"食谷欲呕,属阳明也,吴茱萸汤主之。"《伤寒论·辨太阳病脉证并治》:"伤寒发汗,若吐若下,解后心下痞鞭,噫气不除者,旋覆代赭汤主之。"《太平惠民和剂局方·治痰饮(附咳嗽)》所述二陈汤,曰:"治痰饮为患,或呕吐恶心,或头眩心悸,或中脘不快,或发为寒热,或因食生冷,脾胃不和。"诸方共奏降逆止呕,理气和胃,益气温中,化痰和中之功。

十一、孔伯华治呕吐验案

【案1】

张女童。三月二十日。

客岁曾患痰咳,愈后肺络未净,春令风袭,逆致复发,肌热呕吐,表里不畅,脉大而数兼滑实,舌赤紫,热象较炽,仿前方加减,略重疏化。

生石膏(研,先煎)五钱　竹茹四钱　甜葶苈一钱五分　知母二钱　麻黄梢二厘　连翘三钱　桑白皮二钱　栝楼三钱　杏仁泥三钱　苏子一钱五分　地骨皮三钱　莲子心五分　羚羊角(另煎兑入)一分　鲜九菖蒲根(和凉开水捣汁兑)三钱　太极丸(分二次化入)一粒

【案2】

言男童。四月十七日。

时邪袭闭,肺令失宣,渐至相搏于中而发呕吐,面色青滞,脉大而数,亟宜芳通清疏以畅其表里。

鲜芦根一两　薄荷一钱五分　青连翘三钱　青竹茹八钱　桑叶三钱忍冬花五钱　杏仁泥三钱　苏梗一钱五分　白通草二钱　鲜九菖蒲根(和凉开水捣汁兑)四钱　知母三钱　酒黄芩三钱　紫雪丹(分冲)三分

【案3】

张男幼。九月十二日。

惊邪动肝,兼有滞热,吐利交作,手关左青紫而大,右手伏而不现,当芳香和化,兼镇肝经。

石决明四钱　广藿梗二钱　焦麦芽钱半　薄荷一钱　鲜竹茹四钱清半夏一钱五分　广陈皮一钱　钩藤三钱　大腹绒一钱五分　小川连(吴萸二分泡水炒)钱五分　莲子心五分　知母三钱　益元散三钱　紫雪丹(分冲)三分

【案4】

周男童。六月二十日。

肝热表炽,外为邪袭,头晕时作,近兼呕吐,脉大而数,左关独盛,亟宜

平肝清胃,兼解暑邪。

石决明(生研先煎)八钱　厚朴七分　竹茹一两　小川连(吴萸五分泡水炒)一钱五分　条黄芩三钱　薄荷一钱五分　炒枳壳二钱　广藿梗三钱　鲜芦根一两　大腹绒一钱五分　知母三钱　益元散(布包)四钱　鲜荷叶一个　鲜茅根一两

【案5】

戈女童。七月初七日。

暑湿停滞,吐利交作,止后腹痛未除,舌苔黄厚,脉大而实,亟宜清芳宣导。

鲜竹茹六钱　莱菔子三钱　法半夏一钱五分　川黄连(吴萸二分泡水炒)一钱五分　鲜苇根八钱　生枳实一钱五分　焦六曲三钱　广藿梗三钱　大腹绒一钱五分　橘核三钱　益元散(布包)三钱　知母三钱　乌药二钱　紫雪丹(分冲)三分

【案6】

郭男童。九月二十七日。

肝胃蓄热,兼为邪袭,相搏于中而为呕吐,头痛,肌热,脉大而数,治以芳通疏化。

青竹茹八钱　生石膏五钱　小川连八分　栀子炭三钱　广藿梗三钱　鲜苇根一两　全栝楼六钱　知母二钱　地骨皮三钱　薄荷叶钱半　青连翘三钱　郁李仁钱半　紫雪丹(分和)四分

【案7】

刘女童。十一月初八日。

肝胃实热,兼感时邪,寒热头晕,呕逆,舌赤滑而无苔,寒热相激之征也,脉伏滑而数,当芳通疏化。

鲜苇根一两　青竹茹四钱　冬桑叶三钱　知母三钱　青连翘三钱　薄荷钱半　龙胆草钱半　益元散(布包)三钱　鲜荷叶一个　地骨皮三钱　杏仁泥三钱　杭菊花三钱　小川连(吴萸三分泡水炒)钱半　紫雪丹(分冲)三分

按:临症所见病儿呕吐,多热、多滞,多兼风邪、时邪。"热则寒之,实则泻之",夹表邪者必疏解之,以上存录之七例,皆属此类。先生善以竹茹止吐,以"左金"法之川黄连、吴萸清胃安中,惟妙在吴萸用量极当,盖因吴萸本为配伍佐黄连而设,过则不及耳。

又常见先生治病儿之虚证、寒症之呕吐,以姜汁拌竹茹、半夏,佐以黄芪皮、水炙甘草,效果颇佳。

【出处】 北京中医学会《孔伯华医集》整理小组.孔伯华医集[M].北京:北京出版社,1988:465-468.

【品读】 研究者总结了孔伯华学术特色,概括为"衷《内经》运气学说,倡河间'六气皆从火化'说;重视湿热致病,提出'肝热脾湿'说;衷丹溪思想,发挥'阳常有余、阴常不足'论;重视人体之本,提出'肾为本中之本'的观点;重视脏腑辨证,提出辨证论治的两纲六要"。上案根据小儿呕吐多热(如案1、3、4、6、7)、多滞(如案3、5),多兼风邪(如案1)、时邪(如案2、7)的特点辨证施治。善用"左金"法治之,黄连清热燥湿,泻火解毒,清心除烦。吴茱萸温中散寒,下气止痛,降逆止呕。吴茱萸从热药反佐抑制黄连之寒。二药一主一辅,一寒一热,相反相成,既可清泻肝火,降逆和胃,又可清火调气散结。如《医宗金鉴·删补名医方论》所言:"胡天锡曰:……左金丸独用黄连为君,从实则泻其子之法,以直折其上炎之势;吴茱萸从类相求,引热下行,并以辛燥开其肝郁,惩其扞格,故以为佐。然必本气实而土不虚者,庶可相宜。左金者,木从左而制从金也。"善用竹茹、石膏,竹茹味甘,性微寒,清热和胃止呕。孔伯华总结自己用石膏的经验,提出了对石膏一药的认识:"其体重能泻胃火,其气轻能解肌表、生津液、除烦渴、退热疗狂、宣散外感温邪之实热,使从毛孔透出;其性之凉并不寒于其他凉药,但其解热之效,远较其他凉药而过之……并能缓脾益气,邪热去,脾得缓而元气回。"另外,还擅长使用鲜九菖蒲根、鲜芦根、鲜竹茹、鲜荷叶、鲜茅根、鲜苇根等鲜药,这些鲜药由于品种新鲜,未经加工、干燥或其他方法炮制,较好地保持了天然状态、分子结构和生物活性,因而能更好发挥药效。

十二、邓铁涛治呕吐验案

【案】

患儿张某,男,11岁,因反复呕吐伴腹痛半年于2002年4月25日入院。缘患儿平素饮食不节,近半年来每于食后十多分钟或1小时后发生呕吐,为胃内容物,每日少则4~5次,多则十余次,伴上腹部疼痛,或隐隐或剧烈作痛,呈阵发性,时嗳气,泛酸。曾在某儿童医院行胃镜示:①食管炎Ⅱ°;

②慢性浅表性胃炎;③十二指肠球炎。^{13}C-尿素呼气试验阴性。治疗予奥美拉唑抑酸,L-谷氨酰胺呱仑酸钠保护胃黏膜,多潘立酮促胃肠动力,服用3个月后症状缓解不明显。为进一步系统诊治,遂收入院,入院时呕吐2次,为胃内所食之物,阵发性上腹部隐痛,间或嗳气,泛酸,口干,无口苦,纳寐可,二便调,舌淡苔白稍厚,脉弦。查体:面白少华,腹软,上腹部剑突下轻度压痛,无反跳痛,肠鸣音正常。实验室检查:乙肝两对半 HBsAb(+),肝胆脾B超正常。

中医诊断:呕吐(肝郁脾虚)。

西医诊断:①慢性胃炎;②反流性食管炎。

邓老拟方:

旋覆花(包煎)6g 竹茹10g 黄连3g 生姜3片 广木香(后下)6g 太子参15g 白术15g 大枣3枚 代赭石(先煎)30g 茯苓15g 素馨花10g 法半夏10g 田七花6g

每日1剂,水煎分2次服。

服用2剂后,患儿呕吐次数减少,每晚平卧时呕吐1~2次,时伴胃脘部隐痛,舌淡苔薄黄,脉沉。胃镜复查示:轻度红斑渗出性胃窦炎,贲门口-食管末端呈炎症改变。邓老认为,少年为纯阳之体,肝气郁久化热,遂去白术、半夏等温燥之品,加柴胡8g、黄芩8g。清胃中之热,加白芍12g缓急止痛。服用4剂后,患儿已无呕吐,仅偶有恶心感,上腹部仍隐隐作痛,继服5剂后无呕吐及腹痛,5月5日出院。随访至今4个月,患儿饮食正常,无呕吐及腹痛。

【出处】张忠德,李叶,张北平,等.邓铁涛教授调治慢性胃炎验案[J].吉林中医药,2004,25(1):45.

【品读】邓师善于温补脾胃,且药轻灵,即"以温药和之",最忌大辛大热,反灼胃津致生他病。本案为小儿饮食不节,温凉失宜,脾伤胃滞,胃失和降,上逆呕吐,治当以疏肝理气、健脾化痰、扶正益气、和胃降逆为主,其中旋覆花降气、消痰、止呕,竹茹清热化痰止呕,黄连清热燥湿,生姜温胃止呕,广木香行气、健脾、消食,大枣补中、益气、养血,代赭石平肝镇逆,素馨花疏肝理气,法半夏味苦降逆和胃,田七花活血。四君子汤去甘草益气健脾。

主要参考文献

[1] 秦玉龙. 明医心鉴[M]. 北京:中国中医药出版社,2014.

[2] 何天有. 华佗夹脊治百病[M]. 2版. 北京:中国医药科技出版社,2016.

[3] 张光霁,张永华. 中医情志疗法研究[M]. 上海:上海科学技术出版社,2016.

[4] 陈蕾蕾. 呕吐病证的古今文献研究与学术源流探讨[D]. 北京:北京中医药大学,2009.

[5] 张奇文,朱锦善. 实用中医儿科学[M]. 北京:中国中医药出版社,2016.

[6] 李成文. 中医各家学说[M]. 上海:上海科学技术出版社,2009.

[7] 鲁兆麟. 中医医案学[M]. 北京:北京科学技术出版社,2013.

[8] 修成奎,林晓峰. 周慎斋学术思想浅谈[J]. 黑龙江中医药,2013,42(1):3-4.

[9] 赵仁龙,于仪农. 周之干及《周慎斋医案稿》概述[J]. 中医杂志,2016,57(6):533-535.

[10] 王君. 龚廷贤学术思想研究[D]. 北京:中国中医科学院,2009.

[11] 刘亚. 张景岳对呕吐的辨治特点[J]. 四川中医,1994(2):9-10.

[12] 江一平,储水鑫,沈桂祥. 古医籍各家证治抉微[M]. 北京:中医古籍出版社,2000.

[13] 潘桂娟,刘桂荣. 中医历代名家学术研究丛书 薛己[M]. 北京:中国中医药出版社,2017.

[14] 魏飞跃,文乐兮,刘锐. 李用粹诊法特色探讨[J]. 湖南中医药大学学报,2013,33(3):3-5.

[15] 宋恩峰,黄廷荣. 吴鞠通经典医案赏析[M]. 北京:中国医药科技出版社,2015.

[16] 徐景藩.《吴鞠通医案》胃痛呕吐篇初析[J]. 南京中医学院学报,1986,(4):5-7.

[17] 王兆凯,王兆军. 吴鞠通医案析评[M]. 北京:中医古籍出版社,2012.

[18] 夏翔,王庆其. 历代名医医案精选[M]. 上海:上海人民出版社,2004.

[19] 刘祖贻,孙光荣. 中国历代名医名术[M]. 北京:中医古籍出版社,2002.

[20] 周慎,杨维华. 精选明清医案助读(珍藏版)[M]. 长沙:湖南科学技术出版社,2013.

[21] 谢东宇. 马培之脾胃学术思想浅介[J]. 四川中医,2008,26(12):39-41.

[22] 费建平. 马培之脾胃病诊治精粹[J]. 江苏中医药,2011,43(8):78-80.

[23] 李岩. 北京四大名医研究[D]. 北京:北京中医药大学,2004.

[24] 吴大真,李剑颖. 国医大师验案精粹(内科篇)[M]. 北京:化学工业出版社,2011.

[25] 刘建和,王建国,胡志希. 国医大师验方集[M]. 北京:人民军医出版社,2014.

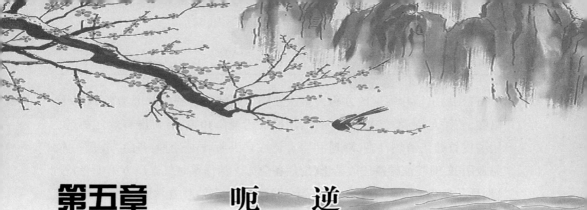

第五章　呃　逆

　　呃逆即打嗝，指气从胃中上逆，喉间频频作声，声音急而短促，是一个生理上常见的现象，由横膈痉挛收缩引起。病理上，其证有虚实之分，多因寒邪、胃火、气郁、食滞或中焦虚寒，胃阴不足或下元亏损，或病后虚羸，致使胃气上逆，失于和降所致。病机主要为胃失和降，胃气上逆动膈。

　　健康人也可发生一过性呃逆，多与饮食有关，特别是饮食过快、过饱，摄入过热或冷的食物饮料、饮酒等，外界温度变化和过度吸烟亦可引起。呃逆频繁或持续24小时以上，称为难治性呃逆，多发生于某些疾病之中。

第一节　经典医论

　　先秦时期有关呃逆的病证初步形成，《黄帝内经》提出"哕"之病名、脉象、病位、病机、治疗方法、疾病预后判定等，故呃逆在宋以前多称"哕"。《素问·宣明五气》中就有"胃为气逆，为哕"的记载，《灵枢·口问》进一步阐明了胃气上逆而致呃逆的病机，其曰："谷入于胃，胃气上注于肺。今有故寒气与新谷气，俱还入于胃，新故相乱，真邪相攻，气并相逆，复出于胃，故为哕。"《灵枢·杂病》提出了三种治法来治疗呃逆，"哕，以草刺鼻，嚏，嚏而已。无息而疾迎引之，立已。大惊之，亦可已"。而《灵枢·口问》提出了针刺治疗治则，"补手太阴，泻足少阴"及"肺主为哕，取手太阴"。这些手段都是非药物的治疗方法。汉代张仲景辨证分实哕、寒呃、虚热呃，《金匮要略·呕吐哕下利病脉证治》阐述实证的哕即"哕而腹满，视其前后，知何部不利，利之则愈"，寒证的哕即"干呕哕，若手足厥者，橘皮汤主之"；虚热证的哕即"哕逆者，橘皮竹茹汤主之"。有关治疗呃逆的方药，张仲景在《金匮要略》

中,首先提出治疗呃逆的方药,《金匮要略·呕吐哕下利病脉证治》中对"干呕哕,若手足厥者"之胃寒气闭证,用橘皮汤通阳和胃;对胃虚有热之呃逆,用橘皮竹茹汤清热补虚,降逆和胃。晋代葛洪所著的《肘后备急方》是一本急救用书,对哕证的描述散见于《肘后备急方·治伤寒时气温病方第十三》及《肘后备急方·治卒胃反呕方第三十》两篇中,共有治哕方六则。针灸治疗方面,皇甫谧《针灸甲乙经》提出哕证治疗具体的临证取穴,如《针灸甲乙经·五脏传病发寒热第一》:"寒热,咳呕沫,掌中热……寒热善哕,劳宫主之。"

隋唐时代对于呃逆的病因病机,延续了《黄帝内经》的主要观点,隋代巢元方《诸病源候论·呕哕候》认为"哕候"是平素脾胃俱虚者,因"脾胃俱虚,受于风邪,故令新谷入胃,不能传化,故谷之气与新谷相干,胃气则逆,胃逆则脾胀气逆,因遇冷折之,则哕也"。而"呕哕候"则为脾胃素有邪气,病机描述与"哕候"较为一致。唐代孙思邈《备急千金要方·呕吐哕逆》首次论及痰呃,从《备急千金要方》及《千金翼方》中可以发现有伤寒呃逆、胃实热呃、胃虚呃逆、痰呃、虫积呃逆和气机厥逆的呃逆。

宋元时期学术争鸣,各有特色。严用和所认识呃逆病证和陈言相似,认为老、弱、病、产后易发呃逆,其曰"大抵老人、虚人、久病人及妇人产后,有此证者,皆是病深之候,非佳兆也"(《严氏济生方·咳逆论治》)。朱丹溪首先将本病称为"呃",他在《格致余论·呃逆论》中说:"呃,病气逆也,气自脐下直冲,上出于口,而作声之名也。"并对其病位、病因病机、诊断、治疗都作以描述,如《丹溪心法·呃逆》:"古谓之哕,近谓之呃,乃胃寒所生,寒气自逆而呃上……亦有热呃……其有其他病发呃逆者,视其有余不足治之。"《丹溪手镜·哕》中明确提及"哕者,吃吃然有声也……胃受疾也"。在《脉因证治·呕吐哕》认为"大率胃实则噫,胃虚则哕。此因胃中虚,膈上热也";《脉因证治·六经余证》中曰:"哕皆胃疾,或寒,或妄下之虚。"《脉因证治·呕吐哕》:"呃者,气逆也,阴火炎上也。气自脐下为火,直冲上出于口而作声也。又火结痰气而上升,冲出于口也。"有关呃逆跌阳脉诊,《丹溪手镜·哕》中提及"跌阳脉滑为哕"。《病因脉证·呕吐哕》提及痰证呃逆的诊断为"哕而心下坚痞、眩悸者,以膈间有痰水"。在《丹溪手镜·呕吐哕》中有安胃散、紫沉丸;《丹溪治法心要·呃逆》:"有余并痰者,吐之,人参芦之类。不足者,人参白术汤下大补丸。痰碍气而呃逆,此燥痰不出故也,用蜜水探吐之。大概有痰,用陈皮、半夏;气虚,用参、术;阴火用黄连、滑

石、黄柏。痰多,或用吐或用行痰,虚甚者,用参膏之类。内伤病呃逆不止,
补中益气加丁香。虚寒呃逆,丁香柿蒂汤,灸期门穴。气热痰热者,青箬头
七十二个,煎服。伤寒血证,呃逆不止,舌强短者,桃仁承气汤主之。痰多
呃逆不止,半夏、茯苓、陈皮、桃仁、枇杷叶、姜汁煎服。"

　　明代徐春甫保留呃逆多种病名,治法强调吐与下,方剂分清凉剂与温
热剂等,形式丰富,并提供简便治法。有肝气郁结致呃论,在《古今医统大
全·咳逆门》中指出"凡有忍气郁结积怒之人,并不得行其志者,多有咳逆
之证",认为情志在呃逆发病中有重要地位。张景岳补充食滞、气滞、阴气
衰竭三种致呃病因,《景岳全书·呃逆》明确提出"其在《内经》本谓之哕,
因其呃呃连声,故今人以呃逆名之"。在论治中进一步阐述:"凡杂证之
呃……有因食滞而逆者,有因气滞而逆者,有因中气虚而逆者,有因阴气竭
而逆者。"此病的发生可由饮食不节,胃失和降;或情志不和,肝气犯胃;或
正气亏虚,耗伤中气等引起。清代陈士铎详细鉴别呃逆之虚、寒、痰、火,包
括感寒呃逆、痰逆、胃虚火逆、肝郁克土、气虚呃逆;提出如扬治法、水湿呃
逆治疗的独特治法体系。其中痰呃,《辨证录·呃逆门》曰:"人有痰气不
清,一时作呃逆之声者,人以为火逆作祟也。夫火逆之痰,口必作渴,今不
渴而呃逆,仍是痰气之故:而非火邪之祟也。夫痰在胃口,而呃逆在丹田,
何以能致此耶? 盖丹田之气欲升,而痰结胸中以阻之。此种呃逆较虚呃者
甚轻,治法消其痰气,而呃逆自除。方用二陈汤加减治之。……人参五分
陈皮五分　半夏一钱　甘草三分　厚朴一钱　茯苓三钱水煎服,一剂即
愈。二陈汤为治痰之妙剂,加入人参、厚朴于补气之中而行降气之药,自能
祛痰于上焦,达气于下焦也。"李用粹提出治疗法则,《证治汇补·呃逆》:
"治当降气化痰和胃为主,随其所感而用药。气逆者,疏导之;食滞者,消化
之;痰滞者,涌吐之;热郁者,清下之;血瘀者,破导之;若汗吐下后,服凉药
过多者,当温补;阴火上冲者,当平补;虚而挟热者,当凉补。"王清任《医林
改错·呃逆》曰:"呃逆,俗名打咯忒,因血府血瘀……吸气不能下行,随上
出,故呃气。若血瘀甚,气管闭塞,出入之气不通,闷绝而死……无论伤寒、
瘟疫、杂症,一见呃逆,速用此方(血府逐瘀汤),无论轻重,一付即效。"强调
了血瘀亦可致呃逆,并创血府逐瘀汤以治之。

　　导致呃逆发生的病因病机远比以上所提复杂,不仅仅事关中焦脾胃、
寒热痰食,而且与五脏病变及瘀血、浊毒都有关系,现代把膈肌视为中医

"筋"的一部分而进行论治。当代医家不断拓展治疗思路,如孟澍江分三焦治疗呃逆等。

第二节　品读名案

一、李用粹治呃逆验案

【案】

素君,素多劳动,因乘暑远行,遂胸膈不宽,呃忒连发,八日以来声彻邻里,自汗津津,语言断落,汤药遍尝毫无效果,举家惶恐,特干余治。现症虽脉尚有根,况准头年寿温润,不晦法令,人中光泽不枯,若论色脉生机犹存,但徒藉汤丸恐泄越之阳不返,潜伏之阴难消。当先用艾火灸期门三壮并关元气海诸穴,再煎大剂四君子汤,加炮姜肉桂为佐,丁香柿蒂为使,内外夹攻。譬之釜底加薪,则蒸气上腾,而中焦自暖,四大皆春,何虑阴翳之不散,真阳之不复耶。果一艾而呃止,再进而全愈。共骇为神奇。

【出处】 裘庆元. 三三医书[M]. 田思胜,校. 北京:中国中医药出版社,1998:468.

【品读】 李用粹《证治汇补·呃逆》中有对呃逆治法的系统论述,其认为"火呃,呃声大响,乍发乍止,燥渴便难,脉数有力;寒呃,朝宽暮急,连续不已,手足清冷,脉迟无力;痰呃,呼吸不利,呃有痰声,脉滑有力;虚呃,气不接续,呃气转大,脉虚无力;瘀呃,心胸刺痛,水下即呃,脉芤沉涩"。"治当降气化痰和胃为主,随其所感而用药。气逆者,疏导之。食停者,消化之。痰滞者,涌吐之。热郁者,清下之。血瘀者,破导之。若汗吐下后,服凉药过多者,当温补。阴火上冲者,当平补。虚而挟热者,当凉补。"本案中虚阳越于外,艾火灸足太阴、厥阴、阴维之会期门穴,与关元、气海诸穴益气助阳,温阳固脱;配合四君子汤益气健脾,炮姜、肉桂补元阳、暖脾胃,丁香、柿蒂降逆止呃。

二、吴鞠通治呃逆验案

【案】

癸亥六月十五日

王,三十岁。六脉俱濡,右寸独大,湿淫于中,肺气贲郁,因而作哕,与伤寒阳明足太阴之寒哕有间,以宣肺气之痹为主。

广皮二钱　生苡仁三钱　杏仁泥三钱　白通草二钱　柿蒂三钱　竹茹三钱　飞滑石三钱　生姜汁(冲入)三小匙

十七日　泄泻胸闷,于前方加:

茯苓三钱　藿香梗二钱

十九日　脉之濡者已解,寸之大者已平。惟胃中有饮,隔拒上焦之气,不得下通,故于其旺时而哕甚,今从阳明主治。

半夏六钱　飞滑石三钱　茯苓块五钱　生苡仁五钱　广皮三钱　柿蒂三钱　杏仁泥二钱　小枳实一钱五分　藿香梗三钱　白通草三钱

三帖。

廿二日　哕虽止而六脉俱数,右手更大,泄泻色黑,舌黄,气分湿热可知。

茯苓皮五钱　白通草二钱　黄芩炭一钱　泽泻二钱　飞滑石三钱　生苡仁三钱　白扁豆皮三钱　厚朴一钱　连翘二钱　银花二钱

煮三杯,分三次服,三日六帖。

【出处】 吴瑭．吴鞠通医案[M]．北京:中国中医药出版社,2006:176-177.

【品读】 呃逆的辨证施治,须先辨虚实寒热,治宜化痰、解郁、健脾、益胃等。吴鞠通确立三焦辨证,在《温病条辨·治病法论》中提出"治上焦如羽,非轻不举;治中焦如衡,非平不安;治下焦如权,非重不沉"的三焦辨证用药原则。本案为"湿淫于中,肺气贲郁,因而作哕",肺居上焦,为气之主,肺气郁闭则宣发肃降失职,气上冲膈则为呃逆。痰湿内蕴,上焦不利,胸阳不振则胸闷;郁久化热,则见舌黄等。当肺胃论治,治宜祛湿化痰、温中止呃,哕止后以健脾益气祛湿之品,如此则肺气得宣,胃气得降,清升浊降,呃逆即失。

三、林珮琴治呃逆验案

【案1】

潘。呃逆连声,日夜不止。医用丁香柿蒂散加白蔻、木香、刀豆荚之属,随止随发,闷绝而苏,坐不能卧。诊其脉虚浮而疾,逆气自丹田上升,直犯清道,此肝邪犯胃也。丁、蒂、蔻、香,辛温助火,何济于事?用重以镇逆法,旋覆代赭汤去人参,加石决明(醋)、刺蒺藜(醋炒)以泻肝,半夏(青盐制)以降痰,沉香(磨汁)以下气,一啜逆气镇定,神安熟寐。梦一老妪,引小儿以手抚其左胁曰：愈矣。醒而呃逆大减，再剂若失。问所梦何人，予曰此镇肝而心脾之神得安也。盖脾之神黄婆，心之神婴儿云。

【案2】

薛。痰火呃逆，身热咳嗽，脉浮数。此肺受火灼，膈上痰结，遂失整肃下降之权。治用苦辛降逆。橘皮竹茹汤去参、草，加山栀、杏仁、前胡、贝母、瓜蒌、豆豉、郁金汁，再剂悉平。

【案3】

潘。冬初寒热自利，烦渴不寐，呕吐浊痰，右脉小数模糊，左关弦而微劲。是协热下利，胃虚木欲乘土，必作哕逆。治先表里清解，仿景岳柴陈煎。柴胡、黄芩、半夏曲、茯苓、陈皮、瓜蒌、枳壳、姜，寒热退，烦渴解，而呃果作。此系浊痰不降，木气上升，宜降痰兼镇逆。用苏子、杏仁（俱炒研）、橘红、竹茹、茯苓、赭石、石决明（醋煅研）、姜汁，一服左关脉平，再服呃逆亦定。惟右关虚，乃商镇补中宫法，所谓胃虚则呃也，用山药、扁豆、薏仁（俱炒）、炙草、半夏、陈皮、茯苓、沉香汁，呃平，但宵分少寐，上脘略闷，则痰沫随气上泛，呃仍间作。治用通摄，佐以运脾，所谓脾能为胃行其津液也。蔻仁、煨姜、生薏米、茯神、橘白、砂仁、半夏、莲子，气平呃止思食，前方去蔻仁，加潞参、山药、枣仁，健饭如初。

【案4】

包。呃逆呕沫，食后为剧，是肝胃病。据述阴疟愈后，夏秋浴池，兼啖生冷，遂致呕呃，不时寒憟。夫肺主皮毛，水寒外袭，感病在经，胃主通纳，生冷伤阳，气随浊逆，怯寒乃肺卫虚，非在经客邪。仲景以呕涎沫为肝病，肝病必犯阳明胃腑。先用温通泄浊，吴茱萸汤加半夏、椒目，呕逆止。再用旋覆代赭汤而呃平。

【案5】

桂。病后脉虚疾，左关尺尤快，胃虚呃逆，必肝肾之气上奔，而阳明当其冲，因作呃也。化痰利气，是开其道矣。有年体虚，法当镇摄。

牡蛎（醋煅）三钱　石决明（煅研）二钱　赭石钱半　竹茹二钱　潞参降香末各三钱

一服呃止。再剂去决明、赭石，加茯神、枣仁、远志、山药。服，脉亦和。

【案6】

某。壮热目赤，烦冤不寐，痧疹遍体，急用救液养阴，舌转黑而燥，呃逆昏厥，服大剂犀角地黄汤加至宝丹，不应，仍用大剂犀角地黄汤，日三四服，加紫雪三分，呃止厥回身凉而愈。此大剂凉心泻火得解者。

【案7】

族某。有年，力农中暍，恶热无汗，腹痛自利，唇干肌槁，舌焦而燥，脉小数，乃热烁肌消，阳津阴液俱涸也。经曰：热淫于内，治以咸寒，佐以苦甘，用花粉、麦冬、沙参、黄芩酒炒、枳壳、白芍、丹皮、鲜石斛、甘草，三服舌润利稀，腹不痛，身热减，去沙参、黄芩、枳壳，加青蒿、知母酒炒、滑石、赤苓、生地、车前子、灯心，数服热退利止。呃逆间作，少寐，此胃虚有痰，用淡竹茹、杏仁、潞参、茯神、当归、白芍、柿蒂、橘红、枣仁，二服呃止熟寐，又调补乃平。

【案8】

潘。溽暑蒸湿，水谷聚湿，致胸脘烦闷，呃逆吐哕，口甜燥，手心热，头汗，舌白不饥，便溏溺少，由湿邪弥漫膈间，郁蒸成热，所服汤饮，尽变浊瘵上泛，脉息亦三五不调，治宜辛以通壅，苦以降逆，佩兰、香薷、白豆蔻、公丁香、柿蒂、郁金、半夏曲、枳壳、杏仁俱炒，按口甜经名脾瘅，用兰草除陈，遵经立治，一服脾瘅已除，诸症俱减，改用清轻淡渗，淡竹茹、通草、滑石、石斛、蒌霜、象贝、赤苓、藿梗、灯心，二服呕止呃稀，乃胃虚客气上逆，用一味大麦仁汤，脘舒呃止，汗彻知饥思食，治用调补胃阴，太子参、麦冬、沙参、扁豆炒、茯神、枣仁、薏仁、小麦、南枣，数服进食如常。

【案9】

岳。老年因怒失血，渴烦羸瘦，延秋燥气加临，舌紫黑，干薄无津，溺涩痛，右尺偏旺，肺肾液涸，心胃火燔，恐延痉厥，用犀角地黄汤加麦冬、石斛、鲜藕，再服舌润苔浮，但呃逆颔动，肉𥆧筋惕，乃风火成痉，急宜滋液熄风，复脉汤去姜、桂、麻仁，加竹茹、钩藤乃定。

【案10】

张。运息强通督任，致动冲气，从阴股内廉入阴囊，抵关元，直上挟脐，升至中脘，气即停泊，偏绕右膈，冲咽欲呃。此震伤冲任经气，由丹田交会，入脘作呃。《灵枢》亦谓冲任并起胞中，为经络之海，其浮而外者，循腹右上行，会于咽喉也。此气升逆，神不自持，恍惚无寐，自汗神烦，身左虚堕，良由精血失涵，任乏担承，冲惯升逆，不呕不胀，无关脏腑，一切补脏通腑，奚由入络，拟镇养奇经。诊脉左右动数，仍防喘热耳。牛膝、萸肉（俱酒炒炭）、当归须（酒拌）各一钱，熟地炭、龟甲心（炙）、杞子（焙）各二钱，茯神、降香末各三钱、桂心三分（隔水煨冲）。

【案11】

毛。三疟早用截剂,寒热无定,头汗冷,呃逆,沫吐青色,面惨黑,手足厥,脉沉数小,乃邪入厥阴,在里瘀浊上犯清道,治先通阳泄浊,用吴茱萸汤加丁香、干姜、制半夏、青皮、茯苓,浊逆已止,嗣用四逆汤,肢和,疟二日发,用四兽饮,寒热渐轻,接服八珍丸料加首乌、牛膝、砂仁、半夏,姜汁、煮枣肉为丸,病除。

【出处】 林珮琴 . 类证治裁［M］. 太原:山西科学技术出版社,2010:32-33,47,54,59,175,190-192,268.

【品读】《类证治裁》卷之三中有呃逆论治专篇,记载1~5案,其他篇章中,也散见呃逆病案,包括温症脉案、暑脉案、湿脉案、燥脉案、诸气论治案、阴疟脉案。其中案1为肝邪犯胃,胃气上逆作呃,治以镇肝降逆为主,用旋覆代赭汤加减;案2为痰火阻膈导致呃逆,治以苦辛降逆,用化痰为主的橘皮竹茹汤加减;案3为下利后胃气虚,肝气相乘导致呃逆,治以表里清解,用景岳之柴陈煎加味;案4为阴疟愈后,食冷伤中,夹胃气上逆导致呃逆,治以暖胃散寒、温通泻浊,用仲景之吴茱萸汤加味;案5为病后胃虚导致呃逆,治以补脾胃、镇肝,呃逆止后改为补益脾胃之气兼养心安神;案6为温病转重,热入血分出现呃逆,以凉血养阴的犀角地黄汤和豁痰开窍的紫雪丹急救;案7为暑热犯胃,耗气伤津导致呃逆,治以降逆和胃化痰,兼用调补脾胃气血;案8湿热郁阻中焦,胃气上逆导致呃逆,治以化湿利湿、降逆止呃、补脾胃阴;案9为胃火伤阴导致呃逆,治以温病清热滋阴之法,用犀角地黄汤加味,药后风火成痉,治以滋液息风、清热祛痰;案10为邪侵奇经八脉入脘导致呃逆,治以镇养奇经,用滋补肝肾、补血养心、理气化瘀之品;案11为阴疟失治导致呃逆,治以温胃降逆、化痰止呃,用吴茱萸汤加减。

四、何书田治呃逆验案

【案1】

中虚胃寒而发呃逆,戒酒为要,否则防格疾。

　　西党参　代赭石　淡干姜　广陈皮　广藿香　旋覆花　法半夏　白茯苓　炒白芍　公丁香

【案2】

中虚气亏,浊阴上逆为呃也。治宜益气降呃,然须调养气分为要。

　　上肉桂　炒於术　半夏　茯苓　代赭石　煨姜　西党参　炒白芍益智　炙草　公丁香　大枣

【案3】

阴虚气逆发呃,脉形沉细而数促,危候也。姑与镇纳法。

西党参　山萸肉　五味　款冬花　丁香　胡桃肉　熟地(沉香拌炒)炒白芍　麦冬　代赭石　橘白

复诊:呃逆少平,而脉数如前。未许全吉也。

党参　熟地　麦冬肉　橘白　紫石英　胡桃肉　萸肉　五味　怀山药　沉香　煅牡蛎　坎炁

【出处】 何书田. 簳山草堂医案[M]. 上海:上海中医学院出版社,1989:80-81.

【品读】 上三案反映了呃逆不同病机的不同治疗方法。案1乃中虚胃寒而发呃逆,组方以温中降逆为主。药用六君子汤加减,其中党参健脾益气。代赭石善镇肝、胃逆气;旋覆花善消痰、降气,治肺胃气逆;二药镇降互补,二药伍用降逆作用显著。半夏燥湿化痰、降逆止呕,与温中散寒的干姜配伍互补为用,温中止呕作用显著;与理气健脾、燥湿化痰的陈皮配伍,健脾降逆作用显著;与开结消痰的旋覆花配伍,降逆止呕作用显著。广藿香和胃止呕,白茯苓健脾和胃,炒白芍缓中止痛,丁香温中降逆。案2乃因脾胃气虚,兼湿浊上逆所致,组方以健脾降浊为主。药用六君子汤去陈皮,加大枣,健脾益气,理气化湿,肉桂、益智仁、丁香、煨姜温中散寒,代赭石镇肝降逆,白芍柔肝缓急。案3乃肝肾阴虚,气逆所致,组方以镇纳、滋补肝肾为主。方中党参甘平,有大补元气之功,增强机体抵抗力;山萸肉、胡桃肉补益肝肾;熟地黄善补,归肝肾,填精血,白芍入肝养血补血,古人云"精血同源""乙癸同源",二药配伍滋阴补肾效显著;五味子、麦冬益气生津;紫石英降逆气;怀山药、橘白、沉香补脾和胃、温中降逆;代赭石、煅牡蛎、坎炁重镇降逆、益肾纳气。

五、费伯雄治呃逆验案

【案】

某。时邪发呃,宜降逆和中。

酒炒黄连四分　淡吴萸三分　赤茯苓三钱　广藿梗一钱　新会皮一钱　制半夏一钱半　广木香五分　春砂仁一钱　佩兰叶一钱　白蒺藜三钱　粉葛根二钱　佛手片五分　姜竹茹五分

【出处】 费伯雄. 孟河费氏医案 余听鸿医案[M]. 上海:上海科学技术出版社,2010:27.

【品读】本案为时邪发呃,治宜降逆和中。其中黄连清热燥湿,粉葛根解热除烦。黄连配葛根,见于《伤寒论》葛根黄芩黄连汤,二药配对,调和表里,清热保津。广藿梗宣中,佩兰叶醒脾开胃、发表解暑。藿香配佩兰,二药功用近似,均为芳香化湿,温而不燥之品。藿香既能散表邪,又能化里湿而醒脾开胃。佩兰长于醒脾开胃,治脾瘅口甘。二药配对,根须为用,芳香化浊,清热祛暑,和胃止呕,醒脾开胃效力俱增。制半夏燥湿化痰、降逆止呕,姜竹茹清热止呕、涤痰开郁,二药配伍,一寒一热,相制为用,健脾燥湿、和胃止呕效力大增。吴茱萸疏肝下气、温中燥湿,赤茯苓健脾渗湿,新会皮理气、健脾、燥湿,广木香行健脾消食,春砂仁化湿温脾开胃,白蒺藜平肝解郁,佛手片和胃化痰、疏肝理气,共奏清热祛湿、健脾开胃、疏肝理气之功。

六、丁甘仁治呃逆验案

【案1】

王左。湿温伏邪,内陷少阴,引动冲气上击,犯胃冲肺,肃降之令无权,气喘呃逆,身热不扬,舌苔薄腻,脉象左关弦小而促,右濡细,趺阳虚弦而数,太溪似有似无,郑声神糊,时明时昧,正虚邪陷,神不守舍,显然可见矣。厥脱之变,指顾间事。勉拟摄纳冲气,和胃安神,以为无法之法,或有效验,亦未可知。

灵磁石(煅)四钱　朱茯神三钱　仙半夏二钱　柿蒂五枚　左牡蛎四钱　炙远志一钱　炒竹茹一钱五分　刀豆壳三钱　花龙骨三钱　陈广皮一钱　吉林参(另煎汁冲服)一钱五分　黑锡丹(吞服)八分

【案2】

余左。高年营液本亏,肝气易于上逆,胃失降和,昨日食后,呃逆频频,逾时而止,脉弦小而滑,舌光无苔。治肝宜柔,治胃宜通。姑以养阴柔肝为主,和胃顺气佐之。

吉林参须一钱　云茯苓三钱　刀豆壳三钱　生白芍一钱五分　代赭石(煅)二钱　合欢花一钱五分　仙半夏一钱五分　陈广皮一钱　旋覆花(包)一钱五分　柿蒂五枚　潼白蒺藜各一钱五分　清炙枇杷叶(去毛,包)二钱

【案3】

陈左。寒客于胃,胃气不降,呃逆频频,甚则泛恶,宜丁香柿蒂合旋覆代赭石汤加减。

公丁香四分　大柿蒂三枚　代赭石三钱　旋覆(花包)钱半　云茯苓

三钱　仙半夏二钱　陈广皮一钱　川郁金钱半　春砂壳八分　姜竹茹钱半　枇杷叶(去毛,姜水炒)三钱

【案4】

石左。肝气上逆,饮湿中阻,胃失降和,呃逆频频,胸闷纳少,脉象弦小而滑。虑其增剧,宜复赭二陈汤加减。

旋覆花(包)钱半　代赭石三钱　陈广皮一钱　仙半夏二钱　云茯苓三钱　川郁金钱半　春砂壳八分　炒谷麦芽各三钱　刀豆壳二钱　姜竹茹钱半

【案5】

郁右。中脘作胀,胸闷不思饮食,时时呃逆,脉象沉细,此中阳不运,厥气上逆,浊阴互阻,胃失降和。兼以经行不多,带下绵绵,症势沉重。姑拟温运中阳而化浊阴;和营调经而束带脉。

熟附片八分　代赭石(煅)三钱　旋覆花(包)钱半　云茯苓三钱　陈广皮一钱　仙半夏二钱　带壳砂仁八分　刀豆壳(炒)三钱　紫丹参二钱　茺蔚子三钱　丁香四分　大白芍钱半　柿蒂五枚　青橘叶钱半

【出处】 案1~2出自丁甘仁.丁甘仁医案[M].上海:上海科学技术出版社,2001:214-215;案3~5出自丁甘仁.丁甘仁医案续编[M].吴中泰,整理.上海:上海科学技术出版社,2001:150-151.

【品读】 案1为病深势危,出现呃逆症状,治以摄纳冲气,和胃安神;案2为老年亏虚,肝气失濡夹胃气上逆导致呃逆,治以柔和顺气,益气滋阴。案3为寒邪犯胃,寒邪与胃气交争,上逆导致呃逆,治以丁香柿蒂合旋覆代赭石汤加减。丁香、柿蒂降逆止呃,砂仁壳温中散寒,旋覆花、赭石、郁金、陈皮、枇杷叶疏肝理气,和胃降逆,竹茹、半夏、茯苓化痰渗湿、理气和胃。《成方便读·祛寒之剂》:"夫呃逆一证,其声短促,连续不断之象,虽其证有火有寒,皆能所致,然无不皆自胃腑而来者,以胃气下行为顺,上行为逆,或邪搏胃中,则失其下降之令,即上出于口而为呃矣。昔人有谓肾病者,究竟脏气不能上至于口,必因于胃而出也。亦犹咳之一证,虽有五脏之分,然也总不离开肺也。方中以丁香温胃祛寒,补火生土;柿蒂苦温降气,生姜散逆疏邪,二味皆胃经之药……于是前三味之功,益臻效验耳。"案4为肝气上逆,加之中焦有饮湿停聚导致呃逆,治以复赭二陈汤加减。案5为中阳不运,浊阴停阻于中,使胃气不降,因而上逆导致呃逆,治以温运中阳,佐以降逆,方中熟附温肾阳,丁香温中、暖肾、降逆;代赭石、旋覆花,重镇降逆、降气

止呕,刀豆、柿蒂降逆下气,陈广皮理气降逆、调中开胃;云茯苓、仙半夏健脾、和胃、止呕;砂仁、大白芍、青橘叶温脾、开胃、理气,紫丹参、芫蔚子活血行气。

七、施今墨治呃逆验案

【案1】

蓬男。六十岁。

胸闷作嗝,大便微干,余均如常。

晚蚕沙三钱　炒焦皂角子(同包)三钱　清半夏三钱　黑芝麻白芝麻各三钱　杏仁二钱　炒荷叶二钱　苦桔梗钱半　炒枳壳钱半　丁香一钱荷叶蒂七枚　干薤白二钱　旋覆花钱半　代赭石(同包)三钱　柿蒂七枚全栝楼(打)六钱　佩兰叶三钱　厚朴花代代花各钱半　广皮(炒炭)三钱

二诊:服前方稍佳,胸似不胀,大便亦多,惟仍作嗝不止。

赤白芍各二钱　银柴胡(同炒)钱半　晚蚕沙三钱　炒焦皂角子(同包)三钱　花旗参(原皮)钱半　白杏仁二钱　清半夏三钱　广皮炭三钱炒枳壳钱半　苦桔梗钱半　干薤白二钱　焦内金三钱　荷叶蒂七枚　南沙参北沙参各二钱　黑芝麻白芝麻各五钱　干苇根尺　干柿蒂七枚

三诊:连服四剂,病似痊愈,恐其再发,故又来复诊。

前方去芍药、柴胡,加栝楼五钱,佩兰三钱。

【案2】

曲男。三十岁。

二月以来,呃逆频频,胸脘满闷,不思纳食,大便不畅,睡眠不实。舌苔白,根部略厚,脉象沉弦。

胃虚气滞,出入升降失其中和,治宜降逆和中顺气法。

白芝麻(生研)一两　公丁香一钱　干柿蒂七枚　厚朴花二钱　炒枳壳钱半　清半夏三钱　代赭石三钱　旋覆花(同布包)二钱　代代花二钱广陈皮钱半　米党参三钱　云苓块三钱　炒荷叶二钱

二诊:前方服三剂,呃逆大减,仍有时发作,胸脘微觉不舒,食欲增进但仍不如常,大便通畅。

前方加谷麦芽各三钱以助胃气。

【出处】张绍重,李云,鲍晓东.北平四大名医医案选集[M].北京:中国中医药出版社,2010:484-485.

【品读】施今墨提出"治胃八法""呕逆宜降",常用方剂如旋覆代赭汤、丁香柿蒂汤、橘皮竹茹汤等。常用药对有:半夏配竹茹、丁香配柿蒂、橘皮配竹茹、苍术配白芝麻、马宝配沉香。半夏配竹茹,见于《三因极一病证方论》温胆汤。王子接《绛雪园古方选注·内科》:"用二陈专和中焦胃气,复以竹茹清上焦之热,枳实泄下焦之热,治三焦而不及于胆者,以胆为生气所从出,不得以苦寒直伤之也。"橘皮配竹茹,见于《金匮要略》橘皮竹茹汤。陈皮燥湿化痰,和胃降逆;竹茹清热止呕,降逆消痰。二药配伍,一温一寒,互补互制,清而不寒,温而不燥,其清热燥湿、理气止呕、化痰止咳作用增强。吴昆《医方考·呃逆门第二十四》曰:"大病后,呃逆不已,脉来虚大者,此方主之。……是方也,橘皮平其气,竹茹清其热,甘草和其逆,人参补其虚,生姜正其胃,大枣益其脾。"常用的中药有陈皮、半夏、白扁豆、生姜、苏叶、藿香、代代花、佩兰叶等。治呃逆常配伍白芝麻,时亦有独用白芝麻30g生研沏水代茶饮而治愈者。白芝麻润燥除噎,下通脾约便难,治呃逆嗳气颇有实效。

案1为胃气郁滞导致呃逆,药用晚蚕沙、皂角子、半夏、杏仁、枳壳、薤白、瓜蒌、旋覆花、代赭石、厚朴花利胸膈降逆气,佩兰、广皮,化湿行气健胃,芝麻、丁香、荷叶、柿蒂润膈膜,升胃气。二诊时柴胡疏通胸胁之气,花旗参、南北沙参、苇根养胃升清,内金消食除胀,芝麻润燥。案2为胃虚气滞导致呃逆,治以丁香柿蒂汤和旋覆代赭汤加减,降逆顺气为主。方中丁香、柿蒂二药均能降逆止呕。丁香长于温中助阳散寒;柿蒂专入胃经,以降胃气为主。丁香与柿蒂二药伍用,可谓一散一敛,一升一降,相反相成,降逆止呕、温中散寒效力大增。《本草纲目·果部》中有"震亨曰:人之阴气,依胃为养。土伤则木挟相火,直冲清道而上作咳逆,古人以为胃寒,既用丁香、柿蒂,不知其孰为补虚、孰为降火,不能清气利痰,惟有助火而已"。旋覆花善消痰、降气,治肺胃气逆;代赭石善镇肝、胃逆气。旋覆花与代赭石二药伍用,镇降互补,气逆可平,气痞可消,降逆消痞力增强。元代罗谦甫认为"以代赭石之重,使之敛浮镇逆,旋覆花之辛,用以宣气涤饮"(《医宗金鉴·辨太阳病脉证并治》)。厚朴花理气化湿宽中,开郁止痛;代代花疏肝和胃,理气宽胸,开胃止呕。厚朴花与代代花二药伍用,相互促进,升发之性倍增,芳香化浊,理气宽中,醒脾开胃,增进纳食之效佳。谷芽甘平,启脾进食,消导和中,"其功虽主消导,而消导之中却能启脾开胃,进食和中";麦芽咸平,温胃助脾,消磨谷食,"化一切米面诸谷食积"(《本草便读·谷类》)。两药同用,功擅消食健脾。

八、孔伯华治呃逆验案

【案1】

徐男。九月初四日。

脾家湿困,运化递差,阳明盛而喜食,渐至化热,呕逆脘阻,面色黄滞,脉弦滑而数,舌苔白腻,治当清渗宜化。

云苓皮四钱　炒秫米四钱　茵陈一钱　苦杏仁(苏子钱半同拌)三钱　知母三钱　炒栀子三钱　川黄柏二钱　青竹茹四钱　炒谷芽三钱　炒稻芽三钱　枯黄芩二钱　鸡内金三钱　中厚朴七分　杜牛膝三钱　生桑白皮三钱　盐橘核三钱

【案2】

章男。十一月二十一日。

湿滞伤中,肝胃两盛,呕逆,大便不畅,舌苔腻而黄,脉伏滑而数,左关较盛,当清宣导滞。

青连翘三钱　青竹茹三钱　杏仁泥二钱　炒枳壳一钱　陈皮一钱　炒稻芽三钱　焦六曲二钱　炒莱菔子二钱　橘核二钱　知母二钱　藕一两　生桑白皮一钱五分　益元散(布包)三钱

【案3】

李男。十月初一日。

湿困中土,转输不行,腹痛无定时,呕逆不得饮纳,二便秘,腹胀,脉滑大而数,亟宜芳化清利之品。

鲜苇根一两　鲜竹茹八钱　广藿梗三钱　川郁金二钱　大腹绒二钱　台乌药三钱　橘核四钱　知母三钱　川黄柏三钱　郁李仁三钱　生川牛膝三钱　生赭石二钱　冬瓜仁三钱　旋覆花(布包)二钱　紫雪丹(分冲)三分

【案4】

傅妇。九月初十日。

连晋前方药,证象已转,但肠胃湿滞不能即清,呕逆虽未尽止,然胃气较复,纳物渐转,舌苔仍白腻,午后腹痛未除,阴分中气滞,依前方加减。

土炒当归钱半　鲜石斛四钱　土杭芍三钱　姜竹茹五钱　生牡蛎(布包先煎)三钱　炒枳实二钱　法半夏二钱　生蛤粉六钱　炒莱菔子钱半　盐橘核(研)四钱　炒六曲三钱　车前子(布包)三钱　大腹绒钱半　石莲肉四钱　栀子炭三钱　川黄连钱半　益元散(布包)四钱

【案5】

杨妇。九月十一日。

屡进前方药,证象尚无大进退,项内结核亦未再消,阳明之热似较重,兼与湿合而作呕逆,脉亦滑大而数,再以前方加减之。

青竹茹一两 知母三钱 山楂炭三钱 旋覆花(布包)一钱 生石膏(研先煎)四钱 酒芩二钱 桑白皮三钱 代赭石钱半 甜葶苈二钱 炒栀子三钱 川厚朴七分 生川牛膝二钱 全栝楼六钱 生枳实钱半 藕一两 滑石块四钱

【出处】 张绍重,李云,鲍晓东.北平四大名医医案选集[M].北京:中国中医药出版社,2010:297-298.

【品读】 研究者总结了孔伯华学术思想与临床经验:衷《黄帝内经》运气学说,倡河间"六气皆从火化"说;重视湿热致病,提出"肝热脾湿"说;衷丹溪"阳常有余、阴常不足"论,提出先有"阳常有余、阴常不足之人"、后有"阳常有余、阴常不足之病"说;重视人体之本,提出"肾为本中之本"的观点;重视脏腑辨证,提出辨证论治的两纲六要;临证善用石膏、知母、黄柏、旋覆花和代赭石,并善在汤剂中用中成药、鲜药等。案1为脾虚湿困,阳明热盛而导致呕逆,治宜清渗宣化;案2为湿滞伤中,肝胃两盛导致呕逆,治宜清宣导滞;案3为湿困中土,转输不行,上逆而导致呕逆,治宜芳化清利;案4为肠胃湿滞不能即清导致呕逆,阴分中气滞,加行气补脾、和食消胃之品;案5为阳明之热兼与湿合而导致呕逆,加清热利湿、健胃散瘀之品。

九、蒲辅周治呃逆验案

【案】

龚××,男,70岁,干部,1964年4月21日诊。患者肺结核已多年,因痰中带菌而住某医院治疗,自4月5日起呃逆频作,嗳声响亮,有时自觉气从小腹或胁肋上冲咽喉,其气带有臭味,偶然伴有胸闷塞憋气,胃纳减少,稍多吃更不舒适,形体较瘦,性情常易急躁,大便每日两次,成形,小便略黄,曾用多种西药治疗,蒲老诊其脉沉弦微数,舌质暗,苔秽腻,据脉证分析属肝胃气逆,宜疏肝和胃降逆。

处方:

茯苓三钱 法半夏二钱 广陈皮一钱五分 旋覆花(布包)三钱 代赭石(布包醋制三次)三钱 竹茹二钱 柿蒂二钱 炒麦芽二钱 苏梗二

钱　伏龙肝(另包)一两

开水泡浸一小时取汁煎药,三剂。

1964年4月24日再诊:服药后见好转,呃逆明显减轻,饮食略好转,二便正常,脉沉弦数,舌质正常,苔减退,续宜和胃降逆,原方加宣木瓜一钱,降香五分。三剂。

1964年4月28日三诊:取上药一剂后嗳气已平,亦无气上冲现象,纳谷尚少一点。因肺部不健已多年,轻微咳嗽,有少量泡沫痰,脉弦细有力。舌质淡,苔薄黄腻,逆气已平,宜调肺胃,疏利痰湿善其后。

处方:

沙参二钱　天冬二钱　百合三钱　扁豆衣二钱　宣木瓜一钱　麦芽(炒)二钱　玉竹一钱五分　苡仁四钱　橘红一钱　川贝一钱　枇杷叶(炙)二钱

四剂(隔日一剂)服后嘱以食物调理停药观察,病未复发。

【出处】中医研究院.蒲辅周医案[M].高辉远,整理.北京:人民卫生出版社,1972:39-41.

【品读】蒲老论治脾胃的经验主要有"四时百病应以胃气为本,消而勿伐顾护脾胃之气,用药轻灵须防苦寒败胃"等。本案为肝胃气逆导致呃逆,治以疏肝和胃降逆,方用旋覆代赭汤加减。因中气虚象不显,故去参、草、枣。方中代赭石、旋覆花、伏龙肝降肝胃之逆气;茯苓、半夏、陈皮、苏梗、竹茹、柿蒂理气和胃,化痰降逆止呃;少佐麦芽行气消食,健脾开胃。症状减轻继用原方加木瓜平肝和胃,降香理气降逆,逆气已平,宜调肺胃,疏利痰湿善其后。

十、姜春华治呃逆验案

【案】

王某某,男,31岁。

呃逆连连,已达八日之久。便秘亦已数日,上次排便于结,致肛痛出血甚多,脐右侧如拳攻起,胃脘亦痛。

旋覆花9g　代赭石9g　公丁香3g　大黄6g　芒硝9g　柿蒂5只

复诊。服药1剂,呃逆即停,今日胃痛减,排便三四次,稍里急。

川朴9g　川连3g　广木香3g　陈皮6g　黄芩6g

二剂停诊。[姜春华医案《中医杂志》1959(4):56]

【出处】王庆其.内经临证发微[M].上海:上海科学技术出版社,2007:248-249.

【品读】本案为热结胃肠,胃气上逆,腑气不通导致呃逆,与《素问·至真要大论》所云"诸逆冲上,皆属于火"理论相合,根据症状当治以降逆止呃,通腑泄热。方中旋覆花与代赭石宣降合用,镇逆止痛、下气消痞;丁香、柿蒂散敛合用,相反相成,升降相宜,和胃降逆;大黄、芒硝清热解毒,软坚散结。复诊呃逆即停,胃痛减,稍里急,更用川朴、川连、广木香、陈皮、黄芩行气消积、理气健脾、清热燥湿、降逆止呃。

十一、刘渡舟治呃逆验案

【案1】

李某某,男,35岁,北京人。

患者患慢性迁延性肝病,服药200余剂,效果不显。观其所服之方.不外疏肝理气而已。其人两胁闷痛、脘腹胀满,呃忒时作、格格有声,饮食衰少、体力日渐虚衰,夜晚则口干舌燥、手足心热。诊其脉左弦而右滑,视其舌光红如绵而无苔。

辨证:胃阴不足,肝气横逆,三焦气滞。

处方:

川楝子10g 白芍12g 麦冬30g 川石斛15g 青皮9g 荷蒂9g 玉竹15g 沙参15g 川贝6g 木瓜10g

服3剂药后,呃忒明显减少,口舌干燥、五心烦热亦有所减轻。乃守上方加减进退,并嘱勿食辛辣食品。服至20余剂,症状皆除。

【案2】

马某某,女,70岁。因生日多食酒肉而发生呃忒,声震屋瓦,不得安宁。头之两侧太阳穴因打呃而酸痛。其人口苦而臭秽,且燥渴欲饮,腹满便秘,小溲黄赤。辨为肝胃火气上冲所致,《素问·至真要大论》所云"诸逆冲上,皆属于火"之谓也。治当苦寒直折,使其火降则呃自止也。

黄连10g 黄芩10g 黄柏10g 栀子10g 大金钱草20g 龙胆草8g 白花蛇舌草15g

连服三剂,病衰大半。转方用黄连导赤汤,促使火热之邪从小便而出。

黄连10g 生地30g 木通10g 竹叶15g 生甘草6g

服五剂而病瘳。

【出处】陈明,刘燕华,李方.刘渡舟验案精选[M].北京:学苑出版社,1996:72-73,97-98.

【品读】案1为胃阴亏损、肝气横逆导致呃逆,治当养胃阴以制约肝气之横逆。仿"一贯煎"之法,张山雷《中风斠诠·古方评议·滋养之方》:"独加一味川楝,以调肝气之横逆,顺其条达之性,是为涵养肝阴第一良药。凡血液不充,络脉窒滞,肝胆不驯,而变生诸病者,皆可用之。苟无停痰积饮,此方最有奇功。"白芍敛阴平肝,麦冬、川石斛、玉竹、沙参、川贝母生津润肺、滋阴养胃,青皮疏肝破气,荷蒂补中和胃,木瓜平肝和胃。案2为湿热内蕴之阳明病表现,由于胃火上逆导致呃逆,投以黄连解毒汤加味,苦寒直折,令火邪下降,从三焦而去。金钱草、白花蛇舌草、龙胆草清湿热,病衰大半,再以黄连导赤散使火热之邪从小便而出。《绛雪园古方选注·内科》:"生地入胃而能下利小肠;甘草和胃……;木通、淡竹叶皆轻清入腑之品,同生地、甘草,则能从黄肠导有形之热邪,入于赤肠,其浊中清者,复导引渗入黑肠而令气化,故曰导赤。"加入黄连增强清热燥湿,泻火之功。

主要参考文献

[1] 梁克玮. 呃逆病证的古今文献研究与学术源流探讨[D]. 北京:北京中医药大学,2009.

[2] 王洪. 北京中医医院顺义医院名老中医经验集[M]. 北京:北京科学技术出版社,2016.

[3] 闻斐斐,李振华. 呃逆病因病机探析[J]. 环球中医药,2013,6(7):529-531.

[4] 宋恩峰,黄廷荣. 吴鞠通经典医案赏析[M]. 北京:中国医药科技出版社,2015.

[5] 周慎. 精选明清医案助读(珍藏版)[M]. 长沙:湖南科学技术出版社,2013.

[6] 李岩. 北京四大名医研究[D]. 北京:北京中医药大学,2004.

[7] 张绍重,李云,鲍晓东. 北平四大名医医案选集[M]. 北京:中国中医药出版社,2010.

[8] 崔应珉,禄保平,海霞. 气血理论临证指南[M]. 郑州:郑州大学出版社,2002.

[9] 吕景山. 施今墨医案解读[M]. 北京:人民军医出版社,2004.

[10] 陆康福. 蒲辅周论治脾胃的经验[J]. 江苏中医,1990(11):6-7.

[11] 张小萍,陈明人. 中医内科医案精选[M]. 上海:上海中医药大学出版社,2001.

[12] 常占杰,宋春荣. 肝病[M]. 北京:中国医药科技出版社,2016.

[13] 侯泽民,张蕴馥,张鲜. 刘渡舟伤寒临证带教笔记[M]. 北京:北京科学技术出版社,2012.

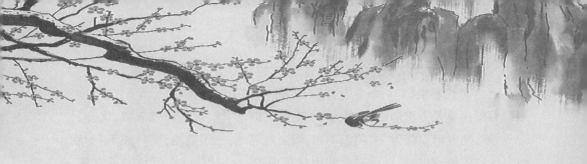

第六章　噎膈

噎膈是由于食管狭窄、食管干涩造成的以吞咽食物哽噎不顺，甚则食物不能下咽到胃，食入即吐为主要表现的病证。噎是吞咽之时，哽噎不顺，食物哽噎而下；膈是胸膈阻塞，食物下咽即吐。噎可单独出现，是膈的前驱症状，而膈常由噎发展而成，临床常噎膈并称。西医学中的食管炎、食管狭窄、食管溃疡、食管癌及贲门痉挛等均属本病范畴。

噎膈的病因以内伤饮食、情志所伤、脏腑功能失调为主，且三者之间相互影响，共同致病，形成气滞、痰阻、血瘀阻滞食管，使食管狭窄；也可造成津伤血耗，失于濡润，食管干涩，食饮难下。噎膈的病位在食管，属胃气所主，病变脏腑关键在胃，又与肝、脾、肾密切相关。肝脾肾功能失调，气、痰、瘀互结，津枯血燥，而致食管狭窄、食管干涩，是噎膈的基本病机。噎膈既有邪实的一面，又有本虚的一面，属本虚标实，标本之间又相互影响，但阶段不同，标本虚实的轻重各有所异。

第一节　经典医论

《黄帝内经》首提"隔"病名，对其病因、病位、证候、传变、转归、施以针灸治疗等均有记述。《素问·阴阳别论》言"三阳结谓之隔"，"一阳发病，少气、善咳、善泄，其传为心掣，其传为隔"。对其症候和原因表述如《素问·通评虚实论》所云："隔塞闭绝，上下不通，则暴忧之病也。"《灵枢·本神》："愁忧者，气闭塞而不行，盛怒者，迷惑而不治。"《灵枢·四时气》："饮食不下，膈塞不通，邪在胃脘。"汉代张仲景认为噎膈以呕吐为主要特征，治以大半夏汤，《金匮要略·呕吐哕下利病脉证治》："胃反呕吐者，大半夏汤主之。"晋代葛洪《肘后备急方》始有五膈之名。

隋代巢元方按病因分"五噎""五膈",即气、忧、食、劳、思五噎,忧、恚、气、寒、热五膈。认为"夫阴阳不和,则三焦隔绝,三焦隔绝,则津液不利,故令气塞不调理也,是以成噎。此由忧恚所致,忧恚则气结,气结则不宣流,使噎。噎者,噎塞不通也"(《诸病源候论·噎候》),并对气噎、食噎与五膈气的病机、证候作了分类论述。如《诸病源候论·痞噎病诸候》:"气噎,此由阴阳不和,藏气不理,寒气填于胸膈,故气噎塞不通,而谓之气噎。令人喘悸,胸背痛也。""食噎,此由藏气冷而不理,津液涩少,而不能传行饮食,故食入则噎塞不通,故谓之食噎。胸内痛,不得喘息,食不下,是故噎也。"《诸病源候论·五膈气候》:"五膈气者,谓忧膈、恚膈、气膈、寒膈、热膈也。忧膈之病,胸中气结,烦闷,津液不通,饮食不下,羸瘦不为气力。恚膈之为病,心下苦实满,噫辄酢心,食不消,心下积结,牢在胃中,大小便不利。气膈之为病,胸胁逆满,咽塞,胸膈不通,噫闻食臭。寒膈之为病,心腹胀满,咳逆,腹上苦冷,雷鸣,绕脐痛,食不消,不能食肥。热膈之为病,脏有热气,五心中热,口中烂,生疮,骨烦,四肢重,唇口干燥,身体头面手足或热,腰背皆疼痛,胸痹引背,食不消,不能多食,羸瘦少气及癖也。"唐代孙思邈详述病因和"五噎"证候,《备急千金要方·噎塞》曰:"五噎者,气噎、忧噎、劳噎、食噎、思噎。气噎者,心悸上下不通,噫哕不彻,胸胁苦痛;忧噎者,天阴苦厥逆,心下悸动,手足逆冷;劳噎者,苦气膈,胁下支满,胸中填塞,令手足逆冷,不能自温;食噎者,食无多少,惟胸中苦塞常痛,不得喘息;思噎者,心悸动喜忘,目视䀮䀮。此皆忧恚嗔怒,寒气上入胸胁所致也。"王焘《外台秘要》将"噎"与"膈"分而论之。"噎"者,以吞咽受阻不畅为主要特征;"膈"者,食物格拒不下,食入即吐为特征。《外台秘要·五膈方八首》:"常以忧愁思虑食饮而得。""五膈为病,五脏俱虚,则受风冷;五脏有邪,呼吸不足,阴注于内,阳结于外,阴阳相错……此血气衰微,脏凝冷气成之。"王氏认为,此病虽有气噎、忧噎、食噎、劳噎、思噎之不同,有忧膈、恚膈、气膈、寒膈、热膈等分别,但总与胃寒、胃热以及虚、实为辨治纲领。

宋代《圣济总录·膈气门》指出"若使上下升降,肺胃和平,则阴阳调顺,膈气自散。"陈言在《三因极一病证方论·五膈证治》中也认为噎膈发病与精神因素有关,"病有五膈者,胸中气结,津液不通,饮食不下,羸瘦短气,名忧膈;中脘实满,噫则醋心,饮食不消,大便不利,名曰思膈;胸胁逆满,噫塞不通,呕则筋急,恶闻食臭,名曰怒膈;五心烦热,口舌生疮,四肢倦重,身常发热,胸痹引背,不能多食,名曰喜膈;心腹胀满,咳嗽气逆,腹下若冷,雷鸣绕脐,痛不能食,名曰恐膈。此皆五情失度,动气伤神,致阴阳不和,结于胸膈之间,病在膻中之下,故名五膈;若在咽嗌,即名五噎。治之,五病同法"。严用和在《严氏济生方·五噎五膈论治》中提出:"逸则气神安,劳则气神耗。倘或寒温失宜,食饮乖度,七情伤感,气神俱扰,使阳气先结,阴气后乱,阴阳不和,脏腑生病,结于胸膈,则成膈气,留于咽嗌,则成五噎。"并提出了"调顺阴阳,化痰下气"的治疗原则。对临床具有一定的指导意义。

金元张从正不主张强分五膈、十膈、五噎,认为其派流多,其惑滋甚,力宗三阳热结。他在《儒门事亲·斥十膈五噎浪分支派疏》中写道:"噎食一证,在《内经》苦无多语,惟曰:三阳结,谓之膈。三阳者,谓大肠、小肠、膀胱也。结,谓热结也。小肠热结则血脉燥,大肠热结则后不圊,膀胱热结则津液涸,三阳既结则前后闭塞,下既不通,必反上行,此所以噎食不下,纵下而复出也。"李东垣在《脾胃论·随时加减用药法》中提出:"堵塞咽喉,阳气不得出者,曰塞,阴气不得降者曰噎。夫噎塞,迎逆于咽喉胸膈之间,令诸经不行,则口开、目瞪、气欲绝,当先用辛甘气味俱阳之药引胃气以治其本,加堵塞之药以泻其标也。"对于噎膈的治疗,他宗孙思邈应用针治,曰:"《黄帝针经》:胃病者,腹䐜胀,胃脘当心而痛,上肢两胁,膈咽不通,饮食不下,取三里以补之。"朱丹溪则认为翻胃即噎膈,噎膈为翻胃之渐,其因有气虚、血虚、有热、有痰,而主要为血液俱耗,胃脘干槁,治以润养津血,降火散结。这对噎膈的治疗有一定指导意义。他在《脉因证治·噎膈》中说:"大概因血液俱耗,胃脘亦槁。在上近咽之下,水饮可行,食物难入,间或可食,入亦不多,名之曰噎。其槁在下,与胃为近,食虽可入,难尽入胃,良久复出,名之曰膈,亦名翻胃,大便秘少如羊矢。名虽不同,病本一也。"其提出"润养津血,降火散结"的治法,侧重以润为通。

明代医家戴原礼认识到"痰"与"气"为噎膈病机,他在《秘传证治要诀及类方·痞塞(附噎膈)》中提出噎膈是"痰为气所激而上,气又为痰所隔而滞,痰与气搏,不能流通"。徐春甫在《古今医统大全·噎膈门》中提出:"噎膈始因酒色过度,继以七情所伤,气血日亏,相火渐炽,几何不致于噎膈?夫血液渐亏,则火益甚,而脾胃皆失其传化,饮食津液凝聚而成。痰积于胃口,渐而致于妨碍道路,食斯不能入,而成五噎噎者是也。"王肯堂在《证治准绳·噎》中谓:"噎,谓饮食入咽而阻碍不通,梗涩难下,有下者,有不得下者,有吐者,有不吐者,故别之门。"并按其血槁、实积、瘀血等辨证而投药。李梴《医学入门·噎膈》谓:"饮食不下而大便不通,名噎膈。"赵献可首先提出噎膈与翻胃不是一病,并提出了少无噎膈,年高者有之,男子多见等见解。他在《医贯·噎膈论》中说道:"噎膈、翻胃、关格三者,名各不同,病原迥异,治宜区别,不可不辨也。噎膈者,饥欲得食,但噎塞迎逆于咽喉胸膈之间,在胃口之上,未曾入胃,即带痰涎而出,若一入胃下,无不消化,不复出矣。惟男子年高者有之,少无噎膈。翻胃者,饮食倍常,尽入胃矣,但朝食暮吐,暮食朝吐,或一两时而吐,或积至一日一夜,腹中胀闷不可忍而复吐,原物酸臭不化,此已入胃而反出,故曰反胃,男女老少皆有之。关格者,粒米不欲食……"张景岳提出病之根源在脾肾,认为脾主运化,肾为化生之本,运化失职,精血枯涸为噎膈病机所在。他在《景岳全书·噎膈》中指出:"忧思过度则气结,气结则施化不行;酒色过度则伤阴,阴伤则精血枯涸。气不行,则噎膈病于上,精血枯涸,则燥结病于下。且凡人之脏气,胃主受纳,脾主运化,而肾为水火之宅,化生之本。今既食饮停膈不行,或大便燥结不通,岂非运化失职,血脉不通之为病乎。而运行血脉之权,其在上者,非脾而何。其在下者,非肾而何。矧少年少见此证,而惟中衰耗伤者多有之,此其为虚为实,概可知矣。""噎膈、反胃二证,丹溪谓其名虽不同,病出一体,若乎似矣。然而实有不同也。盖反胃者,食犹能入,入而反出,故曰反胃。噎膈者,隔塞不通,食不能下,故曰噎膈。食入反出者,以阳虚不能化也,可补可温,其治犹易;食不得下者,以气结不能行也,或开或助,治有两难,此其轻重之有不同也。且凡病反胃者,多能食,病噎膈者,不能食,故噎膈之病,病于胸臆上焦,而反胃之病,则病于中下二焦,此其见证之有不同也,所以反胃之治,多宜益火之源,以助化功;噎膈之治,多宜调养心脾,以舒结气,此其证候既有不同,故诊治亦当分类也。"

清代喻嘉言认为饮酒过多可以成膈,"过饮滚酒,多成膈症,人皆知之,而所以然之理不达也。盖膈有二种:一者上脘之艰于纳,一者下脘之艰于出耳。然人之胃中,全是一团冲和之气,所以上脘清阳居多,不觉其热;下脘浊阴居多;不觉其寒,即时令大热,而胃中之气,不变为热;时令大寒,而胃中之气,不变为寒。气惟冲和,故但能容食,不能化食,必藉脾中之阳气入胃,而运化之机始显,此身中自然之造化也"(《寓意草·论吴叔宝无病而得死脉》)。李用粹《证治汇补·噎分五种》认为噎"有气滞者,有血瘀者,有火炎者,有痰凝者。有食积者。虽分五种,总归七情之变,由气郁为火,火旺血枯,津液成痰,痰壅而食不化也"。程国彭创治噎膈良方启膈散,其功效"通噎膈、开关"。尤怡则认为噎膈为胃病,并强调分辨虚实。如《金匮翼·膈噎反胃附》说:"夫膈噎,胃病也,始先未必燥结,久之乃有大便秘少,若羊矢之证。此因胃中津气上逆,不得下行而然,乃胃病及肠,非肠病及胃也。"叶天士《临证指南医案·噎膈反胃》中指出"脘管窄隘"为本病的主要病机。张锡纯认为中气虚衰是噎膈的主要病机,扶正化瘀是重要治法,应用参赭培气汤治疗效果显著。张氏认为此证"系中气衰弱,不能撑悬贲门,以致贲门缩如藕孔,痰涎遂易于壅滞。因痰涎壅,冲气更易于上冲,所以不能受食"(《医学衷中参西录·论胃病噎膈治法及反胃治法》)。但在其后诊治过程中,张氏又发现"瘀血致噎之论",认为"此证当由肝过于升,肺不能降,血之随气而升堵,历久遂成有形之瘀","故留连不出而为噎膈"。可见中气虚衰与瘀血是噎膈之证的主要病机。吴静峰所创的噎膈专著《医学噎膈集成》,为我国古医籍中关于噎膈的唯一专著,从病因病机、治则治法、用药及调摄等方面做了较为详尽的论述,书中辑有医论三篇,方剂八十二则。病机强调肝郁津亏气逆,治疗重在解郁降逆养津。

明以前将噎膈与反胃混淆为一,明以后始明确分为两种性质不同的病证。近现代对噎膈的治疗,在辨证论治的原则下,丰富了一些有效方药与治疗方法。

第二节　品 读 名 案

一、张从正治噎膈验案

【案】

遂平李官人妻,病咽中如物塞,食不下,中满。他医治之不效。戴人诊其脉曰:此痰膈也。《内经》曰:三阳结为膈。王启元又曰:格阳云阳盛之极,故食格拒而不入。先以通经散越其一半,后以舟车丸下之。凡三次,食已下。又以瓜蒂散再越之,健啖如昔日矣。

【出处】 张从正. 儒门事亲[M]. 王雅丽,校注. 北京:中国医药科技出版社,2019:150.

【品读】张从正提出"驱邪即所以补正"的理论,善用汗吐下三法治疗疑难病症,提出了噎食当用下法的主张。上案为痰膈,由气郁夹痰阻塞胃脘所致,出现饮食下咽,每为所阻,隔而不得下的症状。治以利膈涤痰,方用通经散[出自《儒门事亲·下剂》:陈皮(去白)、当归各一两,甘遂(以面包,不令透水,煮百余沸,取出,用冷水浸过,去面焙干)]下水湿,舟车丸行气利水,瓜蒂散涌吐痰涎等。

二、薛己治噎膈验案

【案1】

一妇人患膈症,胸膈痞闷。以此属脾经血虚。遂用四君芎归调补脾气,寻愈。又因怒兼两胁痞闷,头目不清,月经旬余未竭,用加味逍遥散加钩藤治之,复瘥。

【案2】

一妇人患膈病,胸膈作痛,面青目札,小便频数,或时寒热。此肝气滞而血凝。先用失笑散,二服痛止。又用加味逍遥散而愈。

【出处】江瓘,魏之琇.名医类案正续编[M].太原:山西科学技术出版社,2013:473-474.

【品读】薛己重视脾胃,如果因为脾胃虚损导致血虚,薛氏认为脾可以统血,又是生血之源,所以主张用药以滋化源。案1为脾经血虚所致膈症,治宜补血健脾,以四君芎归(四君子汤加当归、川芎、砂仁)调补脾气,又因怒兼两胁痞闷,头目不清,用加味逍遥散加钩藤调和肝脾,疏肝解郁。薛己将气血学说运用在具体的病证治疗之中,主张补气、补血、养血活血,如案2肝气滞而血凝所致膈病,治宜行气活血,先用失笑散活血祛瘀,散结止痛,又用加味逍遥散养血和营,清肝健脾。

三、李中梓治噎膈验案

【案】

李士才治张邑,忧闷之余,得食则噎,胸中隐隐作痛,诊之脉紧且滑。曰痰在上脘,用二陈汤加姜汁、竹沥。或曰:半夏不燥乎?曰:湿痰中满,非此不治。遂用四剂,症尚不减,改大半夏汤服四帖,胸痛乃止。又四帖而噎亦减,服二十剂而安。若疑半夏而燥,而以他药代之,岂能愈乎?唯痰不盛形不肥者,不宜与服之。

【出处】魏之琇. 续名医类案[M]. 北京:人民卫生出版社,1997:415.

【品读】本案为忧闷气郁导致噎膈,表现胸中隐痛,脉紧且滑,其以湿痰中满为主要病机,治以大半夏汤化痰解郁,如《金匮要略心典·呕吐哕下利病脉证治》所言:"胃反呕吐者,胃虚不能消谷,朝食而暮吐也。又胃脉本下行,虚则反逆也。故以半夏降逆,人参、白蜜益虚安中。东垣云:辛药生姜之类治呕吐,但治上焦气壅表实之病,若胃虚谷气不行,胸中闭塞而呕者,惟宜益胃推扬谷气而已,此大半夏汤之旨也。"

四、喻嘉言治噎膈验案

【案1】
李思萱乃室膈气危症治验

李思萱室人有孕,冬日感寒,至春而发,初不觉也。连食鸡面鸡子,遂成夹食伤寒,一月才愈。又伤食物,吐泻交作,前后七十日,共反五次,遂成膈证,滴饮不入。延诊时,其脉上涌而乱,重按全无,呕哕连绵不绝,声细如虫鸣,久久方大呕一声。余曰:病者胃中全无水谷,已翻空向外,此不可救之症也。思萱必求良治,以免余憾。余筹画良久,因曰:万不得已,必多用人参。但才入胃中,即从肠出,有日费斗金,不勾西风一浪之譬,奈何?渠曰:尽在十两之内,尚可勉备。余曰:足矣。乃煎人参汤,调赤石脂末,以坠安其翻出之胃。病者气若稍回,少顷大便,气即脱去。凡三日服过人参五两,赤石脂末一斤,俱从大肠泻出。得食仍呕,但不呕药耳。因思必以药之渣滓,如糗粥之类与服,方可望其少停胃中,顷之传下,又可望其少停肠中。于是以人参、陈橘皮二味,剪如芥子大,和粟米同煎作粥,与服半盏,不呕,良久又与半盏。如是再三日,始得胃舍稍安。但大肠之空尚未填实,复以赤石脂末为丸,每用人参汤吞两许。如是再三日,大便亦稀。此三日参橘粥内,已加入陈仓米,每进一盏,日进十余次,人事遂大安矣。仍用四君子汤、丸调理,通共用人参九两,全愈。然此亦因其胎尚未堕,有一线生气可续,故为此法以续其生耳!不然者,用参虽多,安能回元气于无何有之乡哉!后生一子,小甚,缘母疾百日,失荫之故。

【案2】

辨黄咫旭乃室膈气危症用缓治法而愈

咫旭乃室病膈气二十余日，饮粒全不入口。延余诊时，尺脉已绝而不至矣。询其二便，自病起至今，从未一通，止是一味痰沫上涌，厌厌待尽，无法以处。邑庠有施姓者，善决生死，谓其脉已离根，顷刻当坏。余曰：不然。《脉经》明有开活一款云：上部有脉，下部无脉，其人当吐，不吐者死。是吐则未必死也，但得天气下降，则地道自通，故此症倍宜治中，以气高不返，中无开阖，因成危候。待吾以法缓缓治之，自然逐日见效。于是始独任以观验否。乃遂变旋覆代赭成法，而用其意，不泥其方。缘女病至尺脉全无，则莫可验其受孕，万一有而不求，以赭石、干姜辈伤之，呼吸立断矣，姑阙疑。以赤石脂易赭石，煨姜易干姜，用六君子汤加旋覆花，煎调服下，呕即稍定。其岳父见用人参，以为劫病而致憾。余曰：无恐也，治此不愈，愿以三十金为罚，如愈，一文不取。乃全神照应，药必亲调，始与服之。三日后，渐渐不呕；又三日后，粥饮渐加，举家称快。但病者全不大便，至是已月余矣。一则忧病之未除，再则忧食之不运，刻刻以通利为嘱。余曰：脏气久结，食饮入胃，每日止能透下肠中一二节，食饮积之既久，脏气自然通透，原议缓治，何得急图耶！举家佥以余为不情，每进诊脉，辄闻病者鼻息之扬，但未至发声相詈耳。盖余以归、地润肠之药，恐滞膈而作呕；硝石、大黄通肠之药，恐伤胎而殒命。姑拂其请，坚持三五日，果气下肠通，而病全瘳矣！病瘳而其家窃议曰：一便且不能通，曷贵于医耶？月余，腹中之孕，果渐形著。又议曰：一孕且不能知，安所称高耶？吁嗟！余之设诚而行，以全人夫妻子母，而反以得谤也，岂有他哉！惟余得谤，当世之所谓医者，然后乃得名耳！

胡卣臣先生曰：议论入理之深，自然入俗之浅，如中无开阖之语，及脏气逐日渐通之语，岂堪向寻常索解耶！

【案3】

面议倪庆云危症再生治验

倪庆云病膈气十四日，粒米不入咽，始吐清水，次吐绿水，次吐黑水，次吐臭水，呼吸将绝，医已歇手。余适诊之，许以可救。渠家不信，曰：尽今一昼夜先服理中汤六剂，不令其绝。来早转方一剂，全安。渠家曰：病已至此，滴水不能入喉，安能服药六剂乎？余曰：但得此等甘温入口，必喜而再服,不须过虑。渠诸子或痒或弁,亦知理折,佥曰:既有妙方,何不即投见效,必先与理中,然后乃用此,何意耶?余曰:《金匮》有云:病人噫气不除者,旋覆代赭石汤主之。吾于此病分别用之者,有二道:一者以黑水为胃底之水,臭水为肠中之水,此水且去,则胃中之津液久已不存,不敢用半夏以燥其胃也;一者以将绝之气,止存一丝,以代赭坠之,恐其立断。必先以理中分理阴阳,俾气易于降下,然后代赭得以建奇奏绩,一时之深心,即同千古之已试,何必更疑?及简仲景方,见方中只用煨姜而不用干姜,又谓干姜比半夏更燥,而不敢用。曰:尊人所噫者,下焦之气也;所呕者,肠中之水也。阴乘阳位加以日久不食,诸多蛔虫必上居膈间,非干姜之辣则蛔不下转,而上气亦必不下转,妙处正在此,君曷可泥哉?诸子私谓,言有大而非夸者,此公颇似。姑进是药,观其验否。进后果再索药,三剂后病者能言,云:内气稍接。但恐太急,俟天明再服,后且转方为妥。至次早,未及服药,复诊前医参酌,众医交口极沮,渠家并后三剂不肯服矣,余持前药一盏勉令服之,曰:吾即于众医前,立地转方,顷刻见效,再有何说!乃用旋覆花一味,煎汤调代赭石末二匙,与之才一入口,病者曰:好药,吾气已转入丹田矣。但恐此药难得。余曰:易耳。病者十四日衣不解带,目不交睫,愈甚,因图脱衣安寝。冷气一触复呕,与前药立止,思粥令食半盏,渠饥甚竟食二盏,少顷已食六盏,复呕,与前药立止。又因动怒以物击婢,复呕,与前药立止。以后不复呕但困倦之极,服补药二十剂,丸药一斤,将息二月,始能出门,方悔从前少服理中二剂耳。

胡卣臣先生曰:旋覆代赭一方,案中屡建奇绩,但医家未肯信用。熟读前后诸案,自了无疑惑矣。

【出处】喻嘉言. 寓意草[M]. 焦振廉,张琳叶,谢晓丽,等校释. 上海:上海浦江教育出版社,2013:52-56.

【品读】喻氏此三案均为膈气案,案1脾胃功能虚衰,滴饮不入,胃肠功能极度紊乱,呕哕声微不绝,出现胃气将绝之征。然患者胎元未堕,元气尚未尽脱,尚有生机,用人参汤调赤石脂末治之。人参大补元气,复脉固脱。赤石脂收涩止泻,与西药"蒙脱石散"有异曲同工之妙。案2为妊娠恶阻,主要是冲气上逆,胃失和降。案3为严重呕吐,津液将绝之征。三案非后世之所说食管癌,均为呕吐重症导致的水食难下之证,且均以理中、六君之类健脾药配旋覆代赭而取效。

五、林珮琴治噎膈验案

【案1】

蒋。色苍形瘦，是体质本属木火，食入脘阻呕沫。经言三阳结，谓之膈。夫三阳皆行津液，而肾实五液之主。有年肾水衰，三阳热结，腐浊不行，势必上犯，此格拒之由，香岩先生所谓阳结于上，阴衰于下也。通阳不用辛热，存阴勿以滋腻。一则瘦人虑虚其阴，一则浊沫可导而下。半夏（青盐拌制）、竹茹、姜霜、熟地炭、杞子炭、牛膝炭、茯苓、薤白、姜汁。数服渐受粥饮，兼服牛乳数月不吐。

【案2】

耿。年近古稀，两尺脉微，右关弦迟，气噎梗食，吐出涎沫，气平食入。夫弦为木旺，迟为胃寒。弦迟在右，胃受肝克，传化失司，治在泄肝温胃，痰水自降。丁香、益智仁（煨）、苏子霜、茯苓、青皮、砂仁、姜（煨）。数服痰气两平。

【案3】

陈。酒客中虚，气阻成噎，必有蒸湿酿痰。脉来迟弱，中脘阳衰，饮米粥亦拒，得热酒辄行，明系阳微欲结。法宜通阳则胸脘得展，湿痰得降，而运纳有权。潞参、茯神、茯苓、砂仁、丁香、半夏（姜制）、广皮、姜、枣煎。数服，粥饮不拒矣。后再加干姜（炮淡，二分）、益智仁（生研），数服胸次舒而纳食。

【案4】

某氏。因恼怒曾呕瘀血，已是肝逆。今胸痛吐沫，脉涩尺微，食入反出，火土两衰，蒸化无力，乃脾肾阳衰候也。然犯辛燥，又虞动血，择其辛温通降者宜之。韭子（炒研）、苏子、沙苑子、砂仁、降香（汁冲）、茯苓、半夏曲、益智子（煨研），数服食进，痛沫悉止。

【案5】

钟氏。脾胃阳衰，浊饮不降，食入胀痛，有吐逆反胃之虞。右脉濡涩，左微弦。宜泄肝浊以通腑阳。厚朴（姜制）五分、椒目六分、茯苓三钱、半夏（姜制）钱半、苏子（炒研）七分、枳壳（炒）、陈皮，加姜，此三因七气汤加法，气降则饮降矣。再服呕胀减，大便得通，嗣用温脾胃，兼辛通降逆。半夏、砂仁、韭子（炒研）、益智仁（煨研）、茯苓、石见穿、生姜。数服渐纳谷食矣。

【案 6】

丁。中年丧子，悲惋成噎，脘痛吐食。此清阳不旋，逆气不降，宜善自排遣，达观随化，非药石能愈之病。贝母、郁金、茯神、制半夏、瓜蒌、韭白汁、姜汁、苏子汁冲服。痛呕俱减。

【案 7】

族某。客冬怫悒吐食，粒米不纳，仅进粥饮。今春怯寒吐沫，二便俱少，脉细涩模糊，浊逆阳微，肝肾不主吸气。岂容再服萸、地酸腻？阅所服方，竟不识辛通大旨，仿两通厥阴、阳明主治为近理。苏子、杏仁、川贝、益智、橘白、潞参、茯苓、制半夏、姜汁、韭白汁（冲服）。数剂涎沫少，粥饮多进，间进牛乳，亦不吐。用香粳米（炒黄）、九香虫煎汤煨药，更适。转方用大半夏汤，谷食安而大便渐通。

【出处】 林珮琴．类证治裁［M］．王雅丽，校注．北京：中国医药科技出版社，2011：107-108.

【品读】 现代研究者总结了清代医家对噎膈的认识，包括对致病因素提出了新的阐释，在治疗上则以气血痰湿为主进行辨治，并根据自身临证经验创制新方，对鉴别诊断、治疗难点禁忌等认识更为全面。其中林珮琴认为噎膈初得多因忧恚悲悒而起，治疗上用归脾汤合养心汤加减以调心脾舒结气，并用猪脂丸以填精血、滋枯燥。对噎膈立法常用姜汁、竹沥、贝母、杏仁、瓜蒌、枇杷叶、薤白汁等辛滑通痹，以开脘痹；以人参、天冬、麦冬、蔗汁、枣仁、白芍、乌梅、木瓜等甘酸化阴，以润液枯。并多用四君子、六君子汤，或二陈汤加竹茹健脾理痰；生地、阿胶、牛乳、梨汁、芝麻、柿霜，或四物汤滋阴养血。同时提出要注意健脾理痰不偏用温燥以劫液，滋阴养血不偏用清润以助痰；对于因胃槁而二便俱少之噎膈，主张忌用香燥耗液、刚热劫阴之品等。

案 1 木火体质，色苍形瘦，急躁易怒，食入脘阻呕沫，此乃肾阴亏虚，痰浊中阻所致，治宜滋阴健脾，化痰下气，方用半夏和胃止呕，竹茹清热化痰、除烦止呕，蒌霜润燥降火，熟地、杞子、牛膝滋阴润肺、补益肝肾，茯苓健脾和胃，薤白通阳散结、下气行滞，姜汁散寒止呕。案 2 年老气噎梗食，吐出涎沫，此乃木旺胃寒，胃受肝克，传化失司所致，治宜泄肝温胃，方用丁香温中降逆，益智仁温脾暖肾，苏子下气消痰，茯苓健脾和胃，青皮、砂仁疏肝理气、温脾开胃、散结消痰。案 3 酒客中虚，气阻成噎，蒸湿酿痰，此乃脾胃气虚,寒痰中阻所致,法宜通阳,方用潞参、姜、枣补中益气、茯神宁心安神,茯苓健脾和胃,砂仁疏肝理气、散结消痰,丁香温中降逆,半夏化痰、和胃等。案4先因恼怒导致肝逆,现出现脾肾阳衰之候,治宜辛温通降,方用韭子疏肝健胃、温阳补肾,益智子温脾暖肾,沙苑子补肾,苏子、降香下气、理气,砂仁疏肝理气、温脾开胃,茯苓、半夏健脾和胃。案5乃脾胃阳衰,浊饮不降,导致吐逆反胃,治宜泄肝浊以通腑阳,嗣用温脾胃,兼辛通降逆。案6乃悲恍成噎,清阳不旋,逆气不降,导致脘痛吐食,案中提出要善于自我心理调节,一切听其自然,随遇而安,达观随化,辅助药物治疗。案7乃浊逆阳微,肝肾不主吸气,转方用大半夏汤,如《绛雪园古方选注·内科》所言:"大半夏汤,通补胃腑之药,以人参、白蜜之甘,厚于半夏之辛,则能兼补脾脏,故名其方曰大。以之治胃反者,胃中虚冷,脾因湿动而不磨谷,胃乃反其常道而为朝食暮吐。朝暮者,厥阴肝气尽于戌,旺于丑也,宿谷藉肝气上升而乃吐出。主之以半夏辛温利窍除寒,人参扶胃正气,佐以白蜜扬之二百四十遍。升之缓之,俾半夏、人参之性下行不速,自可斡旋胃气,何患其宿谷不消,肝气僭升也乎?"

六、王旭高治噎膈验案

【案1】

王。痰隔中焦,食入脘痛,口沃清水,呕吐黏痰。大便坚结,肠液枯也。时多空噎,胃失降也。拟化痰和胃,降气润肠法。

旋覆花(盐水炒) 代赭石 杏仁 半夏 橘红 瓜蒌皮 瓦楞子 苏子 白芥子 菜菔子 姜汁 地栗汁

【案2】

胡。气郁中焦,得食则呕,已延匝月,虑成膈证。

川连(吴萸炒) 白术 半夏 藿香 陈皮 焦六曲 香附 茯苓 郁金 白蔻仁

【案3】

张。营阴虚,故内热少寐。气火逆,故咽喉硬塞。拟四物以养其阴,四七以理其气。

大生地(砂仁拌) 苏梗 茯苓 当归 川朴 北沙参 白芍 半夏 枣仁 姜竹茹 枇杷叶

【案 4】

陈。营虚火亢，胃枯食噎。心膈至咽，如火之焚，有时呱呱作声，此气火郁结使然也。病关情志，非徒药饵可瘳，宜自怡悦，庶几可延。

旋覆花　代赭石　沙参　黑山栀　茯苓　川贝　焦六曲　麦冬　杏仁　竹茹　枇杷叶

复：气火上逆，咽喉不利，胸痛食噎，膈症已成。况年逾六旬，长斋三十载，胃液枯槁，欲求濡润胃阴，饮食无碍，还望怡情自适。

前方加西洋参、半夏。

【案 5】

丁。脉形弦硬。春令见此，是即但弦无胃。纳食哽痛，大便坚燥，已见木火亢逆，胃汁肠液干枯，治之不易。

旋覆花　杏仁　火麻仁　桃仁　苏子　青果　荸荠　芦根

复：前方润燥以舒郁结，今拟下气化痰之剂。

麦冬　半夏　杏仁　橘红　川贝　茯苓　竹茹　芦根　荸荠　海蜇　枇杷叶

渊按：两方清润可喜，洵属名家。

【案 6】

秦。痰气阻于胸中，故痰多而胸闷，纳食或呕，两太阳胀痛。清气不升，浊气不降。久延不已，恐成膈症。

半夏　橘红　赤苓　吴萸汁炒川连　党参　泽泻　藿香　旋覆花　枳壳　川贝　蔻仁　肉桂　大腹皮　冬术　生姜

来复丹一钱，药汁送下。

【案 7】

陈。丧子悲伤，气逆发厥，左脉沉数不利，是肝之气郁，血少不泽也。右关及寸滑搏，为痰为火，肺胃之气失降，肝木之火上逆，将水谷津液蒸酿为痰，阻塞气道，故咽喉胸膈若有阻碍，纳食有时呕噎也。夫五志过极，多从火化，哭泣无泪，目涩昏花，皆属阳亢而阴不上承。目前治法，不外顺气降火，复入清金平木。

苏子　茯苓　半夏　枳实　杏仁　川贝　竹茹　沙参　橘红　麦冬　海蜇　荸荠

此方系四七、温胆、麦冬三汤加减，降气化痰，生津和胃。病起肝及肺胃,当从肺肝胃为主。

【案8】

秦。七情郁结,痰气凝聚。胸膈不利,时或呕逆。症将半载,脾胃大虚。前用四七、二陈,降气化痰,今参入理中,兼培中土,当顾本也。

四七汤合二陈汤。理中汤加丁香、木香、蔻仁。

【案9】

徐。气郁于胸为膈,气滞于腹为臌。饮食不纳,形肉顿瘦。阴气凝聚,阳气泪没。脉细如丝。姑与培土、通阳、化气一法。

党参　肉桂　白术　大腹皮　熟附子　泽泻　茯苓　来复丹

渊按:伤胃则膈,伤脾则臌。膈多郁火,臌多阳衰。肺金治节不行,肝木起而克贼。

【案10】

周。胸痛吐清水,自幼酒湿蕴蓄胃中,阳气不宣,浊气凝聚。遽述前年又得暴喘上气,额汗淋漓,发作数次。今又增心嘈若饥,此皆胃病。用小半夏汤。

半夏　茯苓　陈皮　竹茹　生姜

渊按:暴喘额汗,肺肾亦病,不独胃也。

复:停饮生痰,呕吐酸水,胸中板痛。前用小半夏汤,所以蠲其饮也。今风邪伤肺,咳嗽内热。拟金沸草散,宣风降气,仍寓祛痰蠲饮,肺胃兼治之方。

金沸草　半夏　陈皮　茯苓　款冬花　杏仁　荆芥　前胡　竹茹　枇杷叶

【案11】

赵。气水郁结成痰,咽噎碍食,食入辄呕清水米粒。病在胃之上脘。降气化痰之药,须择不燥者为宜。

瓜蒌仁　半夏曲　川贝　橘红　丁香　蛤壳(青黛同研包)三分　白蜜　枇杷叶　竹茹　芦根　生姜汁(冲服)

复:诸逆冲上,皆属于火。食入即吐是有火也。

川连　半夏　苏梗　制大黄　竹茹　枇杷叶

渊按:《内经》病机十九条,都有不尽然者,注者不敢违背,随文敷衍,贻误后学。其实是是非非,明眼自能别白。即如诸逆冲上之证,不属于火者甚多,未可一概论也。读经者知之。

【案12】

某。疟后痰气阻滞胃脘,清阳不升作呃,纳食辄呕,防成膈症。且与仲景化痰镇逆,再商。

旋覆花 代赭石 淡干姜 法半夏 赤苓 制香附 丁香 柿蒂

【案13】

李。寒热咳嗽,一载有余,咳痰带血。饮食沃噎,胸膈阻窒,又成噎膈。此必兼挟气郁而成。今且和胃降气,冀其血止噎减为妙。

旋覆花 半夏 杏仁 丹皮 橘红 茯苓 郁金 瓜蒌霜 蔻仁 竹茹 枇杷叶

【案14】

陈。卒然心痛,纳食梗塞,粥饮犹可。此心气郁结,防变膈证。

瓜蒌仁 薤白头 旋覆花 川贝 茯神 半夏 桔梗 远志肉 竹茹

【案15】

朱。脉滑大,食入哽噎不下,舌腻。此属痰膈,大肠燥火凝结。拟清痰火,佐以宣通。

旋覆花 麦冬 六神曲 黑山栀 赤苓 半夏 豆豉 陈皮 杏仁 竹茹 海蜇 荸荠 枇杷叶

【案16】

吴。情志郁结,阳明津液内枯,少阴之气上逆。少腹气上冲咽,咽喉觉胀,纳食哽噎。拟温养津液,以降浊阴之气。

旋覆花 代赭石 苁蓉干 枸杞子 橘红 茯苓 川贝 半夏 沉香 鸡冠花 地粟

【案17】

盛。气郁痰凝,胸中失旷,背寒脊痛,纳少哽噎。甚则吐出。膈症之根。

旋覆花 桂枝 瓜蒌皮 杏仁 竹茹 代赭石 薤白头 半夏 茯苓

又:诸恙仍然,痰稍易出。

桂枝 瓜蒌皮 干姜 薤白头 陈皮 杏仁 旋覆花 生鹿角 竹茹

枇杷叶

又：服温通阳气之药，呕出寒痰甚多，未始不美，惟纳食哽噎之势未除。仍以温通，再观动静。

川熟附　桂枝　薤白头　半夏　陈皮　杏仁　桃仁　瓜蒌仁　姜汁　韭菜根汁

又：上焦吐者从乎气，中焦吐者因乎积。此纳食哽噎，少顷则吐出数口，且多清水黏痰，是有痰积在中焦也。然究属膈症之根。

川熟附　半夏　瓦楞子　陈皮　苏子　莱菔子　旋覆花　白芥子　桃仁　荜茇

【案 18】

盛。背为阳位，心为阳脏。心之下，胃之上也。痰饮窃踞于胃之上口，则心阳失其清旷，而背常恶寒，纳食哽噎，是为膈症之根。盖痰饮为阴以碍阳故也。

熟附子　桂枝　杏仁　神曲　薤白头　瓜蒌皮　旋覆花　蔻仁　豆豉　丁香　竹茹　枇杷叶

渊按：温中化饮，降逆润肠，不失古人法度。惟豆豉一味不解是何意思。

【出处】 王泰林．王旭高临证医案［M］．王宏利，校注．北京：中国医药科技出版社，2012：100-105.

【品读】《王旭高临证医案》中"噎膈反胃门"篇共计 27 则医案，其中噎膈医案 18 则。王旭高在治疗噎膈上融汇了张仲景的化痰镇逆法，他认为痰是噎膈之病根，有寒痰、痰火、痰气等不同，如案 17 寒痰阻滞，治宜温化寒痰，初诊仿仲景瓜蒌薤白半夏汤意，以祛寒痰，又诊增强温通阳气之力，温化寒痰，祛除膈症之根源；案 11 痰火凝结，治宜清热化痰，以半夏曲、瓜蒌仁、川贝母等降气化痰，川连、大黄等以泻痰火、化湿热，苏梗、枇杷叶等疏理气机；案 12 为痰气阻胃所致呃逆，治宜温中健脾，化痰和胃，王氏遵仲景之意，先予化痰镇逆，方拟仲景旋覆代赭石汤加减，佐以香附等理气解郁之品。

王氏认为噎膈一证，气郁者居多，治法多解郁理气，如案 2 气郁中焦、案 13 气郁在先、案 14 心气郁结，均为气郁所致，治宜解郁为要，治疗在香附、郁金等解气郁基础上，加上健运中焦、化湿和胃之品，再根据不同症状增减药物。王氏汲取了叶天士滋阴养胃法，同时注重三焦并治、身心同调，如案 4、7、16 等。案 3 为营亏气郁，治宜养营理气，以四物养营阴清热安寐，以四七行气散结降逆。

七、费伯雄治噎膈验案

【案1】

某。荣血大亏,不能养肝,肝阳太强,犯胃克脾,以致食入作吐作痛,噎膈渐成。宜养荣柔肝,健脾和中。

当归二钱　紫丹参二钱　怀牛膝二钱　郁金二钱　青皮一钱半　乌药一钱半　广皮一钱　制半夏一钱　川朴一钱　木香五分　砂仁一线　玫瑰花三朵

【案2】

某。食入作梗,荣血久亏,肝气太旺,犯胃克脾,久为噎膈。宜养血柔肝,理气畅中。

当归　丹参　怀膝　茯苓　郁金　青皮　炙草　乌药　陈皮　川朴　砂仁　香附　延胡　玫瑰花　刺蒺藜　制半夏

【案3】

某。肺胃不和,痰气交阻,食入作胀且梗,痰涎上泛,腑气不行,贲门不纳,脉来浮虚,谨防呃逆之变,拟方候政。

西洋参　石斛　苏梗　茯苓　旋覆　蒌皮　姜半夏　黑山栀(姜炒)　左金丸　玫瑰花

【案4】

某。肝气犯胃,胸腹不舒,吞咽呕吐,投剂合度。尚宜养血柔肝,温畅中都。

当归　白芍　茯苓　陈皮　藿香　沉香　法夏　砂仁　竹茹　佛手　左金丸

【案5】

某。胃阴干枯,食入作梗。宜养阴理气。

南沙参　茯苓　麦冬　丹参　牛膝　丹皮　砂仁　郁金　青陈皮　合欢皮　川贝　粳米

【出处】巢崇山. 孟河四家医案医话集[M]. 太原:山西科学技术出版社,2009:39-40.

【品读】案1和案2为荣血大亏,不能养肝,木克脾土,治宜养荣柔肝,健脾和中。案1药用当归、紫丹参、怀牛膝、郁金活血祛瘀,青皮、乌药疏肝破气、消积化滞,广皮、制半夏理气和中、燥湿祛痰,川朴、木香行气消积、燥湿降逆,砂仁温脾开胃、止呕止泻,玫瑰花健脾开胃、利水等。案3为肺胃不和,痰气交阻,治以祛痰宽胸、健脾和胃,方中西洋参、石斛、黑山栀清热生津、补益脾胃,苏梗行气和中,茯苓渗湿利水、健脾和胃,旋覆花祛痰降逆止呕,蒌皮清热涤痰、宽胸散结,姜半夏燥湿化痰、和胃,左金丸清泻肝火、降逆止呕,玫瑰花健脾开胃、利水等。案4为肝气犯胃,气滞痰阻,治以柔肝和胃、理气化痰,藿香和中止呕,沉香行气止痛、温中止呕,竹茹清热止呕,佛手和胃止痛、疏肝理气,配合左金丸和胃疏肝,理气化痰。案5胃阴干枯,治宜养阴理气,方用沙参麦冬汤与启膈散加减,南沙参、麦冬、川贝母养阴补气、益胃生津、润肺散结,合欢皮解郁理气,粳米滋阴健脾。

八、马培之治噎膈验案

【案1】

某。中虚营损,肝木上犯,脘痛,食难下膈,大便艰,噎膈堪虑。拟抑木调中。

参须　野於术　法半夏　白蔻　上沉香　合欢皮　丹皮　韭菜汁　茯苓　佩兰　生姜

【案2】

云阳,左。血虚气郁,贲门不利,食入脘痛,只能饮粥,痛膈症也。拟调气养营。

全当归一钱五分　怀山药三钱　橘叶十片　郁金一钱五分　大丹参二钱　木香三分　乌药四分　枳壳四分　香附一钱五分　南沙参三钱　青皮一钱五分

【案3】

爵家,朱左。木郁伤中,肺胃干槁,气不展舒,会厌哽噎,只堪饮粥,时吐痰涎,大便艰解,精神委顿,胃气大伤。已成三阳结病。

参须八分　於术一钱　怀山药二钱　法半夏一钱五分　新会皮五分　佩兰一钱五分　茯苓二钱　谷芽三钱　枳壳三分　枇杷叶二片

【案4】

金坛,王左,六十岁。气郁痰滞,胸膈不舒,便艰,干物难食。噎膈堪虑。

北沙参 枳壳 杏仁 陈皮 半夏 橘叶 佩兰 郁金 佛手 谷芽 合欢皮 茯苓 枇杷叶

【案5】

某。肝胃不和,痰气郁结,食入气升痰壅,不嗜干物,势成膈疾。急为抑木和中。

法半夏 上沉香 茯苓 陈皮 制香附 炒谷芽 佩兰 川郁金 白蔻仁 枳壳 金橘叶 生姜

二诊:经治后,肝平胃起,气郁较舒,惟干食尚未能入。拟养胃生阴,化痰舒郁。

参须 当归 法半夏 佩兰 蔻仁壳 於术 山药 陈皮 合欢皮 人乳 茯苓 炒谷芽

【案6】

某。噎膈之症,噎症在肺,膈症在胃。《经》云:三阳结而成膈。三阳者,膀胱与小肠也。缘肠胃津液干枯,肾不吸胃,气从中逆,以致食入作梗,痰涎上泛,便艰,舌苔中剥,脉见虚涩,阳明中虚。拟半夏汤加味其中,早进长寿丸,滋液润肾,更须静养节劳为吉。

法半夏 柏子仁 党参 远志 镑沉香 焦於术 白蜜 生姜汁

【案7】

某。发热口干,胸满中痛,滴水不得下咽,水入即吐,脉左弦数且涩,右脉细数而涩。此是郁结所伤,而成津枯气滞之症,肺、胃、肝三经受病也。盖有郁结,则火起于胃,淫气及肺,肺受火邪,淫气伤肝,肝暴不受邪,必复转而伤其胃。二脏一腑互相克贼,而气愈郁,气郁则热、则乱,大虚之府,云雾不精,中和之气,驳劣有加。水不下咽者,肺金受邪,清肃不行也;水入则吐者,木邪横肆,胃气上逆也;发热口渴者,肝风内鼓,兼以外风入而增其势也。然肝气虽暴而治肝无益也,夫木之刚由金之柔,金之柔由火之炽也。惟滋其燥,则火立解,而金复其刚,则木不得不转柔矣,由是而胃气和,则肺气清、肝气平,何出纳之不自如哉!

瓜蒌仁 紫菀 枳壳 桔梗 半夏曲 川贝 杏仁 苏子 黄连 芦根

继与:人参 石斛 川贝 茯苓 制首乌 生地 芦根 橘红

【案8】

某。恙由饮冷起见,阳为阴遏,浊痰胶固于中,以致吸门、贲门窒塞,咯痰不爽、腑气不通。叠进温胃通阳,脉较流畅,腑气较爽。还宜通阳、化痰之法。

姜半夏 干姜 川厚朴 木香 茯苓 熟附子 白芥子 青皮 细辛

【案9】

某。肝脾不和,湿痰浊气,互结于中,胃阳不司通畅,以致胸咽梗塞,食入不舒,腑气不爽。拟通阳、化痰、泄浊。

制半夏 广皮 厚朴 茯苓 陈佛手 薤白头 旋覆花 干姜 木香 枳壳 川郁金 生姜

【出处】 巢崇山. 孟河四家医案医话集[M]. 太原:山西科学技术出版社,2009:361-363.

【品读】 案1为中虚营损,肝木上犯,治以抑木调中,方用六君子汤加减;案2为血虚气郁导致贲门不利,治以调气养营;案3为木郁伤中,肺胃阴虚,三阳结病,治以补脾养胃,生津益肺;案4为气郁痰滞,治以疏肝理气、润肺化痰;案5为肝胃不和,痰气郁结,治以抑木和中,症状缓解后养胃、生阴、化痰;案6噎膈初起,多因忧恚悲悒,以致阳结于上,阴涸于下,治以理气化痰,降火散结之半夏汤加减,早进长寿丸滋液润肾,注意静养节劳;案7为郁结所伤,而成津枯气滞,治以和胃、清肺、平肝;案8阳为阴遏,浊痰胶固,治以温胃通阳化痰;案9为肝脾不和,湿痰浊气,互结于中,治以通阳、化痰、泄浊。

九、张锡纯治噎膈验案

【案1】

盛隽卿,天津锅店街老德记西药房理事,年五旬,得噎膈证。

病因:处境恒多不顺,且又秉性偏急,易动肝火,遂得斯证。

证候:得病之初,间觉饮食有不顺时,后则常常如此,始延医为调治,服药半年,更医十余人皆无效验。转觉病势增剧,自以为病在不治,已停药不服矣。适其友人何翼云孝廉(何子贞公曾孙)来津,其人博雅通医,曾阅拙著《衷中参西录》,力劝其求愚为之诊治,其六脉细微无力,强食饼干少许,必嚼成稀糜方能下咽,咽时偶觉龃龉即作呕吐,带出痰涎若干。惟饮粳米所煮稠汤尚无阻碍,其大便燥结如羊矢,不易下行。

诊断:杨素园谓"此病与失血异证同源,血之来也暴,将胃壁之膜冲开则为吐血;其来也缓,不能冲开胃膜,遂瘀于上脘之处,致食管窄隘即成噎膈"。至西人则名为胃癌,所谓癌者,如山石之有岩,其形凸出也。此与杨氏之说正相符合,其为瘀血致病无疑也。其脉象甚弱者,为其进食甚少气血两亏也。至其便结如羊矢,亦因其饮食甚少,兼胃气虚弱不输送下行之故也。此宜化其瘀血兼引其血下行,而更辅以培养气血之品。

处方:

生赭石(轧细)一两　野台参五钱　生怀山药六钱　天花粉六钱　天冬四钱　桃仁(去皮捣)三钱　红花二钱　土鳖虫(捣碎)五枚　广三七(捣细)二钱

药共九味,将前八味煎汤一大盅,送服三七末一半,至煎渣再服时,再送服余一半。

方解:方中之义,桃仁、红花、土鳖虫、三七诸药,所以消其瘀血也。重用生赭石至一两,所以引其血下行也。用台参、山药者,所以培养胃中之气化,不使因服开破之药而有伤损也。用天冬、天花粉者,恐其胃液枯槁,所瘀之血将益干结,故借其凉润之力以滋胃液,且即以防台参之因补生热也。

效果:将药服至两剂后,即可进食,服至五剂,大便如常。因将赭石改用八钱,又服数剂,饮食加多,仍觉胃口似有阻碍不能脱然。俾将三七加倍为四钱,仍分两次服下,连进四剂,自大便泻下脓血若干,病遂痊愈。

说明:按噎膈之证,有因痰饮而成者,其胃口之间生有痰囊(即喻氏《寓意草》中所谓窠囊),本方去土鳖虫、三七,加清半夏四钱,数剂可愈。有因胃上脘枯槁萎缩致成噎膈者,本方去土鳖虫、三七,将赭石改为八钱,再加当归、龙眼肉、枸杞子各五钱,多服可愈。有因胃上脘生瘤赘以致成噎膈者(五期三卷胃病噎膈治法篇中曾详论其治法),然此证甚少,较他种噎膈亦甚难治。盖瘤赘之生,恒有在胃之下脘成反胃者,至生于胃之上脘成噎膈者,则百中无一二也。

【案2】

奉天北镇县萧叟,年六十七岁,友人韩玉书之戚也。得膈证延医治不愈,迁延五六月,病浸加剧,饮水亦间有难下之时。来院求为诊治。其脉弦长有力,右部尤甚。知其冲气上冲过甚,迫其胃气不下降也。询其大便,干燥不易下,多日不行,又须以药通之。投以参赭培气汤,赭石改用一两。数剂后,饮食见顺,脉亦稍和,觉胃口仍有痰涎堵塞。为加清半夏三钱,连服十剂,饮食大顺,脉亦复常,大便亦较易。遂减赭石之半,又服数剂,大便一日两次。遂去赭石、柿霜饼、当归、知母,加於术三钱,数剂后自言,觉胃中消化力稍弱,此时痰涎已清,又觉胃口似有疙瘩,稍碍饮食之路,遂将於术改用六钱,又加生鸡内金(捣细)二钱,佐於术以健运脾胃,即借以消胃口之障碍,连服十余剂痊愈。

【出处】 张锡纯. 医学衷中参西录[M]. 于华芸,赵艳,季旭明,校注. 北京:中国医药科技出版社,2011:32-33,537-538.

【品读】 案1属血瘀兼有气血亏虚,故治以活血化瘀,益气养阴,原著方解及说明阐明其意。案2参赭培气汤是张锡纯创制的治疗噎膈的名方,即是现在亦常用于临床治疗食管癌、胃癌出现吞咽困难者,疗效独特。治此证当以大补中气为主,方中人参即是如此;代赭石、半夏、柿霜降逆安冲、清痰理气,知母、天冬、当归清热润燥,生津生血,肉苁蓉补肾敛冲,润便通结;患此证者,多有便难之虞,肉苁蓉与当归、赭石并用,又增强润便通结之功。

十、施今墨治噎膈验案

【案】

贾男,七十有九。

平素嗜酒,数月以来,情怀抑郁,食减便燥,渐至进食有时作噎,咽下困难。现只能进半流质食物,硬食已有二月不能进矣。胸际闷胀微痛,饭后尤甚,有时吐白黏沫,口干,不思饮,大便干燥,四五日一行,夜寐多梦,精神委顿,体重减轻,经北大医院检查,谓为食管狭窄,未发现癌变,舌苔白而燥,脉沉涩。

薤白头三钱 桃仁二钱 代赭石五钱 旋覆花(同布包)二钱 全瓜蒌六钱 杏仁二钱 清半夏三钱 炒枳实二钱 火麻仁五钱 油当归四钱 怀牛膝三钱 茜草根三钱 川郁金三钱 广陈皮二钱 天麦冬各二钱

二诊:前方服三剂,诸证如前,胸际略畅,大便仍燥。前方加晚蚕沙三钱,皂角子三钱,再服五剂。

三诊:服药五剂,自觉诸证有所减轻,能稍进馒头类食物,大便仍微干,二日一行,身倦少力。

薤白头三钱　溏瓜蒌八钱　代赭石四钱　旋覆花(同布包)三钱　晚蚕沙三钱　炒焦皂角子(同布包)三钱　炒枳实二钱　茜草根三钱　怀牛膝三钱　桃杏仁各二钱　郁李仁二钱　火麻仁六钱　野於术三钱　川郁金三钱　油当归四钱

【出处】张绍重,李云,鲍晓东.北平四大名医医案选集[M].北京:中国中医药出版社,2010:477.

【品读】施今墨老师治疗噎膈,常以降逆化痰、益气和胃的旋覆代赭汤,行气解郁、通阳散结、祛痰宽胸的瓜蒌薤白半夏汤为主。惯用茜草、当归活血化瘀,火麻仁、桃仁、杏仁等润肠通便,晚蚕沙、薤白、皂角子调气通便,二冬滋阴养津,郁金、枳实、陈皮等开郁顺气。施老用方药量轻清,和而不烈,善用药对。另外,施老已经开始用西医诊断方法进行鉴别诊断。如《祝选施今墨医案·消化系》中曰:"咽下困难,食后即吐,普通名之曰噎膈,食道癌也,服药极难治愈,而有以药物治愈者,乃食道狭窄症,如食道癌,以X光诊断之,最为准确。"

本案为阴亏气滞,本案中体现了施老药对的灵活应用。方中旋覆花、代赭石参用,一宣一降,宣降合法,共奏下气平喘、化痰止咳之功。瓜蒌配薤白,见于《金匮要略》薤白瓜蒌白酒汤。瓜蒌清热化痰,宽胸散结,滑肠,以清降宽胸利膈而通痹为要。薤白温中通阳,理气宽胸,散结止痛,以温通散阴结而开胸痹为主。二药配伍,一寒一热,一降一通,上开胸痹,下行气滞,通阳化痰、行气宽胸、散结止痛效力增强。杏仁配桃仁,见于《方脉正宗》及《圣济总录》双仁丸。李东垣云:"杏仁下喘,治气也。桃仁疗狂,治血也。"俱治大便燥,但有血气之分耳。"杏仁可行气散结,止咳平喘;桃仁破血行瘀。二药均富含油脂,相互参用,一气一血,行气活血,润肠通便功力增强。麦冬配天冬,见于《素问病机气宜保命集》天门冬丸。《本草蒙筌·草部上》曰:"天、麦门冬,并入手太阴经,而能祛烦解渴,止咳消痰,功用似同,实亦有偏胜也。麦门冬兼行手少阴心,每每清心降火,使肺不犯于贼邪,故止咳立效;天门冬复走足少阴肾,屡屡滋肾助元,令肺得全其母气,故消痰殊功。"麦冬、天冬均为养阴清热之品。麦冬长于泻肺中之伏火,清胃中之热邪。天冬长于润燥滋阴,清肺降火。二药合用,用之补肺可防伤肾,用之滋肾又可助肺,共奏滋阴润燥,畅利三焦,改善咽下功能之功。火麻仁配郁李仁,二药皆为种子,富含脂肪。善润肠通便,为润下要药。火麻仁偏入脾与大肠血分,生津、增液缓脾而滑肠通便。郁李仁偏入脾与大肠气分,通幽散结、行大肠气而导滞润肠。二药配伍,气血双调,可加强补虚润肠通便作用。如吕景山在《施今墨对药》所云:"火麻仁、郁李仁均为植物的成熟种子,都含有丰富的油脂,二药伍用,润肠通便力增。"瓜蒌配枳实,瓜蒌甘寒滑润,既能上清肺胃之热、涤痰导滞,又能宽中下气、开胸散结,还能下滑大肠、润肠以通便;枳实苦温降气,善于破滞气、行痰湿、消积滞、除痞塞,为中焦脾胃之要药。瓜蒌以守为主,枳实以散为要。二药参合,相互制约,相互促进,互制其短,而展其长,共奏破气消积、宽胸散结、润燥通便之功。二药参合,亦即相互制约,相互促进,相互转化,以增疗效。晚蚕沙、皂角子二药参用,共奏升清降浊之功。

十一、孔伯华治噎膈验案

【案1】

刘妇,十月初八日。

肝家热郁,湿痰阻遏津液,逐致噎食呕逆,脘次及两胁际疼痛,舌赤无苔,脉弦滑而数,亟宜润化豁痰,柔肝调气。

钗石斛四钱　川郁金(生白矾水浸)三钱　天竺黄二钱　栝楼一两
旋覆花(布包)三钱　代赭石三钱　黛蛤粉(布包先煎)八钱　板蓝根四钱
川牛膝三钱　鲜芦根二两　台乌药三钱　竹茹一两　鲜九菖蒲根四钱
陈皮一钱　青皮一钱　川楝子三钱　荷梗尺许　郁李仁二钱　桃仁钱半
杏仁钱半

另方:

鲜芦根二两　鲜九菖蒲根四钱　雅梨一枚　荸荠七枚　藕三两
共捣汁兑服。

二诊:十月十九日。肝郁脾湿,痰闭津液,渐成噎食,喜纳干物。连晋前方药,胁际痛楚较减,第噎尚不能免,脉仍弦滑,再为增减前方。

钗石斛(先煎)三钱　上好天竺黄三钱　天花粉三钱　台乌药三钱

板蓝根四钱　黛蛤粉(布包先煎)一两　肥玉竹三钱　川楝子三钱　川郁金(生白矾水浸)三钱　法半夏三钱　全栝楼(元明粉钱拌)一两　郁李仁三钱　荷梗尺许　旋覆花四钱　代赭石四钱　杏仁泥三钱　川牛膝三钱　广陈皮(盐水炒)钱半　六神丸(分吞)三十粒

另方:鲜芦根二两、鲜九菖蒲根六钱、雅梨一个、藕二两、荸荠七枚,共捣汁兑服。

【案2】

马男,正月初六日。

湿热肝郁,阻于经络,两手关节肿痛,近以津液为痰所闭。

咽物作噎,气逆于中,脉弦滑而数,宜先予化湿育津液。

石决明八钱　鲜芦根一两　法半夏三钱　川牛膝三钱　鲜石斛六钱　旋覆花三钱　代赭石三钱　鲜竹茹一两　郁李仁四钱　黛蛤粉一两　川郁金(生白矾水浸)三钱　嫩桑枝八钱　大青叶三钱　元明粉八分　鲜九菖蒲根(和凉开水捣汁兑入)四钱　紫雪丹四分

【案3】

刘男,正月十三日。

酒家伤液,初患噎,半年后转为反食,津液为痰闭,兼肝家气逆所致也,脉弦滑而数大,亟宜清滋降逆。

生石膏一两　鲜竹茹一两　玉竹三钱　川牛膝三钱　鲜石斛(先煎)六钱　旋覆花五钱　代赭石五钱　花粉五钱　板蓝根四钱　黛蛤粉(布包)一两　知母三钱　清半夏二钱　鲜芦根一两　酒川军一钱　郁李仁二钱　竹沥水(分冲)五钱

二诊:正月十六日。加厚朴钱半。

【案4】

郭男,七月初六日。

肝家气积,结痞已久,脾湿痰盛,津液消耗,音哑气噎,渐成反食,舌苔白腻,便结,脉弦滑而实,宜清滋豁痰。

生石膏一两(研先煎)　鲜石斛(先煎)八钱　黛蛤粉(布包先煎)一两　鲜苇根四钱　青竹茹一两　全栝楼八钱　旋覆花(布包)四钱　代赭石四钱　法半夏三钱　广陈皮二钱　板蓝根四钱　生川牛膝三钱　生知母三钱　生黄柏三钱　盐橘核五钱　酒川军钱(开水泡兑)五分　元明粉钱五

分(化兑服) 打川楝子三钱 鲜九菖蒲根(和凉开水捣汁冲)五钱 鲜竹沥水五钱(冲服)

【案5】

袁男,闰月初八日。

脾湿肝郁,经络被阻,气机上逆于胃,纳物少,或作反食,精力渐困,右关脉滑实而有弦象,左关尤弦盛,亟宜解郁柔肝,渗化转输中焦。

鲜苇根一两 旋覆花(布包)二钱 代赭石二钱 川牛膝三钱 橘核四钱 鲜竹茹一两 桑白皮二钱 生枳实钱五分 知母三钱 苏子霜二钱 大腹绒二钱 焦山楂四钱 川黄柏三钱 藕汁一杯

按:噎症是肝郁湿痰,闭阻津液所致,及至噎而反胃(俗称反食),多属酒家液伤,痰闭气逆故也。溯因论治,噎则侧重育阴生津,清化豁痰调气;反胃则必佐降逆舒肝化痰以畅气机。

案中用鲜石斛(或钗石斛)、天花粉、肥玉竹、板蓝根,肥知母、川牛膝以滋精生津养液。妙在用鲜芦根、鲜九菖蒲根、鲜鸭梨、鲜荸荠、鲜藕,此五鲜共捣汁兑入汤药内多次分服,具滋生津液,豁痰开闭之专功;再配以竹沥水、鲜竹茹等味,其化痰益津除噎止呕之力更强。至若噎症之用六神丸、紫雪丹者,盖取其清化内消食道中痰湿毒热之阻闭也。

【出处】北京中医学会《孔伯华医集》整理小组.孔伯华医集[M].北京:北京出版社,1988:321-324.

【品读】案1为肝家热郁,湿痰阻遏津液,治宜润化豁痰,柔肝调气。案2为湿热肝郁,阻于经络,治宜化湿育津液。案3为痰闭兼肝家气逆,治宜清滋降逆。案4为肝家气积,脾湿痰盛,治宜清滋豁痰。案5为脾湿肝郁,经络被阻,气机上逆于胃,治宜解郁柔肝,渗化转输中焦。现代学者专门对孔伯华临证运用紫雪丹的规律进行了分析,发现其对紫雪丹的应用涵盖了外感、内伤、瘟疫等多种疾病,常见的脉象为弦脉、滑脉、大脉、数脉四类脉象,舌象多为赤舌,舌苔可为白苔或黄苔;使用紫雪丹之目的,或在于清热平肝,或在于重镇息风,或取其芳香开窍,或用之通调气机,各有侧重,剂量也有差别。案2紫雪丹者,取其清化内消痰湿毒热之阻闭之义。

十二、邓铁涛治噎膈验案

【案】

张某,女,46岁。1974年4月11日初诊。

主诉:患者于 1973 年 4 月因患急性黄疸性肝炎而住传染病院治疗,2个多月后痊愈出院。出院后仍继续服中药,1974 年 6 月中旬开始觉服中药后胃脘不适。6 月底每于吞咽时有阻碍感,并伴有牵拉样疼痛,且疼痛部位从项部逐渐下移。9 月移至剑突上胸骨后疼痛,并向背部及上胸部放射,时有胃脘烧灼感及恶心,但无呕吐。11 月 4 日住解放军某医院治疗,根据纤维胃镜及多次食管钡餐检查,诊断为食管炎。又因心电图运动试验阳性,甘油三酯 250mg/L,诊断为"冠心病"。共住院治疗 3 月余,经用中西药治疗未见明显效果。

诊查:诊时除上述吞咽受阻伴食管下段疼痛症状外,并见疼痛加剧,发作严重时则不能食,强咽即吐;面色㿠白,气短乏力,舌嫩,苔白润,脉弦滑,重按无力。

辨证:噎膈证。属气虚痰阻型。

治法:健脾除痰。

处方:

威灵仙 16g　竹茹 10g　胆南星 10g　枳实 5g　党参 15g　云苓 12g白术 10g　甘草 5g

上方药共服 50 剂,自觉疼痛发作时间缩短,间歇时间延长,且胃纳转佳,舌淡胖嫩,苔白浊厚,脉细滑。病有好转之机,仍守上法。

处方:

党参 15g　白术 12g　云苓 15g　威灵仙 18g　竹茹 10g　法夏 10g橘红 5g　枳壳 5g　甘草 5g

服上方药 40 天后,食管疼痛减轻,胃纳佳,二便正常,舌质淡,苔白,脉细滑。再服药 20 天后,症状消失,胃纳二便均佳而告治愈,追踪 4 年一直未发。

【出处】唐先平,张庆武,李新存. 痰病古今名家验案全析[M]. 北京:科学技术文献出版社,2008:201-202.

【品读】噎膈在临床上往往表现为本虚标实之证,常有气郁、痰阻、血瘀等标实证候,但疾病的发展又表现为津亏液涸,精血不足,日久而致阴损及阳,表现为脾肾阳虚之证。故在证治方面,明确其本虚标实,抓住痰、瘀、虚这一主要病机。本案脾气内虚,痰浊中阻,本虚标实,治以健脾除痰,标本兼治。初用四君子汤加威灵仙通络止痛,竹茹清热化痰,胆南星清火化痰,枳实化痰散痞;后予四君子汤合温胆汤,取四君子汤补气健脾,以扶正固本,温胆汤以除内结之痰。

十三、李玉奇治噎膈验案

【案】

陈某某,女,30 岁。2006 年 8 月 3 日初诊。主诉:进食哽噎不顺 1 年,加重 1 周。患者自述 1 年前开始出现进食哽噎不顺,以汤水送服可缓解,但日久症状加重,进而出现吞咽困难不欲进食,患者就诊于某医院经查诊为"食管贲门失迟缓症",3 个月前给予球囊扩张术治疗症状得以缓解。然近日症状再次反复,患者经人介绍来诊。症见吞咽进食哽噎不顺,伴纳差,胸中烦闷,4~5 天排便 1 次。舌薄,质淡红,花剥苔,脉弦细兼数。望面色少华,形瘦,精神尚可。诊为"噎膈-痰气郁阻证",治以行气化痰解郁之法,予小柴胡汤加减:

柴胡 15g　西洋参 10g　半夏 10g　黄芩 15g　生姜 15g　大枣 15g
郁李仁 10g　甘草 15g　沉香 10g　桃仁 15g　蚕沙 15g

6 剂汤药后,二诊,患者自述吞咽进食较顺畅,时伴有嗳气,排便 3 日 1 次。查:舌淡红,花剥苔,脉弦细。前方去甘草加昆布 15g,苏梗 15g,加强行气解郁之功。

12 剂汤药后,患者无吞咽困难,纳食改善,二便恢复正常,病情基本痊愈。

【出处】 王辉. 李玉奇教授以小柴胡汤治疗食管贲门失迟缓症验案 1 例[J]. 辽宁中医药大学学报,2010,12(2):121-122.

【品读】 本案为痰气互结为患,痰气交阻,郁结上、中二焦,胃失和降,治以行气化痰解郁之法,予小柴胡汤加减,其因本病病在食管,为表里交界之通道,属胃气所主,与肝脾相关;患者有柴胡证表现,"不欲进食""胸中烦闷""舌薄,质淡红,花剥苔,脉弦细兼数",以小柴胡汤组方,柴胡苦辛微寒,透泄与清解少阳半表之邪,使半表之邪得以外泄,并能疏利枢机;黄芩苦寒,清泄半里之邪,令胆热得以内泄,两药相伍共奏和解之功。半夏配生姜两药相伍共奏和胃降逆、化痰散结、行气散郁之功。西洋参与大枣、甘草相伍共奏健脾益气、生津润燥、润滑食管助化下行。明代医家张景岳《景岳全书·新方八阵》对其组方机理阐释为:"和方之制,和其不和者也,凡病兼虚者,补而和之;兼滞者,行而和之;兼寒者,温而和之;兼热者,凉而和之。……其于补泻温凉之用,无所不及,务在调平元气,不失中和之为贵也。"另外加入郁李仁润肺滑肠,桃仁活血破瘀、通关散结,配合沉香降气归原、通利三焦,蚕沙祛风除湿、和胃化浊,以利通降散结。

十四、董建华治噎膈验案

【案1】

李某某,男,32岁。1990年2月15日初诊。吞咽困难、胸膈满闷反复发作3年余。患者3年前无明显诱因而引起饮食发噎,吞咽有梗阻感,胸膈胀满,时有恶心,胃脘部不适,口干心烦,大便尚调。舌红、苔薄黄,脉沉弦而细。曾在某医院检查,诊断为慢性食管炎。此证属痰气阻滞,胃失和降,治以理气化痰,和胃通降。

药用:

丁香1.5g 竹茹6g 清半夏10g 陈皮10g 苏子梗各10g 枳壳10g 大腹皮10g 香橼脾10g 佛手6g 山栀10g 生姜2片

经服上方7剂,患者饮食发噎减轻,胸闷胃胀明显减轻。再以前方加减,调治月余,诸症消失。

【案2】

陈某某,男,37岁。1987年10月14日初诊。患者吞咽困难伴胸骨后疼痛反复发作3年。3年前患者饮食发噎,每周发作一次,逐渐发作无规律,伴有胸部疼痛。曾在当地医院诊治,服用多种中西药物治疗,病情仍无明显改善。1986年11月患者自感吞咽困难加重,发作与饮食不当,情绪波动有关,并伴有胸骨后灼热疼痛,上腹胀痛,恶心呕吐,病情逐渐加重,而后在某医学院附院钡餐检查,诊断为"贲门失弛缓症"。胃镜检查提示食管炎。病理报告为"食管黏膜慢性炎症伴鳞状上皮轻度异形增生"。刻下症见饮食吞咽发噎,伴有呕吐,吐出胃内容物及酸水,仅能吃流食,胸闷灼痛,口干,便肝。舌暗红、苔黄腻,脉弦滑。证属痰气交阻,胃热内盛,痰热蕴结。治宜清热化痰,理气通降。

药用:

竹茹6g 瓜蒌15g 枳壳10g 黄芩10g 山栀10g 酒军3g 川黄连3g 吴萸1.5g 橘皮10g 清半夏10g 芦根20g

经服上方 10 余剂,食入发噎明显减轻,纳食增多,呕吐等症等明显好转。

【案 3】

刘某某,女性,58 岁。1985 年 12 月 16 日初诊。吞咽哽噎反复发作 4 年余。患者经常因饮食失宜而引起食下发噎,吞咽梗阻不畅,胸膈灼热,时为持续性疼痛,夜间为甚,呕吐痰涎,胃脘胀满,大便不畅。舌质暗、苔薄黄而腻,脉弦滑。曾在北京某医院诊断为“食管炎”。此证属痰瘀交阻,胃腑壅滞,失于和降。治宜祛痰化瘀,理气通降。

药用:

旋覆花(包煎)10g　郁金 10g　全瓜蒌 15g　海浮石 10g　赤芍 10g 丹参 10g　枳壳 10g　苏梗 10g　山栀 10g　竹茹 6g　厚朴 10g　芦根 20g

经服 6 剂,食下哽噎及胸膈灼痛均有好转,再以上方出入治疗月余,诸症消除而获愈。

【案 4】

张某某,男,63 岁。1987 年 10 月 19 日初诊。患者食物哽噎,吞咽不畅已有月余。近日病人自感固体食物哽噎尤为明显,胸膈痞满,烦热,口干咽燥,大便干结。舌质红、苔黄腻,脉弦数。此证属肺胃同病,气热痰结。治以肃肺降胃,清热化痰。

药用:

芦根 20g　山栀 10g　杏仁 10g　枇杷叶 10g　苏子 10g　全瓜蒌 15g　陈皮 10g　清半夏 10g　枳壳 10g　苏梗 10g　石斛 10g

经服上方 6 剂,食入发噎有减,咽燥口干减轻,大便通畅。再以上方出入治疗 20 余日,诸症消除而获愈。1 年后随访,此病未发。

【出处】杨晋翔.董氏通降法在噎膈治疗中的应用[J].中医杂志,1996,37(11):661-662.

【品读】现代学者总结了董建华治疗噎膈的经验,主要包括理气化痰,和胃降逆(如案 1),常用药物包括清半夏、陈皮、苏梗、香附、全瓜蒌、竹茹、枳壳、丁香、佛手等;化痰清热,通降胃气(如案 2),常用药物有包括瓜蒌、竹茹、海浮石、黄芩、山栀、芦根、橘皮、清半夏、枳壳等;祛痰化瘀,散结通降(如案 3),常用药物包括海浮石、全瓜蒌、竹茹、丹参、赤芍、当归、旋覆花、蛤壳、苏梗、枳壳等;肺胃同治,清降并施(如案4),常用药物包括芦根、黄芩、杏仁、枇杷叶、苏子、瓜蒌、黄连、枳壳、陈皮、苏梗等。

十五、李修伍治噎膈验案

【案】

王某,男,71岁,1983年11月就诊。患者初起吞咽困难,胸骨后痛,曾呕血数次,色鲜或紫、量多,1次约50ml,均经止血、输液治疗而缓解。1983年10月23日胃镜检查显示食管下段浸润性癌(约5cm范围),临床诊断为食管癌。患者拒绝手术,惧于放疗、化疗,而要求服中药调治。查舌苔薄,脉弦滑。辨证为气滞血瘀痰凝,结于食管而成噎食,因气火有余,克脾犯肺,血随气升则呕血,治以理气平肝,润肺散结,活血化瘀,和胃降逆为法。给予虎七粉(由壁虎、三七二味药配制而成),每次4g,每日2次,开水冲服,同时配服中药汤剂。

处方:

党参10g　　代赭石30g　　夏枯草30g　　白花蛇舌草30g　　丹参30g
瓦楞子30g　　仙鹤草30g　　神曲30g　　川贝母18g　　姜半夏18g　　茯苓18g　　山慈菇15g　　当归15g　　牡蛎15g

服药6剂,症状得减,胃纳好转,精神渐佳,继续调治3月后能食软饭,胸骨后疼痛基本消失。又数月能进干饭,无梗阻感,在上方中加入三棱20g、蜀羊泉30g、黄芪25g,以加强散结解毒之功效,连服7个月后病情明显好转并稳定(服药期间有间断)。在治疗的3年中,先后2次感冒,均在原方的基础上加疏风清热药后得以缓解,目前患者饮食如常人,全身情况良好。治疗3年又7个月,复查胃镜显示病灶缩小。

【出处】尹国有,孟毅.中医内科经典验案300例点评[M].北京:军事医学科学出版社,2011:129-130.

【品读】噎膈的中医病机可概括为正虚、血瘀、毒聚等,临床多见正虚邪实之证,因此治疗中不忘扶正祛邪,不能滥用功伐之品,不忘降逆润燥。本案为气滞血瘀痰凝之噎膈,治以理气平肝,润肺散结,活血化瘀,和胃降逆,结合服用虎七散解毒抗癌(虎七散由活络散结的壁虎和散瘀定痛的三七粉二味配制而成)。

主要参考文献

[1] 吕光荣. 中医内科证治学[M]. 北京:人民卫生出版社,2001.

[2] 张登本. 王焘医学全书[M]. 北京:中国中医药出版社,2006.

[3] 王玲玲,陶志广.《医学噎膈集成》学术思想简介[J]. 河南中医,2002,22(5):22-23.

[4] 唐先平,路杰云,张继明. 脾胃病古今名家验案全析[M]. 北京:科学技术文献出版社,2007.

[5] 潘秋平,刘理想. 话说国医 北京卷[M]. 郑州:河南科学技术出版社,2017.

[6] 易法银. 中医临床医学流派[M]. 长沙:湖南科学技术出版社,2003.

[7] 李家庚. 喻嘉言经典医案赏析[M]. 北京:中国医药科技出版社,2015.

[8] 鲍健欣,袁久林,叶进. 浅析清代医家对噎膈的认识[J]. 上海中医药大学学报,2017,31(1):4-6.

[9] 章程鹏,孙易娜,戴天木. 王旭高噎膈、反胃治法特色及其临床运用浅析[J]. 南京中医药大学学报,2015,31(2):108-109.

[10] 张涛,常存库. 王旭高辨治噎膈医案探析[J]. 中医文献杂志,2017,35(6):32-34.

[11] 吴中泰,孟河. 马培之医案论精要[M]. 北京:人民卫生出版社,1985.

[12] 孙世发. 中华医方 内科篇 脾系病[M]. 北京:科学技术文献出版社,2015.

[13] 杨景锋. 脾胃病[M]. 北京:中国医药科技出版社,2016.

[14] 郝军.《内经》脾胃学术思想的临床探析[M]. 兰州:兰州大学出版社,2012.

[15] 梁伟,陈玉静,陈文强,等. 孔伯华临证运用紫雪丹规律探析[J]. 中国中医急症,2019,28(7):1232-1234.

[16] 吴玉生,杨海燕. 邓铁涛教授"痰瘀相关理论"在肿瘤疾病的临床应用[J]. 现代医院,2005,5(6):39-40.

[17] 高汉森. 方剂学[M]. 长沙:湖南科学技术出版社,2006.

[18] 周仲瑛. 中医内科学[M]. 北京:中国中医药出版社,2004.

[19] 单书健,陈子华. 古今名医临证金鉴 肿瘤卷[M]. 2版. 北京:中国中医药出版社,2011:239.

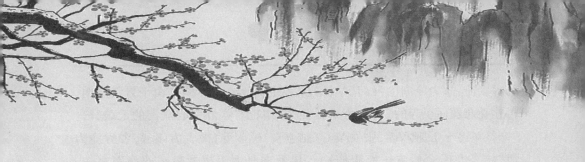

第七章　　泄　　泻

　　泄泻又称腹泻,是以排便次数增多,粪质稀溏或完谷不化,甚至泄出如水样为主症的病证。相当于西医学的炎症性肠病、肠易激综合征、功能性腹泻等疾病以腹泻为主症者。一般以大便稀薄而势缓者称为泄,大便清稀如水而势急者称为泻,合称为泄泻。古代中医文献对其论述颇多,从简帛文字开始,就有关于泄泻的记载,且病名较多,如泄、泻、溏、利、痢、肠垢、肠澼、肠僻、注下、遗屎、遗矢、遗粪等,治疗内容也很丰富。

第一节　经典医论

　　早在马王堆汉墓秦简中就有关于泄泻的记载,《足臂十一脉灸经》言:"足厥阴脉:循大指间……溏洩恒出,死。"《阴阳十一脉灸经》甲本曰:"大(太)阴眽(脉):是胃眽(脉)殹(也)……其所[产病]:□□,心烦,死;心痛与复(腹)张(胀),死;不能食,不能卧,强吹(欠),三者同则死:唐(溏)泄,死。"《黄帝内经》记载多种"泄泻"病名,如泄、飧泄、疟泄、溏泄、濡泄、鹜溏、泄利、洞泄、注泄、肠澼、肠僻、注下、后泄等,并记载了泄泻的发病原因。寒邪可引起泄泻,"寒气客于小肠,小肠不得成聚,故后泄腹痛矣"(《素问·举痛论》),"寒入下焦,传为濡泻"(《素问·至真要大论》),寒气客于小肠、下焦皆可引起泄泻。"肠中寒,则肠鸣飧泄"《灵枢·师传》),寒气入肠可引起泄泻。张仲景在《伤寒论》所论的六经病中,将泄泻称为下利,是以寒邪入里传变为主线,太阴病之下利的病因亦为寒,"自利不渴者,属太阴,以其脏有寒故也。当温之,宜服四逆辈"(《伤寒论·辨太阴病脉证并治》)。《诸病源候论》中的冷痢也是寒邪引起的,"冷痢者,由肠胃虚弱,受于寒气,肠虚则泄,故为冷痢也"(《诸病源候论·冷痢候》),冷痢是由于胃肠虚弱,再感受寒邪而引起的。《备急千金要方》中也有寒邪引起泄泻的记载,曰:"寒气卒客于五脏六腑,则发卒心痛胸痹。感于寒,微者为咳,甚者为痛为泄"(《备急千金要方·心腹痛》)。风邪亦是泄泻提及较多的病因之一,"岐伯曰:岁木太过,风气流行,脾土受邪,民病飧泄"(《素问·气交变大论》),脾受风邪可致飧泄。《素问·生气通天论》曰:"因于露风,乃生寒热,是以春伤于风,邪气留连,乃为洞泄。"风邪可致洞泄。"岐伯曰:厥阴司天,风淫所胜,则太虚埃昏,云物以扰,寒生春气,流水不冰。民病胃脘当心而痛,上肢两胁,膈咽不通,饮食不下,舌本强,食则呕,冷泄腹胀,溏泄瘕水闭,蛰虫不去病本于脾。冲阳绝,死不治"《素问·至真要大论》),风邪可致溏泄。《黄帝内经》中关于风邪引起泄泻的描述很多,认为风邪也是引起泄泻的主要病因,风为百病长,善行而数变,其他邪气多以风为载体而入,因此外感致病风邪最多。《诸病源候论》中也有风邪引起泄泻的记载,曰:"夫久水谷痢者,由脾胃大肠虚弱,风邪乘之,则泄痢。虚损不复,遂连滞涉引岁月,则为久痢也"(《诸病源候论·久痢候》),脾胃大肠虚弱,而感受风邪,则病泄痢,日久则为久痢。热邪亦是记载较多的泄泻的病因之一,"脾热病者,先头重、颊痛、烦心、颜青、欲呕、身热。热争则腰痛,不可用俯仰,腹满泄,两颔痛"(《素问·刺热》),热邪犯脾表现为头重、颊痛、烦心、颜青、欲呕、身热,腹满、泄泻等症状。"肾移热于脾,传为虚,肠澼死,不可治"(《素问·气厥论》),肾热移于脾也会引起泄泻之重症肠澼,预后不良。病机十九条中也有热邪引起泄泻的描述,"诸呕吐酸,暴注下迫,皆属于热"(《素问·至真要大论》)。《诸病源候论》中将热邪引起的泄痢称为赤痢:"小儿有挟客热,客热入于经络,而血得热则流散,渗入大肠,肠虚则泄,故为赤痢也"(《诸病源候论·赤痢候》)。根据古人"取象比类"的思维,大便中带有红色血液的血痢,自然会与外感六淫中的热邪相联系。饮食不节,情志失调伤脾引起泄泻,《素问·太阴阳明论》指出"食饮不节起居不时者,阴受之……阴受之则入五脏……下为飧泄"。饮食不节、起居无常可引起飧泄。《诸病源候论》中也记载了饮食不节引起泄痢,曰:"杂痢,谓痢色无定,或水谷,或脓血,或青,或黄,或赤,或白,变杂无常,或杂色相兼而痢也。挟热则黄赤,热甚则变脓血也;冷则白,冷甚则青黑,皆由饮食不节,冷热不调,胃气虚,故变易"(《诸病源候论·杂痢候》)。杂痢包括水谷痢、脓血痢、青痢、黄痢、赤痢、白痢等，均是由饮食不节引起的。七情之中怒最易引起泄泻，《素问·举痛论》指出"怒则气逆，甚则呕血及飧泄"，怒则气机上逆，气机逆乱，浊气上升，清气下降，则引起泄泻。脾气虚，影响脾的运化功能，引起脾失健运而导致泄泻。《素问·脏气法时论》曰："脾病者，身重，善肌肉痿，足不收行，善瘈，脚下痛。虚则腹满、肠鸣飧泄，食不化。"脾虚可出现腹满、肠鸣、飧泄、食谷不化等症。《诸病源候论》中也有脾虚出现泄泻的记载，曰："脾气不足，则四肢不用，后泄，食不化，呕逆，腹胀，肠鸣，是为脾气之虚也，则宜补之"（《诸病源候论·脾病候》）。《素问·阴阳应象大论》曰："清气在下，则生飧泄。"此处的清气是指脾胃化生的精微物质，正常情况下这些物质在脾的作用下上输于心肺、头目，但这一功能异常的时候，精微物质不升反降，从大便而出，就形成了泄泻。《灵枢·口问》中讲"中气不足，溲便为之变"，中气即为脾胃之气，脾胃之气不足，清阳不生，浊阴不降则会引起大小便的改变，这一理论也是李东垣创补中益气汤的理论基础。《黄帝内经》中未载有治疗泄泻的方药，但确立了治疗泄泻的基本治则。如治疗湿邪，应以苦燥湿，以淡泄之，后世对于湿邪引起的泄泻，则用苦燥之法，"湿淫于内，治以苦热，佐以酸淡，以苦燥之，以淡泄之，火淫于内，治以咸冷，佐以苦辛，以酸收之，以苦发之"（《素问·至真要大论》）。另外脾虚而致的泄泻，应用补脾之法，"飧泄补三阴之上，补阴陵泉，皆久留之，热行乃止"（《灵枢·四时气》）。脾虚引起飧泄，在治疗飧泄的时候取脾经之三阴交、阴陵泉，以补法刺之，确立了脾虚之泄泻用补脾之法的治疗原则。《难经》详细阐述泄泻分类。《难经》《黄帝内经太素》均出现"五泄"的病名，但所论具体内容不同。《难经》中是按部位分为胃泄、脾泄、大肠泄、小肠泄、大瘕泄，《难经·五十七难》曰："泄凡有五，其名不同：有胃泄，有脾泄，有大肠泄，有小肠泄，有大瘕泄，名曰后重。"《黄帝内经太素》是以《黄帝内经》为蓝本，根据症状、成因不同将泄泻分为溏泄、鹜泄、飧泄、濡泄、滑泄五种泄泻。张仲景创立泄泻辨证论治。《伤寒论》中将泄泻称为"下利"，《伤寒论》的六经病中均有"下利"，而治法方药各不相同。张仲景为后世泄泻的辨证论治奠定了基础，唐以前的医书治疗泄泻多采用《伤寒论》和《金匮要略》中的方剂加减变化。张仲景在治疗泄泻时多从温补脾胃之阳入手，受张仲景的影响，唐以前治疗泄泻多用温里之法。太阳之泄泻用葛根汤治之，"太阳与阳明合病者，必自下利，葛根汤主之。太阳与阳明合病，不下利,但呕者,葛根加半夏汤主之"(《伤寒论·辨太阳病脉证并治》),使表解则泄泻自愈。太阳误下之泄泻用葛根黄连黄芩汤,"太阳病,桂枝证,医反下之,利遂不止,脉促者,表未解也。喘而汗出者,葛根黄连黄芩汤主之"(《伤寒论·辨太阳病脉证并治》)。太阳泄泻当辨泄泻之标本缓急而治,里急则治里,用四逆汤,缓则治表,用桂枝汤使表解,则病自愈,"伤寒医下之,续得下利,清谷不止,身疼痛者,急当救里;后身疼痛,清便自调者,急当救表。救里宜四逆汤;救表宜桂枝汤"(《伤寒论·辨太阳病脉证并治》)。阳明之泄泻属热结旁流之腑实证,治之以大承气汤,"阳明少阳合病,必下利。其脉不负者,顺也;负者,失也。互相克贼,名为负也。脉滑而数者,有宿食也,当下之,宜大承气汤"(《伤寒论·辨阳明病脉证并治》),用大承气汤下阳明腑实之热结,热结下而泻止。以黄芩汤清少阳之湿热而下利止,"太阳与少阳合病,自下利者,与黄芩汤;若呕者,黄芩加半夏生姜汤主之"(《伤寒论·辨太阳病脉证并治》)。下利为太阴病的主证之一,太阴下利为脾胃阳虚之泄泻,"太阴之为病,腹满而吐,食不下,自利益甚,时腹自痛。若下之,必胸下结鞕……伤寒脉浮而缓,手足自温者,系在太阴。太阴当发身黄;若小便自利者,不能发黄。至七八日,虽暴烦,下利日十余行,必自止,以脾家实,腐秽去故也"(《伤寒论·辨太阴病脉证并治》),以温补脾胃之理中丸、四逆汤之辈治疗,"自利不渴者,属太阴,以其脏有寒故也。当温之,宜服四逆辈"(《伤寒论·辨太阴病脉证并治》)。太阴病在脏为脾,仲景时代已经认识到泄泻与脾脏的关系最为密切,泄泻应从脾论治。少阴之泄泻,一类为阳虚水泛之泄泻,治之以白通汤、真武汤、猪苓汤,"少阴病,下利,白通汤主之……少阴病,下利脉微者,与白通汤;利不止,厥逆无脉,干呕烦者,白通汤加猪胆汁汤主之……少阴病,二三日不已,至四五日,腹痛,小便不利,四肢沉重疼痛,自下利者,此为有水气,其人或咳,或小便利,或下利,或呕者,真武汤主之……少阴病,下利六七日,咳而呕渴,心烦,不得眠者,猪苓汤主之"(《伤寒论·辨少阴病脉证并治》)。一类为肾中真阳亏虚而致之泄泻,治之以通脉四逆汤,"少阴病,下利清谷,里寒外热,手足厥逆,脉微欲绝,身反不恶寒,其人面赤色,或腹痛,或干呕,或咽痛,或利止,脉不出者,通脉四逆汤主之"(《伤寒论·辨少阴病脉证并治》)。厥阴之泄泻可分为寒泄与热泄,寒泄用通脉四逆汤,热泄用白头翁汤,"下利清谷,里寒外热,汗出而厥者,通脉四逆汤主之。热利下重者,白头翁汤主之"(《伤寒论·辨厥阴病脉证并治》）。《金匮要略》中记载了六经之外下利的治法,胃肠实热之泄泻用大小承气汤,"下利三部脉皆平,按之心下坚者,急下之,宜大承气汤。下利,脉迟而滑者,实也,利未欲止,急下之,宜大承气汤。下利,脉反滑者,当有所去,下乃愈,宜大承气汤。下利已差,至其年月日时复发者,以病不尽故也,当下之,宜大承气汤。……下利谵语者,有燥屎也,小承气汤主之"。湿热下利用桃花汤,"下利便脓血者,桃花汤主之";虚热证用栀子豉汤,"下利后,更烦,按之心下濡者,为虚烦也,栀子豉汤主之";内寒外热之证用通脉四逆汤,"下利清谷,里寒外热,汗出而厥者,通脉四逆汤主之";肺热下利用紫参汤,"下利肺痈,紫参汤主之"(《金匮要略·呕吐哕下利病脉证治》)。主要治法有温阳法和通下法,针对阳虚用温阳之方;提出对实热积滞所致的下利,采取攻下通便法,即所谓"通因通用"法;篇中还对阳虚水泛水湿内停之证用利水之方。

朱丹溪列各种泄泻的临床表现及治则方药,从湿、火、气虚、痰积四方面治疗泄泻。从湿论治用四苓散加苍术;从火论治用四苓散加木通、黄芩;从痰论治用海粉、青黛、黄芩、神曲等药物;脾气虚泄泻用人参、白术、芍药、神曲等药物;食积用二陈汤;水饮用五苓散;大肠气泄用熟地黄、炒白芍、知母等药物;滑脱不禁用赤石脂、肉豆蔻、干姜之类药物。其言"泄泻,有湿、火、气虚、痰积。湿用四苓散加苍术,甚者苍白二术同加,炒用燥湿兼渗泄;火用四苓散加木通、黄芩,伐火利小水;痰积宜豁之,用海粉、青黛、黄芩,神曲糊丸服之。在上者用吐提,在下陷者宜升提之,用升麻、防风;气虚,用人参、白术、炒芍药、升麻;食积,二陈汤和泽泻、苍术、白术、山楂、神曲、川芎,或吞保和丸;泻水多者,仍用五苓散;久病大肠气泄,用熟地黄半两,炒白芍、知母各三钱,升麻、干姜各二钱,炙甘草一钱为末,粥丸服之。仍用艾炷如麦粒,于百会穴灸三壮。脾泻当补脾气,健运复常,用炒白术四两,炒神曲三两,炒芍药三两半,冬月及春初,用肉蔻代之,或散或汤,作饼子尤佳。食积作泻,宜再下之,神曲、大黄作丸子服。脾泄已久,大肠不禁,此脾已脱,宜急涩之,以赤石脂、肉豆蔻、干姜之类"(《丹溪心法·泄泻》)。另外还有寒泄用理中汤、大已寒丸、附子桂香丸、八味汤;热泄用五苓散、香连丸;湿泻用除湿汤、戊己丸、胃苓汤、术附汤;伤食泻用治中汤、感应丸;脾气虚用快脾丸;伤于酒用理中汤或吞酒煮黄连丸;伤于面用养面汤;五更初洞泻用五味丸、二神丸、椒朴丸、平胃散、小茴香丸;病久而重虚甚者用椒附汤;暑泻用胃苓汤或五苓散。其指出"寒泄,寒气在腹,攻刺作痛,洞下清水,腹内雷鸣,米饮不化者,理中汤,或吞大已寒丸,宜附子桂香丸,畏食者八味汤;热泻,粪色赤黄,肛门焦痛,粪出谷道犹如汤浇,烦渴,小便不利,宜五苓散,吞香连丸;湿泻由坐卧湿处,以致湿气伤脾,土不克水,梅雨久阴,多有此病,宜除湿汤,吞戊己丸,佐以胃苓汤,重者术附汤;伤食泻,因饮食过多,有伤脾气,遂成泄泻,其人必嗳气,如败卵臭,宜治中汤加砂仁半钱,或吞感应丸尤当;有脾气久虚,不受饮食者,食毕即肠鸣腹急,尽下所食物,才方宽快,不食则无事,俗名禄食泻,经年不愈,宜快脾丸三五粒;因伤于酒,每晨起必泻者,宜理中汤加干葛,或吞酒煮黄连丸;因伤面而泻者,养胃汤加萝卜子(炒研破)一钱。痛者,更加木香半钱;泻甚者,去藿香,加炮姜半钱。有每日五更初洞泻,服止泻药,并无效,米饮下五味丸,或专以五味子煎饮,亦治脾肾泻。虽省节饮食忌口,但得日间上半夜无事,近五更其泻复作,此病在肾,俗呼为脾肾泻,分水饮下二神丸,及椒朴丸,或平胃散下小茴香丸。病久而重,其人虚甚,宜椒附汤;暑泻,因中暑热者,宜胃苓汤或五苓散,加车前子末少许甚效。世俗类用涩药,治痢与泻。若积久而虚者,或可行之;初得之者,必变他疾,为祸不小。殊不知多因于湿,惟分利小水,最为上策"(《丹溪心法·泄泻》)。认为泄泻不可一味地用涩药止泻,对于虚证尚可涩肠止泻,而大多数泄泻属于湿证,应该利小便以祛湿。

明代缪希雍《先醒斋医学广笔记·泄泻》:"肾泄者,《难经》所谓大瘕泄也,好色而加之饮食不节者,多能致此。"指出房事不节,色欲过度,损伤肾阳亦可致泻。张景岳全面阐释泄泻的理法方药。《景岳全书》分设《泄泻》与《痢疾》两章,从病因病机治法方药上进行全面的区分。"凡《内经》有言飧泄者,有言濡泄者,皆泄泻也;有言肠澼者,即下痢也。然痢之初作,必由于泻,此泻之与痢本为同类,但泻浅而痢深,泻轻而痢重;泻由水谷不分,出于中焦;痢以脂血伤败,病在下焦。在中焦者,湿由脾胃而分于小肠,故可澄其源,所以治宜分利;在下焦者,病在肝肾大肠,分痢已无所及,故宜调理真阴,并助小肠之主,以益气化之源。此泻痢之证治有不同,而门类亦当有辨,然病实相关,不可不兼察以为治也"《景岳全书·泄泻》)。认为泄泻包括《黄帝内经》中的飧泄和濡泄,其病轻,表现为水谷不分,病位在中焦脾胃。痢疾是指《黄帝内经》中的肠澼,是泄泻的重症,表现为赤白脓血,病位在下焦及肝肾。"泄泻……或为饮食所伤,或为时气所犯。……因食生冷寒滞者。”“泄泻之本,无不由于脾胃,盖胃为水谷之海,而脾主运化,使脾健胃和,则水谷腐熟,而化气化血,以行营卫。若饮食失节,起居不时,以致脾胃受伤,则水反为湿,谷反为滞,精华之气不能输化,乃致合污下降,而泻痢作矣。脾强者滞去即愈,……脾弱者,因虚所以易泻。”“如因食生冷寒滞者,宜抑扶煎、和胃饮之属以温之”,对泄泻的病因、病机、治疗作了详细具体的阐述。孙文胤注重“泄”与“泻”的鉴别法则,《丹台玉案·泄泻门》曰:“泄者,如水之泄也,势犹舒缓;泻者,势似直下,微有不同,而其病则一,故总名之曰泄泻。”可见病名中“泄”与“泻”的含义略有不同:病情、病势亦略有轻重之分,大便稀薄,时好时坏,时作时止,病势较缓者,称之为“泄”;大便直下如水倾注,病势较急者,称之为“泻”。但两者病因、病机相同,临床上合称为“泄泻”。李中梓创治泻九法,《医宗必读》在总结前人治泄经验的基础上,提出了著名的治泄九法,《医宗必读·泄泻门》:“治法有九:一曰淡渗……,一曰升提……,一曰清凉……,一曰疏利……,一曰甘缓……,一曰酸收……,一曰燥脾……,一曰温肾……,一曰固涩……”指出了治疗泄泻的九种方法。即淡渗、升提、清凉、疏利、甘缓、酸收、燥脾、温肾、固涩,其论述系统而全面,是泄泻治疗学上的重大发展,其实用价值亦为临床所证实。李中梓治泄九法的提出,标志着中医对泄泻病证从理论到临床治疗规律的认识已趋于完善。

清代叶天士医案中列出暑湿热、湿热、中暑、中阳湿、寒湿、肝犯胃、肝犯脾、胆郁伤、脾胃阳、脾阳虚、脾肾阳、中虚腹、食伤十三类 70 多个泄泻案例。叶氏治疗泄泻的特点主要有如下几点:重视理气利湿;常用风药,如羌活、独活、防风、升麻、柴胡、葛根、荷叶等;对肝犯脾胃者发挥较多,他提出了“甘以理胃,酸以制肝”的观点及扶土制木或扶土泄木法;重视调理脾胃功能,提出“脾脏宜补则健,胃腑宜疏自清”的观点;创用治胃阴法,升奇阳法治疗泄泻;治久泻重视运用补养奇经法。徐灵胎曾评说:“治泻之法,不过分清降浊利水通气,案中方亦平妥……当时此老名重,凡延诊者,想必病重而久,故案中补涩之味甚多,而分清降浊者少也。”现代学者对《临证指南医案》治疗泄泻方剂的组方规律进行分析、总结,统计结果显示,收载的治疗泄泻的处方 72 首,涉及药物 100 味,分析得到治疗泄泻的常用药物 21味,常用组合 23 种。基于互信息法提取出的药对及关联系数,演化出 10 个核心组合,通过软件集成的熵层次聚类方法进一步演化出 5 个候选新方。

通过对治疗泄泻药物的频次分析可以看出,在使用频率最多的前5味药中,3味为健脾祛湿药,其余2味分别为淡渗利湿药和苦温燥湿药。从药物性味来看,甘、苦、辛味以及性平、温药的使用频率高于其他的药物,高频药物的药性则以甘淡、苦温者为多。同时,通过中医传承辅助系统的分析也得出治疗泄泻的常用药物组合,其中白术、茯苓、陈皮、人参健脾除湿,木香、厚朴、大腹皮理气除满,菟丝子、补骨脂、益智仁温补肾阳,白芍药、木瓜、乌梅舒肝柔肝,这些组合多数为治疗泄泻经验方中的主要药物或治疗大法的具体体现,如参苓白术散、藿香正气散、痛泻要方、四神丸等。沈金鳌认为"湿胜脾虚"为泄泻重要病因,"泄泻,脾病也,脾受湿不能渗泄,致伤阑门元气,不能分别水谷,并入大肠而成泻……是泄固由于湿矣。然《经》曰:春伤于风,夏生飧泄。泄不有由于风者乎?又曰:暴注下迫,皆属于热。泄不有由于热者乎?又曰:诸病水液,澄澈清冷,皆属于寒。泄不有由于寒者乎?又曰:清气在下,则生飧泄。泄不有由于虚陷者乎?惟曰:湿盛则飧泄,乃独由于湿耳。不知风寒热虚,虽皆能为病,苟脾强无湿,四者均不得而干之,何自成泄?是泄虽有风寒热虚之不同,要未有不原于湿者也"(《杂病源流犀烛·泄泻源流》)。雷丰《时病论》论述了飧泄、洞泄、寒泄、火泄、暑泄、湿泄、痰泄、食泄(饮泄)等,如"盖寒泻致病之原,良由感受乎寒,寒气内袭于脾,脾胃受寒则阳虚,虚则不司运用,清阳之气,不主上升,反下陷而为便泻"(《时病论·寒泄》)。"泄泻之病,属湿为多。湿侵于脾,脾失健运,不能渗化致阑门不克泌清别浊,水谷并入大肠而成泄泻矣"(《时病论·湿泄》)。"夫痰乃湿气而生,湿由脾弱而起。盖脾为太阴湿土,得温则健,一被寒湿所侵,遂困顿矣,脾既困顿,焉能掌运用之权衡,则水谷精微,悉变为痰。痰气上袭于肺,肺与大肠相为表里,其大肠固,肺经自病,而为痰嗽;其不固者,则肺病移于大肠,而成痰泻矣"(《时病论·痰泻》)。

近代医学家对泄泻病的诊疗进一步发展,如秦伯未对泄泻的成因、分类及治法有自己的经验之谈,在《谦斋医学讲稿·腹泻的临床研究》总结:"腹泻的原因不一,从本质分析不外两类:虚证属于内伤,浅者在脾,深者及肾,实证属于病邪,以湿为主,结合寒邪和热邪以及食滞等。腹泻的治疗原则同其他疾病一样,实则泻之,虚则补之,根据病因病机,分别使用。化湿、分利、疏散、泄热、消导、调气等多系泻法,健脾、温肾、益气、升提、固涩等多系补法。泻法中可以兼吊补法,补法中也能兼用泻法,同时与其他治法互相结合,均须分清主次。"

朱良春认为泄泻迭治不愈、缠绵难解者,其辨证往往既有脾虚气弱的一面,又有湿热逗留的存在,为虚实夹杂的征象,总结出"脾虚为本重在益火补土,虚实夹杂贵在补泻并施,从证求因端在详察明辨"的诊治经验,在治疗上既要补脾敛阴,又要清化湿热,才可取得佳效,创制"仙桔汤"一方,用之于临床屡奏殊功。

印会河诊治泄泻经验,是印氏"抓主症"的新方法之一,他从1964年起潜心研究,只需抓住常见病中的一至三个主要症状,便能定方、定药、甚至定量地加以治疗,创立了一套简单易行、行之有效的诊治方法,形成了独特的印氏学派。

第二节　品读名案

一、李东垣治泄泻验案

【案】

予病脾胃久衰,视听半失,此阴盛乘阳,加之气短精神不足,此由弦脉令虚,多言之过,皆阳气衰弱,不得舒伸,伏匿于阴中耳。

癸卯岁六七月间,淫雨阴寒逾月不止,时人多病泄利,湿多成五泄故也。一日予体重肢节疼痛,大便泄并下者三,而小便闭塞。思其治法,按《内经·标本论》:大小便不利,无问标本,先利大小便。又云:在下者引而竭之,亦是先利小便也。又云:诸泄利,小便不利先分别之。又云:治湿不利小便,非其治也。皆当利其小便,必用淡味渗泻之剂以利之,是其法也。噫!圣人之法,虽布在方册,其不尽者,可以求责耳。

今客邪寒湿之淫,从外而入里,以暴加之,若从以上法度,用淡渗之剂以除之,病虽即已,是降之又降,是复益其阴而重竭其阳气矣,是阳气愈削而精神愈短矣,是阴重强而阳重衰矣,反助其邪之谓也,故必用升阳风药即差。以羌活、独活、柴胡、升麻各一钱,防风根(截)半钱,炙甘草根(截)半钱,同㕮咀,水四中盏,煎至一盏,去粗,稍热服。大法云:湿寒之胜,助风以平之。又曰:下者举之。得阳气升腾而去矣。又法云:客者除之,是因曲而为之直也。夫圣人之法,可以类推,举一而知百病者也。若不达升降浮沉之理,而一概施治,其愈者幸也。

【出处】 李东垣,脾胃论[M]. 北京:中国医药科技出版社,2011:
57-58.

【品读】 李东垣主张升清降浊同施,将升发阳气和降火、利水、消积、通
下的药物同时应用。如《脾胃论·湿热成痿肺金受邪论》指出:"升阳除湿
汤,治脾胃虚弱,不思饮食,肠鸣腹痛,泄泻无度,小便黄,四肢困弱。"东垣
认为脾胃气虚,则元气亏虚、阴火内生,治疗当以"甘温除热"为大法,并时
时顾护脾胃。此类代表方有补中益气汤、调中益气汤等。《脾胃论·饮食
伤脾论》:"伤饮者,无形之气也,宜发汗、利小便,以导其湿;伤食者,有形之
物也,轻则消化,或损其谷,此最为妙也,重则方可吐下。"本案为脾虚湿胜
泄泻,即阴湿盛而乘侮于脾阳、而阳气下陷成利。治以升阳除湿,用药以升
阳升清为主,羌活、独活、防风祛湿,羌活气轻味厚属阳,善行太阳之表,走
上焦,散上半身风寒湿邪。独活气浊味薄属阴,善行少阴之里,走下焦,解
下半身风寒湿邪。《本草纲目·草部》:"羌活、独活,皆能逐风胜湿,透利关
节,但气用刚劣不同尔。"《本草汇言·草部》:"防风,散风寒湿痛之药也
(张元素)。……与羌、独下行治腰膝之风……"柴胡、升麻升阳举陷,升麻
以引阳明清气上行为主,柴胡以升少阳清气为要。

二、朱丹溪治泄泻验案

【案1】

丹溪治一老人,右手风挛多年(积痰见症)。九月内患泄泻,百药不效。
右手脉浮大洪数,此太阴经有积痰,肺气壅遏,不能下降大肠,虚而作泻,当
治上焦(治上焦妙)。用萝卜子擂,和浆水、蜜,探之而吐大块胶痰碗许,
随安。

【案2】

一富儿,面黄。善啖易饥,非肉不食,泄泻一月。脉大。以为湿热,当
脾困而食少,今反形健而多食不渴,此必疳虫也。验其大便,果有蛔,令其
治虫而愈。至次年夏初复泻,不痛而口干。朱曰:昔治虫而不治疳故也。
以去疳热之药,白术汤下,三日而愈。后用白术为君,芍药为臣,川芎、陈
皮、黄连、胡黄连,入芦荟为丸,白术汤下。禁肉与甜瓜,防其再举。

【案3】

一老人,味厚伤脾,常脾泄。

芍药(酒炒)一两　白术炒二两　神曲一两　山楂一两五钱　黄芩五钱　炒半夏(汤泡,为末)一两　荷叶饭丸

【案4】

一老人禀厚形瘦,夏末患泄泻,至秋深治愈,神不悴,溺涩少不赤,脉涩颇弦,膈微闷,食减。因悟曰:必多年沉积,澼在肠胃。询之,嗜鲤鱼,三年无一日缺。朱曰:此痰积在肺。肺为大肠之脏,宜大肠之不固也,当澄其源而流自清。以茱萸、陈皮、青葱、鹿首根、生姜浓煎,和砂糖饮一碗,探吐痰半升如胶,利减半。次早又饮之,又吐半升,利止。与平胃散加白术、黄连调理,旬日而安。

【案5】

一人性狡躁,素患下疳疮,或作或止。夏初患自利,膈微闷。医与理中汤,闷厥而苏。脉涩,重取略弦而数。朱曰:此下疳之深重者。与当归龙会丸去麝,四帖而利减。又与小柴胡去半夏,加黄连、白芍、川芎、生姜,数帖而愈。

脉与前案同涩弦,仅多数耳。外症膈微闷亦同,而治法各别,宜细玩之。

【出处】江瓘.名医类案[M].焦振廉,注释.上海:上海浦江教育出版社,2013:187-188.

【品读】《丹溪心法·泄泻》曰:"泄泻,有湿、火、气虚、痰积。"朱丹溪认为,诸因之中,以湿为本。在泄泻的治疗上首推治湿之法,并提出祛痰、调气、升阳、泄火及交参治疗泄泻的方法,以及饮食泄鉴别和从脾论治的特色。

朱丹溪认为泄泻以湿邪为患,《脉因证治·泄》中指出:"五病治虽不同,其湿一也。有化寒、化热之异故也。"提出治湿用利水渗湿之法。《丹溪心法·泄泻》:"湿用四苓散加苍术,甚者苍白二术同加,炒用燥湿兼渗泄。""泻水多者,仍用五苓散。""若积久而虚者,或可行之;初得之者,必变他疾,为祸不小。殊不知多因于湿,惟分利小水,最为上策。"他把痰分为湿痰、食积痰、风痰三类,《丹溪心法·痰》提出:"湿痰,用苍术、白术;热痰,用青黛、黄连、芩;食积痰,用神曲、麦芽、山楂;风痰,用南星;老痰,用海石、半夏、瓜蒌、香附、五倍子,作丸服。痰在膈上,必用吐法,泻亦不能去。风痰多见奇证,湿痰多见倦怠软弱。气实痰热结在上者,吐难得出。痰清者属寒,二陈

汤之类。胶固稠浊者,必用吐。热痰挟风,外证为多:热者清之;食积者,必用攻之。"治疗痰积所致泄泻,《脉因证治·泄》曰:"瘀积下流,因太阴分有积痰,肺气不得下流降而瘀,大肠虚而作泄,当治上焦,以萝卜子等吐之。"朱丹溪认为,泄泻有气虚、气逆、气乱、久病伤肠腑气之分,治疗上当审因治之,《丹溪心法·泄泻》:"气虚,用人参、白术、炒芍药、升麻。""久病大肠气泄,用熟地黄半两,炒白芍、知母各三钱,升麻、干姜各二钱,炙甘草一钱为末,粥丸服之。仍用艾炷如麦粒,于百会穴灸三壮。"《丹溪手镜·泄泻》:"气泻,躁怒不常,伤动其气,肺气乘脾脉弦而逆,宜调气。""惊泄者,心受惊则气乱,心气不通水入。"朱丹溪认识到湿、痰、气的关系,提出祛湿、除痰、调气交参的治法,故《丹溪心法·痰》指出:"治痰法,实脾土,燥脾湿,是治其本也。""善治痰者,不治痰而治气,气顺则一身之津液亦随气而顺矣。又严氏云:人之气道贵乎顺,顺则津液流通,决无痰饮之患。古方治痰饮用汗吐下温之法,愚见不若以顺气为先。"朱丹溪法承李东垣"脾胃为气机枢纽、升降之源"之说,在《丹溪手镜·泄泻》中提出:"脾泄腹胀满,肠鸣、食不化、呕吐,宜理中汤(一云肠鸣、食不化、脾虚)"可见脾泄当补脾气,健运复常,泄泻可愈。创肝郁脾虚所致泄泻的妙方"治痛泻方",即后世常用的"痛泻要方",流传至今。

案1为肺气壅遏,不能下降大肠,虚而作泻,积痰在肺,治在上焦,吐法解决,以莱菔子下气化痰。案2为虫疳次年复作,责之疳热,以二连、芦荟之类去疳热,以白术煎汤健脾助运。案3为味厚伤脾,导致脾泄,《难经·五十七难》:"脾泄者,腹胀满,泄注,食即呕吐逆。"方中芍药疏肝和脾,畅达气机,用白术补脾益气助运,用半夏以消痞,黄芩清热,神曲、山楂消导行滞。案4老人形瘦多火,胃强嗜鱼,肉腻积多,脾弱难化,郁为痰饮,上积于肺,发为泄泻,但禀赋厚壮,即用催吐祛痰之法而获奇效。案5为下疳,理中汤温中,下疳深重者予当归龙会丸泻火通便,利减后小柴胡汤加减和解疏肝,案例体现了丹溪治病求本的学术思想内核。

三、薛己治泄泻验案

【案1】

薛立斋治进士刘华甫,停食腹痛,泄黄吐痰。服二陈、山栀、黄连、枳实之类,其症益甚。左关弦紧(诸紧为寒),右关弦长,乃肝木克脾土。用六君加木香治之而愈。若食已消而泄未已,宜用异功散以补脾胃。如不应,用补中益气升发阳气。凡泄利色黄,脾土亏损。真气下陷,必用前汤加木香、豆蔻温补。如不应,当补其母,宜八味丸。

【案2】

光禄柴黼菴,善饮,泄泻腹胀。吐痰作呕,口干。此脾胃之气虚。先用六君加神曲,痰呕已止。再用补中益气加茯苓、半夏,泻胀亦愈。此症若湿热壅滞,当用葛花解酲汤分消其湿。湿既去而泻未已,须用六君加神曲实脾土,化酒积。然虽因酒而作,实缘脾土虚弱。不可专主湿热。

【案3】

钱可久,素善饮,面赤痰盛,大便不实。此肠胃湿痰壅滞。用二陈、芩、连、山栀子、枳实、干葛、泽泻、升麻,一剂吐痰甚多,大便始实。此后日以黄连三钱泡汤,饮之而安。但如此禀厚不多耳。

【案4】

薛己治一儒者,善饮。便滑溺涩,食减胸满,腿足渐肿。症属脾肾虚寒。用加减金匮肾气丸,食进肿消。更用八味丸,胃强脾健而愈。

【案5】

一羽士,停食泄泻,自用四苓、黄连、枳实、曲蘖,益甚。薛曰:此脾肾泄也,当用六君加姜、桂送四神丸。不信,又用沉香化气丸一服,卧床不食,咳则粪出,几至危殆。终践薛言,愈。盖化气之剂峻厉猛烈,无经不伤,无脏不损,岂宜轻服?

【案6】

一人年六十,面带赤色,吐痰口干,或时作泻。春就诊,谓薛曰:仆之症,或以为脾经湿热痰火作泻,率用二陈、黄连、枳实、神曲、麦芽、白术、柴胡之类,不应,何也? 薛脉之,左关弦紧,肾水不能生肝木也;右关弦大,肝木乘脾土也。此乃脾肾亏损,不能生克制化,当滋化源。不信,薛谓其甥朱太守阳山曰:令舅不久当殒于痢。次年夏,果患痢而殁。

【案7】

长洲朱绍,患肝木克脾土,面赤生风,大脏燥结,炎火冲上,久之遂致脏毒下血,肠鸣溏泻,腹胀喘急,驯至绝谷,濒殆。诸医方以枳实、黄连之剂投之,辗转增剧。薛诊之,曰:此脾肾两虚,内真寒而外虚热,法当温补。遂以人参、白术为君,山药、黄芪、肉果、姜、附为臣,茱萸、骨脂、五味、归、苓为佐,治十剂,俾以次服。诸医皆曰:此火病也,以火济火,可乎? 服之浃旬,尽剂而血止,诸疾遄已。先是三年前,先生过绍,谓曰:尔面部赤风,脾胃病也,不治将深。绍急缓以须疾发,又惑于众论,几至不救。

【出处】江瓘. 名医类案[M]. 焦振廉,注释. 上海:上海浦江教育出版社,2013:194-195.

【品读】薛己有关泄泻病症诊治的论述,主要见于《内科摘要》《保婴撮要》及《明医杂著》中,分析薛氏有关泄泻的论述及治疗验案发现,薛氏认为泄泻大都由脾胃及肾之亏损所致,而脾肾两脏密不可分,如脾虚日久可致肾亏,肾亏亦可导致脾土不足,故对土虚为主者,理当重在治脾,即"补肾不如补脾"。具体治法涉及补益脾胃(如案2)、温补脾肾(如案4、5、6)、调理肝脾(如案1、7)、清热泻火(如案3)、消食导滞、补泻兼施等法,方多采用脾胃同治,脾肾同补,案中善用六君子汤等健脾益气,以八味丸滋补肾阴,金匮肾气丸温补肾阳,四神丸固脾补肾,以健脾益气为主,辅以温补肾阳或滋养肾阴。

四、李时珍治泄泻验案

【案1】

一妇年七十余,病泻五年,百药不效。予以感应丸五十九投之,大便二日不行。再以平胃散加椒红、茴香、枣肉为丸与服,遂瘳。每因怒食举发,服之即止。此除湿消食,温脾补肾之验也。

感应丸(《太平惠民和剂局方》):木香、肉豆蔻、丁香一两半,干姜(炮)、百草霜一两,杏仁一百四十个,去皮尖,巴豆七十粒,去心皮膜,研去油。巴豆、杏仁另研,同前药末和匀,用好黄蜡六两,溶化,重绢滤去渣。好酒一升,于砂锅内煮数沸,候酒冷蜡浮,用清油一两,铫内熬熟,取蜡四两,同化成汁。就铫内和前药末,乘热拌均,丸如豆大,每服三十九,空心姜汤下。

【案2】

一老妇,年六十余,病溏泄已五年,肉食、油物、生冷犯之即作痛,服调脾、升提、止涩诸药,入腹则泄反甚。延余诊之,脉沉而滑,此乃脾胃久伤,冷积凝滞所致。王太仆所谓大寒凝内,久利溏泄,愈而复发,绵历岁年者。法当以热下之,则寒去利止。遂用蜡匮巴豆丸药五十九与服,二日大便不通亦不利,其泄遂愈。自是,每用治泄痢积滞诸病,皆不泻而病愈者近百人。妙则配合得宜,药病相对耳。苟用所不当用,则犯轻用损阴之戒矣。

蜡匮巴豆丸(积滞泄痢方):杏仁去皮尖,巴豆去皮心各四十九个,同烧存性,研泥,熔蜡和,丸绿豆大。每服二三丸,煎大黄汤下,间日一服;一加百草霜三钱。

【出处】李时珍.本草纲目[M].太原:山西科学技术出版社,2014:840,935-936.

【品读】案1为肾阳虚脾失健运,先以感应丸温脾肾,健肠胃,调气滞,《医方集解·祛寒之剂》曰:"此手足阳明药也。肉蔻逐冷消食,下气和中;丁香暖胃助阳,宣壅除癖;木香升降诸气,和脾疏肝;杏仁降气散寒,润燥消积;炮姜能逐痼冷而散痞通关;巴豆善破沉寒而夺门宣滞,寒积深痼,非此莫攻;百草霜和中温散,亦能消积治痢为佐也。"后以平胃散,加椒红、茴香、枣肉等共奏燥湿健脾,理气和胃之功。李氏用蜀椒治久泻有奇效,指出其为"纯阳之物,乃手足太阴、右肾命门气分之药"。案2为积寒久泻,李氏认为冷积内停、大寒凝内为关键,改用通因通用的从治法温下,大胆启用巴豆,巴豆虽泻下作用强,但由于其有蜂蜡为皮而不刺激肠胃,直到肠中才完全化开发挥作用,以其辛热涤荡肠胃中的沉寒痼冷,"可以止泄"(《汤液本草·木部》),在治疗痼冷之顽泻他药无效时效果最为佳。

五、喻嘉言治泄泻验案

【案1】
面议少司马李萍槎先生误治宜用急疗之法

老先生玉体清瘦,澹泊宁静以御神,病邪无从窃入,虽食饮素约,然三日始一更衣,出孔比入孔尤约,故精神有余,足以虑周当世,而中外倚毗壮猷也。偶因大便后寒热发作有时,颇似外感,其实内伤,非感也。缘素艰大便,努挣伤气,故便出则阴乘于阳而寒,顷之稍定,则阳复胜阴而热也。若果外感之寒热,何必大便后始然耶?此时但宜以和平之剂治内伤,辅养元气为上。加入外感药,驱导兼行,必致内伤转增。奈何先生方欲治肠中之燥,医家又欲除内蕴之湿,不思肠燥为相安之恒,可以不治。即治之不过润肠生血,亦无不可。若乃见为湿热,而用滑利之药以驱导之,则误甚矣!盖瘦人身中以湿为实,有湿则润,无湿则燥。今指燥为湿,是指火为水也。且膀胱者水道也。大肠者谷道也。以三日一便之肠,误用滑药,转致出无度,犹不悔悟。每一大遗,辄矜祛湿之力,世间岂有湿从谷道而出之理哉!不过因主人暂快大肠之润,而谬饰其词耳。讵知沧海不足以实漏卮,而元气日削乎?始之阴阳交胜者,渐至交离,而阴从泻伤,阳从汗伤。两寸脉浮而空,阳气越于上,关尺脉微而细,阴气越于下。不相维附,势趋不返矣。然汗出尚有时,而下痢则无时,究竟阴阳之气,两竭于下,便出急如箭,肛门热如烙,此时尚以滑石、木通、猪苓、泽泻等,分利小水以止泄,不知阴虚自致泉竭,小便从何得来?止令数十年大肠之积蓄尽空,仰给于胃脘,食入毋俟停留,已挈柄而把之下注。久久胃不能给,遂将肠中自有之垢,暗行驱下,其臭甚腥,色白如脓。垢尽而肠气亦不留,只是周身元气至宝,坐耗于空虚之府。非不服人参大补,然药力入胃则肠空,入肠则胃空,便出则肠胃俱空。繇是下空则上壅,胸膈不舒,喉间顽痰窒塞,口燥咽干,彻夜不寐。一切食物,惟味薄质轻者,胃中始爱而受之。此时尚图养血安神,调脾祛痰,旷日缓治,其不达时宜也甚矣!夫宣房瓠子之决,天子公卿,咸轻掷金马璧鸡奠之,以策群力,而襄底定。请以朝廷破格之法,而通于医药可乎?草野周识忌讳,或者可与图功耳!

【案2】
面议陈彦质临危之证有五可治

陈彦质患肠风下血,近三十年,体肥身健,零星去血,旋亦生长,不为害也。旧冬忽然下血数斗。盖谋虑忧郁,过伤肝脾。肝主血,脾统血,血无主统,故出之暴耳!彼时即宜大补急固,延至春月,则木旺土衰,脾气益加下溜矣。肝木之风,与肠风交煽,血尽而下尘水,水尽而去肠垢,垢尽而吸取胃中所纳之食,汩汩下行,总不停留变化,直出如箭,以致肛门脱出三五寸,无气可收。每以热汤浴之,睁叫托入,顷之去后,其肛复脱。一昼夜下痢二十余行,苦不可言。面色浮肿,天然不泽,唇焦口干,鼻孔黑煤,种种不治,所共睹矣!仆诊其脉,察其证,因为借箸筹之,得五可治焉。若果阴血脱尽,则目盲无所视。今双眸尚炯,是所脱者下焦之阴,而上焦之阴犹存也,一也;若果阳气脱尽,当魄汗淋漓,目前无非鬼像,今汗出不过偶有,而见鬼亦止二次,是所脱者脾中之阳,而他脏之阳犹存也,二也;胃中尚能容谷些少,未显呕吐哕逆之证,则相连脏腑,未至交绝,三也;夜间虽艰于睡,然交睫时亦多,更不见有发热之候,四也;脉已虚软无力,而激之间亦鼓指,是禀受原丰,不易摧朽,五也。但脾脏大伤,兼以失治旷日,其气去绝不远耳。经云:阳气者如天之与日,失其所,则折寿而不彰。今阳气陷入阴中,大股热气,从肛门泄出,如火之烙,不但失所已也。所以犹存一线生意者,以他脏中未易动摇,如辅车唇齿,相为倚藉,供其绝乏耳。夫他脏何可恃也? 生死大关,全于脾中之阳气,复与不复定之。阳气微复,则食饮微化,便泄微止,肛门微收。阳气全复,则食饮全化,便泄全止,肛门全收矣! 然阴阳两竭之余,偏驳之药,既不可用,所藉者必参术之无陂。复气之中,即寓生血,始克有济。但人参力未易辨,况才入胃中,即从肠出,不得不广服以继之。此则存乎自裁耳! 于是以人参汤调赤石脂末,服之稍安。次以人参白术赤石脂禹余粮为丸服之,痊愈。其后李萍槎先生之病,视此尚轻数倍,乃见石脂余粮之药,骇而不用,奈之何哉!

【出处】喻嘉言.寓意草[M].焦振廉,张琳叶,谢晓丽,等,校释.上海:上海浦江教育出版社,2013:36-37,39-40.

【品读】两案病证类似,均为下利日久,阴竭阳脱之证,案1为老年习惯性便秘,老年人气血不足,肠中血虚不润,是为肠燥便秘,但误下后下利不止。案2为内伤下血,病因一外一内,所下者一利一血。案1为调中补虚为主,治以健脾益气之四君;案2下血日久,气损及阳,故用温阳健脾之理中汤,调服赤石脂涩肠固脱止血。

六、林珮琴治泄泻验案

【案1】

汤氏。初秋寒热吐泻,或以为感暑,用香薷饮;或以为霍乱,用藿香正气散,其家两置之。诊其脉濡而弱,烦热无汗,自利呕渴。予谓湿甚则濡泻,今湿郁生热,热蒸更为湿,故烦而呕渴也,宜猪苓汤去阿胶主之。

猪苓二钱　茯苓三钱　泽泻八分　滑石六分　半夏钱半　薄荷梗八分　薏苡、煨姜各三钱　灯心六分

一服呕止泄稀,去滑石、煨姜、半夏,再加麦冬、山栀、车前。二剂而安。

【案2】

汤氏。冒暑重感新凉,寒热头晕,口干舌燥,呕泻不已,头汗剂颈而还。

医用消导,转益烦渴,脉不数而滑大,此邪郁蒸痰。先挑姜汁止呕,用正气散加减。藿香、薄荷以辟恶,丹皮、栀、苓以解热,夏、曲、煨姜以除痰,

赤茯、猪苓、薏仁以利湿,花粉、麦冬以生津。一服,汗凉脉和舌润矣。因有年体弱,明晨怯寒,手足微凉,此脾阳虚也。用理中汤,炮姜改煨姜,加砂仁、苓、薏、炙草,一剂呕泻止,手足和。但气微坠,宵分少寐,原方去煨姜,加茯神、炙芪、枣仁、白芍、升麻,一服而安。

【案3】

予馆新洲(江水泛潮,地最卑湿。),长夏晨泄,每阴雨前尤验。痰多不渴,或吐白沫,清晨左胁气响,必阵泻稀水,此湿多成五泄也。胃苓汤加神曲(炒)、半夏(制)、干姜(少许)。一则劫阳明之停饮以燥湿,一则开太阳之里气以导湿,故一啜辄止。良由长夏湿淫,水谷停湿,脾阳少运故也。嗣后去桂,加砂仁、小茴、二术生用,或苍术、姜、曲煎服,亦止。

【案4】

潘。色苍嗜饮,助湿酿热,濡泻经年,脉寸关实大,岂温补升提所得效?细询平昔吞酸,去秋连发腿疡,明系湿邪蕴热,流注经络所致。治者不察,当夏令主火,仍以四神丸加炮姜、乌梅,补中汤加吴萸、肉果,愈服愈剧,致头晕口燥,气坠里迫,溺涩肛痛,皆火性急速征据,必清理湿热之邪。乃为按脉切理,仍当戒饮,毋谓六旬外久泻延虚也。四苓散加薏仁、车前子、麦冬、山栀、灯心,二服已效。加神曲、砂仁壳、枳椇子以理酒伤而泻稀,加黄芩、白芍而脉敛。后用参苓白术散加减而痊。

【案5】

曹。脉左濡,右关尺弦大,腹鸣则痛坠泄泻。前因怫悒,木制脾土,为中焦痞痛。服破气燥剂,再伤中气,每日晡少腹痛泄,下焦阴气又伤,急须甘缓和中,佐以温摄。潞参、炙草、白芍、茯苓、小茴、橘核(俱酒焙)、益智、木香(俱煨)、饴糖、红枣。十数剂,痛泻止。

【案6】

于。五泄无不由湿,寓居斥卤,水味咸浊,便泻三年不止。凡运脾利湿,温肾补土,及升提疏利固涩诸法,毫不一效。今夏诊右脉寸微关滑,乃湿中伏热,大小腑清浊不分,火性急速,水谷倾注无余,脾失输精,肺苦燥渴,气不化液,肾不司关。所下污液,自觉热甚,或痛泄,或不痛亦泄,日夕数行,口干溺少,时想凉润。略用守补,即嫌胀满,可知气坠全是腑症。若清浊分,则泄泻渐已。(煎方)茯苓、猪苓、车前、山栀、神曲、薏苡、大腹皮、乌梅、黄连,午前服。(丸方)益智仁(煨)、补骨脂、南烛子、诃子、茴香、茯苓、山药、广皮、砂仁、半夏曲、杜仲、首乌、莲子，蒸饼为丸，晚服。至秋渐愈。

　　【出处】　林珮琴．类证治裁［M］．王雅丽，校注．北京：中国医药科技出版社，2011：178-179.

　　【品读】　林珮琴综合前人的经验，拓展了泄泻的临床辨证思路，增加了许多新的证型，实证分型有痰泄、食泄、伤酒泄、暑泄、伏暑久泻；虚证分型有肾泄、脾肾泄、滑泄。《类证治裁》强调老人诸泄，不宜多用渗泄分利，如《类证治裁·泄泻论治》所云："若老人诸泄，不宜多用渗泄分利。"治泄"当权其轻重缓急而用之"，还专门谈及了泄泻与痢疾的不同及先后转变。

　　案1邪传入于里，化而为热，与湿相搏，遂成湿热互结，热伤阴津之证，治以猪苓汤加减正中病机，"少阴病，下利六七日，咳而呕渴，心烦，不得眠者，猪苓汤主之"（《伤寒论·辨少阴病脉证并治》）。主要以滑石能清肾热、通肾窍，使肾窍开而宽；猪苓、茯苓、泽泻，淡渗利湿之药；诸药合用，热随小便出而消，诸症皆愈。案2因素体脾阳亏虚，新近外感风寒，内伤湿冷所致。初诊急则治标，用藿香正气散散寒化湿，症状减轻后复诊，改用理中汤温中健脾以治其本。案3因湿邪中阻所致，其治用胃苓汤加味以健脾行气祛湿，脾运健。湿邪祛，则泄泻立止。案4为伤酒泄，湿邪蕴热，前医误以四神丸温补，病愈剧烈，应治以清利湿热，虑其久泻已虚，以四苓散加味。案5为木制脾土，中气已虚，加之下焦阴气又伤，以四君子汤加味甘缓和中，温补脾胃。案6为湿热之邪内蕴，日久不愈之泄泻，治疗当以祛除湿热为先，茯苓和猪苓二药配伍，其淡渗利湿之功增强，且有不伤正之特点；黄连和乌梅二药互补互制，清热燥湿，敛涩生津效力显著。待湿热之邪清除之后，再施以脾胃为主的调补之策。益智仁、补骨脂两药同用，功擅收涩、温脾肾；诃子加强益智仁的收敛作用，共奏温脾固肠止泻之功。

七、费伯雄治泄泻验案

【案1】

　　某。脾虚泄泻。

　　煨姜二片　补骨脂一钱　肉豆蔻八分　党参三钱　茯苓二钱　白术一钱　炙甘草五分　木香五分　砂仁一钱　广皮一钱

　　另服丸方。

　　党参五两　云苓三两　炙甘草五钱　野於术（米泔水浸，土炒）一两五

钱　肉豆蔻一两　补骨脂(核桃肉拌炒)一两五钱　陈广皮一两　制半夏
(艾汁炒)一两五钱　广木香八钱　赤石脂八两　炒苡仁五钱

上药依法取清水泛为丸,每早服三钱,开水送下。

【案2】

某。肠胃不和,泄泻不止,宜扶土畅中。

川朴一钱　生熟谷芽各三钱　青皮一钱　荷叶(包糯米煎)一张　江
枳壳一钱　赤苓二钱　乌药一钱五分　煨木香五分　神曲三钱　生熟苡
仁各二钱　统车前三钱　陈皮一钱

【案3】

某。胸闷不舒,泄泻日久。宜扶土畅中,兼以化浊。

乌药一钱　车前子三钱　荷蒂一枚　橘饼一枚　归身二钱　茯苓二
钱　生熟苡仁各四钱　陈皮一钱　半夏一钱　川朴一钱　神曲三钱　枳
壳一钱　粉葛根二钱

【案4】

某。肾为胃关,关门不利,聚水生湿,清浊不分,大便溏滑,经久不愈,
纳谷不贪,胃气不和。今宗温肾一法。

破故纸　小茴香　炒苡仁　焦冬白术　茯苓　川朴　陈皮　六神曲
木瓜　川椒目

【案5】

某。脾具坤静之德,而有乾健之能,此火一衰,不能腐熟水谷,则清浊
难分,宜其腹痛便泄。惟脉数不和,阴虚之体。宜脾肾两调。

肉果　破故纸　吴萸　五味子　山药　冬术　扁豆　木香　云苓
生姜　红枣

【案6】

某。脘痛经久,近加腹痛便泄,气滞不和,脾虚湿阻。

仿建中汤加木瓜、茯苓、木香、猪苓、冬术、大腹绒、吴萸、姜、枣。

【案7】

某。苔白腻,脉弦细,腹痛泄泻,寒湿相搏。宜扶土利湿。

茯苓二钱　泽泻二钱　藿香二钱　车前子三钱　白术一钱　山栀三
钱　川朴一钱　木香五分　神曲三钱　甘松五分　生姜一片

【案8】

某。脾为湿土,以升为健;胃为燥土,以降为和,肝木横亘于中,上犯胃

经,下克脾土,以致胸腹不舒,甚则作吐作泻。宜柔肝、和中、化浊。

当归身　白蒺藜　陈橘皮　川厚朴　焦白术　春砂仁　台乌药　云茯苓　佩兰叶　广木香　白檀香　广郁金　细青皮　金橘饼

【案9】

某。肠胃失和,胸闷泄泻。宜扶土和中。

当归(土炒)二钱　茯苓二钱　生熟苡仁各三钱　粉葛根二钱　小川朴一钱　炒炽壳一钱　青皮一钱　乌药一钱五分　白术(土炒)一钱　桔梗一钱　车前子三钱　荷叶一角　荷蒂一枚　炒泽泻二钱

【案10】

某。外感湿热泄泻。

粉葛根二钱　江枳壳一钱　赤苓二钱　桔梗一钱　小川朴一钱　前胡一钱　生熟苡仁各三钱　车前子三钱　荷叶一角

【出处】 巢崇山. 孟河四家医案医话集[M]. 太原:山西科学技术出版社,2009:38-39.

【品读】 现代研究者对孟河三家(费、马、丁)对泄泻用药规律作以总结,发现三家治疗泄泻,以补气健脾、祛湿、理气为主,兼顾其他证候的辅助治疗,其中补气药以白术、山药、甘草为主,化湿药以厚朴、砂仁为主,化痰药以半夏为主,解表药以生姜为主,理气药以陈皮、木香、枳壳为主,利水渗湿药以茯苓、薏苡仁、车前子为主,清热药以荷叶为主,消食药以神曲、谷芽为主。并且非常注重食疗药的运用。

上案反映了不同类型的泄泻,案1为脾虚泄泻,治宜补土止泄。中医认为新病、急病、重病用汤剂效果较好,因为汤剂组成灵活,可以随症加减,且在胃肠道中吸收较快,作用也较速。对于长期虚弱或慢性病患者,可使用丸剂,常用蜜丸和水丸,在胃肠道中吸收慢,作用缓和,效力持久。案2为肠胃不和,治宜扶土畅中;案3为湿浊内阻,泄泻日久,治宜扶土畅中,兼以化浊;案4为脾肾亏虚,关门不固,治宜温肾健脾、祛湿止泄;案5为脾肾两虚,宜脾肾两调;案6为气滞不和,脾虚湿阻,治宜理气健脾,祛湿止泄;案7寒湿相搏,治宜扶土利湿;案8为肝木横犯脾胃,治宜柔肝、和中、化浊;案9为肠胃失和,治宜扶土和中;案10为外感湿热泄泻,治宜解表、化湿、清热。用药如前所述比较集中,如案4药用补骨脂、小茴香、花椒补肾固精,白术、茯苓、薏苡仁健脾渗湿,厚朴、陈皮、神曲理气和胃,木瓜柔肝舒筋。

八、王旭高治泄泻验案

【案1】

王。脾虚气陷,肛门先发外痈。痈溃之后,大便作泻,迄今一月有余。自云下部畏冷,而两脉弦硬不柔。此谓牢脉,症属阴虚。法以温中扶土,升阳化湿。

党参　防风根　炮姜　陈皮　冬术　川芎　补故纸　砂仁　神曲

四神丸一两、资生丸二两,和服。日三钱,开水送。

渊按:虽从阴虚而起,目前脾虚阳弱,不得不先治之。

【案2】

王。病后脾虚气滞,浮肿食少,大便溏泄,法当温脾。

党参　茯苓　泽泻　木香　冬术　炮姜　茯神　神曲　砂仁　谷芽

【出处】王泰林. 王旭高临证医案[M]. 王宏利,校注. 北京:中国医药科技出版社,2012:63,78.

【品读】案1中症见牢脉,牢为阴中之阳,主阴霾坚积内着所致的五积、寒瘕,以及气结、心腹疼痛、风痉拘急者,如许叔微所说:"寒疝暴逆,坚积内伏,乃有此脉。"故此案中出现的泄泻为阴寒积聚所致,治以温中扶土,升阳化湿。案2为脾虚气滞,导致大便溏泄,治宜温脾为主,方中党参、茯苓、冬术、神曲、谷芽共奏补中益气、健脾和胃之功,炮姜温中,砂仁温脾、止泻、理气,泽泻、茯神利水渗湿,木香行气导滞。

九、张锡纯治泄泻验案

【案】

胡益轩,天津南唐官屯人,年四十二岁,业商,于孟秋得泄泻兼灼热病。

病因:其兄因痢病故,铺中之事及为其兄殡葬之事,皆其一人经理,哀痛之余,又兼心力俱瘁,遂致大便泄泻周身发热。

证候:一日夜泻十四五次,将泻时先腹疼,泻后疼益甚,移时始愈,每过午一点钟,即觉周身发热,然不甚剧,夜间三点钟后,又渐愈,其脉六部皆弱,两尺尤甚。

诊断:按此证系下焦虚寒及胸中大气虚损也。盖下焦寒甚者,能迫下焦之元阳上浮,胸中大气虚甚者,恒不能收摄,致卫气外浮,则元阳之上浮与卫气之外浮相并,即可使周身发热。

其发在过午者,因过午则下焦之阴寒益盛,而胸中大气益虚也(胸中大气乃上焦之阳气,过午阴盛,是以大气益虚)。此本虚寒泄泻之证,原不难治,而医者因其过午身热,皆不敢投以温补,是以屡治不愈。拟治以大剂温补之药,并收敛其元阳归其本源,则泄泻止而灼热亦愈矣。

处方:

白术(炒)五钱　熟怀地黄一两　生怀山药一两　净萸肉五钱　干姜三钱　乌附子三钱　生杭芍三钱　云苓片二钱　炙甘草三钱

共煎汤一大盅,温服。

复诊:服药一剂,身热即愈,服至三剂,泄泻已愈强半,脉象亦较前有力,遂即原方略为加减俾再服之。

处方:

白术(炒)六钱　熟怀地黄一两　生怀山药一两　净萸肉五钱　龙眼肉五钱　干姜四钱　乌附子四钱　云苓片二钱　炙甘草三钱

效果:将药连服十余剂,病遂全愈。

说明:大队温补药中复用芍药者,取其与附子并用,能收敛元阳归根于阴,且能分利小便则泄泻易愈也。至后方去芍药者,因身已不热,元阳已归其宅,且泄泻已就愈,仍有茯苓以利其小便,无须再用芍药也。

【出处】张锡纯. 医学衷中参西录[M]. 于华芸,赵艳,季旭明,等校注. 北京:中国医药科技出版社,2011:553-554.

【品读】本案为下焦虚寒导致腹泻,兼有胸中大气亏虚,致卫气外浮,元阳之上浮与卫气之外浮相并导致周身发热。治以大剂温补之药,并收敛其元阳归其本源,张锡纯原著详细说明,更明其意,温补药方中芍药的灵活加减,使泄泻止而灼热亦除。方中白术补中益气,燥湿利水,山药善补气阴,且有止泻作用。二药一燥一润,相反相成,互补为用,燥利而不伤阴,润固而不留湿,配伍使用,补脾益气、燥湿利水、止泻作用显著。干姜温中散寒,"同白术则能燥湿而补脾"(《本草求真·温散》)。附子温肾暖脾,散寒除湿。茯苓长于健脾渗湿。苓、术合用,健脾除湿之功更强,甘草调补脾胃,缓急和中,能增进白术健脾的作用,并能和缓其刚燥之性。

十、施今墨治泄泻验案

【案1】

脾肾阳虚泄泻案

于×× 女 63岁

曾患急性胃肠炎,调理不当,病转慢性。现在大便泄泻,日行七八次,腰冷胃寒,腹痛里急,心悸气短,食后则停滞膜胀,两胁不舒,食欲不振,夜寐不安,时自汗出,小便短黄。

舌淡苔白,六脉沉弱。

辨证立法:

清阳不升,大便作泻,浊气在上,两胁膜胀,升降失常,脾胃不和,纳食虽少,犹停滞胃脘不消,胃不和则夜寐不安。腰为肾府,腰冷则属肾阳虚。阳虚卫气不固自汗出。湿郁小肠,腹痛里急,舌淡苔薄六脉沉弱,均为虚寒之象。拟以理中温阳为法。

处方:

生龙骨12g 苍术炭6g 生牡蛎12g 白术炭6g 血余炭(禹余粮10g 同布包)6g 白通草5g 紫厚朴5g 浮小麦30g 川杜仲10g 米党参10g 五味子5g 川续断10g 炒远志10g 干姜炭5g 焦薏仁20g 炙草梢3g

二诊:服药二剂,大便转溏,次数已减,余症均轻,仍以前方加力。

处方:

苍术炭3g 云茯苓10g 白术炭3g 云茯神10g 禹余粮(血余炭6g 同布包)10g 生龙骨12g 川续断6g 淡干姜5g 生牡蛎12g 川杜仲6g 紫厚朴5g 五味子3g 怀山药25g 米党参10g 川附片6g 炙草梢3g 荷梗1尺

三诊:前方服四剂,见效,又因腹部受寒,便泻复作,仍遵前法加减。

处方:

云茯苓10g 车前子10g 苍术炭10g 云茯神10g 车前草10g 白术炭10g 肉豆蔻6g 米党参10g 血余炭(禹余粮6g 同布包)6g 破故纸6g 炒远志10g 五味子3g 怀山药25g 川附片6g 干姜5g 川厚朴5g 吴萸6g 草梢3g

四诊:服药六剂极效。每日溏便一二次,小便少色黄,余症均基本消失。

处方:

车前草12g 云茯苓10g 血余炭(晚蚕沙6g同布包)6g 旱莲草12g 云茯神10g 厚朴花6g 冬白术6g 玫瑰花6g 煨肉果6g 吴萸(黄连3g同炒)3g 浮小麦30g 炒薏仁25g 五味子3g 炒枳壳5g 白通草5g 破故纸6g 炒远志10g 炙草梢3g

五诊:

服药十七剂,诸症悉除,拟改服丸药,常服巩固疗效。

处方:

每日早服七宝妙灵丹20粒

晚服附子理中丸1丸

按:年逾花甲,脾胃虚寒,心气不足,脾阳不振,形成慢性肠炎症。张三锡说:"久泻无火,多因脾肾之虚寒也"。每诊均以健脾理中温肾阳,兼佐以渗利之品。"少火生气",肾关乃固,脾胃温暖,热腐水谷,脾气以升,胃气得降,故诸证随药而解。

【案2】

脾胃虚寒泄泻案

朱×× 男 69岁

病已年余,大便溏泻,每日少则一二次,多则五六次,近来食后觉胀,腹部喜热,别无其他症状。

舌质淡,苔色白,六脉均沉软。

辨证立法:

年届古稀,气血已衰,久患溏泻,脾胃均弱,腹部喜热,是属寒象。拟四君理中汤并和胃固肠法治之。

处方:

米党参10g 干姜炭5g 云苓块10g 苍术炭6g 白术炭6g 血余炭(禹余粮10g同布包)6g 晚蚕沙(左金丸6g同布包)6g 紫厚朴5g 怀山药25g 御米壳12g 焦远志10g 炙甘草3g

二诊:服药四剂,大便一日一次,仍溏,胃部仍胀。前方去米壳,加壳砂仁5g,陈皮炭6g。

三诊：前方又服四剂，试停药二日而大便次数并未增多，已不溏泻，成为软便，疗效甚显，要求配丸方以资巩固。

处方：

怀山药 60g　御米壳 30g　焙内金 30g　云苓块 30g　淡干姜 15g 紫厚朴 15g　广皮炭 15g　淡吴萸 15g　米党参 30g　川黄连 15g　川附片 30g　建莲肉 30g　血余炭 30g　苍术炭 30g　野於术 30g　炙甘草 15g

共研细末，荷叶两张煎水，六神曲 60g 打糊共合为丸如米粒大，每日早晚各服 6g。白开水送下。

四诊：丸药服四十日，效果甚好，大便迄未溏泻，有时饮食不甚注意，腹部即感不适，大便不成条状，消化力尚弱。

前方去米壳、附片、干姜，加莲肉 60g 再服一个月。

按：病情单纯，治之较易，一诊以四君理中汤治之，二诊则加平胃散，丸药则以四君理中、左金丸、平胃散、曲术丸诸方合剂，不只补气，又应和胃健脾，经云："清气在下，则生飧泄。"故用荷叶以升清阳。

【案3】

命门火衰泄泻案

吴×× 男 29 岁

四年前曾患腹泻，未经医生治疗，服成药数日，腹泻次数减少。以后逐渐形成晨醒即急入厕便泻一次。初不介意，近两年则感体力日虚，消化无力，有时恶心，小便短少。

舌苔白垢，六脉沉弱。

辨证立法：

鸡鸣之泻是属肾虚，肾司二便，故有便泻溲少。六脉沉弱，虚寒之征，舌苔白垢，寒湿不化，拟理中汤合四神丸加味治之。

处方：

破故纸 6g　五味子 3g　炒萸连各 5g　肉豆蔻 6g　米党参 10g　川附片 5g　苍术炭 6g　赤茯苓 12g　白木炭 6g　赤小豆 12g　血余炭（禹余粮 10g 用布包）6g　干姜炭 5g　炙甘草 3g

二诊：服药二剂，无变化，症如前，药力未及，前方姜、附各加 5g。

三诊：服药十剂，见效，大便时间已延至中午如厕，仍属溏便，体力较好,食欲增进,已不恶心,小溲也多,改用丸剂。

处方:七宝妙灵丹(成药),早晚各服半瓶,服二十日。

四诊:服七宝妙灵丹不如服汤药时效果明显,大便每日一次,仍溏泻,肠鸣不适,拟甘草干姜茯苓白术汤合四神丸治之。

五诊:前方服七剂,大便每日一次,已成软粪,肠鸣止,食欲强,拟用丸方收功。

处方:每日早服四神丸 10g,晚临卧时服附子理中丸 1 丸。

按:天明初醒即须入厕,即所谓鸡鸣腹泻。中医文献均载为肾虚之候。缘以"肾者胃之关"。关门不固,则气随泻去,气去则阳衰,因而寒自中生,非自外受,治之以温肾阳,然泄泻无不与脾胃有关,不独温肾,亦应温补脾胃,则收效甚速,本案即本诸此法,四年宿疾,五诊治愈矣。

【案4】
脾虚泻痢大肠积滞案

唐×× 男 44岁

四个月前曾患急性肠炎,日久不愈,又成慢性腹泻,多则日行十余次,少则四五次,屡治无效。目前,如厕频频,二便量少而不畅,左下腹隐痛,且有硬块,口渴而不思饮。

舌苔垢腻,脉象濡滑。

辨证立法:

急性肠炎,治之不及时,日久难愈,久泻脾弱,运化失职,消化力减,口渴而不思饮,湿重之故,法应健脾利湿,消积行气。

处方:

苍术炭 6g　白术炭 6g　晚蚕沙(血余炭 6g 同布包)6g　海浮石(醋煅瓦楞子25g 同布包)10g　焦薏仁 20g　香附米 6g　姜厚朴 5g　莱菔子 6g　云苓块 6g　车前草 10g　莱菔英 6g　滑石块 6g　旱莲草 10g　炒萸连各 5g　广皮炭 6g　白通草 5g　炙草梢 3g　焦内金 10g

二诊:服药三剂,感觉非常舒适,遂又连服六剂。胀满减轻,大便每日三四次,腹痛已愈,食欲增进,但觉气短头晕。前方去内金、车前草、旱莲草、白通草,加党参 10g,苏梗 5g,桔梗 5g。

三诊:前方服六剂,大便稀软,有时可成条状,日行一二次。晚间感觉腹胀,左下腹中硬块,触之较前柔软,亦不疼痛。

处方：

苍术炭6g　白术炭6g　血余炭(禹余粮10g同布包)6g　海浮石(醋煅瓦楞子25g同布包)10g　米党参10g　云苓块12g　紫厚朴5g　炒萸连(各)5g　诃子肉6g　藿香梗5g　苦桔梗5g　炙草梢3g

按：本案为脾湿不运之慢性肠炎，先用平胃散加味，后用除湿汤，共服药二十余剂，慢性肠炎遂得痊愈。其左下腹硬块为炎性积滞，用鸡内金消导化积，瓦楞子、海浮石软坚去滞。

【案5】

脾虚湿寒便溏案

刘×× 男 41岁

便溏，近两年，日行四五次，便前后腹部隐痛，当发病后四五个月，曾经在北京某医院检查为功能性肠蠕动过速，如厕频频，而大便不爽，颇以为苦。

苔白薄、舌质淡、脉象濡弱，右关独甚。

辨证立法：

经云："湿多成五泄。"但久泄则伤脾，右关濡弱，舌淡苔白即为脾虚湿寒之征。《金匮要略》云："脾气衰则鹜溏。"故以温中健脾利湿，兼防滑脱为法治之。

处方：

川附片10g　淡干姜5g　禹余粮(白石脂10g同布包)10g　米党参10g　炙甘草6g　紫厚朴5g　云苓块12g　茅苍术10g　焦薏仁20g　怀山药(打碎炒)30g

二诊：服药八剂，腹痛见轻，而腹泻次数未减，便亦较前畅快，因服汤药不便，要求丸方常服。

处方：

早服参苓白术丸10g。

午服七宝妙灵丹半瓶。

晚服附子理中丸1丸。

三诊：服丸药一月，溏泻次数减少，有时大便正常，腹痛消失，但时作胀。仍用丸药收功。

处方：

早服香砂六君子丸10g。

午服七宝妙灵丹半瓶。

晚服附子理中丸 1 丸,四神丸 6g,交替服用。

按:本案为久泄伤脾,偏于虚寒之症,故用参苓白术合附子理中治之,肾者胃之关,中阳不足,肾阳亦衰,加用四神丸以善其后。

【出处】 祝谌予,翟济生,施如瑜,等 . 施今墨临床经验集[M] . 北京:人民卫生出版社,1982:65-70.

【品读】 施今墨治疗胃肠病,崇尚东垣学说,他在重视脾胃气机升降的基础上,自拟治脾胃十法,即温、清、补、消、通、泻、涩、降、和、生,其中肠滑宜涩(用于久泻而无实邪者),常用药如具有涩肠止泻,收敛之功的禹余粮(案 1、2、3、4、5),增强收固涩止泻功能炭类药(案 1、2、3、4),既可促进吸收水分,又可保护肠壁,缓和药性等。施师善用相辅相成或者相反相成不同效应的药对,如案 1 和案 3 中,五味子和干姜配伍开阖相济,五味子酸涩收敛,善敛肺气而滋肾水;干姜辛散温通、逐寒邪而发表温经,燥脾湿。两药一补一散,一开一阖,利肺气,提壶揭盖而止泄。

十一、张伯臾治泄泻验案

【案1】

何×× 男 42 岁。

一诊 1974 年 10 月 7 日

慢性泄泻延及五载,腹鸣痛便溏日行四至五次,纳少作恶,脉细舌净。暴泻为实,久泻属虚,虚者,脾肾两虚也,脾虚则运化失职,肾虚则胃关不固,故虚寒内盛,洞泄不止,治拟健脾温肾而止泄泻。

熟附片(先煎)6g　党参 12g　炒白术 9g　炒干姜 3g　炙甘草 3g　广木香 4.5g　朱茯苓(各)12g　炒川椒 6g　砂仁(后下)2.4g　四剂

二诊 1974 年 10 月 21 日

少腹疼痛已减,便溏日行三四次,量少,脉弦小,舌净。再守原意增益温补命门之品,盖肾为胃关之意也。

熟附片(先煎)6g　党参 12g　炒白术 9g　炒当归 12g　淡干姜 4.5g　炙甘草 4.5g　炒白芍 9g　补骨脂 12g　五味子 3g　台乌药 9g　七剂

三诊 1974 年 10 月 28 日

便溏日行三次,脉弦小,舌净边暗。脾肾阳虚,病久入络,再拟前法出入。

　　熟附片(先煎)6g　党参15g　炒白术18g　炒干姜6g　炙甘草4.5g
炒川椒6g　丹参15g　川芎6g　补骨脂15g　禹余粮(打,包)30g
七剂

　　四诊 1974年11月4日

　　腹鸣痛大减,便溏每日减至一二次,脉弦小,苔薄白。前方加收敛之品
已见效机,脾肾阳虚,有向愈之势,再拟前法出入。

　　熟附片(先煎)12g　党参15g　炒白术30g　炒干姜4.5g　炙甘草
4.5g　禹余粮(打,包)30g　四剂

【案2】

李××,女,51岁。

　　一诊 1973年5月12日

　　大便溏泻日行四至八次,先有白冻,后为稀粪,经年累月不愈,畏寒,下
腹隐痛,泻后较舒,脉小滑,苔白腻。脾胃运化无权,曲肠垢滞郁阻,治宜温
运燥湿导滞去垢,以桂枝汤加减。

　　桂枝4.5g　炒赤白芍9g　炙甘草3g　炒防风9g　炒苍术9g　炒
枳实9g　煨木香4.5g　炒银花12g　皂荚子4.5g　焦楂曲(各)9g
五剂

　　二诊 1973年5月17日

　　连投温运燥湿之剂,大便初干后溏,日行三至四次,仍有少量白冻,畏
寒除,腹痛瘥,脉小滑,苔薄白腻。运化无权,传导失职,再守原意加重温中
健脾之品。

　　桂枝4.5g　炒赤芍9g　炙草3g　炒干姜4.5g　党参9g　炒苍术
9g　炒防风9g　炒枳实9g　煨木香4.5g　炒银花12g　皂荚子4.5g
焦楂曲(各)9g　七剂

　　三诊 1973年5月24日

　　大便先软后烂,日行一次,黏冻极少,苔脉同前。再守前方,原方又服
七剂,病愈出院。

【案3】

石××　男　44岁

　　一诊 1974年8月3日

少腹痛则大便,质软夹有白色黏冻,日二三次,病延年余,脉弦小,舌净。寒湿瘀凝结肠,病久渐入血分,拟少腹逐瘀汤,通因通用。

小茴香3g　桂枝6g　炒赤白芍(各)9g　当归15g　川芎6g　桃仁9g　红花6g　木香4.5g　失笑散(包)12g　七剂

二诊 1974年8月9日

药后大便日行三次,量多夹白冻,少腹痛减,昨起大便已减至一次,脉小滑,舌净。前法既效,毋庸更张。

前方去木香,加香连丸(分吞)4.5g。　二十剂

三诊 1974年8月29日

大便正常,便前腹部稍有隐痛,脉弦小,舌净。湿瘀虽化,脾气尚弱,拟温中理气法。

桂枝6g　炒白芍12g　炙甘草4.5g　煨姜4.5g　大枣五枚　当归12g　广木香4.5g　小茴香4.5g

【出处】张伯臾.张伯臾医案[M].严世芸,郑平东,何立人整理.2版.上海:上海科学技术出版社,2008:102-107.

【品读】原案中详细说明了诊疗思路,小结如下:案1为脾肾两虚型泄泻,由于脾胃虚弱,水谷不化乃成泄泻;日久及肾,肾为胃关,肾阳不足,命门火衰,不能温养脾胃,以致泄泻顽而不愈,治宜温补脾肾,故方用附子理中汤加补骨脂之类,更可贵之处在温补之剂调治后脾肾之阳渐振再用涩肠之品,以免闭关收涩,致湿滞内留。案2脾虚湿滞型泄泻,张老善用桂枝汤调治脾胃之疾,其有振奋胃肠功能、温通止痛之功用。案3为寒湿瘀凝型泄泻,用少腹逐瘀汤通因通用,其中用桂枝易肉桂,加用白芍,还是取案2中所述桂枝汤之效用。

十二、邢锡波治泄泻验案

【案1】

邓××,男,72岁,退休工人。

病史:患者中午饱餐烙盒子(熟牛肉馅),次日晨4~5时买菜时感觉发冷,回家后即头痛,发热恶寒,无汗身痛,至上午11时开始肢冷,黄色稀便,日4~5次,内含不消化之食物,无脓血,腹痛隐隐,口微渴,头痛嗜睡。

检查:体温38℃,精神不振,神志尚清,懒言少动,血压100/60mmHg。

脉浮大微数,舌红,苔黄腻。

证属:外邪壅结,湿热郁滞。

治宜:解表清热,和胃理肠导滞。

处方:

白芍24g　佩兰12g　葛根12g　黄连10g　黄芩10g　白术10g　木香10g　槟榔10g　藿香10g　茯苓10g　白芷10g　枳壳10g

连服3剂,腹泻大减,腹不滞痛,胃脘不胀,食欲较佳,身觉有力,体温正常。脉和缓,舌淡,苔黄微腻。再服2剂,症状消失,大便正常,瘥愈。

【案2】

余××,女,34岁,售货员。

病史:由于饮食不节,过食生冷,突然发生腹痛泄泻。开始腹泻已有5日,初起日泻20余次,后逐渐减少,每日泄泻10余次。为水样便,完谷不化,无脓液,有火臭气,腹痛,胀闷拒按,大便时稍有里急后重感。食欲不佳,口干不欲饮,恶心不呕,饮后胀闷加重。脉沉略数,舌质红,苔薄黄。

证属:脾胃损伤,食滞化热。

治宜:理脾和胃,清热利湿。

处方:

苍术10g　茯苓10g　陈皮10g　法半夏10g　泽泻10g　建曲10g　厚朴6g　栀子6g　吴茱萸3g　黄连3g　甘草3g

连服2剂,腹不胀痛,腹泻大减,里急后重消失,大便每日2~3次,小便清畅,食欲增加。因便泻尚溏,身倦未复,宜理脾和胃,化滞止泻法治之。

处方:

生山药12g　生苡仁12g　炒白术10g　茯苓10g　枳壳10g　莱菔子10g　泽泻10g　神曲10g　吴茱萸10g　黄连10g　甘草10g

连服3剂,诸症消失瘥愈。

【案3】

张××,女,30岁,工人。

病史:患者于5日前腹泻,稀水便每日20余次,腹痛腹胀,恶心不吐,口渴不欲饮,食欲不佳,里急后重。脉沉略数,舌质红,苔黄腻。

证属:胃失和降,湿热下注。

治宜:清热利湿,导滞止泻。

处方:

滑石 12g　半夏 10g　茯苓 10g　苍术 10g　山楂 10g　黄芩 10g
泽泻 10g　猪苓 10g　陈皮 6g　黄连 6g　槟榔 5g　木香 3g

连服 5 剂,服药后 2 日泻止,已无恶心,食欲较前好转,腹已不痛。仍觉腹胀、头晕,小便增多,口干不欲饮。脉弦略数,黄腻苔已退。是湿热渐化,肠气畅达。治以健脾理气,利湿理肠法。

处方:

白芍 12g　半夏 10g　茯苓 10g　白术 10g　黄芩 10g　藿香 10g
山药 10g　厚朴 10g　泽泻 10g　陈皮 6g　黄连 6g　木香 3g

连服 2 剂,二便正常,头晕轻微,全身无力。脉沉细,舌质胖嫩。为脾胃虚弱,肠气不固。宜补气健脾,和胃理肠,以善其后。

处方:

生山药 12g　茯苓 10g　生苡仁 10g　党参 6g　白术 6g　陈皮 6g
厚朴 6g　大腹皮 6g　砂仁 3g

连服 3 剂,诸症已消,恢复工作。

【案 4】

史××,女,32 岁,教员。

病史:腹痛腹泻,日行 6~7 次,稀便,已半月余。兼有腹胀,腰痛,瘦弱无力,少腹及下肢发凉,腹泻逢凉加重,虚恭多,多带出稀便,便无臭气,尿略黄,口不渴,纳呆,脘满,背恶寒肢冷,腹泻以清晨为重、为多。脉弦虚无力,舌质淡,边缘有齿痕,苔薄白。

证属:脾肾阳虚,中气下陷。

治宜:温肾健脾,固肠止泻。

处方:

党参 15g　诃子肉 15g　补骨脂 10g　五味子 10g　肉豆蔻 10g
茯苓 10g　白术 10g　粟壳 10g　木香 10g　吴茱萸 6g　赤石脂 6g
甘草 6g

服药 6 剂,大便次数减少,日行 2~3 次,腹痛无明显改变。

为脾阳下陷,肾气不固。宜补肾健脾,升阳止泻。

处方:

党参 15g　生芪 15g　山茱萸 15g　菟丝子 12g　杜仲 12g　桑寄生

12g　茯苓 10g　山药 10g　肉果 10g　白术 10g　补骨脂 10g　五味子 10g　芡实 10g　莲子肉 10g　陈皮炭 10g

连服 4 剂,腹泻次数明显减轻,日行 1~2 次,食欲增加,腹痛不作,精神愉快。脉弦细有力,舌质略淡。仍以原方加味以资巩固。

处方:

生龙骨 18g　党参 12g　肉果 10g　五味子 10g　白术 10g　菟丝子 10g　木香 10g　杜仲 10g　白芍 10g　补骨脂 10g　远志 10g　吴茱萸 6g　柴胡 6g　枳壳 6g　甘草 6g

连服 4 剂,痊愈。

【案 5】

王××,女,25 岁,工人。

病史:1 年来经常胃脘部或下腹部疼痛,腹泻为水样便或完谷不化。伴有恶心呕吐,气短,头晕。周身无力,近 1 个月来大便每日 4~5 次,完谷未化。3 日前又开始恶心呕吐,口干不欲饮,喜热饮,尿黄,腹痛阵发,痛而肠鸣欲便,便后痛减,减后复痛,每日晨醒即腹泻 1 次,饮食尚可。既往有结核病史。

检查:发育营养尚可,形体倦怠,语言低微,腹软任按不痛。脉细弱,舌淡苔薄白。

证属:脾胃虚寒,水谷壅滞。

治宜:温中散寒,理肠化滞。

处方:

生山药 18g　肉豆蔻 10g　白芍 10g　芡实 10g　附子 6g　木香 6g　补骨脂 6g　吴茱萸 6g　炮姜 6g　炒麦芽 6g　炙草 6g　大枣 3 枚

经上方加减服药 10 剂,腹泻止,基本痊愈,恢复轻工作。

【案 6】

高××,女,15 岁,学生。

病史:患者于 3 周前开始腹泻,1 日 3~4 次,近日来腹泻逐渐加重,不思饮食,四肢搐搦,神识不清而来就诊。大便次数日夜无度,腹部不痛不坠,所下之物,大部为尚未消化之清谷,清澈稀水。

检查:面色苍白,消瘦,肌肤松弛,毛发枯燥,口唇、眼窝黧黑,神识不甚清醒,四肢搐搦,头摇舌吐,手足厥冷。脉沉细无力,舌质淡,苔薄白。

证属:脾阳不足,虚阳欲脱,肝风内动。

治宜:扶阳固脱,镇肝息风。

处方:

茯苓 12g　白芍 10g　生山药 10g　钩藤 10g　炒白术 10g　天麻 6g
炮姜 6g　全蝎 6g　附子 6g　甘草 6g　蜈蚣 2 条　吉林参(单煎)3g

服药 2 剂,精神清理,腹泻减轻,1 日大便 5~6 次,四肢抽搐显著好转,
脉见有力。是脾阳已渐恢复,肝风已趋宁静。宜于原方再加补气之剂,使
脾阳迅速回复。

处方:

生芪 12g　茯苓 12g　炒白术 6g　炮姜 6g　附子 6g　僵蚕 6g　天
麻 6g　全蝎 6g　甘草 6g　吉林参(单煎)5g

连服 3 剂,精神正常,四肢回温,抽搐已停,知饥索食。性大便仍溏泻,
1 日 5~6 次。脉仍沉细无力。是肝风已息,虚阳已敛。而脾阳由于泄泻日
久,短期不易恢复。可用大剂补气健脾回阳之品,方能挽垂危脾肾之阳,巩
固虚靡不振之脾气。

处方:

生芪 30g　山茱萸 15g　生山药 12g　炒白术 10g　白芍 10g　茯苓
10g　干姜 6g　附子 6g　甘草 6g　吉林参(单煎)5g　大枣 5 枚

连服 1 周,大便基本正常,每日 1~2 次,精神清健,体力恢复,面色红润
光泽,食欲增进,脉已变缓。嘱其注意饮食,停药休养。

【案 7】

徐××,男,35 岁,工人。

病史:患者素有慢性胃病,近来逐渐消瘦,胸胁满痛,食少纳呆,有时吞
酸,大便溏稀,每日 2~3 次,甚则 6~7 次,偶有少量血液。身倦无力,腹滞
痛下坠。乙状结肠镜检查结肠有溃疡病变,脉弦滑,舌尖红,苔黄腻。诊为
溃疡性结肠炎。

证属:脾胃虚弱,湿滞下焦。

治宜:健脾和胃,理肠化滞。

处方:

白芍 24g　生山药 20g　乌梅 12g　白术 10g　木香 10g　黄柏 10g
泽泻 10g　生地榆 10g　五味子 10g　枳壳 10g　黄连 7.5g　甘草 6g

连服 2 剂,腹胀痛减轻,食欲好转,身觉有力,大便仍稀,1 日 2 次。脉沉弦而滑,舌苔微黄。是肠胃气畅,湿热清解,宜健脾和胃,理肠化湿热,固肠止泻法治疗。

处方:

芡实 30g　白芍 24g　茯苓 24g　生山药 15g　白术 10g　生地榆 10g　木香 10g　乌梅 10g　五味子 10g　赤石脂 10g　黄连 6g　甘草 6g

连服 3 剂,胃脘胀痛明显减轻,食后腹胀,食少,身倦无力,大便日行 1 次,溏稀色黄。脉弦虚,舌淡苔白腻。是湿热清解,脾胃虚弱,受纳无力,运化未复。治以健脾化湿,固肠止泻。

处方:

芡实 30g　白芍 24g　生山药 12g　生地榆 10 克　五味子 10g　木香 10g　赤石脂 10g　泽泻 10g　枯矾 5g　黄连 5g　吴茱萸 5g

连服 1 周,大便正常,食欲增加,身觉有力,脘胀满消失。改丸药长期服用,以资巩固。

丸药方:

白芍 30g　乌梅 24g　生山药 24g　白术 15g　生地榆 15g　赤石脂 15g　肉豆蔻 15g　木香 15g　甘草 15g　吴茱萸 12g　黄连 12g　枯矾 12g　泽泻 12g

共为细面,炼蜜丸,每丸 10g 重,每服 1 丸。

随访半年,患者一直大便正常,精神饱满,身体健壮。经原医院复查,结肠溃疡已愈合。

【出处】邢锡波. 邢锡波医案集［M］. 北京:人民军医出版社,1991:246-258.

【品读】原案中详细说明了诊疗思路,小结如下:案 1 证属外邪壅结,湿热郁滞,治宜解表清热,和胃理肠导滞,方以芍药以坚敛肠胃,佩兰、藿香芳香化浊,葛根以升提内陷之热邪,与白芷相伍散外袭之表证,黄连、黄芩清热燥湿,白术、茯苓健脾祛湿,木香、槟榔、枳壳调理气滞,取气行则无痞满后重之意。案 2 证属脾胃损伤,食滞化热,治宜理脾和胃,清热利湿。案 3 证属胃失和降,湿热下注,治宜清热利湿,导滞止泻,方中滑石、泽泻、猪苓利水渗湿止泻,半夏降逆止呕、和胃燥湿,茯苓健脾渗湿止泻,苍术健脾燥湿止泻,山楂消食健胃、收敛止痢,黄芩、黄连清热燥湿,陈皮健脾和胃、理气燥湿,槟榔、木香健脾消食化滞;二诊因湿热渐化,则以健脾理气为主,减苍术加白术,泻后脾虚多用白术以健脾,藿香芳香化湿醒脾开胃,与厚朴同用行气化湿,治疗脾胃气滞;三诊因二便正常,以生山药、生薏苡仁、党参、白术、砂仁补气健脾和胃,使胃肠恢复正常。案4证属脾肾阳虚,中气下陷,治宜温肾健脾,固肠止泻。案5证属脾胃虚寒,水谷壅滞,治宜温中散寒,理肠化滞。案6证属脾阳不足,虚阳欲脱,肝风内动,治宜扶阳固脱,镇肝息风。案7证属脾胃虚弱,湿滞下焦,治宜健脾和胃,理肠化滞,方中白芍柔肝益阴、生山药、白术健脾止泻,乌梅、五味子、赤石脂收敛止泻,木香与枳壳温中行气止痛、健脾消胀导滞,黄柏、黄连清热燥湿,泽泻渗湿泄热,生地榆收敛止血,五味子育阴收敛。待症状减轻后,加强健脾和胃、清泄肝热之效。

十三、朱良春治泄泻验案

【案】

陆某,女,53岁,教师。于5年前患急性菌痢之后,稍有饮食不节或受寒凉即腹痛腹泻,大便日行10余次,常肠鸣不舒。曾在本院作乙状结肠镜检查,提示为慢性结肠炎、肠痉挛,叠进中西药物无效。初诊:面色萎黄,神疲乏力,形体消瘦,纳呆肠鸣,大便溏泄,日行10余次,夹有黄色黏冻,无里急后重。舌苔薄腻,舌尖红,脉细。证属脾虚不运、湿热逗留。治宜健脾运中、渗化湿热以调肠道,方取仙橘汤加减。

药用:

仙鹤草3g　桔梗10g　生地榆12g　白槿花12g　炒白术12g　炒白芍15g　诃子肉12g　乌梅炭10g　广木香6g　甘草4.5g

二诊:服药后,大便软溏,日行2~3次,黏冻已明显减少,精神渐佳。舌苔薄腻,脉细濡。既获效机,守方不变。嘱服上方14剂,以巩固疗效。

三诊:服药14剂,大便基本正常,惟稍受寒后尚有便溏,日行1~2次,无黏冻。大便常规检查无异常发现。乙状结肠镜复查,除偶见部分黏膜充血外,原有的炎症已消失。患者纳食增加,腹痛已除,精神振作,能正常从事工作。舌淡红苔薄,脉细。湿热已化,但体虚未复,续当培益,以善其后。

【出处】朱建华.朱良春老中医治疗慢性痢泻经验[J].中医函授通讯,1993(5):20-21.

【品读】本案为脾虚不运、湿热逗留,治宜健脾和胃,清热除湿。方取仙橘汤加减渗化湿热,健脾运中,其中仙鹤草苦、涩,具有止痢的作用,这可能与它的收敛之性有关;桔梗、甘草有排脓之效,生地榆清热收敛,白槿花清热止痢,白术、木香,健脾调气;白芍、乌梅、甘草,酸甘化阴,善治泻痢而缓腹痛。对于慢性泄泻,因脾气已虚、肠间湿热又未清,健脾运中、渗化湿热、标本兼顾,才能切中病机。

十四、路志正治泄泻验案

【案1】

患者雷某,女,64 岁,因患痔瘘十余载,便血年余,于 1982 年 2 月 9 日在某医院行瘘管根治术,术后腹泻频作,昼夜达二十余次,经口服小檗碱、输液、药物灌肠等治疗,未见奏功。转服苦寒清热、涩肠止泻、芳香化浊等中药亦罔效,病情日渐加重,体质日衰。于 1982 年 3 月 2 日邀诊。

据述腹泻频作,脘腹胀满,口渴心烦溲频,倦怠乏力,手足心热,不思饮食,察两目呆滞,精神萎靡,面色萎黄,两颧发红,形体消瘦,唇焦齿燥,舌红无苔,脉细弱而数。乃素体阴虚,久泻伤津,脾阴不足,不能运化精微。即唐容川所说"脾阴不足,水谷仍不化也"之病机。治宗缪希雍"甘凉滋润益阴",叶天士"病后,阴伤作泻"案之方意,药用太子参、莲肉、扁豆、山药、云苓、玉竹、炒白芍、乌梅肉、谷麦芽、炙甘草,水煎,去头煎不用,用二、三煎分服,此即周慎斋"淡养胃气,微甘养脾阴"之旨。

患者进上方五剂后复诊,泄泻止而腹胀除,精神见振,食欲渐增,惟感身倦嗜卧,口微干,舌红苔薄,脉来沉缓不数。此脾阴见复,精微得布,脏腑已得营运滋养之征,再以前法续进。上方去玉竹,少佐白术以振奋脾胃而生津液,又服三剂,而获痊愈。

由于脾主运化,喜燥恶湿,以升为贵;胃主受纳,喜润恶燥,以降为和,故临床中多以脾喜刚燥、胃喜柔润论治,而对脾阴虚则易被忽视。然有关这方面的论述,早在《素问·平人气象论》中即有"脏真濡于脾"之记载。清代吴澄明确指出:古方理脾健胃,多偏胃中之阳,而不及脾中之阴,然虚损之人,多为阴火所灼,津液不足而百病丛生矣。此证之辨证要点在于脾阴虚之泄,泻虽频而无腹中冷痛之感,却兼以溲频、腹胀不在食后,而更见烦满,且有唇干口燥(唇口属脾)、消瘦乏力、五心烦热等阴虚之候,以"脾藏营",营虚津液不布,反下趋故也。正如吴鞠通所说:"泄而腹满甚,脾阴病重也。"而脾阳虚之泄泻,多见腹中冷痛、便下稀溏、完谷不化、腹胀尤重于食后等虚寒证候,足可鉴别。

至于本证之治,前贤有不少阐发,自明代缪希雍在《先醒斋医学广笔记》中提出"脾阴亏则不能消,世人徒知香燥温补为治脾虚之法,而不知甘凉滋润益阴之有益于脾也"以来,代有发展,如吴澄之中和脾阴汤、慎柔之养真汤以及资生丸等均有启迪作用,余如叶氏《临证指南医案·泄泻门》中之酸甘化阴法(方)等,亦可参考选用。总之,治疗大法当宗"欲令实脾……宜甘宜淡"之旨,而不宜专事辛香燥烈,以免再劫脾阴胃津。因津能化气,气能生津,两者互为因果,若能务求适中,做到补再不燥,滋而不腻,始能收到较好效果。

【案2】

詹某,男,65岁,干部。1992年6月19日初诊。

患者形体消瘦修长,面色微黄中透有青紫之气,木型之质。自述身体素壮,除偶有感冒外,未患过其他疾病。1990年体检时偶发现有胆囊炎、胆结石,本人却无任何不适。惟十余年来一贯便溏,便下不爽,有不尽之感。睡眠较少,每日约4~5小时。余无异常。多年来经中西医治疗,收效甚微。近日有加重之势。舌质暗、苔白滑,脉弦细数。四诊辨析,为肝木疏泄太过,脾土长期受制,阳气不伸所致,即《素问·阴阳应象大论》所云"湿盛则濡泻"是也。

壬申岁运之年,为少阳相火司天,厥阴风木在泉。丁壬化木,属木运太过,脾土不及之岁。况少阳与厥阴经脉相络属,互为表里,同气相求,且兼"同天符"之年,风木与相火相煽,热蒸湿腾,湿蕴化热,但脾阳素虚,湿热之势亦微,而内仍呈以"寒湿"为主之候。正如《素问·六元正纪大论》所言"风热参布,云物沸腾,太阴横流,寒乃时至……民病寒中……内为泄满"。宿有"泄泻"之疾者,逢木运太过兼同天符之年,脾土受抑愈甚,腹泻自然加重。情志抑郁,久则化热,胆失定谧,故心烦眠少;心主血脉,舌为心之苗,气滞血瘀则舌质暗晦;面色黄而透青紫之气者,为肝木横克脾土之征。

河间云:"气有余便是火。"据此,当清泄风木、调畅气机为治。但患者泄泻经久,其本已虚,虽值运年湿热淫溢,然"壮火食气",热则气耗阳微而阴盛,故不宜用辛凉或苦寒之品。依据《素问·五常政大论》中"气温气热,治以温热,强其内守,必同其气,可使平也"的理论,以疏肝和络、调气畅中为法。方用四逆散与新绛汤意化裁治之。

药用：

橘叶 10g 柴胡 12g 桃杏仁各 9g 炒枳壳 10g 青皮 9g 郁金 10g 金钱草 12g 醋莪术 6g 赤芍 10g 旋覆花(布包)9g 甘草 3g

方中橘叶、柴胡、金钱草为君，橘叶、柴胡入厥阴、少阳，调畅气机，达木培土，使太阴运化有权；金钱草味淡性平，走厥阴、少阳、太阴，清利三经湿热，令三焦行其决渎之积。青皮、赤芍、枳壳、旋覆花、桃仁、杏仁为臣，和络行气化瘀，荡腑通幽，开肺气利大肠，达到通因通用的目的。郁金、醋莪术为佐，活血通脉，下气宽中，开胃消积。甘草味甘性平，调和诸药，柔肝缓急，为使。诸药合用，清而不寒，疏而不峻，肃而不伐，木气得平，达到土运自复之功。

二诊：6 月 24 日。进药 4 剂，泄泻大减，纳谷见增，惟睡眠少如故。脉来右弦细，左弦细数，舌象同前。左脉数者，为郁热未尽之象。效不更方，加黄连 3g，以清心经郁火，使热去神藏则睡眠自安。

三诊：6 月 30 日。服药 6 剂，肝木调畅，湿热亦杳。大便虽已成形，但仍发软。脉沉滑，舌质淡、苔白。是乃脾虚夹湿之候。再以健脾益气、行气利湿之剂，5 剂而愈。本例脉证与岁运相参，方药与病因病机相合，组方严谨，遣药精当，共奏行气祛湿、化瘀消痰之功。方中未用一味止泻药物，而收到止泻捷效。

【出处】案 1 出自路志正. 路志正医林集腋[M]. 北京：人民卫生出版社，1990：40-41. 案 2 出自单书健. 重订古今名医临证金鉴 腹泻便秘卷[M]. 北京：中国医药科技出版社，2017：252-253.

【品读】案 1 为脾阴虚致泄的案例，路老治疗当宗"欲令实脾……宜甘宜淡"的要则，治以酸甘化阴之法。药用太子参、玉竹、乌梅肉滋阴生津，养脾胃之阴；炒白芍养血敛阴；莲肉、扁豆、山药、云苓、谷麦芽、炙甘草共奏健脾和胃之功。案 2 为肝木乘土，湿气内盛，脾阳受遏导致"湿盛则濡泻"。予四逆散与新绛汤意化裁，其中四逆散疏肝理脾，调和胃气；旋覆花消痰，行水，降气，如《金匮要略心典》所言："详《本草》旋覆花治结气，去五脏间寒热，通血脉；……然肝以阴脏而舍少阳之气，以生化为事，以流行为用，是以虚不可补，解其郁聚即所以补；寒不可温，行其血气即所以温。"

十五、李德新治泄泻验案

【案1】

某男,56岁。自诉大便溏泄,时轻时重,时作时休,已1年有余。大便1日3~5次,夹有黏液,伴左下腹疼痛,里急后重,面黄体瘦,精神萎靡,食少纳呆,腰酸足冷,舌质淡,苔薄黄腻,脉沉细无力。中医辨证属脾气虚弱,运化无权,治以补中益气汤加减:

党参、黄芪各20g　白术、白芍、升麻、柴胡各15g　陈皮、木香、砂仁、白蔻仁、黄连、枳壳各10g　甘草5g

上方5剂,诸症缓解。继服10剂,腹泻即止。再去黄连加怀山药、补骨脂、肉桂各10g,巩固治疗1个月而愈。

【案2】

贾某,男,35岁,辽宁海城人。

初诊日期:2011年9月7日。

主诉:大便溏薄数月。

病史:阑尾炎切除术后。患者自述半年前腹痛难忍,在西医院就诊,诊断为"化脓性阑尾炎",随后接受了阑尾切除手术,术后腹痛稍减,但兼见腹泻反复发作,西医诊断"溃疡性结肠炎"。患者服用西药月余,未见明显疗效,大便时夹鲜血,故来诊。

现症见:大便溏薄,或夹鲜血,偶有黏液,时腹自痛,面色萎黄,形体赢瘦,舌淡苔薄白,脉沉弦。

中医诊断:泄泻。证属肝脾不调,湿热蕴结。

处方:补中益气汤合香连丸加减。

药用:

炙黄芪30g　人参20g　炒山药15g　焦术15g　柴胡10g　升麻5g　木香5g　黄连10g　乌梅15g　地榆炭15g　五味子15g　炙甘草10g

上诸药服7剂,每日1剂,水煎,分3次口服。二诊药后腹痛、腹泻均有好转,时肠鸣腹胀,大便1日2~3次,初头硬,其后溏,舌淡苔薄白,脉弦细。

处方:香砂四君子汤加减。

药用:

党参20g　茯苓15g　焦术15g　木香5g　砂仁10g　枳壳10g　厚

朴 10g 川楝子 15g 延胡索 10g 莱菔子 20g 酒军 10g 炙甘草 10g

上诸药服 14 剂,每日 1 剂,水煎,分 3 次口服。药后诸症均减,随访半年,未见复发。

【案 3】

某女,70 岁。腹痛便溏数月。腹痛便溏清晨为甚,得温则减,舌淡苔薄白,脉沉细。

中医诊断:泄泻(脾肾阳虚)。

西医诊断:慢性腹泻。

温补脾肾:

党参 20g 云苓、焦术各 15g 干姜、制附子、青皮、陈皮、白芍(酒)、防风各 10g 诃子 30g 肉豆蔻、甘草各 10g

每日 1 剂,水煎 100ml,3 次/d,温服,共 14 剂。7 日症状好转,继服 7 日病愈。

【案 4】

某男,33 岁。腹痛便溏数月。腹痛便溏得温则减,饮食如常,舌淡苔薄白,脉沉细。既往慢性结肠炎。

中医诊断:泄泻(脾肾阳虚)。

西医诊断:慢性腹泻。

温补脾肾:

党参 20g 云苓、白术各 15g 青皮、陈皮、干姜各 10g 白芍(酒)15g 防风 10g 芡实、枸杞各 20g 内金 15g 甘草 10g

每日 1 剂,水煎 100ml,3 次/d,温服,共 14 剂。8 日症状好转,继服 6 日病愈。

【案 5】

某女,47 岁。腹痛便溏数月。腹痛便溏,时夹黏液鲜血,神疲乏力,面色㿠白,舌淡苔薄白,脉沉细。

中医诊断:泄泻(心脾两虚,脾不统血)。

西医诊断:慢性腹泻。

补血养心,益气健脾:

黄芪 30g 党参 20g 云苓、白术各 15g 当归 20g 酒芍、酸枣仁、龙眼肉各 15g 木香 5g 黄连 10g 升麻 5g 甘草 10g

每日 1 剂,水煎 100ml,3 次/d,温服,共 14 剂。14 日基本康复。

【案 6】

某女,25 岁。腹痛便溏数月。腹胀便溏,胃脘痞闷,面色黄白,舌淡苔薄白,脉左沉缓,右沉细。

中医诊断:泄泻(脾肾阳虚)。

西医诊断:慢性腹泻。

温补脾肾:

黄芪 30g　党参 20g　云苓、白术各 15g　山药 20g　莲肉 15g　干姜、制附子各 10g　香附 15g　乌药、葛根、甘草各 10g

每日 1 剂,水煎 100ml,3 次/d,温服,共 14 剂,7 日症状好转,继服 7 日病愈。

【案 7】

某男,43 岁。便溏肢重数月。便溏肢重,下肢肌痛,劳则益甚,舌淡苔薄白,脉沉细。

中医诊断:泄泻(脾虚湿盛)。

西医诊断:慢性腹泻。

益脾祛湿:

党参 20g　云苓、焦术各 15g　半夏、陈皮各 10g　薏苡仁 20g　扁豆 15g　怀牛膝、泽泻各 20g　威灵仙 30g　木瓜、甘草各 10g

每日 1 剂,水煎 100ml,3 次/d,温服,共 14 剂,14 日症状明显好转。

【案 8】

某女,76 岁。腹痛便溏数月。时腹隐痛,大便溏薄,甚则食已即便,或失禁,舌淡苔薄白,脉沉细。

中医诊断:泄泻(脾肾阳虚、清阳下陷)。

西医诊断:慢性腹泻。

温补脾肾、益气升阳:

黄芪 30g　党参 20g　云苓、焦术各 15g　柴胡 10g　葛根 15g　诃子、肉豆蔻各 10g　芡实 20g　五味子 15g　五倍子、甘草各 10g

每日 1 剂,水煎 100ml,3 次/d,温服,共 14 剂。9 日症状好转,继服 5 日病愈。

【案 9】

某女,60 岁。脘痞便溏数月。脘痞便溏,恶心呕吐,食后则甚,舌淡边有齿痕,苔薄白,脉沉细。

中医诊断:泄泻(脾阳不振,胃气上逆)。

西医诊断:慢性腹泻。

温阳健脾、和胃降逆:

党参20g　　云苓、焦术各15g　　半夏、陈皮、干姜各10g　　香附15g

乌药10g　　赭石20g　　旋覆花、内金各15g　　甘草10g

每日1剂,水煎100ml,3次/d,温服,共14剂。14日症状明显好转。

【出处】 案1出自张杰,谢映红.李德新从脾论治慢性腹泻经验撷菁[J].辽宁中医杂志,2005,32(8):764.案2出自胡婉申,李德新.李德新教授治疗溃疡性结肠炎经验撷萃[J].辽宁中医药大学学报,2013,15(9):147-148.案3~9出自刘昱杉,李德新,张哲.李德新健脾化湿治疗泄泻[J].实用中医内科杂志,2015,29(1):15-17.

【品读】 案1为脾气虚弱,运化无权导致腹泻,故治宜补脾胃之虚,以鼓舞清阳上升,方用补中益气汤加减,在补中益气健脾的基础上,柴胡为风药,以其性升散,故可鼓舞脾阳,宣升肺气,清升则浊降,风能胜湿,泄泻乃愈。泄泻日久,脾虚湿困,气机阻滞,当配合理气之品,气顺则湿邪易化,用陈皮、木香、枳壳等之品以理气。案2为肝脾不调,湿热蕴结,本虚标实,故选补中益气汤和香连丸配伍以补气健脾升阳,理气涩肠止泻,并用地榆炭清解血分之湿热。患者二诊时肠鸣腹胀,为气机不畅的表现,以香砂四君子汤化裁以温中健脾理气,配伍川楝子理气开郁等。案3、4、6为脾肾阳虚泄泻,治以温补脾肾,案3方用附子理中丸、痛泻要方温中健脾、抑木止泄,加入理气柔肝收涩之品;案4以四君子汤和痛泻要方健脾燥湿、补脾泻肝,加入滋阴、柔肝、消积、理气、收涩之品;案6以黄芪四君子汤健脾为主,加入温肾散寒、疏肝理气之品。案5为心脾两虚,脾不统血,治以补血养心,益气健脾,方用归脾汤化裁,益气健脾、养心补血为主,加入滋阴、柔肝、升阳、泻火之品。案7为脾虚湿盛泄泻,治以益脾祛湿,方用六君子汤,加入补益肝肾、祛下焦湿之品。案8脾肾阳虚、清阳下陷导致泄泻,治以温补脾肾、益气升阳,方用黄芪四君子汤补中益气为主,加入升阳、疏肝、收涩之品。案9为脾阳不振,胃气上逆导致泄泻,治以温阳健脾、和胃降逆,方用六君子汤益气,加入旋覆花、代赭石镇肝降逆,以及疏肝理气、温肾、消食之品。

主要参考文献

［1］马继兴. 马王堆古医书考释［M］. 长沙：湖南科学技术出版社，1992.

［2］单书健. 重订古今名医临证金鉴 腹泻便秘卷［M］. 北京：中国医药科技出版社，2017.

［3］李永亮，陈仁寿. 叶天士治疗泄泻学术思想探析［J］. 中医文献杂志，2011，29（5）：56.

［4］孙孝洪. 对叶天士治泄泻的学术观点及其治疗经验的探讨［J］. 新中医，1973（3）：36-38.

［5］信楠. 基于数据挖掘的《临证指南医案》脾胃病证治规律研究［D］. 广州：广州中医药大学，2016.

［6］福建省卫生厅中医处. 中医内科临证自学必读［M］. 福州：福建科学技术出版社，1988.

［7］秦伯未. 谦斋医学讲稿［M］. 上海：上海科学技术出版社，2009.

［8］蒋熙，朱琬华. 朱良春论治久泻［J］. 北京中医，1991（3）：5-6.

［9］李荣春. 介绍印会河诊治泄泻经验［J］. 中日友好医院学报，1992（1）：59-60.

［10］丁光迪. 金元医学评析［M］. 北京：人民卫生出版社，1999.

［11］黄绍刚，黄穗平. 肠易激综合征［M］. 北京：中国中医药出版社，2015.

［12］苏礼. 老年病［M］. 西安：陕西科学技术出版社，2003.

［13］王志烨. 薛己泄泻病症诊治思路探讨［J］. 现代中医药，2014，34（5）：56-57.

［14］李树沛. 李克绍［M］. 北京：中国中医药出版社，2017.

［15］孟静岩，马佐英. "脾主运化"理论与应用［M］. 北京：中国医药科技出版社，2017.

［16］杨照坤. 泄泻病证的古今文献研究与学术源流探讨［D］. 北京：北京中医药大学，2008.

［17］刘正才. 历代名医老年病案评析［M］. 上海：上海翻译出版公司，1988.

［18］丁成华. 中医诊断学学习指要［M］. 北京：中国中医药出版社，2006.

［19］严世芸. 中医医家学说及学术思想史［M］. 北京：中国中医药出版社，2004.

［20］李家庚. 喻嘉言经典医案赏析［M］. 北京：中国医药科技出版社，2015.

［21］周慎. 精选明清医案助读（珍藏版）［M］. 长沙：湖南科学技术出版社，2013.

［22］李叶，尚文璠，欧阳博文. 浅析《类证治裁》对泄泻的论治［J］. 四川中医，2009，27（9）：44-45.

［23］陈平，宋振江，贾正平，中医古今误案评析［M］. 北京：科学技术文献出版

社,2008.

[24] 常爱萍.孟河医派传承及脾胃病用药规律研究[D].南京:南京中医药大学,2007.

[25] 杨景锋.脾胃病[M].北京:中国医药科技出版社,2016.

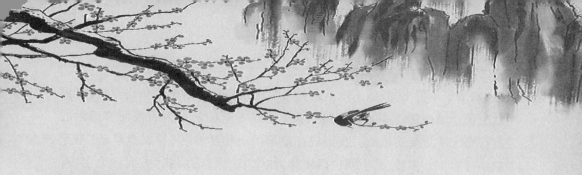

第八章　　便　　秘

便秘是临床常见的复杂症状,而不是一种疾病,主要是指排便次数减少、粪便量减少、粪便干结、排便费力等。必须结合粪便的性状、本人平时排便习惯和排便有无困难作出有无便秘的判断。如超过6个月即为慢性便秘。西医学中的功能性便秘、肠易激综合征、肠炎恢复期之便秘、内分泌及代谢性疾病所致的便秘均属本病的范畴。

第一节　经典医论

《黄帝内经》不仅对大肠的解剖、生理、病理等有所描述,而且阐述了便秘的病因、病机和临床表现,《灵枢·肠胃》对消化道的描述曰:"黄帝问于伯高曰:余愿闻六腑传谷者,肠胃之小大长短,受谷之多少奈何?伯高曰:请尽言之,谷所从出入浅深远近长短之度:唇至齿长九分,口广二寸半;齿以后至会厌,深三寸半,大容五合;舌重十两,长七寸,广二寸半;咽门重十两,广一寸半,至胃长一尺六寸;胃纡曲屈,伸之,长二尺六寸,大一尺五寸,径五寸,大容三斗五升。小肠后附脊,左环回周迭积,其注于回肠者,外附于脐上,回运环十六曲,大二寸半,径八分,分之少半,长三丈二尺。回肠当脐,左环回周叶积而下,回运环反十六曲,大四寸,径一寸寸之少半,长二丈一尺。广肠傅脊,以受回肠,左环叶脊,上下辟,大八寸,径二寸,寸之大半,长二尺八寸。肠胃所入至所出,长六丈四寸四分,回曲环反,三十二曲也。"《灵枢·平人绝谷》和《灵枢·肠胃》中记载了回肠、广肠的长度、大小及走向,说明当时的肠的解剖是有见识的。《素问·灵兰秘典论》中言"大肠者,传道之官,变化出焉"。《素问·举痛论》谓"热气留于小肠,肠中痛,瘅热焦渴,则坚干不得出,故痛而闭不通矣",提出了便秘是由于胃热伤津耗液,导致大便干硬而秘结不通的病机认识。这些古老的认识为后来便秘诊治的发展奠定了重要的基础。我国现存最早的药物学专著《神农本草经》中记载病症有170多种,其中就包括便秘,如该书《序录》所载"夫大病之主,有中风、伤寒……大小便不通……"。东汉张仲景明确提出便秘的分类与治疗,将便秘分为阴结、阳结两类,首次提出了便秘的辨证论治,并创造了诸承气汤、厚朴三物汤、麻子仁丸等内服方剂,如《金匮要略·五脏风寒积聚病脉证并治》中指出:"趺阳脉浮而涩,浮则胃气强,涩则小便数,浮涩相搏,大便则坚,其脾为约,麻子仁丸主之。"此外,张仲景在《伤寒论》中还首创药物灌肠术治疗便秘,这些认识为便秘的临床实践奠定了基础。

晋代医家王叔和认为,脾胃实则胃气不转,腑气不通,故见便秘。如《脉经·平人迎神门气口前后脉第二》所云:"脾胃俱实,右手关上脉阴阳俱实者,足太阴与阳明经俱实也。病苦脾胀腹坚,抢胁下痛,胃气不转,大便难,时反泄利,腹中痛,上冲肺肝,动五脏,立喘鸣,多惊,身热,汗不出,喉痹,精少。"指出脾胃俱实,则胃气不转,脾胃枢纽之气不行,则大便难。又如《脉经·脾足太阴经病证第五》所云:"寒在胸膈,上虚下实,谷气不通,为秘塞之病。""脾气虚,则四肢不用,五脏不安;实,则腹胀,泾溲不利。"指出脾气实则水谷运化失常,谷气不通则为便秘。《脉经·手检图二十一部》曰:"中央如外者,足阳明也。动,苦头痛,面赤,微滑,苦大便不利,肠鸣,不能食,足胫痹。中央如外者,足阳明也。动,苦头痛,面赤热,浮微滑,苦大便不利,喜气满。"从脉象上提出足阳明胃实,无以通行水谷,则苦大便不利。脾气虚弱,中焦运化失司,大肠传导失常,也导致大便坚,《脉经·脾足太阴经病证第五》曰:"脾气弱,病利,下白,肠垢,大便坚,不能更衣,汗出不止,名曰脾气弱。"另外,王叔和在论述脏腑传变时,指出"病先发于脾",则"闭塞不通",他脏之病,亦可传之于脾而致闭塞不通,《脉经·脾足太阴经病证第五》:"病先发于脾,闭塞不通,身痛体重;一日之胃,而腹胀。"隋巢元方《诸病源候论·大便病诸候》曰:"大便难者,由五脏不调,阴阳偏有虚实,谓三焦不和,则冷热并结故也。……五脏三焦既不调和,冷热壅塞,结在胃肠之间。其胃肠本实,而又为冷热之气所并,结聚不宣,故令大便难也。""邪在肾,亦令大便难,所以尔者,肾脏受邪,虚而不能制小便,则小便利,津液枯燥,肠胃干涩,故大便难。又,渴利之家,大便也难,所以尔者,为津液枯竭,致令肠胃干燥。"巢氏指出便秘的发病与五脏不调、阴阳虚实寒热、津液代谢有关。巢氏主张综合治疗,《诸病源候论·大便诸病凡五论》曰:"其汤熨针石,别有正方,补养宣导,今附于后。"唐孙思邈创滑腻之品及冷水通便方法,《备急千金要方·秘涩》曰:"有人因时疾,瘥后得秘塞不通,遂致夭命,大不可轻之,所以备述,虽非死病,凡人不明药饵者,拱手待毙,深可痛哉,单复诸方以虞仓卒耳。凡大便不通,皆用滑腻之物及冷水以通之也。凡候面黄者,即知大便难。"强调了便秘的危害及严重性,并归纳总结了便秘的诊治方法。

宋代朱肱《类证活人书》首次提出"大便秘"病名,《太平惠民和剂局方》收录了大量方剂,其中创治半硫丸治疗冷秘,"除冷积,暖元脏,温脾胃,进饮食。治心腹一切痃癖冷气,及年高风秘,冷秘或泄泻等,并皆治之"。《圣济总录》中,对便秘进行了初步分类,归纳为:风气壅滞、胃肠干涩之风秘,胃壅客热、口糜体黄之热秘,下焦虚冷、窘迫后重之冷秘及肾虚津亏之虚秘四类,进一步丰富了便秘的分类。《圣济总录·风秘》曰:"治风气,润利肠胃,前胡丸方。""治大肠秘涩,祛风顺气,香枳散方。"《圣济总录·大便秘涩》曰:"治大肠秘涩,疏风顺气,木香丸方。""治大肠风秘,结涩不通,戟香散方。""治大肠有热,津液竭燥,里急后重,大便秘涩,三仁丸方。""治大肠冷秘,威灵仙丸方。""治大便冷秘,附子散方。""治年老虚弱,大便秘滞,葱胶汤方。""治老人虚秘,大腹汤方。""治宿食不消,大便难,涤中丸方。"《圣济总录·虚劳大便难》:"治虚劳不足,饮食不生,肌肤、三焦不调,大便秘涩,并疗癖饮百病,五柔丸方。"严用和从病因角度将便秘分为"五秘",在《严氏济生方·秘结》中指出:"平居之人,五脏之气贵乎平顺,阴阳二气贵乎不偏,然后精液流通,肠胃益润,则传送如经矣。摄养乖理,三焦气涩,运掉不行,于是乎壅结于肠胃之间,遂成五秘之患。"其所谓五秘,即风秘、气秘、湿秘、冷秘、热秘。究其原因,"多因肠胃不足,风寒湿热乘之,使脏气壅滞,津液不能流通,所以秘结也","妇人新产亡血,走耗津液",也可令人秘结。在此基础上,严用和提出了治便秘四法:燥则润之,涩则滑之,秘则通之,寒则温利之。其选方用药,若肠胃气壅风盛,大便秘实,用枳壳丸治之;如尊年之人大肠有风,大便秘结,可用皂角丸治之。对于气秘,包括老人、虚弱人都可用橘杏丸;还可用顺气、滑大便的紫苏麻仁粥。如肠胃有湿,大便秘涩,用槟榔散。对于肠胃不调,热结秘涩者,用麻仁丸。年高冷秘,及痃癖冷气,以半硫丸治之。

金元张元素创虚实两分类法,《医学启源·六气方治》提出:"凡治脏腑之秘,不可一例治疗,有虚秘,有实秘。有胃实而秘者,能饮食,小便赤……胃虚而秘者,不能饮食,小便清利。""胃实秘者,物也;胃虚秘,气也。"明确提出了虚实分类的方法,这种分类的方法,经后世医家不断充实归纳,成为便秘临床辨证的纲领,对临床实践具有指导意义。李东垣强调饮食劳逸与便秘的关系,并认为便秘病因责之"肾阴亏损,气虚血少"。如《兰室秘藏·大便结燥论》曰:"若饥饱失节,劳役过度,损伤胃气,及食辛热厚味之物,而助火邪,伏于血中,耗散真阴,津液亏少,故大便燥结。"他认为肾精不足,津液匮乏是便秘的重要原因之一,提出"如少阴不得大便,以辛润之;太阴不得大便,以苦泻之;阳结者散之,阴结者温之"的治疗大法以及通幽汤、活血润燥汤、润肠汤等治疗方剂。朱丹溪认为"燥结血少"为便秘主要病因,治法当以养血、降气为主。《格致余论·脾约丸论》曰:"脾失转输之令,肺失传送之官,宜大便秘而难下,小便数而无藏蓄也。理宜滋养阴血,使孤阳之火不炽,而金行清化,木邪有制,脾土清健,而运行津液,津液入胃则肠润而通矣。"《丹溪心法·燥结》:"燥结血少,不能润泽,理宜养阴。"《医方集解·润燥之剂》"朱丹溪曰:古方通大便皆用降气品剂。盖肺气不降,则大便难传送,用杏仁、枳壳、沉香、诃子等是也。又老人、虚人、风人,津液少而秘者宜滑之,用胡麻、麻仁、阿胶等是也。"依据三因制宜,结合体质施治,《格致余论·脾约丸论》曰:"今以大黄为君,枳实、厚朴为臣,虽有芍药之养血,麻仁、杏仁之温润为之佐使,用之热甚而气实者,无有不安。愚恐西北二方,地气高厚,人禀壮实者可用。若用之东南之人,与热虽盛,而血气不实者,虽得暂通,将见脾愈弱而肠愈燥矣。后之欲用此方者,须知在西北以开结为主,在东南以润燥为主,慎勿胶柱而调瑟。"

明代戴原礼论治气秘很有见地,《秘传证治要诀及类方·大便秘》曰:"又有气秘,强欲通之,虽通复闭,或迫之使通,因而下血者,此惟当顺气,气顺便自通。顺气之法,又当求温暖之剂,曾有下巴豆等药不通,进丹附却通,不可不知。"明代李梴承前人之说,以燥结论便秘之证,治疗着眼肺气,《医学入门·燥结》曰:"燥属少阴津液不足,辛以润之。结属太阴,有燥粪,苦以泻之。""燥结……流行肺气无迟慢,肺与大肠为表里故也。枳梗汤加紫苏,或苏子降气汤,或苏子麻仁煮粥。"张景岳将"五秘"简化为"阴结阳结",《景岳全书·秘结》:"秘结一证,在古方书有虚秘、风秘、气秘、热秘、寒秘、湿秘等说,而东垣又有热燥、风燥、阳结、阴结之说,此其立名太烦,又无确据，不得其要，而徒滋疑惑，不无为临证之害也。不知此证之当辨者惟二，则曰阴结、阳结而尽之矣。盖阳结者，邪有余，宜攻宜泻者也；阴结者，正不足，宜补宜滋者也。知斯二者，即知秘结之纲领矣。若或疑余之说，而欲必究其详。则凡云风秘者，盖风未必秘，但风胜则燥，而燥必由火，热则生风，即阳结也。岂谓因风而宜散乎？有云气秘者，盖气有虚实，气实者阳有余，阳结也。气虚者阳不足，阴结也，岂谓气结而尽宜破散乎？至若热秘、寒秘，亦不过阴阳之别名耳。再若湿秘之说，则湿岂能秘，但湿之不化，由气之不行耳，气之不行，即虚秘也，亦阴结也。总之，有火者便是阳结，无火者便是阴结。以此辨之，岂不了然？余故曰：凡斯二者，即秘结之纲领也。秘结之由，除阳明热结之外，则悉由乎肾。盖肾主二阴而司开阖，故大小便不禁者，其责在肾，然则不通者，独非肾乎。故肾热者，宜凉而滋之。肾寒者，宜温而滋之。肾虚者，宜补而滋之。肾干燥者，宜润而滋之。经曰：肾苦燥，急食辛以润之，开腠理，致津液通气也，正此之谓。"叶天士治便秘良法甚多：或养血润燥；或辛甘息风；或咸苦入阴；或行气活血；或温润通腑；或苦滑重坠；或苦寒泄热，辛以开郁；或理肺开降。全在辨证精当。《临证指南医案·便闭》曰："其大便不通，有血液枯燥者，则用养血润燥。若血燥风生，则用辛甘熄风。或咸苦入阴。故三才、五仁、通幽、虎潜等法，所必用者也。若血液燥则气亦滞，致气血结痹，又当于养阴润燥中，加行气活血之品。若火腑秘结，宜苦滑重镇者，用更衣丸以通之。若老人阳衰风闭，用半硫丸温润以通之。腑阳不行，则用玉壶丹。阳窒阴凝，清浊混淆痞胀，用来复丹。若郁热阻气，则用苦寒泄热，辛以开郁，或用三焦通法。若湿热伤气，阻遏经腑，则理肺气以开降之。此治大便之闭也。"

当代医家对便秘的诊治进一步发挥，如朱良春根据寒、热、虚、实、郁辨证，精选廉验古方，或自创丸散，总结出"虚不胜攻理中通"选用"塞因塞用"之法，"体肥便秘痰浊因"选用皂角牵牛类治疗，"木气之体多便秘"选用平肝和胃之法治疗经验等。

第二节 品读名案

一、朱丹溪治便秘验案

丹溪治一妇人，脾疼，后患二便不通。此是痰隔中焦，气聚上焦。二陈加木通先服后吐,渣再煎,烧皂角灰为末,粥清下。

【出处】 江瓘,魏之琇.名医类案正续编[M].北京:中国医药科技出版社,2011:657.

【品读】 对于便秘病因病机的认识,朱丹溪与李东垣基本一致,基于结燥津亏血少的认识,治疗以养阴为主旨。然本案为痰隔中焦,气聚上焦导致二便不通,利用二陈汤散收相合,标本兼顾,燥湿理气祛已生之痰,健脾渗湿杜生痰之源,加木通利下,配合皂角灰还可除湿去垢,通大肠秘结,如《本草拾遗·解纷》所云:"利大小便,宣通,去烦热,食之令人心宽,止渴,下气。"共奏理气化痰,和中通便之功。

二、薛己治便秘验案

【案1】

一儒者,大便素结,服搜风顺气丸后,胸膈不利,饮食善消,面带阳色,左关尺脉洪而虚。余曰:此足三阴虚也。彼恃知医,不信,乃服润肠丸,大便不实,肢体倦怠,余与补中益气、六味地黄,月余而验,年许而安。若脾肺气虚者,用补中益气汤。若脾经郁结者,用加味归脾汤。若气血虚者,用八珍汤加肉苁蓉。若脾经津液涸者,用六味丸。若发热作渴饮冷者,用竹叶黄芪汤。若燥在直肠,用猪胆汁导之。若肝胆邪侮脾者,用小柴胡加山栀、郁李、枳壳。若膏粱厚味积热者,用加味清胃散。亦有热燥、风燥、阳结、阴结者,当审其因而治之。若复伤胃气,多成败症。

【案2】

一老儒,素有风热,饮食如常,大便十七日不通,肚腹不胀,两尺脉洪大而虚。此阴火内烁津液,用六味丸二十余剂,至三十二日始欲去,用猪胆润而通利如常。

【案3】

一妇人,年七十有三,痰喘内热,大便不通,两月不寐,脉洪大重按微细,此属肝肺肾亏损,朝用六味丸,夕用逍遥散,各三十余剂,计所进饮食百余碗,腹始痞闷,乃以猪胆汁导而通之,用十全大补调理而安。若间前药,饮食不进,诸症复作。

【案4】

一男子,年五十余,因怒,少食,大便不利,服润肠丸,大便秘结,胸胁作痛,欲兼服脾约丸,肝脾肾脉浮而涩。余曰:此足三阴精血亏损之症也。东垣先生云:若人胃强脾弱,约束津液不得四布,但输膀胱,小便数而大便难者,用脾约丸;若人阴血枯槁,内火燔灼,肺金受邪,土受木伤,脾肺失传,大便秘而小便数者,用润肠丸。今滋其化源,则大便自调矣。如法果验。

【案5】

一儒者,怀抱郁结,复因场屋不遂,发热作渴,胸膈不利,饮食少思,服清热、化痰、行气等剂,前症益甚,肢体倦怠,心脾二脉涩滞。此郁结伤脾之变症也,遂用加味归脾汤治之,饮食渐进,诸症渐退,但大便尚涩,两颧赤色,此肝肾虚火,内伤阴血,用八珍汤加苁蓉、麦门、五味,至三十余剂,大便自润。

【案6】

一男子,所患同前,不信余言,服大黄等药,泄泻便血,遍身黑暗,复求治。余视之曰:此阴阳二络俱伤也。经曰:阳络伤则血外溢,阴络伤则血内溢。辞不治,后果然。

【案7】

职坊陈莪斋,年逾六旬,先因大便不通,服内疏等剂,后饮食少思,胸腹作胀,两胁作痛,形体倦怠,两尺浮大,左关短涩,右关弦涩。时五月请治,余意乃命门火衰,不能生脾土,而肺金又克肝木,忧其金旺之际不起。后果然。

【案8】

州同韩用之,年四十有六,时仲夏,色欲过度,烦热作渴,饮水不绝,小便淋漓,大便秘结,唾痰如涌,面目俱赤,满舌生刺,两唇燥裂,遍身发热,或时如芒刺而无定处,两足心如烙,以冰折之作痛,脉洪而无伦。此肾阴虚,阳无所附而发于外,非火也。盖大热而甚,寒之不寒是无水也。当峻补其阴,遂以加减八味丸料一斤内肉桂一两,以水顿煎六碗,冰冷与饮,半晌已用大半,睡觉而食温粥一碗,复睡至晚,乃以前药温饮一碗,乃睡至晓,食热粥二碗,诸症悉退。翌日畏寒,足冷至膝,诸症仍至,或以为伤寒。余曰:非也,大寒而甚,热之不热,是无火也。阳气亦虚矣,急以八味丸一剂服之稍缓,四剂诸症复退。大便至十三日不通,以猪胆导之,诸症复作,急用十全大补汤数剂方应。

【出处】 薛己. 内科摘要[M]. 申玮红,校注. 北京:中国医药科技出版社,2012:13-14,44-46.

【品读】薛己承袭东垣之学,认为脾胃为气血之本,重视温补脾阳,善用甘温之品,归纳出治疗脾胃病的四证四方,即饮食不适者用枳术丸,脾胃虚弱者用四君子汤,脾胃虚寒者用四君子汤加炮姜,命门火衰者用八味丸。现代研究者进一步对薛己治疗便秘的10首方子进行统计分析,其最善用当归、木香。

对于便秘这一病症,薛氏认为当审其因而治之,若脾肺气虚者,用补中益气汤,如案1。若脾经郁结者,用加味归脾汤,如案5。若气血虚者,用八珍汤加肉苁蓉,如案5。若脾经津液涸者,用六味丸,如案2。阴虚内热所致便秘用六味地黄丸滋肾阴。若发热作渴饮冷者,用竹叶黄芪汤。若燥在直肠,用猪胆汁导之,如案2。若肝胆邪侮脾者,用小柴胡加山栀、郁李、枳壳,如案1。若膏粱厚味积热者,用加味清胃散。亦有热燥、风燥、阳结、阴结者,若复伤胃气,多成败症。案3为肝肺肾亏损所致便秘,以六味丸补其肝肾之阴,逍遥散散其肝肺之气也。计所进饮食百余碗,而知其气不虚。气虽不虚,而肝肺肾之阴实虚,故腹痞闷时只用外导不用内攻。一通之后即用十全大补,气因通而泄也。案4脉浮而涩是血枯精竭之象也,其治滋其化源。案5为郁结伤脾兼肝肾阴虚所致便秘,心脾郁结,气血两伤,用加味归脾汤治之。诸症渐退后大便尚涩,两颧赤色,属肝肾虚火,而又内伤阴血,用八珍汤。案6为脾肾亏损兼阳虚秘结,患者因心脾气血两虚,用大黄等泻药则加重心脾亏虚并累及伤肾。案7为肺脾肾亏损兼阳虚秘结,患者年老气虚津亏,却服通利之品,重伤阳气,导致病情加重。案8为肾元不固,阴阳两亏,病势危急,根据病情,急以八味丸加肉桂以引火归原,以固根本。后又见阴寒内盛、命门火衰之象,仍以八味丸以回阳救逆,救急之后再攻大便不通之症,结合肾阴不足,肠失濡润的便秘病机,先用猪胆导之,又用十全大补汤温补气血。

三、李时珍治便秘验案

【案】

一宗室夫人,年几六十。平生苦肠结病,旬日一行,甚于生产。服养血润燥药则泥膈不快,服硝黄通利药则若罔知,如此三十余年矣。时珍诊其人,体肥膏粱而多忧郁,日吐酸痰碗许乃宽,又多火病。此乃三焦之气壅滞,有升无降,津液皆化为痰饮,不能下滋肠腑,非血燥比也。润剂留滞。硝黄徒入血分。不能通气,俱为痰阻,故无效也。乃用牵牛末,皂荚膏丸与服,即便通利。自是但觉肠结,一服就顺,亦不妨食,且复精爽。盖牵牛能走气分,通三焦。气顺则痰逐饮消,上下通快矣。

【出处】李时珍.本草纲目[M].太原:山西科学技术出版社,2014:576-577.

【品读】此案乃因痰凝气滞所致便秘。其治用牵牛、皂荚豁痰通闭,行气导滞,气顺则便通。其中牵牛,如《本草求真·泻热》所云:"牵牛专入肺,兼入大、小肠。有白有黑,白者其性入肺,专于上焦气分除其湿热。故气逆壅滞,及大肠风秘者,得此以治。黑者其性兼入右肾,能于下焦通其遏郁。故肿满脚气,及大小便秘,俱得以治。"

四、张景岳治便秘验案

【案】

余尝治一少年,素好火酒,适于夏月,醉则露卧,不畏风寒。此其食性脏气,皆有大过人者,因致热结三焦,二便俱闭。余先以大承气汤,用大黄五七钱,如石投水。又用神祐丸及导法,俱不能通,且前后俱闭,危剧益甚。遂仍以大承气汤加生黄二两,芒硝三钱,加牙皂二钱,煎服。黄昏进药,四鼓始通,大便通而后小便渐利。此所谓盘根错节,有非斧斤不可者,即此之类。若优柔不断,鲜不害矣。

【出处】张景岳.景岳全书[M].李玉清,校注.北京:中国医药科技出版社,2011:395.

【品读】张景岳的制方选药既传承了仲景用药精当之法诀,又融入兵法,大胆创新,速战速决,曾云:"医之用药犹用兵也,治病如治寇,知寇所在,精兵攻之,兵不血刃矣。"此案为热结三焦,二便俱闭,急以攻下,先以大承气汤峻下热结,又用神祐丸及导法导下,俱不能通,危剧益甚,继而加大力度泻下通便,以大承气汤加味,可谓"邪结甚者,非攻不可",生大黄攻积导滞,芒硝润燥软坚,牙皂味辛,通关利窍,终大便通而后小便渐利。

五、缪希雍治便秘验案

【案】

华叔瞻乃郎慢脾风,五六日愈。愈甫三四日,即过多饮食,连浴两宵,复痰壅沉迷,面目俱浮,胸腹肿满,呕吐,乳食不进,角弓反张,二便交秘。有欲进以牛黄丸者。马铭鞠曰:下咽死矣。此病后虚症也,然参且勿用。

麦门冬三钱　枇杷叶三片　贝母二钱五分　桑白皮一钱五分　杏仁一钱　藿香一钱　新鲜大糖球一枚　苍术(用人乳汁炒三次)八分　橘红一钱二分

加灯心煎,临服入姜汁。逾时小便随利,腹即宽而诸症悉退,尽剂竟愈。以此知婴儿病后不可不慎。即此儿半年后,下午连食冷鸭子二枚,午间又纵恣饮食,更余病发,上不吐,下不泻,胸腹胀满,目闭气喘,身热,按其胸腹则双手来护。马曰:食也。鸭子黄闭气,得水则化,今尚在胃口。急索大枣数枚,煎汤,入砂仁钱许以通其气,儿渴,顿饮碗许,气渐通,目开,手足亦渐流动。再煎饮之,夜半,吐泻交作,次日勿药而愈。

【出处】缪希雍.先醒斋医学广笔记[M].杨洁,校注.北京:中国医药科技出版社,2011:74-75.

【品读】《先醒斋医学广笔记·泄泻》曰:"天地之间,动静云为者,无非气也。人身之内,转运升降者,亦气也。天地之气不和,则山川为之崩竭。人身之气不调,则肠胃失其转输。""人身之气不调,则肠胃失其转输"道出了他对大便异常病机的主要观点。此案为慢脾风愈后饮食过多,虚衰未复又复痰多壅滞之证,治当润肺化痰,理气宽中,健脾益胃。后因纵恣饮食鸭子,导致气闭,用大枣数枚入砂仁温脾理气。

六、叶天士治便秘验案

【案】

叶,二十。阳气郁勃,腑失传导,纳食中痞,大便结燥。调理少进酒肉坚凝,以宣通肠胃中郁热可效。

川连　芦荟　莱菔子　炒山楂　广皮　川楝子　山栀　厚朴(姜汁炒)　青皮

又　热郁气阻,三焦通法。

杏仁　郁金　厚朴　广皮白　芦荟　川楝子

【出处】叶天士.临证指南医案[M].宋白杨,校注.北京:中国医药科技出版社,2011:112.

【品读】现代学者从叶氏不同疾病中涉及便秘的病案入手,总结出所论便秘的病机有胃阴虚、胃阳虚、脾阴虚、肝肾阴虚、肝血肾精久伤延及胃府、三焦气机阻滞、肺失宣降、阳明久病入络、血瘀气滞等不同,其治法也有治脾、治胃、治肝、治肾、治肺之别,但均以阳明通降为本。案中乃因肠腑热结,津伤失润所致便秘,宣通肠胃中郁热。20岁青年,阳气旺盛,若肠道传导功能失常,进食后胃脘部痞闷不舒,内热过盛,肠道腑实,则大便干结难下。调理应少进酒肉肥腻等物,并用中药宣通肠胃中的郁热,其治用黄连、栀子清泄郁热,芦荟泄热通腑,莱菔子、陈皮、厚朴、青皮、川楝子下气宽肠,山楂消食散结。又热郁三焦,气阻不通,故从清热通降肺、胃、肠入手,以杏仁润肠通便,郁金行气解郁,并配芦荟除热。

七、林珮琴治便秘验案

【案1】

朱。八旬,公车抵都,途次委顿,浃旬,苦不得便,脉洪大,右尺虚。予谓大肠主液,此阳明液干,热秘象也。宜润肠丸。因高年血液燥热,仿东垣润燥汤,用生熟地黄、麻仁、桃仁、当归、红花,蜜冲服,效。

【案2】

房兄。病后便秘脉虚,于润补剂中参升降法。潞参、熟地黄、当归、升麻、杏仁。服愈。(熟地可加倍两许用。)

【案3】

石氏。老年风秘,兼痔血肿痛,脉洪而虚。用滋燥养营汤,加荆芥(醋炒)、地榆(酒炒)、胡麻、升麻、苁蓉(蒸),炼蜜为丸,服效。(滋燥养营汤见燥症。)

【案4】

李氏。腑失传送,胁痛脘胀便艰,皆气机阻窒为患。宜先导其腑气。用杏仁、苏梗、厚朴、郁金、橘白、郁李仁、当归,四服痛胀止。兼令服牛乳,便亦通润。后左胁钻痛,得汤浴则止,乃肝气滞由脏及腑。用麸皮炒熨,兼用延胡(酒炒)、白芍(炒)、当归、金橘皮煎汤,降香、木香(俱磨汁服)而平。

【案5】

族妇。大便旬余一行,或劝服大黄,艰秘益甚,两尺沉大,此清气陷下也。用补中益气汤去柴胡、白术,加桃杏二仁,数服而复常。

【案6】

张氏。气攻胸脘胀痛,身热口干便秘,寸脉浮长,关小数,此肺脾郁久化热,致津液不行,故便燥而艰也。用苦降法,枇杷叶、郁金汁、枳壳、杏仁、百合、麦冬、蒌霜、郁李仁、生蜜冲入。数服而平。

【案7】

龚氏。食入脘胀,微渴,便苦燥,腑气阻,津液不行。胃病治肝,误用牡蛎、赭石敛镇,兼乌药、香附辛温,痞聚更增,下壅益甚,脉沉而快。药忌温涩劫液阻隧,主辛滑通润,于腑病为宜。当归、杏仁、郁李仁、蒌仁俱研、橘白、苏梗、枳壳、淡苁蓉,韭白汁冲。数服愈。

【案8】

张。当春脉弦,肝木乘土,噫气,大便艰少,常欲入厕,皆肝气忽升忽降致之。青皮、旋覆花、降香、白芍、牡蛎、炙草、当归、半夏(姜汁制)。二服噫气平,大便不结,惟睾丸注痛,加橘核酒炒。服全瘳。

【出处】 林珮琴. 类证治裁[M]. 王雅丽,校注. 北京:中国医药科技出版社,2011:112,115,287-288.

【品读】 案1为年迈疲劳,阳明液干,治以润肠丸,仿东垣润燥汤养血润肠。案2为病后便秘脉虚,故于润补剂中参升降法。案3为老年风秘,治以滋燥养营汤,《医方集解·润燥之剂》:"此手太阴足厥阴药也。前证为血虚而水涸,当归润燥养血为君。二地滋肾水而补肝,芍药泻肝火而益血为臣。黄芩清肺热,能养阴退阳。艽防散肝风,为风药润剂。风能生燥,艽、防味辛能润。又秦艽能养血荣筋,防风乃血药之使,吐血治崩,皆用为使。甘草甘平泻火,入润剂则补阴血为佐使也。"案4为腑失传送,气机阻滞导致便秘,宜先导其腑气,后通润止痛。案5因脾虚气陷所致,其治用补中益气汤加减健脾益气、升清润肠。案6为肺脾郁久化热,津液不行导致便秘,治以苦降。案7为腑气阻滞,津液不行导致便秘,用药忌温涩劫液阻隧,主辛滑通润为宜。案8为肝脾气滞,腑气不通所致便秘。其治用青皮、旋覆花、降香疏肝顺气,白芍、当归养血润肠,牡蛎镇肝降逆,半夏和胃降逆,甘草调和诸药。

八、费伯雄治便秘验案

【案1】

某。大便硬结,胸闷腹胀已松,前法进治。

当归二钱　丹参二钱　香附二钱　云苓二钱　青皮一钱　乌药二钱

淡苁蓉三钱　鲜首乌四钱　法半夏一钱　大麻仁二钱　怀牛膝二钱　川朴一钱　生熟谷芽各三钱　广皮一钱　砂仁一钱

【案2】

某。食进脘中，难下大便，气塞不爽，肠中攻痛，此为肠痹。

大杏仁　枇杷叶　郁金　全瓜蒌　山栀　香豆豉

另服肠气方：

川军(酒制九次)二两　上沉香六钱　桃仁(去皮尖、去油)六钱　乌药一两　硼砂(腐水煮，炒)二钱

共为末，每服三钱，五更时舌上舐津送下。

[原注]幕抚军天颜太史，曾患肠气，得此方，服之而愈。

【案3】

某。交春患病失调，延至长夏，正气大亏，津竭肠枯，大便燥结，欲解不解，内热腹痛，形瘦，六脉虚数无神，势极危险。且拟养血润燥，以冀天造。

西洋参二钱　青蒿一钱五分　陈皮一钱　郁李仁三钱　麦冬二钱炒白芍一钱五分　法半夏一钱五分　神曲三钱　炒川楝三钱　生熟谷芽各三钱　荸荠三枚　海蜇(漂清)五钱

复诊：中脘较舒，惟大便硬结。宜和营化浊。

全当归　大丹参　怀牛膝　广木香　川厚朴　江枳壳　瓜蒌仁　川郁金　小青皮　合欢皮　福橘饼　降香片　陈广皮　佩兰叶

【出处】巢崇山．孟河四家医案医话集[M]．太原：山西科学技术出版社，2009：48-49.

【品读】案1为痰湿中阻，气机不畅所致便秘，其治宜和中理气、燥湿化痰、润肠通便，药以当归、淡苁蓉、鲜首乌、大麻仁润肠通便，丹参、怀牛膝活血逐瘀，香附、青皮、川朴、砂仁、乌药疏肝理气、宽中止痛，云苓、法半夏、广皮、生熟谷芽健脾、化痰、理气消积。案2"肠痹"出自《素问·痹论》，因风、寒、湿、热等外邪侵袭，闭阻经络而导致气血运行不畅，影响于大小肠所出现的一种证候，主要症状如案中所述"食进脘中，难下大便，气塞不爽，肠中攻痛"，其治宜开提肺气，润肠通下，药以杏仁润肠下气，枇杷叶泄热苦降、下气降逆，郁金行气解郁，瓜蒌利气宽胸，山栀泻火除烦，香豆豉宣郁；另服肠气方，大黄攻下积滞，沉香、乌药行气止痛，桃仁润肠通便，硼砂清热。案3为正气大亏，津竭肠枯导致大便燥结，其治宜养血润燥、和营化

浊，药以青蒿、川楝子、海蜇清退内热，白芍、麦冬、西洋参、荸荠滋养阴液，陈皮、谷芽、神曲和中运化，郁李仁宽肠通便。二诊患者大便仍结，治宜和营化浊。方用郁金、降香、合欢皮、牛膝、当归、丹参疏肝解郁、养血行气，陈皮、青皮、厚朴、枳壳、木香、瓜蒌、橘饼、佩兰理气和中、健运燥湿、化痰祛浊。

九、丁甘仁治便秘验案

【案】

李叟。燥邪袭肺，肺燥则大肠亦燥。八日未更衣，头痛眼花，舌中苔黄，脉濡滑而数。宜清燥润肺而通腑气。

天花粉二钱 肥知母二钱 甘菊花三钱 冬桑叶三钱 蜜炙枳壳一钱 全瓜蒌(切)四钱 郁李仁四钱 大麻仁四钱 光杏仁三钱 福橘红一钱 蜜炙苏子一钱 黑山栀二钱 生梨(去核)半枚 松子肉五十粒

【出处】丁甘仁．丁甘仁医案续编[M]．吴中泰，整理．上海：上海科学技术出版社，2001：159.

【品读】方尊五仁汤润肠导秘之意，然此案为燥邪袭肺，肺与大肠相为表里，肺燥伤津无以润肠导致便秘，治以润燥通便，方中花粉、知母、生梨生津润燥，菊花、桑叶、山栀解表散邪，枳壳、全瓜蒌、橘红、苏子理气宽肠，郁李仁、火麻仁、杏仁、松子润肠通便。纵观全方，润而又生津，通而又行气，下而又解表。

十、曹颖甫治便秘验案

【案】

沈宝宝，上巳日。病延四十余日，大便不通，口燥渴，此即阳明主中土，无所复传之明证。前日经用泻叶下后，大便先硬后溏，稍稍安睡，此即病之转机。下后，腹中尚痛，余滞未清，脉仍滑数，宜调胃承气汤小和之。

生川军(后入)二钱 生甘草三钱 芒硝(冲)一钱

【出处】曹颖甫．曹颖甫医学全书[M]．太原：山西科学技术出版社，2011：475.

【品读】本案为阳明腑实轻证，用通腑泻实燥热之轻剂，此方源于调胃承气汤，《医方考·伤寒门第二》："大黄苦寒，可以荡实；芒硝咸寒，可以润燥；甘草甘平，可以和中，此药行，则胃中调而里气承顺，故曰调胃承气。"大黄苦寒泻下攻积,清热泻火,芒硝味咸、苦,性寒,泻下通便,润燥软坚,两者为君臣;佐以甘草甘缓和胃,并防硝黄之峻烈伐胃。三者泻热荡实,驱邪而不伤正,顺其胃之降也。如《医宗金鉴·删补名医方论卷七》所云:"曰调胃者,则有调和承顺胃气之义,非若大、小专攻下也。《经》曰:热淫于内,治以咸寒,火淫于内,治以苦寒。君大黄之苦寒,臣芒硝之咸寒,二味并举,攻热泻火之力备矣。更佐甘草之缓,调停于大黄、芒硝之间,又少少温服之,使其力不峻则不能速下而和也。"

十一、施今墨治便秘验案

【案1】

左×× 女 44岁

胸闷不思食,胃部时痛,口干不欲饮,饮后即胀,心悸气短,呕逆吐酸,大便干燥,数日一行,小便不爽,病已经年,时愈时发,痛苦异常。

舌质淡红,脉象滞涩。

辨证立法:综合脉证,系由气机不调,胃气不降,津液不行,肠失传导所致。即《金匮翼》所谓之"气内滞而物不行也"。以理气行滞兼利二便为法治之。

处方:

半夏曲6g　代赭石(旋覆花6g同布包)12g　建神曲6g　晚蚕沙(炒皂角子10g同布包)10g　云茯苓6g　干薤白6g　佛手花6g　云茯神6g　全瓜蒌24g　玫瑰花6g　姜川朴5g　炒枳壳5g　炒远志10g　冬瓜子12g　青皮炭5g　莱菔子6g　冬葵子12g　陈皮炭5g　莱菔英6g　川郁金10g　炙草梢3g

二诊:服药二剂,胃疼止,大便隔日一行,胸胁苦满,呕逆吐酸仍旧,拟用前方加减之。

处方:

半夏曲6g　云茯苓6g　代赭石(旋覆花6g同布包)12g　建神曲6g　云茯神6g　冬瓜子12g　莱菔子6g　吴茱萸(黄连3g同炒)0.6g　冬葵子12g　莱菔英6g　姜川朴5g　炒枳壳5g　炒远志10g　砂蔻仁各3g　川郁金10g　苦桔梗5g　陈柿蒂6g　焦内金10g　炙草梢3g

三诊:服药三剂,收效极大,症状基本消失,有时尚觉胸闷胃胀,心悸气短,拟改丸药常服。

处方:以二诊汤药方三倍量,共研细面,炼蜜为丸,每丸重6g,每日早、晚各服一丸。

按:本例据《金匮翼》所谓"气内滞而物不行也"治之。以旋覆代赭汤、瓜蒌薤白汤加减,连服二剂,即生显效,再遵前法服药三剂,症状基本消失,遂以丸方治愈。

【案2】

刘××　女　55岁

便秘六七年,经常燥结五六日一行,屡治未愈,由去冬病势加重,腹中冷,背痛,食少,食即胸满闷胀。

舌淡苔薄,脉沉滞而细。

辨证立法:脾气不升,胸满闷胀。胃气不降,便结不润,虚人血少津亏,非属火郁结燥。脉证相合,当宜缓通油润。拟以养阴润燥为法治之。

处方:

薤白头10g　郁李仁10g　全瓜蒌20g　晚蚕沙(炒皂角子6g同布包)10g　火麻仁20g　桃仁6g　砂仁3g　玫瑰花6g　杏仁6g　蔻仁3g　厚朴花6g　北沙参12g　炒枳壳5g　野於术5g　细丹参12g　生谷芽10g　生麦芽10g

二诊:服药六剂,食欲渐增,大便好转,小溲多,背痛已轻,但饭后仍有胸腹胀之感,前方加减治之。

处方:

薤白头10g　莱菔子6g　全瓜蒌20g　莱菔英6g　代赭石(旋覆花6g同布包)12g　炒枳壳5g　砂蔻仁各3g　刀豆子12g　野於术5g　桃李仁各6g　苦桔梗5g　火麻仁15g　紫油朴5g　焦内金10g　北沙参12g　广皮炭6g

三诊:前方连服四剂甚效,大便已趋正常,仍遵前方增损收功。

处方:

薤白头10g　莱菔子6g　全瓜蒌20g　莱菔英6g　炒皂角子(晚蚕沙10g同布包)10g　炒枳壳5g　厚朴花6g　柏子仁10g　野於术5g　玫瑰花6g　火麻仁15g　酒丹参12g　焙内金10g　油当归10g

按:本案为津亏血少之便秘症,数年未愈,以旋覆代赭汤、瓜蒌薤白半夏汤及枳术丸之意,理气降逆,并化裁麻仁丸,养阴润燥,兼用沙参、丹参、当归等味,和血生津,谷麦芽、砂蔻仁升发胃气,施治妥当,久病得愈。

【案3】

王×× 女 60岁

近二三年来,大便秘结,每三五日始一行,少腹胀痛有坠感,曾服泻药,反觉不适,食不甘味,睡眠尚好。

苔薄白质淡,脉沉缓,尺脉甚弱。

辨证立法:年事已高,体力衰弱,肠血少,蠕动缓,因此大便结,非火盛之象,肾司二便,肾虚则无力排出。拟补肾虚润燥结法。

处方:

淡大云30g 莱菔子6g 胡桃肉30g 炒皂角子(晚蚕沙10g同布包)10g 莱菔英6g 火麻仁15g 油当归12g 紫油朴5g 桃杏仁各6g 柴胡5g 苏桔梗各5g 杭白芍10g 炒枳壳5g

二诊:服药七剂,大便已通畅三次,少腹胀痛减,惟食欲欠佳,宜升清阳降浊阴。

处方:

北柴胡5g 苦桔梗5g 青皮炭5g 杭白芍10g 野於术5g 广皮炭5g 莱菔子6g 大腹子6g 紫厚朴5g 莱菔英6g 大腹皮6g 炒枳壳5g 云苓块12g 佩兰叶6g 焙内金10g 杏仁泥10g

三诊:服药六剂,大便一日一次,已属正常,腹不胀,食欲增,拟丸方巩固。

处方:按第一诊处方加五倍剂量,炼蜜为丸,每丸重10g,早晚各一丸。

按:年高之人,常见便结,不宜轻用泻药,愈泻愈虚,肠之蠕动更现迟缓,宜用油润滑肠之药。且肾虚腰脊无力,亦致排便困难,肉苁蓉含脂甚多,有益肾之功,胡桃肉油润养血,通命门,助相火。火麻仁、油当归润便,晚蚕沙伍皂角子,有软便之功。便通之后,清阳未升,故现食欲不振。二诊又以升阳益胃之法,最后则用膏丹培补本元。

【出处】祝谌予,翟济生,施如瑜,等. 施今墨临床经验集[M]. 北京:人民卫生出版社,1982:79-82.

【品读】原书按中详述辨治思路,三案病机不同,治疗各有侧重,案1为气机不调,胃气不降,津液不行,肠失传导所致,治以理气行滞兼利二便为主;案2为脾气不升,胃气不降,虚人血少津亏,不润则便结,治以养阴润燥为主;案3为年高肾虚,肾司二便,肾虚则无力排便,治以补肾虚润燥结为主,其中蚕沙、皂荚子伍用,出自《温病条辨·下焦》宣清导浊汤,用于治疗湿温久羁,弥漫三焦,神昏窍阻,少腹硬满,大便不下者。施今墨称其"二药参合,升清降浊,上能治头晕,中能消胃胀,下能通大便"。

十二、孔伯华治便秘验案

【案1】

杨男。八月二十二日。

津液不敷,旧患便秘,迭经攻下,渐成脏结。盖肺主二便,肝主疏泄,右寸两关,脉见洪实,当从肝肺两经治之。

鲜石斛(劈,先煎)四钱 黛蛤粉(包,先煎)一两 杏仁泥三钱 全栝楼(元明粉一钱同拌)一两 苏子霜二钱 旋覆花(布包)二钱 代赭石三钱 郁李仁四钱 生枳实二钱 川柴胡二分 炙升麻一分 肥知母三钱 脏连丸(分吞)三钱

二诊:八月二十六日。

原方加莱菔子四钱,淡苁蓉钱半。

三诊:九月初四日。

便秘误于攻下,遂成脏结,幽阑两门皆实,气机不能升举。晋前方药,大便能利而仍不畅,脉仍弦实,再依前方加减。

鲜石斛(劈,先煎)五钱 黛蛤散(包,先煎)一两 石决明(生研,先煎)八钱 旋覆花(布包)三钱 代赭石三钱 淡苁蓉三钱 川柴胡四分 炙升麻二分 郁李仁四钱 苏子霜二钱 土炒全当归三钱 土炒杭白芍四钱 炒莱菔子四钱 鸡内金三钱 生枳实二钱 知母三钱 脏连丸(分吞)三钱

【案2】

金男。八月初九日。

脾不运化,大肠风秘,脏结已久,攻下太过,未免伤中,脘次空乏,气不升降,渐有饮食不为肌肤之势,舌苔白腻,脉象弦滑,右关较空大。拟以升降调中,润化之品。

淡苁蓉三钱 当归身(酒浸)三钱 杭白芍四钱 炙升麻一分 醋柴

胡二分 生於术一钱 旋覆花(布包)钱半 代赭石钱半 郁李仁三钱 栝楼仁(元明粉五分拌)四钱 枳实一钱五分 中厚朴七分 炒腹绒一钱五分 炒稻芽三钱

【出处】张绍重,李云,鲍晓东.北平四大名医医案选集[M].北京:中国中医药出版社,2010:308.

【品读】上两案皆为脏结已久,攻下太过,阳虚而阴浊凝结。故用升麻、柴胡以升举为主,升麻与柴胡皆辛而偏寒,气轻味薄,透表清热,升举清阳。升麻以引阳明清气上行为主,柴胡以升少阳清气为要。二药相须为用,共引清气行于阳道,具升阳举陷之功。《名医方论》曰:"补中之剂,得发表之品而中自安,益气之剂赖清气之品而益气倍增。此用药有相须之妙也。"配伍石斛补益脾胃,苁蓉补肾阳、润肠通便等,蕴欲降先升之意。孔伯华在组方时药味偏多,又善用中成药,包括清热类和补肾类的,如案1清大肠湿热选用了脏连丸。

十三、李德新治便秘验案

【案1】

患者某,女,53岁,辽宁省抚顺市人。

初诊:2008年10月22日。

主诉:大便秘结数月。

症见:大便秘结,状如羊屎,形体消瘦,面色萎黄,饮食如常,舌淡苔薄白,脉沉细无力。

中医诊断:便秘。证属气血虚弱,肠道失润。

处方:

当归20g 赤芍15g 川芎15g 熟地黄20g 肉苁蓉15g 怀牛膝20g 瓜蒌30g 枳壳10g 枳实10g 鸡内金15g 玄明粉10g 甘草10g

14剂,每日1剂,水煎,分3次口服。

二诊:2008年11月5日。症见:药后大便如常,时脘腹痞闷,舌淡无苔,脉沉细无力。

处方:

当归20g 酒赤芍15g 川芎10g 熟地黄20g 肉苁蓉15g 何首

乌15g 枳实10g 枳壳10g 瓜蒌30g 玄明粉10g 柴胡10g 甘草10g

7剂,每日1剂,水煎,分3次口服。

三诊:2008年11月12日。症见:药后诸症悉减,偶有胃脘痞闷,舌淡苔中心黄白,脉沉细。

处方:

党参20g 茯苓15g 焦白术15g 香橼10g 佛手10g 枳壳10g 瓜蒌30g 肉苁蓉15g 柏子仁20g 杏仁15g 莱菔子20g 甘草10g

7剂,每日1剂,水煎,分3次口服。随访半年,症状未发。

【案2】

患者某,男,43岁,辽宁省海城市人。

初诊:2009年1月5日。

主诉:大便秘结年余。

症见:大便秘结,甚则状如羊屎,脘腹胀闷,口苦,舌淡边有齿痕无苔,脉沉弦。

中医诊断:便秘。证属肝郁气滞,化火伤津,腑失通利。

处方:

熟地黄20g 当归15g 怀牛膝15g 肉苁蓉15g 枳壳10g 柴胡10g 瓜蒌30g 玄明粉10g 焦白术15g 莱菔子15g 鸡内金15g 甘草10g

14剂,每日1剂,水煎,分3次口服。

二诊:2009年1月19日。症见:药后症减,饮食如常,舌淡无苔,脉沉弦。

处方:

熟地黄20g 怀牛膝20g 柴胡10g 枳壳10g 桔梗10g 升麻5g 瓜蒌30g 玄明粉5g 莱菔子15g 泽泻15g 鸡内金15g 甘草10g

7剂,每日1剂,水煎,分3次口服。随访半年,症状未发。

【案3】

某女,60岁。

初诊:2009年7月24日。

主诉:大便秘结数月。

症见:大便秘结,甚则状如羊屎,排出困难,小便清长,四肢不温,喜温怕冷,口苦黏腻,舌淡苔薄白,脉弦细。

中医诊断:便秘(阳虚便秘)。

治法:温阳补肾,润肠通便。

处方:

熟地20g　当归、首乌、肉苁蓉各15g　枳壳、枳实各10g　怀牛膝15g
酒军10g　内金15g　砂仁、甘草各10g

每日1剂,煎煮3次,取汁600ml混合,200ml/次,3次/d,早中晚服。

二诊:2009年7月31日。症见:7剂后,大便秘结减轻,四肢不温有所缓解,时脘腹胀满,目赤耳聋,舌淡,苔薄白,脉沉弦。

处方:

当归20g　酒芍15g　柴胡10g　云苓、焦术各15g　青皮、陈皮各10g　丹皮15g　元明粉、枳壳、甘草各10g

用法同前。

三诊:2009年8月7日。症见:上方服7剂后,大便如常,时耳鸣,腹胀减轻,舌淡,苔薄白,脉沉略数。

处方:

当归20g　酒芍15g　柴胡10g　云苓、焦术、丹皮、焦栀各15g　枳壳10g　莱菔子20g　瓜蒌30g　内金15g　甘草10g

每日1剂,煎煮3次,取汁600ml混合,200ml/次,3次/d,早中晚服。随访三个月,便秘偶因忿郁复发,余皆如常。

【出处】案1~2出自鞠庆波.李德新治疗便秘临床经验[J].世界中医药,2010,5(6):400-401.案3出自徐志宏,于睿.李德新温肾助阳治疗老年性便秘[J].实用中医内科杂志,2015,29(9):14-15.

【品读】李师以为,便秘病因多为饮食不节、情志失调、外邪犯胃、正气亏虚。发病机理为大肠传导失常,病位在大肠,与肺、脾、胃、肝、肾等脏腑密切相关,强调三因制宜,注重药物配伍。

上三案为不同类型的便秘,案1证属气血虚弱,肠道失润,传导无力,治以补益气血,润肠通便;案2证属肝郁气滞,气机壅滞,或气郁化火伤津,则腑失通利,治以疏肝理气,润津通肠;案3证属阳虚便秘,肾阳不足,则阴寒凝滞,津液不通,治以温阳补肾,润肠通便。如《景岳全书·秘结》所云:"便闭有不得不通者,凡伤寒杂证等病,但属阳明实热可攻之类,皆宜以热结治法通而去之,若察其元气已虚,既不可泻而下焦胀闭,又通不宜缓者,但用济川煎主之,则无有不达。"其中"君以苁蓉、牛膝滋肾阴以通便也。肝主疏泄,故臣以当归、枳壳,一则辛润肝阴,一则苦泄肝气"(《重订通俗伤寒论·攻下剂》)。便秘减轻后,根据症状疏肝行气、宽中润肠,治以四逆散化裁。此外,胃热过盛,津伤液耗,则肠失濡润,治以清热填津;肾阴不足,则肠道失润,治以滋阴润肠。

主要参考文献

[1] 白丽. 黄济川肛肠病学便秘责任制整体护理常规与技术操作规范[M]. 成都:四川科学技术出版社,2015.

[2] 黄绍刚,黄穗平. 肠易激综合征[M]. 北京:中国中医药出版社,2015.

[3] 严世芸. 中医医家学说及学术思想史[M]. 北京:中国中医药出版社,2004.

[4] 曹吉勋. 新编中国痔瘘学[M]. 成都:四川科学技术出版社,2015.

[5] 张葆青,潘月丽. 小儿脾胃病新治[M]. 北京:中医古籍出版社,2015.

[6] 蔡淦,马贵同. 实用中医脾胃病学[M]. 上海:上海中医药大学出版社,1996.

[7] 邱志济,朱建平,马璇卿. 朱良春治疗顽固便秘的廉验特色选析——著名老中医学家朱良春教授临床经验(47)[J]. 辽宁中医杂志,2003(11):867-868.

[8] 朱星,王明强. 浅谈金元四大家论便秘[J]. 中医学报,2012,27(6):695-696.

[9] 李云海,张志峰. 薛己经典医案赏析[M]. 北京:中国医药科技出版社,2019.

[10] 宋起佳,苏云放. 从《临证指南医案》看叶天士辨治便秘的特色[J]. 中医药学刊,2006(5):912-913.

[11] 周慎. 精选明清医案助读(珍藏版)[M]. 长沙:湖南科学技术出版社,2013.

[12] 梁子钰. 易水学派代表医家治疗脾胃病方药规律及学术思想嬗变研究[D]. 北京:北京中医药大学,2016.

[13] 胡方林. 中医历代名医医案选讲[M]. 北京:中国中医药出版社,2011.

[14] 宋恩峰,黄廷荣. 吴鞠通经典医案赏析[M]. 北京:中国医药科技出版社,2015.

[15] 肖万泽. 丁甘仁经典医案赏析[M]. 北京:中国医药科技出版社,2015.

[16] 王道瑞. 中医学用心得集:伤寒温病讲稿[M]. 北京:中国中医药出版社,2016.

[17] 胥庆华. 中药药对大全[M]. 北京:中国中医药出版社,1996.

[18] 徐志宏,于睿. 李德新温肾助阳治疗老年性便秘[J]. 实用中医内科杂志,2015,29(9):14-15.

[19] 俞根初. 三订通俗伤寒论[M]. 北京:中国中医古籍出版社,2002.

[20] 邵田田. 越医文化研究文集[M]. 杭州:浙江工商大学出版社,2018.

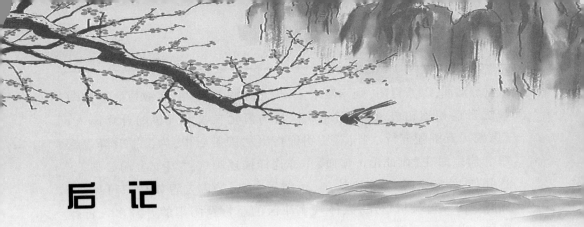

后 记

　　脾胃为后天之本,气血化生之源,气机升降之枢纽,"内伤脾胃,百病由生",调理脾胃可安五脏,畅气血,使化源充足,疾病易愈。

　　脾为气血之本　脾胃一表一里,以膜相连,居于中州,脾主运化,能将水谷化为精微,为气血化生之源。且脾胃为滋养元气的源泉,李东垣在其著作中指出"真气又名元气,乃先身生之精气也,非胃气不能滋之"(《脾胃论·脾胃虚则九窍不通论》),"元气之充足,皆由脾胃之气无所伤,而后能滋养元气"(《脾胃论·脾胃虚实传变论》),"元气、谷气、荣气、清气、卫气、生发诸阳上升之气,此六者,皆饮食入胃,谷气上行,胃气之异名,其实一也"(《内外伤辨惑论·辨阴证阳证》),"脾胃之气既伤,而元气亦不能充,而诸病之所由生也"(《脾胃论·脾胃胜衰论》)。可见,元气受脾胃之气滋养,脾胃具有维持、增益元气的能力。脾在血液生成方面具有十分重要的作用。《灵枢·决气》有云:"中焦受气,取汁变化而赤,是谓血。"中焦之脾胃"受气"于饮食水谷,经过脾胃的受纳消化功能,将饮食物中的精华部分提炼出来即"取汁"的过程,再在脾转输布散的作用下将之上输于心,经过"奉心化赤"的过程,生成具有营养和滋润作用的血液,而脾对血液生成作用则表现在:一方面脾为血液提供其生成所必需的水谷精微,另一方面脾对水谷精微的输布作用是血液生成的必要条件。

　　脾为气机之枢　脾主升清,胃主降浊,一纳一运,叶天士在《临证指南医案·脾胃》提出"纳食主胃,运化主脾。脾宜升则健,胃宜降则和"。又指出"太阴湿土,得阳始运,阳明阳土,得阴自安,以脾喜刚燥,胃喜柔润也","所谓胃宜降则和者,非用辛开苦降,亦非苦寒下夺,以损胃气,不过甘平,或甘凉濡润,以养胃阴,则津液来复,使之通降而已矣"。故胃之通降与脾之升运相辅相成,以共同完成饮食物消化吸收及气机的升降出入。《医碥·五脏配五行八卦说》曾明确指出:"脾脏居中,为上下升降之枢纽。"唐宗海在《血证论·唾血》中亦这样描述脾气:"其气上输心肺,下达肝肾,外灌溉四旁,充溢肌肉,所谓居中央,畅四方者如是。"可见,中焦脾胃为人体气机枢纽,人体气血津液的运行及阴阳的升降出入皆赖脾胃。若脾胃受损,人体气机阻滞,升降紊乱,纳运失常,导致五脏疾病顿起,亦又影响本脏。如《黄帝内经》之《灵枢·本神》中"脾气虚则四肢不用,五脏不安。实则腹胀经溲不利"。张仲景在《金匮要略·脏腑经络先后病脉证》中描述"见肝之病,知肝传脾,当先实脾"。《医林绳墨·脾胃》中有如是阐述,"脾胃一虚,则脏腑无所禀受,百脉无所交通,气血无所荣养,而为诸病,多生于脾胃"。"百病皆由脾胃衰而生也"(《脾胃论·脾胃胜衰论》)。可见,气机不畅导致血瘀、痰浊、食积等病理因素产生,脾胃功能失调,亦可导致湿滞、血瘀、气滞等病理因素产生。另外,脾有灌溉四旁,输布精微之功能,脾一虚,日久影响其他脏腑,皆致疾病。

脾为五脏之本 脾胃与五脏关系密切,五脏疾病皆可由脾胃虚弱所致,《景岳全书·脾胃》云:"脾为土脏,灌溉四旁,是以五脏中皆有脾气,而脾胃中亦皆有五脏之气。"周慎斋云:"诸病不愈,必寻到脾胃之中,方无一失,何以言之?脾胃一伤,四脏皆无生气,故疾病日多矣。万物从土而生,亦从土而归……治病不愈,寻到脾胃而愈者甚多。"(《慎斋遗书·辨证施治》)黄承昊在《折肱漫录·总论》中提到"脾胃不伤,即有他病,犹可调治,若脾胃坏,饮食少,本根之地既摇,则杂症蜂起而难为力矣……每治他病,切须照顾脾胃,不可一味攻伐,忘其本根"。"脾胃不足,不同余脏,无定体故也。其治肝、心、肺、肾,有余不足,或补或泻,惟益脾胃之药为切"(《脾胃论·脾胃胜衰论》)。脾为五脏之本,体现了火生土、土疏木、土生金、土制水。如脾与心的关系,脾为心之子,在血液生成方面,相互依存;血液运行方面,相互协同。脾与肝的关系,脾受肝克,消化方面,相互为用;血生贮运,相互协同。脾与肺的关系,脾为肺母,气血生成,肺脾结合;津液代谢,协同互用。脾与肾的关系,肾受脾制,补充培育、温养激发;水液代谢,"土能制水"。

脾为后天之本　　"脾为后天之本"的理论是宋代窦材《扁鹊心书·五等虚实》提出"盖肾为先天之原,脾为后天之本,资生资始,莫不由兹,故病虽甚而二脉中有一脉未散,扶之尚可延生"。"盖脾为五脏之母,后天之本,属土,生长万物者也"(《扁鹊心书·扁鹊灸法》)。明代李中梓继承其观点,《医宗必读·肾为先天本脾为后天本论》曰:"后天之本在脾,脾为中宫之土,土为万物之母。"李延昰在《脉诀汇辨·冲阳太溪二脉论》中也提出"后天之本在脾","谷入于胃,洒陈于六腑而气至,和调于五脏而血生,而人资之以为生者也,故曰后天之本在于脾"。脾被誉为"后天之本"源于其对精、气、血、津液的生成、运行和输布所发挥生理功能的不可替代性。人体生命活动的维持及精气血津液的运行,皆赖于脾胃的功能正常发挥。气血支持、供养着脾胃及全身气机的升降运动,而脾胃的升降运动又促进水谷运化以产生气血。脾胃的升降运动失常就会影响气血的化生与运行。后天之精主要来源于脾胃所化生的水谷之精微,水谷精微不断地输布到五脏六腑等组织器官中,起着滋养的作用,维持人体的正常生理活动。后天之精充盈,不仅营养五脏六腑,维持生命活动,同时还滋养先天之精,使之旺盛,以繁衍后代。津液的生成亦来源于脾胃运化的水谷精微,口津由脾所主,其输布也不能离开脾胃的运化功能。"脾为谏议之官,知周出焉",以五脏的生理功能及意义与君臣地位相比附,脾为谏议之官,又体现了协助心君调节人的情志、智慧活动,是脾藏意与智、主思等精神思维活动的高度概括。谏官,上君下民,旁通群臣,也是后天地位的反映。故脾胃为后天维持生命活动提供基础物质和基本动力。

本课题组构建了"四系一体"的脾脏象理论知识体系:以"内外统一"为特征的整体系统,以"运化、统血"为核心的功能系统,以"因机证治"为纲领的辨治系统,以"从脾调摄"为基础的治未病系统。其中脾脏象理论辨治系统,梳理了从脾论治的疾病谱,主要包括:泄泻、呕吐、痢疾、便秘、胃脘痛、腹痛、痞满、黄疸、中风、鼓胀、胸痹、惊悸怔忡、不寐、嗜睡、健忘、咳嗽、哮喘、水肿、厥证、郁证、血证、痰饮、消渴、发热、虚劳、痹证、痿证、霍乱、疟疾、痈疽、眼睑下垂等。

本书仅从狭义层面对脾胃病医案进行部分摘录、整理和总结,今后还希望发掘各家学说之长,各种流派的独到之处及民间验方等,并将不断拓展广义层面脾胃病,即从脾论治多系统疾病相关医案整理,提升相关医案诊疗过程梳理、规律总结、价值发现、特色凝练与成果应用等方面的系统诠释,以期为传承、丰富与发展脾脏象理论,为从脾防治重大疾病、疑难疾病和治未病提供理论支撑。

科普惠农实用技术丛书

U0225019

设施蔬菜生产技术问答

马　健　须　晖　主编

沈阳出版发行集团

沈阳出版社

图书在版编目（CIP）数据

设施蔬菜生产技术问答 / 马健，须晖主编. — 沈阳：沈阳出版社，2018.12（2020.11重印）

（科普惠农实用技术丛书）

ISBN 978-7-5441-9818-9

Ⅰ. ①设… Ⅱ. ①马… ②须… Ⅲ. ①蔬菜园艺—设施农业—问题解答 Ⅳ. ①S626-44

中国版本图书馆CIP数据核字（2018）第258461号

出版发行：沈阳出版发行集团 | 沈阳出版社
　　　　　（地址：沈阳市沈河区南翰林路10号　邮编：110011）
网　　址：http：//www.sycbs.com
印　　刷：沈阳市第二市政建设工程公司印刷厂
幅面尺寸：147mm×210mm
印　　张：10
字　　数：250千字
出版时间：2018年12月第1版
印刷时间：2020年11月第4次印刷
责任编辑：周武广　杨　静　张　畅　何旖晴
封面设计：王　悦
版式设计：易举众擎
责任校对：高玉君
责任审读：滕建民　范莹莹
责任监印：杨　旭

书　　号：ISBN 978-7-5441-9818-9
定　　价：20.00元

联系电话：024-62564985　024-24112447
E - mail：sy24112447@163.com

本书若有印装质量问题，影响阅读，请与出版社联系调换。

编 委 会

序　言

习近平总书记在党的十九大上提出实施乡村振兴战略，并将"产业兴旺、生态宜居、乡风文明、治理有效、生活富裕"作为乡村振兴战略的总要求。2018年7月，习近平总书记对实施乡村振兴战略作出重要指示，强调"把实施乡村振兴战略摆在优先位置，让乡村振兴成为全党全社会的共同行动"。

乡村振兴，产业兴旺是推进乡村振兴的首要任务，是支撑乡村振兴的源头，更是引领乡村振兴的潮头。产业兴旺，离不开现代农业科技的支撑，迫切需要农民科学素质的提高。近年来，沈阳市科学技术协会（简称"市科协"）按照科协组织"四服务"的职责定位，结合我市做优做精"三高型"（高端精品、高效特色、高产生态）都市农业的工作部署，组织发动全市农业科技工作者，积极实施科普服务乡村振兴战略，广泛开展形式多样的农业科技服务，积极培育农技协等农民专业合作组织，大力开发农村科普资源，有效促进了我市农民致富技能的提升和科学素质的提高。

2018年，市科协在和沈阳农业大学合作开发农村科普资源的基础上，科学分析我市农业产业现状和科技需求，精心策划选题，以服务"菜篮子"产销两端百姓为出发点，以服务设施蔬菜产业发展为目标，组织具有深厚理论基础和丰富实践经验的马健、须晖、白旭等专家编写了《设施蔬菜生产技术问答》一书。该书直面各类设施蔬菜生产技术难题，对番茄、茄子、

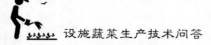

辣椒、黄瓜、角瓜、芸豆等常见设施蔬菜生产中的500余个技术难题进行精准指导和解答，具有较强的权威性、针对性、实用性。希冀此书能为我市农村蔬菜生产增产增效增收做出科学的指导，为广大市民吃到安全放心、营养丰富的蔬菜做出贡献。在此，对各位专家的辛苦付出表示衷心感谢。

"不积跬步，无以至千里；不积小流，无以成江海。"乡村振兴战略的宏伟蓝图已经绘就，方针策略和实现路径已经确定。下一步，市科协将持续以习近平新时代中国特色社会主义思想为指导，充分发挥组织优势，广泛调动系统资源，从大处着眼，从小事着手，从实际出发，在乡村振兴战略的实施进程中为科协组织寻找可为之地、实现有为之举，团结带领广大科技工作者为我市乡村振兴贡献更大的力量。

沈阳市科学技术协会

2018年11月

目　录

第一部分
设施园艺

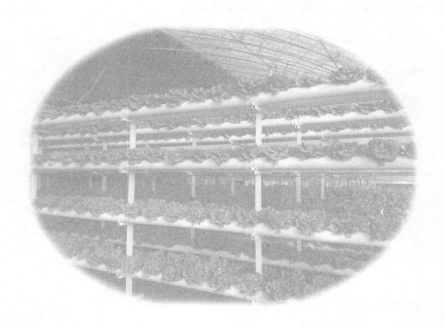

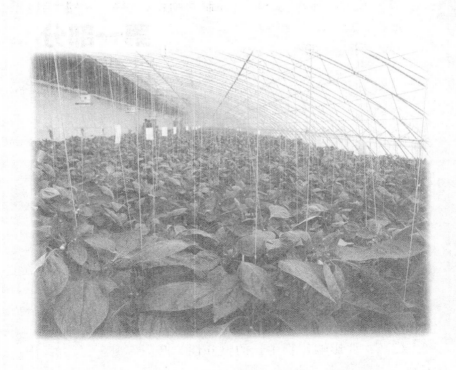

一、设施类型与环境控制

1. 未来日光温室的发展有哪些趋势？

（1）要实现日光温室环境控制自动化（卷帘、保温、灌溉、遮光、放风）。

（2）要推进物联网在日光温室中的应用。

（3）要制定日光温室作物栽培标准。

（4）集约化育苗标准（播种、催芽、环境调控、嫁接、苗龄等）。

（5）要推进日光温室作物营养基质栽培。

（6）要实现日光温室生产轻简化（耕耘、起垄、室内运输）。

2. 设施光环境有什么特点？

（1）主要影响作物光合作用。可见光透光率低，光照强度弱。

（2）影响作物的光周期，即光照时数影响某些作物的花芽分化和发育。寒冷季节光照时数少。

（3）主要影响作物生长的整齐性。遮阴严重，光照分布不均。

3. 增加设施内光照的方法有哪些？

（1）在温室后墙张挂反光膜。

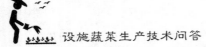

（2）经常清扫薄膜上的灰尘。

（3）每天尽量早揭和晚盖草苫。

（4）摘除植株下部老叶及病叶。

（5）合理密植、注意垄向。

4. 适合蔬菜栽培的主要设施类型有哪些？

日光温室、塑料大棚、连栋温室、避雨栽培、遮阳栽培。

5. 日光温室有哪几种类型？

按照骨架材料划分：竹木结构温室、钢混结构温室、钢架结构温室等。

根据温室前屋面的性状：半拱形：长后坡矮后墙日光温室、短后坡高后墙日光温室、无后墙日光温室、长后坡无后墙日光温室；一斜一立式：传统的一斜一立式日更温室、初始的一斜一立式塑料日光温室、改进后的一斜一立日光温室。

6. 调节设施光环境的原则有哪些，如何进行调节？

调节设施光环境的原则：

（1）改善保护地的透光能力，增强保护地的自然光照强度。

（2）在光强的夏季栽培或进行软化栽培等特殊条件下进行遮光。

（3）在冬季弱光期或光照时数较少的地区进行人工补光。

如何进行调节：

（1）改进设施结构：

① 采用透光率高、防尘性能好、抗老化、无水滴的覆盖材料。

②建造保护地时应尽量采用合理的屋面角度。

③减少建材的遮阴。

④建筑保护地时，要注意选择合理的方位。

⑤充分利用反射光。如日光温室适当缩短后坡，并在后墙上涂白以及安装镀铝反光膜，地面覆盖地膜等。

（2）加强保护地的光照管理：

①建造设施应选择粉尘、烟尘等污染较轻的地方。

②应经常打扫和清洗设施的透光覆盖面，增加透光率。

③阴雪天过后应及时揭开保温覆盖物。

④要注意作物的合理密植，注意垄向。

7. 园艺设施温度变化特征及其产生的原因是什么？

（1）园艺设施内温度的特点：

①气温季节性变化明显。冬天天数明显缩短，夏天天数明显增长，保温性能好的日光温室几乎不存在冬季。

②气温日变化大，晴天昼夜温差明显大于外界。

③气温分布严重不均。上高下低，中部高四周低，单屋面日光温室夜间北高南低。

④个别时候会出现"逆温"现象。也叫"棚温逆转现象"。指在无多重覆盖的塑料拱棚或玻璃温室中，日落后降温速度往往比露地快，常常出现室内气温反而低于室外气温1 ℃～2 ℃的逆温现象。

⑤土温较气温稳定。中部高于四周，30厘米以下土温变化很小。

（2）产生园艺设施温度特点的原因：

①温室效应：在没有人工加温的条件下，设施内获得并积累了太阳辐射能，使得室内的温度高于室外温度的现象。通常

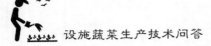

用室内外温差来衡量温室效应的大小。

② 太阳光线入射量不均。

③ 园艺设施内气流运动的影响。

④ 加温技术影响温度分布。

⑤ 通风技术影响温度分布。

8. 设施内保温措施有哪些?

（1）采用多层覆盖，减少贯流放热量：室外覆盖草苫、纸被或保温被；二层固定覆盖（双层充气膜）；室内扣小拱棚；加强防风措施；尽量减少园艺设施缝隙数量；使用保温性能好的材料作墙体和后坡的材料，并尽量加厚。

（2）减少换气放热：尽可能减少园艺设施缝隙；及时修补破损的棚膜；在门外建造缓冲间，并随手关严房门。

（3）设置防寒沟：减少温室南底角、东西侧墙下面的土壤热量散失。

（4）减少土壤蒸发和作物蒸腾：全面地膜覆盖、膜下暗灌、滴灌。

9. 日光温室常用加温技术有哪些?

（1）热风加温：热风机或热风炉直接加热空气，升温快，温度不稳定，设备投资费用低但运行成本高。使用等截面塑料风筒，侧壁开孔，通过开孔间距实现均匀送风。

（2）热水（暖气）加温：使用低压锅炉加热水，经管路送入散热器加热室内空气。温度稳定，设备投资费用高。

（3）炉火加温：用地炉或铁炉、烧煤，用烟囱散热取暖。加温不均匀，烧火费劳力，不易控制，投资少。要注意防止煤气中毒。

（4）电热加温：用电热温床线和电暖风加热采暖器，最易控制，热备费用低，但耗电量大，不适于大面积生产加温。

（5）蓄热加温：温室地下埋设大量塑料水箱，夏季通过集热器收集太阳能加热地下蓄水并使周围的土壤蓄热。冬季蓄热释放加热土壤。

（6）其他能源加温：地源热泵、水源热泵或太阳能地热系统加温，也可利用附近的热电厂、地热资源。

10. 日光温室常用的降温技术有哪些？

（1）通风降温、自然通风、强制通风。

（2）遮阳降温。

（3）蒸发降温：① 喷雾降温；② 湿帘风机降温系统。

（4）屋面喷水降温。

11. 设施水环境有哪些特点？

（1）空气湿度：

① 空气的绝对湿度和相对湿度一般都大于露地：土壤蒸发和作物蒸腾大而水汽又不易扩散；设施内空气流动微弱，形成局部空气高湿；设施内外的空气交换低甚至完全停止，水汽无法扩散到外界。

② 设施内空气相对湿度的日变化很大：土壤蒸发和作物蒸腾大而水汽又不易扩散；设施内空气流动微弱，形成局部空气高湿；设施内外的空气交换低甚至完全停止，水汽无法扩散到外界。

③ 空气湿度依园艺设施的大小而变化：大型设施空气湿度及其日变化较小，但局部湿差大。

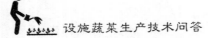

（2）土壤湿度：

温室土壤湿度主要受人为控制，湿度大而均匀，蒸发量较少，地下水向上运动趋势明显。

影响温室土壤湿度的因素：土壤湿度与灌溉量、土壤毛细管上升水量、土壤蒸发量、作物蒸腾及湿度环境对设施作物生长的影响。

12. 设施作物不同生长期对水分的要求有哪些？

（1）不同生长期对水分的要求：

萌发：需要充足水分，促进贮藏物质转化和萌发。

苗期：保持土壤潮湿透气，防止干旱、徒长或沤根。

生长期：土壤需水量大，但要防止空气高湿诱发病害。

结果期：空气湿度宜低，保持土壤湿度。

（2）设施湿度环境与作物生育的关系：

水分不足：影响作物细胞分裂或伸长，因而影响了干物质增长和分配及产量和品质。水分严重不足时，可导致气孔关闭，妨碍二氧化碳交换，使光合作用显著下降。

湿度过大：易使作物茎叶生长过旺，造成徒长，影响了作物的开花结果。同时，高湿（90%以上）或结露，常是一些病害多发的原因。

（3）设施湿度环境与作物生育的关系：

多数蔬菜作物光合作用的适宜的空气相对湿度为60% ~ 85%，低于40%或高于90%时，光合作用会受到阻碍，从而使生长发育受到不良影响。

13. 如何进行设施空气湿度环境的调节与控制？

（1）设施内空气加湿：喷雾或湿帘加湿、地面大量灌水。

（2）设施内空气除湿：

温室除湿的最终目的：防止作物沾湿，抑制病害发生。

被动除湿：不用人工动力（电力等），不靠水蒸气或雾等的自然流动，使园艺设施内保持适宜湿度环境。

主动除湿：用人工动力，依靠水蒸气或雾等的自然流动，使园艺设施内保持适宜湿度环境。

通过改良灌水方法，提高水分利用率减少灌水，降低土壤湿度。

地膜覆盖，减少或避免土壤蒸发。

采用透湿性和吸湿性良好的保温幕材料，或者在室内防止吸湿材料和设备（吸湿机）。

夜间加温：是有效的除湿措施之一。湿度的控制既要考虑作物的同化作用，又要注意病害发生的临界湿度。保持叶片表面不结露，就能有效地控制病害的发生。

通风换气：又可分为强制通风和自然通风。自然通风通过调节风口的大小、时间和位置来达到温室内除湿的目的，但通风量不易掌握且室内降湿不均匀。强制通风可通过风机功率通风时间和风机功率计算出通风量，较为便于控制。

14. 设施内主要的灌溉技术及设备有哪些？

（1）滴灌：滴灌是将水（以及肥料、农药等）通过输送管路，利用安装在末级管道（称为毛管）上的灌水器（也称滴头），或与毛管制成一体的滴灌带（管）将压力水以水滴状湿润土壤（或栽培基质）的一种微灌的方式。

设备：滴灌带、内镶式滴头、管上式滴头、多出口滴头、管间式滴头、滴箭型滴头、发丝管。

（2）微喷灌：通过管道系统将有压水送到田间，用微喷头

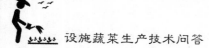

或微喷带（多孔管）将灌溉水喷洒在土壤、植物表面或空气中进行灌溉的一种灌水方法。

（3）农艺节水技术：

① 地面覆盖技术：

功能：抑制土壤水分蒸发，减少地表径流，蓄水保墒，增温保温，保护土壤表层，改善土壤物理性状，培肥地力，抑制杂草和病虫害，提高水分利用率，促进作物生长发育，稳产高产。

覆盖材料：塑料薄膜、作物残茬（如秸秆、锯末、树皮等）、砾石、砂等。

② 化控节水技术：

使用化学物质的特殊性质从抑制作物蒸腾、减少土壤蒸发、强力吸附水分等方面提高作物对水分的利用率。

作物蒸腾抑制剂、土面保墒增温剂、保水剂。

15. 设施内的有毒有害气体及其预防调控方法有哪些？

氨气（NH_3）和亚硝酸气（N氧气）：主要是在肥料分解过程中产生，逸出土壤散布到室内空气中，通过叶片的气孔侵入细胞造成危害。主要为害蔬菜的叶片，分解叶绿素。

（1）危害症状：

① 氨气（NH_3）：开始水浸状，逐步变黄色或淡褐色，严重的可导致全株死亡。容易受害的蔬菜有黄瓜、番茄、辣椒等。受害起始浓度为 5 ppm。

② 亚硝酸气（N氧气）：它的危害症状是在叶的表面叶脉间出现不规则的水渍状伤害，然后很快使细胞破裂，逐步扩大到整个叶片，产生不规则的坏死，重时叶肉漂白致死，叶脉也变成白色。它主要为害靠近地面的叶片，对新叶为害较少。黄

瓜、茄子等蔬菜容易受害，受害起始浓度为2 ppm。

共同特点：受害后2至3天受害部分变干，向叶面方向凸起，而且与健康部分界限分明。氨气中毒的病部颜色偏深，呈黄褐色；亚硝酸气呈黄白色。pH > 8.5时为氨气中毒，pH < 8.2时为亚硝酸气中毒。

（2）发生条件：

① 向碱性土壤施硫铵或向铵态氮含量高的土壤一次过量施用尿素或铵态氮化肥后（10天左右），就会有氨气产生。

② 施用未腐熟的鸡粪、饼肥等，也会发生氨气危害。

③ 土壤呈强酸性。（pH < 5.0）

④ 土壤干旱时也容易出现气体危害。

⑤ 土壤盐分浓度过高。（>5000 ppm）

（3）预防方法：

① 不施用未腐熟的有机肥，应严格禁止在土壤表面追施生鸡粪和在有蔬菜生长的温室发酵生马粪。

② 一次追施尿素或铵态氮肥不可过多，并埋入土中。

③ 注意施肥与灌水相结合。

④ 一旦发现上述气体危害，应及时通风换气并大量灌水。

⑤ 发现土壤酸度过大时，可适当施用生石灰和硝化抑制剂。

16. 设施内二氧化碳浓度的调节技术有哪些？

（1）二氧化碳的使用适期及适宜浓度：

施用时间多是在每天日出或日出后半小时开始，持续使用30分钟或1小时。原则上达到要求的浓度后就停止施用。但是，如果放风，一般在放风前半小时停止施用。

幼苗期施用二氧化碳多是在幼苗出土后至20至30天；生产

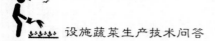

期施用二氧化碳多从果实膨大期开始，施用过早可能会出现徒长。

二氧化碳的施用浓度：一般蔬菜作物在二氧化碳浓度为600ppm～1500ppm的条件下，其光合强度最大。而当二氧化碳浓度大于3000ppm时，作物的增产率反而会下降。

（2）调节措施：

①通风换气：在适宜蔬菜生长的温度范围内，加强通风，靠自然通风补充二氧化碳。

②人工施用二氧化碳（施气肥）：使用二氧化碳钢瓶中的压缩气体定量地向温室内释放二氧化碳气体或施固体二氧化碳气肥。

③燃烧法：燃烧沼气（甲烷）、煤气、液化石油气、煤油等燃料释放二氧化碳；使用不同燃烧器如沼气灯、沼气炉、煤气炉等作为施气器具。

④增施有机质：向土壤中施入大量有机肥、稻草、秸秆等有机物质。

17. 园艺设施施用二氧化碳的原则有哪些?

（1）晴天多施（1000 ppm），阴天不施。

（2）施用二氧化碳的温室白天要适当增温1 ℃～2 ℃。

（3）适当提高湿度（包括土壤湿度），以利于提高光合作用和加快作物生育。

（4）防止施用二氧化碳后出现的早衰。在停止施用二氧化碳的方法上，应逐渐降低使用浓度，逐渐停止施用，避免突然停止施用。

18. 设施土壤条件有哪些特征?

（1）土壤微生物活动旺盛，有机质含量高且分解较快。

（2）土壤淋溶作用小，养分残留量高，易发生土壤次生盐渍化。

（3）连作栽培现象普遍，易发生土壤连作障碍。

（4）土壤次生盐渍化又称土壤盐分浓度危害。

由于设施中土壤水分是向上运动的，加之栽培中施肥量较大，残存的养分离子大量聚集在表层土壤中，出现土壤盐分浓度过高，对园艺作物的生长发育造成不良影响。

（5）营养失衡。

① 长期连作、盲目施肥导致大多数设施土壤养分含量不平衡。普遍表现为"氮过剩、磷富积、钾缺乏"。

② 土传病虫害严重。

土传病害：蔓枯病、青枯病、枯萎病、黄萎病和疫病等。

土壤害虫：根结线虫、蛴螬、蝼蛄、地老虎、金针虫等。

③ 土壤酸化pH < 6.4的原因及危害。

原因：

大棚蔬菜的高产量，从土壤中移走了过多的碱基元素，如钙、镁、钾等，导致了土壤中的钾和中微量元素消耗过度，使土壤向酸化方向发展。

常年大量生理酸性肥料（硫铵、氯化铵）的施用，耕层土壤酸根积累严重，导致了土壤的酸化。

偏施化肥导致土壤有机质含量下降，缓冲能力降低，加重土壤酸化。

高浓度氮、磷、钾三元复合肥的投入比例过大，而钙、镁等中微量元素投入相对不足，造成土壤养分失调，使土壤胶粒

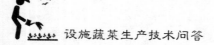

中的钙、镁等碱基元素很容易被氢离子置换。

危害：

酸性土壤滋生真菌，根际病害增加，且控制困难，尤其是十字花科的根肿病和茄果类蔬菜的青枯病、黄萎病增多。

土壤结构被破坏，土壤板结，物理性变差，抗逆能力下降，蔬菜抵御旱、涝自然灾害的能力减弱。

在酸性条件下，铝、锰的溶解度增大，有效性提高、对蔬菜产生毒害作用。

在酸性条件下，土壤中的氢离子增多，对蔬菜吸收钙和镁等其他阳离子和磷产生拮抗作用，抑制吸收。

19. 设施内环境调节与控制的措施有哪些？

（1）克服土壤盐分浓度危害。

（2）土壤盐类聚集的原因：

园艺设施的半封闭条件减弱了土壤水分的淋洗作用。

过量施肥增加了土壤盐分含量。

地下水位高和灌溉水质量差。

20. 盐分浓度危害的防止途径有哪些？

（1）避免在盐碱土地区发展园艺设施生产。

（2）平衡施肥，减少土壤中的盐分积累。

（3）采用膜下微灌，降低土壤水分蒸发量。

（4）施用秸秆、稻草，降低土壤盐分含量。

（5）换土、轮作和无土栽培。

21. 防止土壤连作障碍的方法有哪些？

（1）科学合理施肥：

增施充分腐熟的有机肥。

避免偏施氮肥和磷肥，注意补充钾肥和微肥，也可施用复合肥和生物肥。

（2）防止土传病害：

① 轮作：采用不同科的作物进行一定年限的轮作，最好是"辣茬"轮作。其作用在于：调节地力；改变土壤病原菌的寄主；改变微生物群落。

② 嫁接：采用抗病力强的野生种做砧木，与栽培品种进行嫁接，增强栽培品种抗性。

③ 灌根：在未发病之前采用药剂灌根可有效防治土传病虫害的发生。一旦病害已经发生，用药只能起到阻止蔓延的作用。药剂灌根的注意事项：间隔时间、轮换灌药、安全用药、防止药害。

④ 消毒：换茬时采用物理或化学的方法对设施内土壤进行消毒，以减少土传病虫害的发生。方法：药剂消毒、太阳能消毒、高温蒸汽消毒、高压电消毒。

⑤ 改土：配制药土，主要防止苗期猝倒病。

22. 塑料大棚的概念及特点？

塑料大棚俗称冷棚，是一种简易实用的保护地栽培设施，由于其建造容易、使用方便、投资较少，被世界各国普遍采用。利用竹木、钢材等材料，并覆盖塑料薄膜，搭成拱形棚供蔬菜栽培，能够提早或延迟供应，提高单位面积产量，有利于防御自然灾害，特别是北方地区能在早春或晚秋供应鲜嫩蔬菜。

塑料大棚充分利用太阳能，有一定的保温作用，并通过卷膜能在一定范围内调节棚内的温度和湿度。因此，塑料大棚在我国北方地区，主要起到春提前、秋延后的保温栽培作用，一

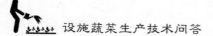

般春季可提前30至35天，秋季能延后20至25天，但不能进行越冬栽培。在我国南方地区，塑料大棚除了冬春季节用于蔬菜、花卉的保温和越冬栽培外，还可更换遮阴网用于夏秋季节的遮阴降温和防雨、防风、冰雹等的设施栽培。

23. 塑料大棚根据结构区分有哪几种类型及优缺点？

（1）竹木结构：这种结构的大棚，各地区不尽相同，但其主要参数和棚形基本一致，大同小异。大棚的跨度6米～12米，肩高1米～1.5米，脊高1.8米～2.5米；按跨度方向每2米设一立柱，立柱粗6厘米～8厘米，顶端形成拱形，地下深埋50厘米，垫砖或绑横木，夯实，将竹竿固定在立柱顶端形成拱形，两端加横木埋入地下并夯实；拱架间距1米，并用纵拉杆连接，形成整体；拱架上覆盖薄膜，拉近后膜的端头埋在四周的土里，拱架间用压膜线或8号铅丝、竹竿等压紧薄膜。

优点：取材方便、造价较低、建造容易。

缺点：棚内柱子多，遮光率高、作业不方便、寿命短、抗风雪荷载性能差。

（2）焊接钢结构：这种钢结构大棚，拱架是用钢筋、钢管或两种结构焊接而成的平面桁架，上弦用12毫米钢筋，纵拉杆用9毫米～12毫米钢筋。跨度8米～12米，脊高2.6米～3米，长30米～60米，拱眭1米～1.2米。纵向各拱架间用拉杆连接固定成整体。拱架上覆盖薄膜，拉紧后用压膜线或8号铅丝压膜，两端固定在锚上。

优点：骨架坚固，无中柱，棚内空间大，透光性好，作业方便。

缺点：这种骨架是涂刷油漆进行防锈，1至2年需刷一次，比较麻烦。

（3）镀锌钢管结构：这种结构的大棚骨架，其拱杆、纵向拉杆、端头立柱均为薄壁钢管，并用专用卡具连接成整体，所有杆件和卡具均采用热镀锌防锈处理，是工厂化生产的工业产品，已形成标准、规范的20多种系列产品。这种大棚的跨度4米～12米，肩高1米～1.8米，脊高2.5米～3.2米，拱间距0.5米～1米，纵向用纵拉杆连接固定成整体。可用卷膜机卷膜通风、保温幕保温、遮阳幕遮阳和降温。

优点：组装简单、构建方便，并可拆卸迁移，棚内空间大、遮光少、作业方便；有利于作物生长；构件抗腐蚀、整体强度高、承受风雪能力强，使用寿命可达15年以上，是目前最先进的大棚结构形式。

缺点：造价较高，且一次性投入较大。

24. 大棚遮阳覆盖的作用是什么？

遮光作用：遮阳网，使棚内光照强度显著降低，密度规格越大，遮阳效果越好，同样规格黑色比银灰色遮阳效果好。一般黑色的遮光率为42%～65%，银灰色为30%～42%。

降温作用：棚内温度因遮阳网覆盖有所下降，特别是地表和土壤耕作层降温幅度最大，上午10时至下午2时，大棚上部温度高达37℃～40℃，而地表植株周围温度在22℃～26℃，土壤温度在18℃～22℃之间，适宜作物生长。

保墒防暴雨：棚内蒸发减少，土壤含水量比露地高，表土湿润。由于遮阳网有一定的机械强度，且较密，能把暴雨分解成细雨，避免菜叶被暴雨打伤，且土壤不易板结，空隙度大，通气性好，在大棚塑料膜外包盖遮阳网，效果更好。

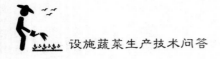

25. 遮阳覆盖栽培有哪些注意事项？

根据蔬菜种类选用规格合适的遮阳网，通常夏秋绿叶菜类栽培短期覆盖选用黑色遮阳网，秋冬蔬菜夏季育苗选用银灰色遮阳网，且可避蚜。茄果类留种或延后栽培，最好网膜并用。

覆盖时期：一般7至8月，其他时间光照强度适宜蔬菜生长，如无大暴雨则不必遮盖。

遮光管理：遮阳网不能长期盖在棚架上，特别是黑色遮阳网，只是在夏秋烈日晴天中午，其网下才会达到近饱和的光照强度，最好上午10时至11时盖，下午4至5时揭网。揭网前3至4天，要逐渐缩短盖网时间，使秧苗、植株逐渐适应露地环境。

26. 大棚内湿度的变化规律及调控措施有哪些？

（1）大棚空气湿度的变化规律：

塑料膜封闭性强，棚内空气与外界空气交换受到阻碍，土壤蒸发和叶面蒸腾的水气难以发散。因此，棚内湿度大。白天，大棚通风情况下，棚内空气相对湿度为70%～80%。阴雨天或灌水后可达90%以上。棚内空气相对湿度随着温度的升高而降低，夜间常为100%。棚内湿空气遇冷后凝结成水膜或水滴附着于薄膜内表面或植株上。

（2）空气湿度的调控：

大棚内空气湿度过大，不仅直接影响蔬菜的光合作用和对矿质营养的吸收，而且还有利于病菌孢子的发芽和浸染。因此，要进行通风换气，促进棚内高湿空气与外界低湿空气相交换，可以有效地降低棚内的相对湿度。棚内地热线加温，也可降低相对湿度。采用滴灌技术，并结合地膜覆盖栽培，减少土壤水分蒸发，可以大幅度降低空气湿度（20%左右）。

27. 大棚栽培时常见的生理障碍有哪些?

（1）高温生理障碍。主要表现影响花芽分化，如黄瓜在高温长日照下雄花增多，雌花分化减少；番茄、辣椒花芽分化时遇高温，花变小，发育不良。

①日烧。主要症状，初期叶片褪色后变为乳白状，最后变黄枯死。

②落花落果，出现畸形果。高温，尤其是夜间高温不但延迟番茄第一花序的雌花分化，而且还会影响雄蕊的正常生理机能，不能正常授粉，引起落花落果。

③影响正常色素形成，果实成熟期高温危害表现在着色不良。番茄成熟时，温度超过30℃，茄红素形成慢；超过35℃，茄红素难以形成，果实出现黄、红的几种颜色相间的杂色果。防止措施：主要是加强通风，使叶面温度下降。遮阳网覆盖，也可以用冷水喷雾，降低棚温。

（2）有毒气体生理障碍。氨气中毒：当氨气在空气中达到0.1%~0.8%浓度时，就能为害蔬菜，如果晴天气温高，氨气挥发浓度大，1至2小时即可导致黄瓜植株死亡。防治措施：有机肥要充分熟腐施用，化肥要量少勤施。

28. 大棚栽培黄瓜番茄时常见的生理障碍及矫正措施有哪些?

（1）黄瓜蔓徒长：花打顶，生长点附近节间缩短，形成雌雄杂合的花簇，瓜苗顶端不生成心叶而呈现抱头花；黄化叶和急性萎蔫症。发生原因：偏施氮肥。早春低温、昼夜温差大、阳光不足、根系活动差，育苗时土壤养分不足。防治措施：适时移栽，前期加盖小拱棚提高温度。加强通风换气，正确施

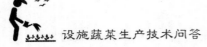

肥，管好水分及温度和阳光。

（2）黄瓜畸形瓜。通常有弯曲瓜、大肚瓜、尖嘴瓜、蜂腰瓜等。发生原因：是由于氮肥过多，磷钾硼肥不足，营养生长过旺，气温高，光照强，天气干旱，雨水多，湿度大，无法正常进行授粉受精所造成的。防治措施：控制氮肥，增施磷钾硼肥，避免温度、湿度过高或过低，要小水勤浇，少量多次。及时整枝、疏花疏果，结瓜期随时绑蔓，及时摘除卷须、老叶。叶面喷洒硼砂加磷酸二氢钾加天然芸薹素，促进授粉受精，就能减少畸形瓜的产生。

番茄畸形果。保护地番茄栽培时常年发生各种畸形果，如椭圆形果、大脐果、突指果、尖顶果等，畸形果多在花芽分化时就已经定型。发生原因：在花芽分化及发育时遇到 5℃～6℃ 的持续性低温，加上水分充足，氮肥多，而使营养物质过分集中地向花芽部分输送，导致花芽细胞分裂旺盛，心皮数生成过多，这些多心皮的花将来形成多心皮的果，即畸形果。防治措施：①选用不易发生畸形果的品种，发生畸形果后要及时摘除，以利于正常花果的发育。②做好光温调控，培育抗逆力强的壮苗。避免肥料尤其是氮肥施用过多。同时要避免苗床过于潮湿。

29. 建造大棚时如何进行选址？

塑料大棚作为相对固定的园艺设施，必须选择符合无公害蔬菜或绿色食品蔬菜、有机食品蔬菜生产标准的田块搭建。田块需远离公路 100 米以上，防止汽车尾气引起的废气、重金属及粉尘污染，且要求交通方便，四周无污染源，土壤肥沃，灌排水畅通。同时在平原圩区和水网地区应选择地势较高、全天有充足光照的平坦田块，在北面有挡风障碍为最佳，如建筑物、成排树木等。丘陵山区应选择避风向阳的南坡平坦田块，避免在低洼山谷风口处搭建，以免棚内土壤温湿度大和遇大风天气时使棚膜受损。

为使全天棚内光照均匀，搭建大棚一般都以南北向为主。有利茄果、瓜类等上架作物生长。而东西向大棚北侧容易受高架作物遮光而形成弱光带，降低光合作用效能。在受到地形限制只能建东西向大棚时，应以种植水平方向生长的蔬菜为主，如速生绿叶蔬菜、矮架豆类、水平发展的瓜类及越冬草莓等品种。搭建大棚时，两棚间距需间隔1米以上，有利增加光照和通风、降温、降湿。

为降低投资风险，搭建大棚前，应根据经济实力、当地资源和预期目标来选择准备大棚的结构用材。多数农户初建大棚时以竹木结构的简易大棚为主，在使用2至3年、具备一定经济实力和栽培技术时，再更新换代用钢架结构大棚。

30. 连栋温室的作用及特点是什么？

（1）作用：连栋温室是一种经济型温室，它以优美的弧线形和造价低备受用户欢迎。弧形室顶美观大方，视线流畅。结构用钢量小，保温性能好。制造成本相对较低，属经济型温室，适用于我国大部分地区。北方地区多采用双层膜温室，南方地区多选用单膜温室。能在可见光0.4微米～0.7微米范围内得到最大光照，层膜充气后，可以形成厚厚的气囊，能有效地防止热量流失和阻止冷空气的侵入，采用双层充气膜后可大大提高温室保温性能，节省运行成本。覆盖材料顶部为聚乙烯无滴长寿膜覆盖，外层防紫外线，内层防集露；四周可以根据用户需要采用聚乙烯无滴长寿膜或聚碳酸酯中空板覆盖。

（2）特点：① 利用空间与传统温室相比，以连栋形式存在

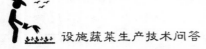

的温室、大棚比传统温室的利用空间是一个亮点，其利用面积远大于传统温室。②管理方面较传统温室更统一、操作更科学、节约时间、提高效率。

31. 连栋温室需要注意的问题有哪些？

（1）连栋日光温室存在不可避免的内部遮阴带。

（2）连栋日光温室适于在坡地建造。

（3）降雪较大的地区要慎重发展连栋日光温室。

32. 连栋温室的降湿方法是什么？

（1）通风换气除湿。通风换气是降湿的好办法。通风必须在高温时进行，否则会引起连栋温室室内温度下降。如果通风时温度下降过快，要及时关闭通风口，防止温度骤然下降使蔬菜遭受危害。

（2）地膜覆盖。采用地膜覆盖可以减少土壤水分的蒸发，是降低室内空气湿度的重要措施。

（3）升温降湿。采用这种方法既可满足蔬菜对温度的需要，又可降低空气相对湿度。当植株长到具有抵抗力时，浇水闭棚升温达30 ℃左右持续1小时，再通风排湿。3至4小时后棚温低于25 ℃时可重复1次。

（4）采用吸湿性良好的保温幕材料。透湿和吸湿性良好的保温幕材料，如无纺布能够阻止棚内表面结露，并可防止露水落到植株上，从而降低连栋温室空气湿度。

（5）自然吸湿。可以利用稻草、麦秸、生石灰等材料铺于行间，吸附水蒸汽或雾，达到降湿目的。

33. 塑料大棚及日光温室常用的覆盖材料有哪些？

薄膜的分类方法主要有两种：一种是基于它们的组成和生产方法，另一种是基于它们的物理性质，如反射率和渗透性。

PVC（聚氯乙烯）薄膜、PE（聚乙烯）薄膜

EVA（乙烯醋酸乙烯酯）薄膜

EVOH（聚乙烯–乙烯醇）薄膜

PP （聚丙烯）（无纺布多采用聚丙烯粒料为原料）

PETP聚酯板

FRP（纤维增强塑料）板

FRA（纤维增强聚丙烯）板（纤维增强复合材料）

PMMA（聚甲基丙烯酸甲酯）有机玻璃

PC（聚碳酸酯）板材

其他几种覆盖材料：反光膜、无纺布材料和网布。抗雾滴、防尘、透湿是其最重要的性能。

农用薄膜大多是由PVC、EVA、EVOH和PP组成。（硬的膜不一定厚，而是本身较硬）PVC薄膜组成软、硬的差别是增塑剂含量。含少于15%的增塑剂的薄膜一般是软的。

34. 农业园区规划的原则有哪些？

（1）前瞻性原则：规划立足当前，科学预测未来，讲求超前性。

（2）示范性原则：示范园在经营过程中注重发挥示范作用，以点带面，从而发挥更大的效益。

（3）市场性原则：以市场为导向，科学合理地进行定位，明确功能、类型、特点及其细分市场，有针对性地开发产品，追求生态环境、社会、经济的整体最佳效益。

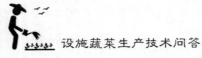

（4）特色性原则：在发展定位、经营方式和景观创造上均应突出特色，增强"生命力"和吸引力。

（5）因地制宜原则：

① 考虑当地的资源条件和生态类型，选择适宜的主导产业和产品，进行开发。

② 充分利用原有基础条件，以减少基础性投资。

（6）可操作原则：

① 功能分区可操作：主题内涵加以区别，连片开发，以保持建设的可操作性。

② 政策上可操作：将规划体现于政府的政策和管理体制中，以保证管理的可操作性。

③ 时间上可操作：采用整体规划、分区开发的序列安排，保证开发的可操作性。

（7）可持续发展原则：体现生态可持续、经济可持续、社会可持续。以"严格保护、科学管理、合理开发、永续利用"为指导方针，实施保护性开发，切实做好生态环境和各类资源的保护，从而实现资源的永续利用及园区的可持续发展。

二、工厂化育苗

1. 工厂化育苗的概念与特点?

概念：工厂化育苗是以先进的育苗设施和设备装备种苗生产车间，将现代生物技术、环境调控技术、施肥灌溉技术、信息管理技术贯穿于种苗生产过程，以现代化、企业化的模式组织种苗生产和经营，从而实现种苗的规模化生产。

特点：

（1）节省能源与资源。工厂化育苗又称为穴盘育苗，与传统的营养钵育苗相比较，育苗效率由100株/平方米提高到700株/平方米～1000株/平方米；能大幅度提高单位面积的种苗产量，节省电能2/3以上，显著降低育苗成本。

（2）提高秧苗素质。工厂化育苗能够实现种苗的标准化生产，育苗基质、营养液等用科学配方，实现肥水管理和环境控制的机械化和自动化。穴盘育苗一次成苗，幼苗根系发达并与基质紧密粘着，定植时不伤根系，容易成活，缓苗快，能严格保证种苗质量和供苗时间。

（3）提高种苗生产效率。工厂化育苗采用机械精量播种技术，大大提高了播种效率，节省种子用量，提高成苗率。

（4）商品种苗适于长距离运输。成批出售，对发展集约化生产、规模化经营十分有利。

2. 育苗温室设计与建设中需要注意哪些问题?

① 与一般栽培温室比较,育苗温室的设计要求没有什么太大的差别,从性能来看,主要要求冬季保温采光性能好,夏季通风降温比较方便。

② 作为长期独立的种苗生产企业,温室的加温以采用热水加温比较方便与经济。提高温室保温性以减少热量损失是育苗温室非常重要的问题。为了提高温室的保温性,应选用遮阴面积小保温性能好的建筑材料。温室的换气分自然换气和强制换气(机械换气),目前99%以上温室都是自然换气。温室方位(指温室屋脊的方向)是温室建设中非常重要的一个问题,尤其是不等斜面温室。双斜面温室、连接式温室以及塑料薄膜大棚一般均以南北延长为宜,使全天内接受光线均匀。

3. 育苗温室的设计有哪些特点?

(1) 大跨度短后坡设计使温室内温光环境更为均匀,且提高了土地的利用率。

(2) 半地下式设计改善了受光面和提高了保温性,秧苗生长一致且健壮。

(3) 前角高弧度设计有利于育苗操作的进行。

(4) 利用温室钢骨架安装喷淋系统和半地下式设计安放育苗床架。

4. 利用日光温室进行现代育苗对温室有哪些要求?

(1) 光环境的要求。

育苗温室的采光量决定于室外太阳直接辐射(直射光)量与育苗温室对直射光的透过率,以及室外太阳散射辐射(散射光）量与育苗温室对散射光的透光率。

光照强度是影响温室内温度等环境的主导因子；光照条件的好坏直接影响育苗温室秧苗的质量。

（2）温环境的要求。

育苗温室内的温度条件是影响秧苗质量最重要的环境因子，它影响着秧苗生长的一切生理变化，秧苗的光合作用、呼吸作用等。它是影响秧苗发育的最敏感因子，是秧苗生命活动最基本的要素。

育苗温室温度白天的变化规律一般是下午13至14时温度最高，之后逐渐下降，盖不透明覆盖物后气温下降速度又变缓，直至次日揭开不透明覆盖物之前降到最低。夜晚温度变化规律一般是无论晴天还是阴天从北到南是逐渐降低的。晴天气温变化幅度要明显大于阴天，而阴天气温变化幅度很缓慢，幅度也很窄。

（3）湿环境的要求。

蔬菜作物尤其是秧苗的生长发育需水量较高，水分供应不足而降低蔬菜生物学产量的积累已成为不争的事实。水是秧苗的命脉，也是其主要组成部分，因此湿度环境的重要性尤为突出。在相对湿度75%～85%时作物净光合速率达到最大。

育苗温室内的湿度环境，主要体现在空气湿度方面。设施内空气相对湿度（RH）变化与设施内温度有关，一般情况下温度高的设施RH低，相反RH高。一天内，早上气温低，RH高。随着温度升高，RH下降，拱圆形温室RH下降快，幅度大。下午RH上升慢，幅度小。

5. 工厂化育苗的场地由哪几部分组成？

工厂化育苗的场地由播种车间、催芽室、育苗温室和包装

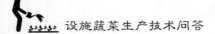

车间及附属用房等组成。

（1）播种车间：播种车间的占地面积视育苗数量和播种机的体积而定，一般面积为100平方米，主要放置精量播种流水线，和一部分的基质、肥料、育苗车、育苗盘等，播种车间要求有足够的空间，便于播种操作，使操作人员和育苗车的出入快速流畅，不发生拥堵。同时要求车间内的水、电、暖设备完善，不出故障。

（2）催芽室：催芽室设有加热、增湿和空气交换等自动控制和显示系统，室内温度在20℃～35℃范围内可以调节，相对湿度保持在85%～90%范围内，催芽室内外、上下温湿度在误差允许的范围内相对均匀一致。

（3）育苗温室：大规模的工厂化育苗企业要求建设现代化的连栋温室作为育苗温室。温室要求南北走向、透明屋面东西朝向、保证光照均匀。

（4）包装车间及附属用房：主要用于种苗的分级及分装工作。

6. 育苗场地的选择需要注意哪些问题？

（1）地理位置最好选地势平坦开阔的地方建温室，也可以选坐北向南坡度在10度以下的缓坡地。

（2）应避开风口，选择背风向阳的地方或虽迎风但有屏障的地形。

（3）远离污染区。

（4）选择尽量靠近水源地。

（5）要选架线方便，保障电力供应的地方建设。

（6）运输方便。

7. 果菜幼苗生长发育有哪几个阶段?

（1）发芽期：胚根伸出种皮——第一片真叶顶心（从生理角度确定的临界标准）。发芽期指整个种子发芽与幼苗出土过程。真叶顶心是一个重要的临界期，标志着幼苗自养的开始。

（2）基本营养生长期：第一片真叶顶心——花芽开始分化。时间不长（一般为20至30天），但却非常重要。这是整个幼苗生长发育的奠基阶段。

（3）营养生长与生殖发育并进期：花芽开始分化——开始现蕾。结果期，营养生长与生殖发育并行状态比较明显，容易引起栽培者的注意与重视。幼苗期，长时期见营养生长不见生殖发育，易忽视二者平衡调节。

8. 怎样保证育苗播种质量?

（1）装好盘。穴盘播种时，装入配制好的营养土，但不能装得过满，要留下播种后盖土的深度。用纸筒、塑料筒、塑料钵直接播种者，把装好床土的筒、钵摆放在苗床上，准备播种。

（2）浇足底水。装盘后一定要浇透，浇水后可以用细树枝或竹签在各个部位插一下，如果谁浇透了则插签很顺利，如未浇透，插签不顺利，且在拔签时还能把表面湿土带起来，存在这种情况还应当适当补浇。

（3）掌握播种技术。小粒种子的蔬菜在催芽"露白"时就播种，瓜类种子较大，可催长芽播种，但芽长一般不宜超过1cm。像茄子、辣椒等出芽不齐和浸种易"水鼓"的冬瓜、角瓜等，也可干籽直播，其出苗整齐度有时比催芽的效果还好。瓜类种子点播时，应把种子平放在穴盘内，千万不要立插种子，防止出苗"戴帽"（将种皮顶出土面，并夹住子叶）。

（4）盖匀种子，铺膜增温保湿。播种后立即覆盖好种子，防止晒干芽子和底水蒸发。盖土厚度依不同蔬菜种子大小而不同，一般为0.5厘米~1.0厘米。盖土过薄，床土易干，易出苗"戴帽"；盖土过厚，出苗延迟。如播种加盖药土，应先撒药土，后加床土到一定厚度。盖土后应立即用地膜或其他废旧薄膜覆盖床面或育苗盘、育苗钵，增温保湿，至种芽拱土时立即撤掉。

9. 机械化育苗的目的以及实现条件有哪些？

（1）机械化育苗的主要目的：节约劳力、种子及其他生产资料；作业及时，保证育苗程序按计划实施；提高作业质量，特别是一些人工难以做到的操作环节，如精量播种、自动均匀喷水等。

（2）实现机械化作业是有条件的：要求更多的资金及能源的投入，高大的厂房以及符合机械化生产要求的温室等设施的建设及与之相配套的生产流程与技术。

10. 实现机械化育苗需要哪些设备？

（1）培养土配制的机械系统。

（2）种子丸粒化机械。

（3）制钵机械系统。

（4）播种机械系统。

（5）喷水、喷药、喷肥机械。

（6）移植机械。

（7）育苗盘或育苗钵运送机械或传送带。

（8）土壤消毒机械或设备。

（9）秧苗启动机械。

（10）秧苗包装及运输机械。

11. 温室物联网在温室育苗中的主要功能有哪些？

实时监测功能、远程控制功能、查询功能、警告功能。

12. 种苗的分级标准有哪些？

优级运贮苗：子叶发育正常，无黄化、无萎蔫。

1级运贮苗：子叶发育正常，有部分子叶（10%）发黄萎蔫但不脱落。

2级运贮苗：子叶变黄（10%），少量脱落（10%）。

3级运贮苗：子叶全部发黄，大部分子叶（70%左右）脱落。

3级苗以外应视为等外苗。

13. 如何选用当地或供苗地区适宜的蔬菜品种？

既要充分发挥优良品种的生产潜力，又必须良种良法配套。必须选用适合供苗地区的蔬菜品种，蔬菜品种选择原则：

（1）选用适宜生态型的品种。

（2）选生长期长短适宜的品种。

（3）按栽培季节选定蔬菜品种。

（4）按栽培条件和栽培方式选定品种。

（5）选用抗逆性较强的品种。

（6）按产品用途和消费习惯选定蔬菜品种。

14. 进行蔬菜引种时应注意什么问题？

（1）了解栽培性状及经济性状。

（2）了解主栽地区的自然条件。

（3）明确栽培技术要点。

（4）进行2至3年试种。

15. 蔬菜种苗企业的特点有哪些?

（1）蔬菜种苗企业是一个直接为农业生产服务的企业。这就要求企业的计划性很强，任务分解得清楚，责任落实得可靠。

（2）蔬菜种苗企业的基本原料和生产的产品都是有生命的东西，不但需要一定的符合要求的环境条件，而且还要注意防止不良环境对其造成的威胁。

（3）蔬菜种苗企业规模太小，效益不大，规模太大，难以管理，有时照顾不到，就会出现问题。

16. 如何改善育苗温室内的光照条件?

（1）提高透光性能：

① 提高覆盖材料的透光量（保持干净、消除水滴、用无滴膜、双层膜）。

② 确定合理的屋面角度（尽可能使玻璃屋面与地面的角度大一些；温室东西向，大棚南北向）。

③ 选用遮光小的建筑材料。

④ 改革耕作方式（东西栋可修成梯田、搭架子）。

（2）利用反射光：室内涂白色、挂反光镜、反光膜。

（3）人工补充光照。

17. 水肥一体化技术在育苗方面有哪些优点?

水肥一体化概念：是借助压力系统（或地形自然落差），将可溶性固体或液体肥料，按土壤养分含量和作物种类的需肥规律和特点，按比例配兑成的肥液与灌溉水一起，通过可控管道系统定时、定量提供给作物根系。

水肥一体化技术优点：肥效快，养分利用率提高。可避免肥料施在较干的表层易引起的挥发损失、溶解慢，最终肥效发挥慢的问题；尤其避免了铵态和尿素态氮肥施在地表挥发损失的问题，既节约氮肥又有利于环境保护。

18. 育苗时应用基质的基本原则有哪些？

（1）提倡采用复配基质。

（2）采用商品性基质（稳定来源、长期适用性、稳定的产品质量）。

（3）基质质量即理化性质适合作物生长（通气和保水性、pH、无毒性等）。

（4）复配应考虑基质的生物学性状（有机物、碳氮比等）。

（5）不同基质特性不同，在应用上应该有所区别。

（6）选用基质必须方便、廉价、来源可靠。

19. 适于蔬菜育苗的常用营养液配方有哪些？

所有配方单位均为毫克/升。

配方一：尿素450、磷酸二氢钾500、硫酸镁500、硫酸钙700、硼酸3、硫酸锰2、钼酸钠3、硫酸铜0.05、硫酸锌0.22、螯合态铁40。

配方二：硝酸钙950、硝酸钾810、硫酸镁500、磷酸二氢铵155、外加配方一中的6种微量元素。

配方三：复合肥（氮15磷15钾12）2000、硫酸钙500、外加配方一中的6种微量元素。

配方四：硝酸钾411、硝酸钙959、硫酸铵137、硫酸镁548、磷酸二氢钾137、氯化钾外加配方一中的6种微量元素。

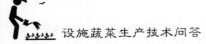

配方五：硝酸钙950、磷酸二氢钾360、硫酸镁500、外加配方一中的6种微量元素。

配方六：硫酸镁500、硝酸铵320、硝酸钾810、过磷酸钙1160、外加配方一中的6种微量元素。

20. 配置营养液的注意事项？

（1）营养液配方应简单。

（2）营养全面均衡。

（3）防止沉淀的发生低成本。

（4）配制营养液的水质、适宜的pH值4.5～6.5，最适宜pH值5.5～6.5，来源方便。

21. 播种前需要对种子进行哪些处理？

种子消毒处理、清水浸种处理、催芽、胚芽锻炼、干热处理、促进发芽的药剂处理、微量元素处理、低温处理、打破种子休眠的处理、春化处理。

22. 什么叫徒长苗和老化苗？如何防止？

徒长苗的形态特征是根系不发达、茎细、节间长、叶薄、色淡，定植后缓苗慢，易落花，抗逆性差。这类果菜秧苗花芽分化及发育不好，定植后秧科发育差，难以早熟与丰产。造成秧苗徒长的主要原因是高温高湿，光照不足或幼苗拥挤。在上述不良条件下若浇水量过大，会使苗子徒长。防止苗子徒长可采取以下措施：（1）根据各种蔬菜对温度要求，及时放风。特别是控制夜温不能过高；（2）要保持玻璃面和塑料薄膜面清洁，尽量增加光照强度和延长光照时间；（3）要及时分苗，保证所需的营养面积，防止秧苗拥挤；（4）氮肥施用量不能过量，注意氮、磷、钾肥配合使用。在防止秧苗徒长时，应积极创造培育壮苗的环境条件，不应采取"干旱蹲苗""多次移植"等不合理措施来片面抑制秧苗正常生长，因为这些办法即使控制了秧苗的"拔高"生长，最终也只能培育出"瘦弱苗"，而不易壮苗。

老化苗的形态特征是苗体小，根系老化、茎矮但不粗壮、节间虽短但叶片且叶色发暗、硬脆而无韧性，有的秧苗如黄瓜还容易出现"花打顶"现象。这类秧苗直观上的特征是"小老苗""僵巴苗"，缺乏活力与生气。定植后发棵慢，产量低，也易早衰。在生产上，不少人对老化苗的危害性认识不足，甚至还有人把老化苗误认为是不徒长的好苗，给生产上造成不应有的损失。造成老化苗的主要原因是育苗期过长、蹲苗过火或蹲苗方法不当，如多次移植、干旱蹲苗以及长期过度低温等。我们不仅要认识到老化苗的危害，而且要改变某些传统育苗技术中不恰当的措施，防止老化苗的发生：（1）育苗期不要过长，要创造条件使秧苗正常生长去达到预定的苗龄，而不是靠过多地延长育苗期，虽然这两种途径都可满足达到一定的积温数，但秧苗质量都有明显差别；（2）在育苗期间应按不同种类秧苗的特性保证其正常生长所需求的适宜温度，长期处于低温下育苗，秧苗活力差，容易形成老化苗；（3）水分管理不当是生产上出现老化苗的常见原因。有这么一种看法，要控制秧苗徒长必须控水，特别对番茄、甘蓝等易徒长的蔬菜更应严格控制。这种看法有一定道理，但不完全正确。在夜温高，秧苗拥挤、光照弱的条件下大量浇水会促使秧苗徒长，保证秧苗生长以必要的水分，不仅会造成徒长，也是培育秧苗的必备条件，水分不能控制太严，否则，很容易形成老化苗而降低秧苗质量。

23. 育苗中边际效应的症状、发生原因及防治措施有哪些?

症状：发生边际效应则穴盘中央的苗生长较快，而周围的苗则生长较慢。

发生原因：边际效应是由于穴盘边缘透风性好，水分蒸发得快，导致幼苗缺水，引起生长缓慢，而苗也越来越小。

防治措施：边际效应在浇水之后，发现穴盘外部的基质干燥，应及时补水。

24. 烧根的症状、发生原因以及对策有哪些?

症状：根尖发黄，须根少而短，不发或很少发出须根，但秧苗拔出后根系并不腐烂，茎叶生长缓慢，矮小脆硬。

发生原因：（1）营养液浓度过高；（2）采用未腐熟的有机肥配制基质。

防治方法：（1）育苗过程中，浇2次~3次营养液浇1次清水；（2）采用固定营养液配方。

25. 叶片黄化、白化和斑化的表现和特点、原因及对策有哪些?

表现和特点：叶片部分或全部变黄、变白、干枯或形成斑点状的黄化、干枯，引起植株生长迟缓，严重的导致苗期死苗。

原因及对策：（1）温度过高，强光直射灼伤；（2）高温放风过猛，冷风闪苗失绿造成叶片白斑；（3）基质中氮肥严重缺损时造成心叶黄化；（4）基质酸碱度不适和盐分浓度超标，真叶叶缘形成黄化；（5）出现病毒病或蚜虫刺吸叶片时会在真叶叶片上形成黄绿相间的斑纹；（6）补施叶面肥时，喷施浓度过大，之后没有及时用清水清洗叶片，也会造成叶片灼烧黄化。

26. 育苗过程中发生猝倒病的表现和特点、原因及对策有哪些？

表现和特点：由鞭毛菌亚门腐霉菌浸染所致，幼苗出土前染病造成烂种、烂芽，出土后染病则表现病斑绕茎一周使茎萎缩成线状，幼苗折倒在地。

原因及对策：种子和基质带菌、湿度大和温度过高或过低是发病的条件，要做好基质和种子的消毒，加强苗床管理，一旦发病，可用药剂及时喷洒或最好灌根处理。

27. 育苗过程中发生病毒病的表现和特点、原因及对策有哪些？

表现和特点：植株矮化，叶片斑驳花叶，严重者叶片皱缩畸形，植株生长停滞。

原因及对策：严把种子质量关，干热等方法处理种子，或用10%磷酸三钠浸种20至30分钟。防止高温干旱，控制蚜虫等措施。

28. 育苗过程中发生白粉病的表现和特点、原因及对策有哪些？

表现和特点：初期在叶片正、背面出现近圆形白色小粉点，或白色丝状物，以叶面居多，后逐渐扩展连接形成边缘不明显的连片白粉，严重时整个叶片布满白粉，病叶变黄变脆最后枯死。

原因及对策：在高温干旱与高温高湿交替出现时极易流行；应加强环境管理如加强通风透光和肥水管理，保持环境洁净，另外可用药剂防治。

29. 育苗过程中发生红蜘蛛的表现和特点、原因及对策有哪些？

表现和特点：成螨和若螨群集在叶背常结丝成网，吸食汁液，被害叶片初始出现白色小斑点，后退绿为黄白色，严重时发展为锈褐色，似火烧状，俗称"火龙"。

原因及对策：农事操作时，可由人或农具传播。预防应从早春起就应不断清除育苗场所周围的杂草，可显著抑制其发生。夏秋育苗，如遇高温干旱天气，应及时灌水。

30. 育苗过程中发生白粉虱的表现和特点、原因及对策有哪些?

表现和特点：成虫和若虫群集在叶片背面吸食蔬菜植株的汁液，受害叶片退绿变黄、萎蔫、严重时全株枯死。

原因及对策：防治方法除了要求将育苗温室与栽培温室隔离一定距离外，育苗温室在育苗前应彻底清除残株、杂草，育苗过程中要在通风口加上尼龙纱网，也可在温室内张挂镀铝反光幕或药剂防治。

31. 怎样预防高、低温对蔬菜生育的危害?

（1）预防高温对秧苗的危害。在保护地内播种除了采用遮阴办法外，还可往玻璃或棚膜上喷水，下面用棚膜隔开降低温度；如果是砂性土壤，播种出苗后在早晨或晚上往苗床浇井水；在井中或其他冷凉的地方将芹菜、莴苣等催芽后再播种，或采用药及时处理等。

（2）预防低温对蔬菜秧苗的危害。喜温暖的果菜春季露地育苗时，在播种期选择上应选出苗后已经终霜。如果出苗后遇到寒流预报有霜时，要临时覆盖，比如采用塑料薄膜、遮阳网等临时覆盖在苗床北侧夹风障等。越冬蔬菜在苗上冻前浇封冻水和粪稀，除有预防干旱的作用外，对防止冻害同样起作用。

（3）预防低温对蔬菜植株的危害。定植前对秧苗进行低温炼苗；适时定植，不能在定植后使蔬菜遭受不能忍受的低温，果菜幼苗要在终霜后定植；用温室、拱棚、风障等保护地栽培；早熟栽培或秋延后栽培应该用应选用耐低温品种；用熏烟的方法防止早霜或晚霜的危害。菠菜、大葱、韭菜地等铺沙或马粪等提高地温；果菜定植后如预报有霜冻，又没条件用御寒物覆盖时，可将苗轻轻压倒在一侧，用土稍埋，霜后轻轻扒出，注意不要折断茎。

32. 成品苗进行贮运时对包装有什么要求？

（1）秧苗育成后，应及时包装运输。

（2）运输秧苗的容器应有一定的强度，能经受一定的压力与路途中的颠簸。

（3）远距离运输时，每箱装苗不宜太满，装车时既要充分利用空间，又必须留有一定的空隙，防止秧苗呼吸热的伤害。

33. 研究秧苗保鲜剂的意义是什么，有哪些常用的保鲜剂？

研究意义：研究保鲜剂在于使得秧苗运贮过程中得到最佳的保鲜效果。另外，开发新的技术产品，使得秧苗运贮过程中得到最佳的保鲜效果。秧苗运贮中质量降低实质上是在逆境环境下产生"生理性衰变"的结果。除了改善秧苗运贮环境及产前的育苗技术外，采用一些现代技术，特别是具有抗逆作用的非化学药剂进行处理，对提高秧苗质量保持效果会有一定的作用，应该挖掘这方面的潜力。

常用保鲜剂：富里酸、基因活化剂、施特灵等；

特点：无毒害、无残留、多功效、活性高、用量少、成本低。

34. 为什么说番茄秧苗运贮中"胁迫性生理衰变"是一种短暂而急剧的可逆性生理变化?

从秧苗贮运试验各个指标的变化规律上看,非常类似植株衰老的症状,但并不是正常的衰老,而是一种在特殊环境下的"生理性衰变"。与植物正常的衰老比较,"生理性衰变"具有以下特征:

(1)主要是由于外因即运贮过程中秧苗正常生长发育的环境条件(温、光、水、肥)的急剧改变而引起的变化,而正常的衰老主要是由于内因即植物本身的生理衰退而产生的变化。

(2)这种变化是由于环境的急剧改变而产生的"胁迫性"变化,即使与生理性衰老症状相似,生理机制完全不同。

(3)衰老是导致死亡的一系列恶化过程,具不可逆性,而"胁迫性衰变"虽然生理上受到一定程度的伤害,但与生理性衰老比较,只要环境恢复正常,植株"衰变"症状的恢复性较好,在一定可以耐受的时间内,不至于产生"致死性"改变。

35. 成品苗运输前需要做哪些准备?

(1)运前处理:较远运输,须对秧苗进行保鲜药剂(乙烯利、糖液、施特灵、基因活化剂、富里酸、KH-841等)处理,防止水分过度蒸发及根系活力减退,增强缓苗力。

(2)根系保护:运输时,可以带盘运输(穴盘育苗),但运输量较小;也可不带盘运输,应密集排列,防止因基质散落而造成根系散落。

(3)秧苗包装:秧苗育成后,应及时包装运输。包装容器应有一定的强度,每箱装苗不宜太满,装车时既要充分利用空间,又需留一定空隙,防止秧苗呼吸热的伤害。

（4）运贮工具选择：运贮工具的选择主要根据运贮距离和条件确定。远距离运贮秧苗必须配套有专门调温、调湿车。

36. 如何选用适合本地栽培的蔬菜品种？

（1）选用适宜生态型。同一蔬菜种类长期在不同气候、地理条件下栽培往往形成不同生态型，一个生态型包括若干品种又称品种群。大白菜、萝卜、黄瓜、茄子、普通洋葱、韭菜等主要蔬菜都有不同生态型。由于不同生态型的品种生长发育要求的环境条件有差别，在气候、地理条件差别较大的地区间相互引种往往难以得到较好的栽培效果，所以在选择品种时应注意选适于本地区自然条件下生育的生态型。

（2）选生长期长短适宜的品种。不同蔬菜种类和生态型中都有生长期长短不同的早、中、晚熟品种，各地适于该种蔬菜生育的时间长短也差别很大。必须根据当地适于某种蔬菜正常生长发育的天数，对照品种生长发育所需要的日数来选定生长期适合的品种。尤其在生长期短的寒冷地区，更不适于选用生长期偏长的品种。

（3）按栽培季节选定蔬菜品种。在双主作和一年三茬以上地区，同一种蔬菜一年可栽培两茬以上。全年从春到冬气候条件变化很大，一些主要蔬菜往往又都形成了不同季节型品种，如大白菜品种有春型、夏秋型和秋型之分，萝卜品种有四季萝卜、春萝卜、夏萝卜和秋冬萝卜四种类型，黄瓜品种分春黄瓜、夏黄瓜和秋黄瓜三个季节型，芸豆品种有春夏型和夏秋型，等等，不同栽培季节，都应注意选用与季节型相适应的品种。

（4）按栽培条件和栽培方式选定品种。当土壤肥沃肥水条件又较好，应选用耐肥、喜水的较大型高产品种；相反，可以选用耐贫瘠、较耐旱的小型优质品种；蔬菜保护地栽培多为提

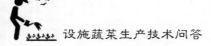

早、延晚和越冬栽培，应尽量选用耐低温、耐弱光、耐湿性和耐肥性较强的品种。

（5）选用抗性较强的品种。不良环境条件和病害对蔬菜生育、产量和品质威胁很大，为了确保栽培成功，应根据当地出现的不良环境条件和主要病害，有针对性地选用抗病性较强的蔬菜品种。

（6）按产品用途和消费习惯选定蔬菜品种。蔬菜产品有的就近鲜食上市、有的向外地运销，还有专供贮藏和加工原料，在选定品种时，除了要考虑丰产性、营养品质和食用品质优良外，特殊用途还有不同着重点。以外销为主者主要应考虑耐运性要好，供贮藏者贮藏性要强，用于生产加工原料者加工性状要好；由于各地消费习惯不同，对同一种类的蔬菜产品的形状、颜色和风味等要求有很大差别，在选定品种时，必须要考虑销售地的习惯要求，如果这些性状不对路，很可能滞销。

三、设施园艺常见问题

1. 什么是设施园艺?

设施园艺是指在不适宜园艺作物（菜、花、果）生长发育的寒冷或炎热季节，利用保温、防寒或降温、防雨设施、设备，人为地创造适宜园艺作物生长发育的小气候环境，不受或少受自然季节的影响而进行的园艺作物生产，称之为设施园艺。又称"不时栽培""反季节栽培""错季栽培""保护地栽培"等。

2. 设施园艺作物栽培的特点有哪些?

（1）高投入。

（2）高技术含量。

（3）高品质。

（4）高产量。

（5）高效益。

3. 植物根系吸水的主要部位是哪里?

吸水部位主要在根的尖端，从根尖开始向上约10毫米的范围内，包括根冠、分生区、伸长区和根毛区，其中以根毛区的吸水能力最强。

4. 植物根系吸水的方式有哪些?

（1）主动吸水：由根的代谢作用而引起的植物吸水现象。吐水与伤流是根系主动吸水的外在表现。主动吸水的动力是根压。

（2）被动吸水：由于植物地上部的蒸腾作用所引起的吸水现象。被动吸水的动力是蒸腾拉力。

5. 水分在植物体内有哪些运输途径?

土壤→根毛→根的皮层→根的中柱→根的导管→茎的导管→叶的导管→叶肉细胞→叶细胞间隙→气孔下腔→气孔→大气。

6. 植物的光合作用有什么重要意义?

（1）把无机物转变成有机物：地球上的自养植物每年同化 $2×10^{11}$ 吨碳素，其中地球60%由陆生植物同化，其余40%来自浮游植物同化。地球上几乎所有的有机物质都直接或间接地来源于光合作用。

（2）把太阳能转化成化学能：据估计，每年绿色植物通过光合作用所同化的太阳能是全球能量消耗的10倍。

（3）维持大气中氧气和二氧化碳的相对平衡：绿色植物在吸收二氧化碳的同时每年也释放出约 $5.35×10^{11}$ 吨氧气，使大气中的氧气含量能维持在21%左右。

7. 可以通过哪些途径提高作物的光合产量?

（1）增加光合面积：合理密植；改变株型。

（2）延长光合时间：提高复种指数；延长生育期；补充人工光照。

（3）提高光合效率：通过培育高光效品种，控制光照、二氧化碳、温度、水分、矿质营养等条件，提高光合效率。

8. 生长素类物质在设施农业上有哪些应用？

（1）促进插枝生根。

（2）促进结实，防止落果。

（3）延迟器官脱落。

（4）促进开花。

（5）延长休眠。

（5）控制瓜类性别。

（6）除草。

9. 天然存在的以及人工合成的生长素类物质都有哪些？

天然存在的生长素类物质：吲哚乙酸（IAA）、吲哚丁酸（IBA）、苯乙酸、4-氯-吲哚乙酸、苯乙酸胺、对羟基苯乙酸、吲哚乙腈。

人工合成的生长素类物质：吲哚丙酸（IPA）、吲哚丁酸（IBA）、萘乙酸（NAA）、2,4-二氯苯氧乙酸（2,4-D）、2,4,5-三氯苯氧乙酸（2,4,5-T）、4-碘苯氧乙酸（增产灵）。

10. 赤霉素在设施生产中有哪些应用？

（1）促进营养器官（茎、叶）生长。

（2）促进抽薹和开花。

（3）打破芽及种子的休眠。

（4）促进雄花分化。

（5）诱导单性结实。

（6）防止花果脱落。

11. 乙烯在设施生产中有哪些应用？

主要是使用乙烯利。
（1）果实催熟。
（2）促进开花和改变性别。
（3）促进次生物质排出。
（4）促进种子萌发。

12. 什么是植物生长抑制剂，常见的植物生长抑制剂有哪些？

植物生长抑制剂：指抑制植物顶端分生组织生长，使植物丧失顶端优势的化合物。（外施赤霉素不能逆转这种抑制反应）

常见的植物生长抑制剂：茉莉酸、三碘苯甲酸、整形素等抗生长素类物质。

13. 什么是植物生长延缓剂，常见的植物生长延缓剂有哪些？

植物生长延缓剂：指主要抑制植物的亚顶端区域（近顶端分生组织的区域）的细胞生长的化合物。（外施赤霉素能逆转这种抑制反应）

常见的植物生长延缓剂：矮壮素、比久和多效唑等抗赤霉素类物质。

14. 南北引种时需要考虑哪些问题？

（1）对于短日植物：
①从北往南引种时，如需要收获籽实，应选择晚熟品种。
②从南往北引种时，则应选择早熟品种。

（2）对于长日植物而言：

①从北向南引种时，开花延迟，生育期变长，宜选择早熟品种。

②从南往北引种时，应选择晚熟品种。

15. 冷害的概念与症状有哪些，有哪几种类型？

（1）冰点以上的低温对植物造成的伤害，称为冷害，冰点以上的低温也叫作冷胁迫。植物对冰点以上低温的适应或抵抗能力,称为抗冷性。

（2）根据植物对冷害的反应速度，可将冷害分为：

①直接伤害：是指植物受低温影响后几小时，至多在1天之内即出现伤斑，禾本科植物还会出现芽枯、顶枯等现象，说明这种影响已侵入胞内，直接破坏原生质活性。

②间接伤害：指由于引起代谢失调而造成的伤害。低温后植株形态上表现正常，至少要在几天后才出现组织柔软、萎蔫，这些变化是代谢失常后生理生化的缓慢变化而造成的，并不是低温直接造成的。

16. 提高植物抗冻性的途径有哪些？

（1）抗冻锻炼：植株含水量降低，束缚水与自由水的比值增大，细胞膜和原生质抗脱水能力增强；不饱和脂肪酸含量增大，膜脂相变温度降低；保护性物质积累，例如可溶性糖、可溶性蛋白、脯氨酸、甜菜碱等，可保护膜结构，防止蛋白质变性，降低渗透势；脱落酸含量升高，生长素和赤霉素含量降低。

（2）化学调控：在冰冻到来之前，用生长延缓剂（CCC，B9、PP333、S3307）处理可提高植物的抗冻性。

（3）农业措施：增施磷肥和钾肥。

17. 什么是旱害，有哪些类型?

（1）陆生植物最常遭受的环境胁迫是缺水，当植物耗水大于吸水时，就使组织内水分亏缺。过度水分亏缺的现象，称为干旱。

旱害是指土壤水分缺乏或大气相对湿度（RH）过低对植物造成的危害。

（2）类型：

土壤干旱：土壤中可利用的水分不足$-8 \sim 15 \times 10^5 pa$。

大气干旱：RH过低（10%~20%以下）。

18. 提高作物抗旱性的途径有哪些?

（1）抗旱锻炼：将植物处于一种致死量以下的干旱条件中，让植物经受干旱磨炼，可提高其对干旱的适应能力："蹲苗""搁苗""饿苗""双芽法"。

通过这些措施处理后，植株根系发达，保水能力强，叶绿素含量高，干物质积累多，抗逆能力强。

（2）化学诱导：用化学试剂处理种子或植株，可产生诱导作用，提高植物抗旱性。如用0.25%氯化钙溶液浸种20小时，或用0.05%硫酸锌喷洒叶面都有提高植物抗旱性的效果。

（3）矿质营养：合理施肥可使植物抗旱性提高。磷肥、钾肥能促进根系生长，提高保水力。铜能显著改善糖与蛋白质代谢，在土壤缺水时效果更为明显。

（4）生长延缓剂与抗蒸腾剂的使用：脱落酸可使气孔关闭，减少蒸腾失水。矮壮素、比久等能增加细胞的保水能力。

合理使用抗蒸腾剂也可降低蒸腾失水。

19. 什么叫盐害？

土壤中可溶性盐过多对植物的不利影响叫盐害。植物对盐分过多的适应能力称为抗盐性。

若土壤中盐类以碳酸钠和碳酸氢钠为主时，此土壤称为碱土；若以氯化钠和硫酸钠等为主时，则称其为盐土。

20. 提高作物抗盐性的途径有哪些？

（1）种子在一定浓度的盐溶液中吸水膨胀，然后再播种萌发，可提高作物生育期的抗盐能力；以在培养基中逐代加氯化钠的方法，可获得耐盐的适应细胞，适应细胞中含有多种盐胁迫蛋白，以增强抗盐性。

（2）改良土壤，培育耐盐品种，使用生长调节剂等都是从农业生产的角度上抵抗盐害的重要措施。

21. 不同蔬菜种类对温度有什么要求？

（1）耐寒性蔬菜：不结球白菜、甘蓝、菠菜、香菜、芹菜等属此类。这类蔬菜耐寒性很强，对 0 ℃、甚至-1 ℃～-2 ℃低温也能适应，能抵抗短期-10 ℃寒冷，生长适温为 13 ℃～16 ℃，超过 20 ℃不适合生长。个别蔬菜如越冬的尖叶菠菜根株可耐-30 ℃低温。

（2）半耐寒性蔬菜：包括结球白菜、萝卜、胡萝卜、花椰菜、马铃薯、蚕豆、豌豆等。不能长期忍耐-1 ℃～-2 ℃的寒冷，生长适温为 16 ℃～19 ℃，与耐寒性蔬菜相近。在产品形成期，温度超过 23 ℃则生长不良。

（3）耐寒而适应性广的蔬菜：主要包括葱蒜类及多年生蔬菜。生长适温范围较广，耐寒力与耐寒性蔬菜相同，甚至地下

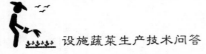

部能忍耐更低温度如韭菜、大葱在 -30 ℃低温下也能露地越冬，而耐热力却远高于以上两类，生育最适温度为 19 ℃～22 ℃，温度达 26 ℃以上时同化作用才开始减弱。

（4）喜温性蔬菜：包括茄果类、黄瓜、南瓜以及除蚕豆、豌豆以外的豆类蔬菜，除马铃薯以外的薯芋类及一部分多年生和水生蔬菜。这类蔬菜不耐寒，在短期 0 ℃低温下就死亡，生长适温为 22 ℃～25 ℃，30 ℃以上时生育较差。

（5）耐热性蔬菜：包括西瓜、甜瓜、丝瓜、冬瓜、苦瓜、蛇瓜等耐热的瓜类蔬菜以及豇豆、刀豆和一部分水生蔬菜。生长期间要求高温，耐热性强，生长适温为 25 ℃～28 ℃，在 30 ℃时同化作用旺盛，40 ℃时同化作用仍然较旺盛。

22. 不同蔬菜对光照强度有什么要求？

（1）强光性蔬菜：大部分瓜类和茄果类，如西瓜、甜瓜、南瓜、黄瓜、番茄、茄子等，还有芋头和喜温性豆类，要求强光照，在弱光下生长不良。

（2）中光性蔬菜：白菜类、根菜类及葱蒜类蔬菜属此类，如白菜、甘蓝、萝卜、葱、蒜等，总之，这一些营养贮藏器官为产品的蔬菜。

（3）弱光性蔬菜：以散叶为产品器官的绿叶菜类，如菠菜、韭菜、芹菜、香菜等，有一定程度耐弱光能力，但在强光下也能生长良好。

23. 设施作物对土壤条件有什么要求？

（1）土壤理化性状（主要指标）：

质地在沙壤和中壤之间，耕作层土壤质地剖面差异小，腐植质（有机质）含量>1.5%，容重在 1.1 克/立方厘米～1.3 克/立方厘米之间，总孔隙度不低于50%~55%，土壤的透水保水性能良好。速效氮含量不低于10千克/亩，磷、钾含量亦较丰富，pH为中性或微酸性。

概括起来：土层深厚，土质松软，土壤肥沃（有机质含量高）。

（2）土壤通气条件：

通气条件不好时，氧气含量较低（5%以下），二氧化碳含量升高。土壤孔隙度小，底层二氧化碳>10%，对根系的发育、对种子的发芽产生很大的抑制。

（3）土壤酸碱度：

适宜：微酸性至中性（pH6.0~6.8）的土壤。

酸性土中缺乏磷、钙、镁、钼，过多的是锰、铝。

碱性土中缺乏铁、锰。

（4）土质：

沙性强土壤：空隙度大，通气性好，春季温度上升快，适合早熟栽培。适于种植生长期短的速生蔬菜和根系发达、吸肥力强的蔬菜（西瓜、南瓜、甜瓜、冬瓜）。

偏黏性土壤：空隙度小，通气性差，春季地温上升慢，肥料分解也慢，蔬菜成熟晚，不适于早熟栽培。

24. 作物生理性干旱的原因有哪些？

（1）土温低：果菜类在9℃~11℃时就发生生理干旱。

（2）空气湿度低：空气湿度低，失水大于吸水，补充不上，温室中常见。

（3）根系损伤：根系吸收能力降低，吸水差。

（4）土壤溶液浓度过高：造成水势差，严重时，水外渗。

25. 设施作物产期调控措施有哪些？

光周期处理、温度调节、化学调节（赤霉素、吲哚乙酸、细胞分裂素、乙烯利、植物生长延缓剂）、栽培措施调节、设施栽培、栽培茬口、栽培品种、修剪措施、肥水控制。

26. 蔬菜发育有哪些类型？

（1）一年生蔬菜：当年开花结实，可以采收果实和种子。茄果类、瓜类、豆类。

（2）二年生蔬菜：播种当年为营养生长，第二年抽薹开花、结实。白菜类、甘蓝类、肉质根类。

（3）多年生蔬菜：一次播种后，可采收多年。黄花菜、石刁柏。

（4）无性繁殖：从块茎或块根到块茎或块根过程，基本都是营养生长。马铃薯、姜、芋头。

说明：各个类型不是绝对的，如菠菜、白菜等如在春天种植，经历低温后，当年可抽薹开花。

27. 温度逆境对蔬菜生长发育有什么影响？

（1）高温的影响：

种子发芽不良，种子发芽有适温范围，高或低生育滞缓。

喜冷凉蔬菜结实不良。

芸豆、番茄等落花率增加。

早期抽薹，如莴苣。

贮藏器官形成不良，如甘蓝、大白菜、萝卜。

品质下降，如马铃薯、南瓜淀粉下降，叶菜、果菜糖分降低、叶菜纤维增加。

（2）低温的影响：

生长迟缓。

促进早期抽薹，是二年生未熟抽薹主要因子。

落花落果，影响果菜正常授粉受精。

寒害及冻害。

28. 光周期对蔬菜生长有哪些作用?

（1）对叶菜抽薹的影响：

白菜类蔬菜通过春化后，开花早晚与日照长短有关，与温度关系较大（高温阻碍光周期效应）。

甘蓝花芽分化基本不受光照时间影响，仅对抽薹、开花有影响，在长日下稍促进芹菜花芽分化：低温，首位因素，日长，第二位，花芽分化后，温度越高，抽薹越快，日照越长，抽薹越早。

菠菜：长日照促进花芽分化和抽薹，低温并非必不可少。

（2）对鳞茎膨大的影响：

洋葱、大蒜鳞茎形成需要有长日照的刺激：试验表明，只要日长足够，鳞茎就能形成，光强起重要作用。

（3）对瓜类蔬菜性型分化的影响：

黄瓜：一般品种在短日照下利于形成雌花，但也有例外；光期与暗期必须周期性循环，处理的循环周期越多，诱导的雌花越多。

29. 光质对设施蔬菜生长发育有哪些作用?

（1）对茄果类蔬菜的影响：出苗后对光谱有选择性反应。

番茄：蓝光、红光下发育快，蓝光加红光能提高红光效率。

茄子：日光、红光下发育比在蓝光、绿光下快。

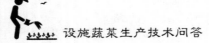

辣椒：蓝光下颜色最好，株型紧凑，绿光下仍生长较好，红光叶色发白、脱落。

（2）对洋葱鳞茎形成的影响：红光抑制鳞茎形成，远红光及蓝光诱导鳞茎发生。

为了鳞茎形成，必须具有包括远红光在内的高强度辐射，而且不能中断。

（3）对黄瓜生长及性型分化的影响：

16小时光期下，株高（茎长）为日光下大于蓝光大于红光。

8小时光期下，株高（茎长）为日光下大于红光大于蓝光。

30. 水分对设施蔬菜生长发育有什么影响？

（1）水分对蔬菜茎叶生长的影响：

土壤水分对未开始结果的果菜幼苗生长的影响显著。随着土壤水分降低，鲜重成倍下降；在土壤水分不足情况下，果菜生育首先受到影响的是果实，而不是茎叶生长。

（2）水分对蔬菜根系生长的影响：

与灌溉关系最密切的是根系的生长。

蔬菜种类不同，根系的深浅及主要活动范围不同。

根据根系深浅将蔬菜分为3类：

- 浅根性（60厘米以内）：甘蓝、芹菜、莴苣、菠菜
- 中间性（120厘米以内）：芸豆、黄瓜、茄子、辣椒
- 深根性（180厘米以内）：甜瓜、南瓜、番茄、西瓜

根系密度决定水分利用率。

土壤越湿润，根系越接近于地表发展，而土壤越干燥，表层根系越少越短，并有向下发展的趋势；最适合根系生长的土壤水分不一定是栽培上的最适水分点。

（3）水分对果实生长的影响：

灌水量主要影响黄瓜开花数，从而影响结果数。

土壤水分越充足，单果重越大，果形指数也变大，向长度方向发展。

土壤水分不仅影响果实数量、果实大小及形状，也影响果实品质：脐腐病、畸形瓜、无光泽果等。

31. 空气湿度对果实生长发育有什么影响？

（1）当蒸腾量超过根系的吸水量时，植株很快进入萎蔫状态，生育延迟，果实生长受阻。

（2）低湿度对果实生长的影响本质上与土壤缺水一样，主要影响果实大小、重量及质量、结实率。

32. 常用的植物生长调节剂的作用及种类有哪些？

（1）促进扦插生根：粉剂、水剂：吲哚丁酸、萘乙酸、苯氧乙酸、2,4-D，萘乙酰胺（NAD）。

（2）打破休眠与抑制萌芽：赤霉素：马铃薯、食用大黄、莴苣（提高发芽率）。

乙烯利：打破休眠促进发芽作用：马铃薯。

（3）防止器官脱落：生长调节剂可用于防止落花、落果、落叶。

2,4-D（沾花）、PCPA（对氯苯氧乙酸、番茄灵：喷花）。

（4）①促进抽薹和开花：赤霉素（100毫克/升～1000毫克/升）可以代替低温春化；白菜、甘蓝、花椰菜、莴苣（幼苗期用青鲜素处理）。

②抑制抽薹和开花：三碘苯甲酸（TIBA）、青鲜素（MH）、矮壮素（CCC）、比久（B9）。

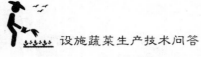

（5）控制雌雄性别：

乙烯利 100 毫克/升～200 毫克/升喷洒叶面，使其连续发生雌花，隔一星期再处理一次。

赤霉素 50 毫克/升～100 毫克/升，抑制雌花着生，促进雄花发生。

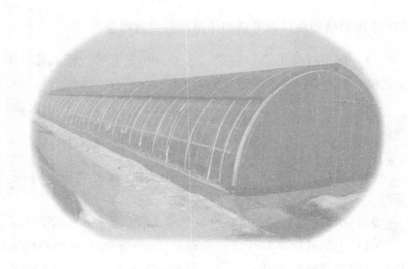

第二部分
设施蔬菜栽培（按食用器官分类）

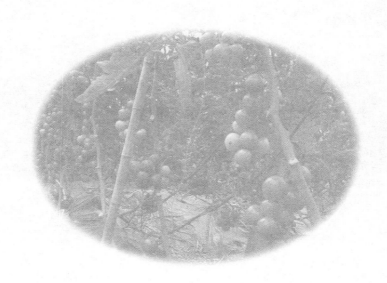

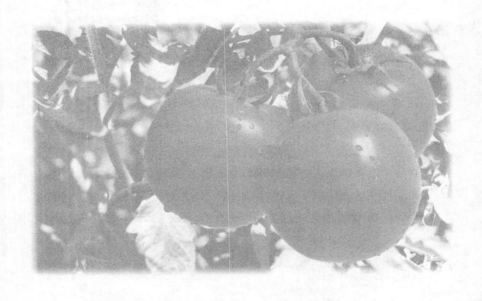

一、设施果菜栽培

（一）设施番茄栽培

1. 番茄的基本特征有哪些？

番茄，在植物分类学上均属茄科植物。

茄果类蔬菜性喜温暖，不耐寒冷也不耐炎热，温度低于 10 ℃时生长停滞，温度超过 35 ℃，植株容易早衰。主要栽培期间要求较强的光照和良好的通风条件，属于喜光、半耐干燥性蔬菜；幼苗生长缓慢，苗龄较长，要求进行育苗栽培；枝叶茂盛，茎节上也容易生不定根，适合进行再生栽培和扦插栽培；分枝较多，需要整枝打杈；栽培期长，产量高，对养分需求量大，特别是对磷钾肥的需求量比较大。

2. 番茄有哪些生物学特征？

（1）根：根系发达，分布广而深。移栽番茄的主要根群分布在 0.3 米～0.6 米的土层中，吸收力强。生根能力强，较耐移植。

（2）茎：茎呈半直立性或蔓性，需支架栽培。分枝能力强，几乎每一节上均能产生分枝，需要整枝。茎上易生不定根，适合扦插繁殖。

（3）叶：复叶，羽状深裂或全裂，叶面布满银灰色的茸毛。

（4）花：完全花，小型果品种为总状花序，每花序有花 10

余朵到几十朵；大型果为聚伞花序，着花5朵~8朵。花小，色黄，为合瓣花冠，花药5枚~9枚，呈圆筒状，围住柱头。自花授粉，花药成熟后向内纵裂，散出花粉。个别品种或在某些条件影响下，雌蕊伸出雄蕊之外，造成异花授粉的机会。天然杂交率为4%~10%。番茄花柄上有一明显凹陷圆环，叫离层，在环境条件不适时，便形成断带引起落花。

（5）果实：为多汁浆果，果肉由果皮（中果皮）及胎座（果肉部分）组成，大型果实有心室5个~6个，小型果只有2个~3个。优良品种的果肉厚，种子腔小。果实形状有圆球形、扁圆形、卵圆形、梨形、长圆形、桃形等，颜色有红色、粉红色、橙黄色、黄色等，是区别品种的重要标志。单果重50克~200克，小于70克为小型果，70克~200克为中型果，200克以上为大型果。

（6）种子：种子扁平略呈卵圆形，灰黄色，表面有茸毛。种子成熟早于果实，一般在授粉后35至40天就有发芽力。种子发芽力高，发芽年限能保持5至6年，但1至2年的种子发芽率最高。种子千粒重平均3.25克左右。

3. 番茄的生长季分为哪几个时期？

（1）发芽期：由种子萌发到第一片真叶出现，一般为期6至9天。

（2）幼苗期：由第一片真叶出现到现蕾，一般大约需要60天。当幼苗具有2片~3片真叶时，生长点开始分化花芽。

（3）开花坐果期：由第一花序的花蕾膨大到坐果，是番茄由营养生长向生殖生长过渡和并进的转折期。

（4）结果期：从第一花序坐果到采收终止。一般从开花授粉到成熟需要40至50天。

4. 番茄对环境条件的要求有哪些？

（1）温度：生育适温为20℃~25℃，短时间可耐受-5℃的低温和45℃的高温。低于15℃授粉受精和花器发育不良，低于10℃植株生长停止，-1℃~2℃下植株死亡；高于30℃光合作用减弱，高于35℃停止生长。种子发芽要求温度25℃~30℃，幼苗期要求温度20℃~25℃（夜间10℃~15℃），开花期适宜温度20℃~30℃（夜间15℃~20℃），结果期适宜温度25℃~28℃（夜间15℃~20℃）。适宜地温20℃~22℃。

（2）光照：喜光，光饱和点为70千勒克斯，一般要保证30千勒克斯~35千勒克斯以上的光照强度。番茄喜蓝紫光，用日光灯，氖灯等偏兰紫的光补充照射可加速花芽分化和果实成熟，一般可提早10天左右。

（3）水：吸水力强，属于半耐旱性蔬菜。适宜的空气湿度为45%~55%，土壤湿度为60%~80%，每7至10天灌水一次，每次浇水定额为26立方米/亩~33立方米/亩。

（4）土壤营养：对土壤要求不严格，但高产栽培须选土层深厚、排水良好、富含有机质的肥沃园地。适宜的土壤酸碱度中性至微酸性。生育前期需要较多的氮、适量的磷和少量的钾，以促进茎叶生长和花芽分化。坐果以后，需要较多的磷和钾。

5. 设施番茄栽培主要有哪几种茬口？

番茄设施栽培主要有冬春茬栽培、秋延后栽培、早春茬栽培等。

6. 常用番茄的栽培品种主要有哪些?

早熟品种:一般在主干的6节~8节处着生第一个花序,以后每隔2节左右着生1个花序,通常着生2个~3个花序后,主干便不再伸长,也不再出现花序,结果期比较短。主要用于栽培期较短的春季早熟栽培以及秋季延迟栽培,栽植的密度比较大,一般每平方米栽苗6株~7株。代表品种有早丰、中丰、西粉3号、美国大红、东农704、渝抗2号、苏杭9号、鲁番茄1号、苏杭8号、浦红6号等。

中晚熟品种:一般在主干的8节~9节处着生第一个花序,以后每隔2节~3节着生1个花序。在栽培条件适宜时,主干可无限伸长,花序也随之不断地长出,直到植株死亡为止。结果期比较长,露地栽培一般可结果8穗~10穗,保护地栽培可结果10穗以上。该类品种的栽植密度比较小,一般每平方米栽苗5株~6株,主要用于栽培期较长的番茄高产栽培。较优良的品种有中蔬4号、佳红、佳粉10号、双抗2号、农大23、毛粉802、加州番茄、苏抗7号、新番1号、中杂9号等。

7. 进行冬春茬番茄栽培应注意哪些问题?

(1)品种选择:

冬春茬番茄是指秋季播种育苗,第二年夏季拉秧的番茄。在品种选择时要注意选用耐低温,耐弱光,抗病,高产的优良品种。

(2)育苗:

①苗床准备苗床做成长6米~10米,宽1.5米~2米,深0.5米,栽一亩番茄约需苗床6平方米。苗床建在日光温室中,育苗的温室,在播种(或分苗)前要对温室或苗床进行消毒处

理。方法是：用45%百菌清烟雾剂和10%速克灵烟雾剂各熏一次，用量为每亩温室各用300克。

②配制培养土、填床番茄育苗用培养土要求疏松、肥沃、细碎、肥料充分腐熟，肥、土掺和均匀、没有病虫和杂草种子。比例为：4份田园土（要求非茄科田间的表土，最好是葱蒜类或芹菜地的表土）、6份腐熟的有机肥，打碎、过筛、混合均匀。再加上2%磷肥和干鸡粪。培养土配好后，将其均匀填入苗床，厚度为10厘米，踩实、整平。

（3）种子处理按下列步骤进行：

①晒种：将用于播种的种子摊在阳光下晒2至3天。

②温汤浸种及药剂处理晒过的种子用55℃温水烫种15分钟，烫种时不断搅动并加热水保持恒温，15分钟后，只搅动不再加热水，当温度下降到30℃时，停止搅动，让其自然下降至常温。为了加强杀菌效果，种子经烫种处理后，在常温清水中浸3至4小时，再用40%福尔马林100倍药液处理15分钟，这样可预防早疫、晚疫等病害。处理后将种子取出放在盆中密闭2至3小时，用清水淘净。病毒病较重的地区，再将种子在10%磷酸三钠或2%氢氧化钠溶液中浸15分钟，之后清水冲洗。然后将种子在常温水中浸8至10小时。

③变温处理为了提高耐寒性，经浸种后的种子每天在0℃~5℃的低温中放14至16小时，然后用10℃左右的水将种子化开放在18℃~20℃条件下8至10小时，这样反复进行4至5天。

④催芽经过变温处理的种子放在25℃~28℃进行催芽，快要出芽时，将温度降低到20℃左右以防芽长得细弱。当出芽后不超过4毫米时，将其放在10℃"蹲芽"1至2天，使芽子长得粗壮。催芽期间，每天用常温清水淘洗两次。

（4）播种：

①播种期9月中旬~10月上旬，具体播期可根据当年气候条件、当地的地理位置、生产者的技术程度不同确定。冬季不太冷的地区（如陕南、关中），生产有经验者可早播，反之，则宜晚播。播种应选晴天上午10时至下午4时进行。若能保证播后连续几个晴天最好。

②播种量一般品种每亩用种50克。

③播种方法采用落水后撒播方法播种，播前先浇底水，底水浇透并存7厘米~8厘米的明水，渗下后，先撒3毫米的"垫子土"，然后将催芽的种子均匀撒入苗床，盖7毫米的"盖子土"。为增强防病效果，"垫子土"和"盖子土"在原来配好的培养土中再加五代合剂（五氯硝基苯和代森锰锌），用量为每平方米播种床用五代各5克，播完后在苗床四周放上老鼠药，盖严苗床。

8. 番茄育壮苗的标准是什么？

番茄秧苗质量好坏，对早熟高产有很大影响，番茄壮苗的标准，从外观上概括下来有以下几点：茎短粗，节间短，苗高不超过20厘米~25厘米，茎上毛茸多，呈深绿带紫色，具有7片~9片真叶，已能看到第一花穗的花蕾。

叶色较深而且有光泽，叶片厚实，毛茸多，背面带有紫色，叶舒展，叶柄向上开展与茎之角约成45°夹角。

根系发达，侧根数量多，呈白色。

从侧面看，一株秧苗顶部较平，好像一把张开的短柄雨伞。

全株发育平衡，无病虫害。

健壮秧苗的生理表现是含有丰富的营养物质，细胞液浓度大，表皮组织中角质层发达，茎秆直硬，水分不易蒸发，对栽培环境的适应性和抗逆性强，因此壮苗耐旱，耐轻霜，定植后缓苗快、开花早、结果多。

9. 如何进行冬春茬番茄苗期的管理？

（1）播种。苗出齐后保持白天 25 ℃～28 ℃，晚上 20 ℃～25 ℃，4 至 5 天即可出苗，苗子"跪腿"时温度要适当降低，于中午时撒 3 毫米厚的培养土，既可帮助种子"脱帽"，又可将种子出苗时造成的土缝弥严，以利保墒。

（2）出苗。分苗前出苗后白天控制温度 25 ℃左右，下午盖苦时床温 18 ℃～20 ℃。出苗后，应根据要求温度，结合天气状况，逐步锻炼苗子，当苗子有两片真叶快要分苗时，应加大通风，以提高苗子的适应性。出苗后，除温度管理外，苗子要尽量多见光，白天不管是什么天气，都要揭帘子。

（3）分苗。缓苗当番茄具有 2 片展开的真叶时，应进行分苗，以改善其光照条件。为保护根系，分苗应采用纸筒分苗，纸筒直径为 10 厘米，高 10 厘米，内填与播种床相同的培养土，分苗前先在纸筒床浇透水，然后在纸筒中间挖一小孔埋苗，上浇明水。分苗后，苗床中应保持较高的温度（25 ℃～30 ℃）和湿度，以有利发根并减少叶面蒸腾。

（4）缓苗。定植前缓苗后，心叶由绿变黄，表示苗子生长加快，应加大通风并降低温度，进行锻炼。水分要严格控制，不可随便浇水，但也不能过度勒水，水分不足时，可以用壶顺行浇水。第二天上土保墒，定植前 1 周，加强锻炼，在苗子能忍耐情况下，尽量降低温度以加大锻炼的程度。定植前两天，苗床中喷 500 倍的代森锰锌加 200 倍的乐果以防病虫，做到带药定植。壮苗标准：植株矮壮，茎粗节间短，叶片肥厚，颜色深厚，茎色红、绿间半，根系发达，已显蕾。

10. 为什么苗龄与壮苗之间存在关系？

（1）不同苗龄果菜秧苗的产量形成特点不同。

（2）由于产量分布的差异，必然会影响到蔬菜产值的变化。

（3）由于苗龄与育苗营养面积的组合不同，也会明显影响蔬菜的产量，特别是大苗龄小营养面积的产量显著降低。

（4）小苗龄大营养面积会使无土穴盘育苗的基质脱落，根系得不到保护而影响定植后的缓苗生长，甚至关系早期产量与总产量。

11. 秧苗素质的后效应有什么表现及如何进行消除？

秧苗素质的后效应：是指不同质量蔬菜秧苗定植于本田后对生长发育及产量形成所产生的影响。

秧苗素质的后效应是一个复杂的问题，它不仅决定于秧苗素质的特异性如苗龄大小、健壮程度、花芽质量等，同时直接受定植当时以及以后的技术管理条件及气候因子的影响与作用；另外还间接受定植后植株生长特性变化产生的反馈机制所控制。这就不难理解：秧苗素质既对定植后的生育及产量有着显著的影响，但又不可能产生固定不变的、甚至与秧苗素质成同步差距的变化。

12. 为什么秧苗的水势和根系活力是反映秧苗质量的重要指标？

在秧苗运贮期间，番茄秧苗的水势总体呈下降趋势，而且处理后的秧苗其水势下降趋势显著。

现行的模拟运贮条件（温度14℃，相对湿度75%）对秧苗造成一定的水分匮缺胁迫，而运贮时的水分匮缺是造成番茄秧苗质量下降的主要原因之一。而根系活力受运贮条件的影响不大，它不是运贮期间秧苗质量下降的主要因素。但也不排除因为秧苗受到水分胁迫后，秧苗体内缺水进而刺激根系面积的增加，以作为"结构上"的一种补偿作用。

13. 番茄定植前如何进行整地？

前茬收获后，抓紧深翻地（深度40厘米），暴晒、打碎、整平。土壤墒情差的，在暴晒后可灌一次底水。合墒时，进行第二次深翻（20厘米）。结合整地，每亩施优质腐熟基肥1万千克，磷酸二铵50千克～75千克，硫酸钾50千克。基肥在第一次翻地时施60%，第二次施40%。第二次整地要在定植前一个月完成，以便使肥料在土壤中早分解。为消灭地下害虫，结合第二次整地，施入杀虫药。定植前进行最后一次整地，要求达到地平、土碎、无杂草、无地膜碎片。定植前半月，盖好薄膜，提高棚内温度，并使有机肥充分腐熟。在定植前每亩温室用百菌清烟雾剂和10%速克灵烟雾剂各0.5千克进行燃放，放时密闭温室，以达到室内消毒的目的。另外，每亩用50%多菌灵可湿性粉剂1.5千克～2千克，撒入畦面，以达到土壤消毒。

14. 适宜辽宁插秧地区番茄茬口如何安排？

（1）茬口：一年一大茬

播种、采收以及拉秧时间：7月下旬开始播种，8月下旬定植，12月上旬开采收，5月中下旬拉秧。

（2）茬口：早春茬

播种、采收以及拉秧时间（主要在冷棚内栽培）：2月中旬定植，4月上中旬定植，6月上旬采收，7月中旬拉秧。

（3）茬口：越夏茬

播种、采收以及拉秧时间：5月下旬至6月中旬开始播种，

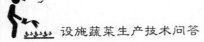

6月上旬至7月上旬定植，8月下旬开始收获，10月中旬拉秧。

（4）茬口：秋延后茬

播种、采收以及拉秧时间：7月下旬到8月上旬育苗，9月上旬定植，11月下旬开始收获，1月下旬拉秧。

15. 适宜陕西关中地区的番茄茬口如何安排？

（1）茬口：秋冬茬

播种、采收以及拉秧时间：7月上旬育苗，8月上旬定植，10月上旬始收，12月上旬终收。

（2）茬口：冬春茬

播种、采收以及拉秧时间：9月中下旬育苗，10月下旬至11月上旬定植，2月上旬始收，6月上中旬终收。

（3）茬口：早春茬

播种、采收以及拉秧时间：12月上中旬定植，2月上中旬定植，4月中下旬始收，7月中下旬终收。

（4）茬口：秋延后茬

播种、采收以及拉秧时间：6月上旬遮阴育苗，7月上旬定植，8月下旬始收，11月中旬终收。

16. 内蒙古呼和浩特地区如何进行番茄茬口安排？

（1）茬口：冬春茬

播种、采收以及拉秧时间：12月中旬育苗，1月中旬定植，4月中旬上市，一直采收到6月底。

（2）茬口：越夏

播种、采收以及拉秧时间：3月中旬育苗，4月下旬定植，7月中旬上市，一直采收到10月初。

（3）茬口：秋冬茬

播种、采收以及拉秧时间：7月初育苗，8月初定植，11月初上市，1月底拉秧。

冬 春 茬

1. 日光温室冬春茬番茄的定植时间以及定植密度是怎样的？

定植是根据苗态来决定的，一般大架品种苗龄70天左右，小架品种60天左右，可达到壮苗标准。定植要在晴天进行。定植时，在原来整好的畦面上，按窄行50厘米，宽行70厘米，南北开沟，沟深10厘米，顺沟每亩施二铵10千克，按28厘米～33厘米摆苗，埋苗，然后沟内浇满水，下渗后，先在宽行中开沟取土填满定植沟，再在窄行中开浅沟取上，最后形成窄行沟深巧厘米，宽行沟深15厘米～20厘米的马鞍垄沟。垄沟修好后再在窄行沟中灌满水，待水下渗后合墒时培好垄，覆盖地膜，地膜宽度1.2米～1.3米。若用小架品种，宽行为60厘米，窄行40厘米，株距25厘米～28厘米，其他做法与大架相同。

2. 冬春茬番茄的定植方法是怎样的？

蘸根：定植前一天用药剂蘸根；穴盘浸入蘸根液中，停留5秒取出；

定植：开沟、打眼定植或栽培器定植；在苗坨上覆土1厘米～2厘米；露出子叶，定植时看好花序，将花序全部朝向东侧，栽苗时要注意大苗栽在靠前脸和山墙处，小苗栽在靠后墙处；定植后浇水，定植水，浇透不浇涝；栽苗后5至7天，视缓苗情况，浇缓苗水；前脸区或易干地区（滴灌管末端）注意补水。

3. 如何进行番茄的成苗期管理？

移苗后到定植前30多天内，正是花芽分化期，这时期温度的高低对花芽分化有很大影响，适当降低夜间温度能显著增加着花数并能降低第一花序着生节位，从而促进番茄的早熟和丰产，并能有效地控制番茄苗徒长。同时还要保持较大的昼夜温差，以利于营养物质的积累，所以这一时期应进行变温管理，根据天气状况，上午苗床内保持25 ℃～28 ℃，下午20 ℃～25 ℃，前半夜14 ℃～17 ℃，后半夜12 ℃～13 ℃。苗期适宜的地温为20 ℃～22 ℃，但在白天，气温较高时，地温可适当低些，保持20 ℃左右；夜间降低气温的同时，地温应高些，即22 ℃左右，这样有利于培育健壮秧苗。如采取土壤电热加温，白天应断电，夜间加温，就能满足地温的要求。许多研究都证明，番茄育苗气温低、地温高的管理对将来开花、结果远比气温高、地温低好得多。

成苗阶段应保持土壤有一定水分，经常保持床土湿润，花芽分化多，如果床土处于干燥状态，花芽形成得慢。有些菜农认为苗期土壤潮湿会造成徒长，实践证明徒长的直接原因并不是苗期浇水，而是床温高，光照弱，营养面积小，秧苗过于拥挤而徒长的。如果光照充足，温度适宜，尤其夜温适当低些，营养面积较大，苗期维持足够的水分，可以促进秧苗生长，能缩短育苗期，防止秧苗老化。相反，苗期长时间控制水分，进行所谓的"蹲苗"，会使秧苗老化，虽然以后浇水外表上能恢复生长，但由于"蹲苗"时的后遗症，使秧苗体内氮、磷、钾等养分含量过低，一时恢复不过来，从而对幼苗造成不良影响，例如花芽分化慢，花的各器官发育不良，花变小等，定植后会严重减产。

后期由于管理不善或连续阴雨天，秧苗已有发生徒长趋势时，应喷"矮壮素"以控制秧苗徒长。

4. 日光温室冬春茬定植后如何进行水肥管理？

定植缓苗水浇过后，一般可维持到第一层果坐住后再浇水。但若水分不足时，可根据具体情况在小沟内少量浇水，而不能大水漫灌。浇后加大通风排湿，第一层果膨大时要及时浇水并随水每亩追施尿素10千克~15千克，二铵10千克，以后管理上不能缺水，第二层果膨大时，再进行一次追肥，数量同第一次。前期浇水，温度低，只能进行膜下暗灌，进入3月份后，外界温度已升高，且植株蒸腾量渐大，可进行大沟浇水，但每次浇水后都要注意通风排湿。

5. 日光温室冬春茬番茄定植后如何进行吊秧？

一般是用塑料绳、麻绳吊秧，而代替插架。在后柱2米高的地方东西拉一道14号铁丝，通过前柱顶端的铁丝与后柱东西拉的铁丝，在每行番茄植株的上方南北拉一道16号或18号铁丝，将塑料绳上端固定在铁丝上，下端绑在植株地表茎上。用塑料缠住植株以固定使其不能倒伏。

6. 冬春茬番茄定植后如何进行植株调整？

大架品种采用高架低作，留4层果（花）打尖，等下部果子收获3层后，再从上部引一侧枝继续向上生长，再留3层果后打尖。采用单杆整枝，除第一侧枝适当晚打外，其余侧枝及早清除，以节省养分。

7. 番茄栽培常用的整枝方法有哪些？

（1）单干整枝法：单干整枝法是目前番茄生产上普遍采用的一种整枝方法。单干整枝每株只留一个主干，把所有的侧枝都陆续打掉（即打杈），主干也在有一定果穗数时摘心（即打尖）。打杈时一般保留一片叶，不宜从基部掰掉，以防损伤主干。留叶打杈还可增加植株叶片数，促进生长发育，特别是靠近叶片的果实的生长发育。摘心时一般在最后一穗果的上部留2片～3片叶，不宜靠近果穗摘心，果穗上如不留叶片，则这一穗果的生长发育将受到很大影响，甚至落花落果或果实发育不良，产量、品质显著下降。单干整枝法植株叶片少，适于密植、早熟栽培。但是单干整枝每亩用苗数量大，因而生产成本相对提高。

（2）双干整枝法：是在单干整枝的基础上，除留主干外，又选留一个侧枝作为第二主干作为结果枝，故称双干，将其他侧枝及双干上的再生侧枝全部摘除。第二主干一般应选留第一花序下的第一侧枝，这个侧枝比较健壮，生长发育快，很快就可以与原来的主干平行地生长，发育。双干整枝的管理即所留第二结果枝的管理，分别与单干整枝法的管理相同。双干整枝法适用于生长势强，种子价格很高的中晚熟品种。对于潮湿多雨，劳力较少，育苗条件不足的地区可以采用这种整枝方法。双干整枝比单干整枝虽可节省种子及育苗费用，可以增加单株结果数量和产量，但早期产量和总产量低，生产实际上应用较少。

8. 日光温室冬春茬番茄如何进行保花保果？

前期采用2,4-D点花蘸花，浓度根据天气、温度变化而变化，前期可用15毫克/升~20毫克/升，后期花量大时可用20毫克/升~25毫克/升的防落素喷花，坐果数过多时，每层可留4个~5个果形正常、大小一致的果子，其他则及时去掉。生长素处理时，每层都要处理。

9. 日光温室冬春茬番茄如何进行采收催熟?

从开花到果实成熟所需时间因品种和环境条件的差异而不同。在适宜条件下，大架品种50至60天即可成熟，小架品种则需45至50天。温度低，光照弱时所需时间就长。为了提早供应市场，一般用0.3%至0.5%的乙烯利在转色期涂于果面，可提早3至7天成熟。

10. 日光温室内如何进行二氧化碳施肥?

番茄生长前期由于外界温度低，温室通风少，二氧化碳浓度处于亏缺状态，影响生长和产量。对此，除了抢时间巧妙通风，使室内二氧化碳得以一定的补充外，进行二氧化碳施肥是很重要的一项增产措施。该项工作从定植后开始进行。

11. 如何进行冬春茬番茄阴雪天的管理?

阴雪天温度较低，管理上一方面要设法保温、防止低温危害。当室内温度低于6 ℃时，要采用加木炭火盆或热风炉进行短期临时加温。另一方面，要抢时间揭帘见光和短期通风，排除室内湿度。防治病虫时，要注意采用粉尘或烟雾剂。若必须用水剂时，要采用高浓度、小药量的方法控制室内湿度。

12. 冬春茬番茄如何防治病害?

定植以后，每7至10天喷药1次，以防止病害的发生，前期可采用75%百菌清可湿性粉剂600倍液，70%代森锰锌可湿粉剂600倍液，64%杀毒矾湿性粉剂600倍液，50%速克灵可湿性粉剂500倍液交替喷，以起到防病作用。发病后，则应根据具体病害而采用不同的药物。出现害虫时，防病药液中应相应加上治虫药物。

13. 日光温室冬春茬小番茄定植前如何进行清棚整地，有哪些注意事项？

高温闷棚→烟剂消毒→弥雾机、喷雾器消毒（地面、墙体、工具）→旋地→整地→放线做垄→移栽前7天破沟→施入底肥→合垄→灌水→扣地膜→提高地温→准备定植。

注意事项：

（1）烟剂消毒要大剂量进行消毒，烟量要够，可提高至2倍～3倍，直至彻底杀灭。现用现买，绝对不能存放在园区内，注意安全防火。

（2）旋地前要注意土壤墒情，若土壤较干需要浇水后再进行旋地，旋地机深旋至少两遍，旋耕后未旋到处（后墙、前脸）和车辙处需要人工进行深翻、平整。

（3）机器起垄后，人工修床前，在前脸帷一个100厘米的小扇，小扇跟二拱采用白色0.01毫米～0.015毫米厚薄膜。

（4）施肥7天后方可定植。

14. 日光温室冬春茬小番茄应如何做垄？

单垄：垄台80厘米，步道沟40厘米，垄高30厘米。

15. 冬春茬小番茄的定植时间以及定植密度是怎样的？

定植时间：11月10日～11月20日。

定植密度：2400株/亩，行距120厘米，株距23厘米。

16. 如何定植冬春茬小番茄？

（1）蘸根：定植前一天用药剂蘸根；穴盘浸入蘸根液中，停留5秒取出。

（2）定植：开沟、打眼定植或栽培器定植；在苗坨上覆土1厘米～2厘米；露出子叶，定植时看好花序，将花序全部朝向东侧，栽苗时要注意大苗栽在靠前脸和山墙处，小苗栽在靠后墙处。

（3）定植后浇水：定植水，浇透不浇涝；栽苗后5至7天，视缓苗情况，浇缓苗水；前脸区或易干地区（滴灌管末端），注意补水。

17. 如何进行冬春茬小番茄的植株调整？

（1）整枝：单杆整枝，8穗～10穗果掐尖。

（2）吊蔓：开花前及时吊蔓。

（3）掰杈：距花序最近侧杈及时去除，其余及前期大部分侧杈可在5厘米～6厘米去除。

（4）授粉：11月初～1月10日，上午用丰产剂2号，每支兑水1100毫升加5毫升适乐时进行人工蘸花授粉，授粉最佳温度为18℃～28℃，蘸花药要现配现用，剩余药液注意避光保存；1月10日上第一批熊蜂，2月20日上第二批熊蜂，进行熊蜂授粉。注意：在熊蜂未开始工作前（一周左右），必须保证人工蘸花授粉正常进行。

（5）打叶：果实够大，见转色时可将果下部叶片分次打掉，每次不超过3片叶。

18. 如何进行冬春茬小番茄的采收？

（1）采收前先进行棚室通风，果面有露水不能采，果面有灰不能采。

（2）首先进行商品果采收，采用手提分隔竹筐、前挂式分隔布兜（容积4千克~5千克）采收。一级果放在一侧，二级果放在另一侧。

（3）进行裂果采收，采用手提竹筐，要及时报废。

（4）采收垃圾果，用水桶进行采收。注意：每天采收结束后，所有的采收工具都要进行清理并放在工具箱中（手提竹筐、布兜以及水桶每隔一段时间用84消毒液进行清洗消毒），严禁串用工具。

早春茬

1. 日光温室内如何进行早春茬番茄的育苗？

（1）品种选择和播种期日光温室早春茬番茄栽培应选择早熟、耐低温品种，早春茬番茄一般在12月上中旬播种，温室光照和温度条件允许时，可在11月下旬播种。

（2）苗床准备有条件最好利用电热温床，不可能利用电热温床时，可采用酿热温床或架床。床土准备与冬春茬番茄相同。温床先铺7厘米厚黏重土壤，踩实耙平，再铺3厘米厚营养土。

（3）播种方法浸种催芽方法与冬春茬番茄相同。在坏天气刚过，好天气刚开始时播种，先浇足播种水，最好浇温水，水渗下后，把催好芽的种子均匀撒在床面上，覆营养土1厘米厚，上面盖地膜保湿增温。覆盖药土的方法与冬春茬番茄相同。播种后尽量提高床温，促进出苗。

（4）播种后的管理70%出苗后撤下地膜，白天保持25 ℃左右，夜间10 ℃~12 ℃，第一片真叶出现后提高温度，白天25 ℃~30 ℃，夜间13 ℃~15 ℃，遇到寒潮夜间彼盖小拱棚。

（5）移植及移植后的管理。2片~3片真叶展开时进行移植，方法与冬春茬相同，移植床设置在温室中柱前，东西延长，宽2米，长度根据需要决定，每亩地约需20米~25米长。移植缓苗后，在苗床北侧50厘米处张挂反光幕，提高光照强度和气温、地温。容器育苗的，幼苗5片~6片叶时，为了防止徒长，要进行排稀，把容器移开，扩大距离，使幼苗全株见光。苗床移植的，在定植前5天割垡，在割垡前1至2天苗床灌大水，割完垡，重新摆垡，把大小苗分别摆放，小苗摆到光照、温度较好部位，垡间距离2厘米，用细土把缝隙填满。定植前5天进行低温炼苗，加大放风量，除灾害性天气外，夜温降至8 ℃左右。

2. 日光温室内早春茬番茄如何进行定植？

（1）整地施基肥前茬作物收获后，清除残株杂草，施肥，深翻40厘米，再刨一遍，打碎土块，使粪土掺匀，耙平地面，按小行距50厘米，大行距60厘米开定植沟。

（2）定植时期、方法、密度早春茬番茄的温床育苗，苗龄8片~9片叶现大蕾，约需70天。12月中旬播种，2月下旬定植；11月下旬播种，1月中旬定植。容器苗或苗垡，按28厘米~30厘米株距摆在定植沟中，容器苗脱下容器，株间点施磷酸二铵每亩40千克~50千克，先覆少许土稳苗垡，浇定植水，水渗下后培土封沟。每亩保苗2800株~3200株。最好覆盖地膜。

3. 如何进行早春茬番茄定植后的管理？

（1）温度管理：定植后密闭保温，促进缓苗。不超过30 ℃不放风，放风从温室顶部开风口进行。缓苗后进行细致松土培垄有利于提高地温。覆盖地膜要在培垄后，刮光垄台和垄帮，在小行和两垄上覆盖，方法与冬春茬番茄相同。白天保持25 ℃左右，超过25 ℃放风。午后温度降到20 ℃左右闭风，15 ℃覆盖草苫，前半夜保持15 ℃以上，后半夜10 ℃～13 ℃。进入结果期后，白天保持25 ℃左右，前半夜13 ℃左右，后半夜10 ℃左右。

（2）肥水管理：在定植水充足的情况下，第1穗果坐住以前一般不浇水，促进根系发育，控制地上部徒长。如果发现叶色浓绿，说明土壤水分不足，可轻浇一水，覆盖地膜的进行暗沟灌水，不覆地膜的隔沟灌水，把水灌在小行的垄沟里，过2天～3天，土壤水分适宜时松土培垄。第1穗果实达到核桃大小时，开始追肥灌水，每亩追硝酸铵20千克～25千克。覆盖地膜的把水肥溶于水中，随水灌入暗沟，不盖地膜的，撒施于小行垄沟中再灌水。第2穗果实膨大时每亩再追磷酸二铵20千克～25千克，撒施于大行间沟中，然后灌水。第3穗果实膨大时每亩追硫酸钾20千克。除了每次结合追肥进行灌水外，经常保持土壤相对湿度80%左右，特别是果实膨大期不能缺水，结果盛期7至10天灌一次水，每次灌水量不宜过大。灌水后要加强放风，降低湿度。

（3）植株调整插架或吊蔓与冬春茬番茄相同：早春茬番茄单干整枝，每株只留主干，所有侧枝都摘除。留4穗果，在第4果穗上部留两片叶摘心，从这两片叶的叶腋中再发出的侧枝不摘除。每穗留3个～4个果，其余疏掉。在第2穗果开花时，摘除下部老叶，并将交叉重叠的叶片切除 1/4 ～ 1/2。

（4）防止落花落果用番茄灵或番茄丰产剂 2 号处理，方法同冬春茬番茄。

秋延后栽培

1. 如何进行日光温室番茄秋延后栽培的品种选择？

品种选择以抗病（病毒病、早疫、晚疫病）、耐热、耐贮、丰产为目标。

2. 如何确定秋延后番茄栽培的播期？

考虑到上市期价格和后茬利用两个方面，以 6 月底至 7 月上旬为宜。

3. 秋延后番茄如何进行育苗？

（1）种子必须用 10% 磷酸三钠浸种 20 分钟。

（2）直播于纸筒或其他营养钵中，不分苗。

（3）苗龄 20 至 25 天，最长不超过 30 天。

（4）育苗期间正值高温，要注意遮阴降温。

（5）苗期经常保持床面湿润，浇水要在早、晚进行。

（6）发现幼苗有徒长趋势时，及时喷 0.05% ～ 0.1% 的矮壮素。

（7）撒播的，要及时间苗，按 10 厘米 × 10 厘米的营养面积留 1 苗。

4. 日光温室秋延后番茄如何定植？

地整好后，按 50 厘米行距开定植沟，每亩顺沟施磷酸二铵 40 千克，硫酸钾 30 千克，按 35 厘米株距栽苗，密度约 3800

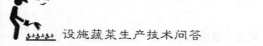

株，定植要选阴天傍晚时进行，深度要比春番茄深些。

5. 日光温室秋延后番茄定植后如何管理？

（1）定植前覆盖前屋面薄膜（一般是前茬收获后一直不揭薄膜）。盖膜时要揭开前底脚，全部打开上部通风口，盖上银灰色遮阳网。实在无条件盖遮阳网时，要在薄膜上喷白灰浆以减少透光，降低室内温度，也可在屋面上盖草帘遮阴。

（2）缓苗后发现个别植株发生病毒病时，要及时拔除，补栽好苗。

（3）当外界温度降到12℃以下时，盖严前底脚，撤去遮阳网和其他遮阴措施。白天通风，当外界温度下降到5℃时，要加盖草帘。

（4）植株调整采用高架低作，单杆整枝，留3至4层果摘心，摘除下部侧枝。

（5）水肥管理坐果前适当控水蹲苗，但蹲苗程度要轻，以防病毒病的发生。第1穗果坐往后要大灌水，并每亩随水追施尿素20千克。第2穗果膨大期喷0.3%的磷酸二氢钾，减少灌水，后期温度低不通风时，水量要严格控制。

（6）防止落花用15毫克/升～20毫克/升的2,4-D或20毫克/升～25毫克/升的防落素蘸花或喷花，以防落花。

（7）定植后每7至10天喷一次药，可用70%代森锰锌500倍液，40%瑞毒霉400倍液，700倍甲基托布津等交替施用。

6. 日光温室如何进行秋延后番茄的采收和贮藏？

采收越晚，价格越高，所以前期不需催熟，一般播种早的，赶下茬定植时可收1至2层果。需要腾地时将绿果采下，贮藏，着色后陆续上市。采收前要喷药防病，以防贮期烂掉，果子采下后按3至5层码在薄膜和草帘上，保持温度10℃~15℃，相对湿度70%~75%。未熟果很难贮红，后期要用0.2%~0.3%的乙烯利沾果放在20℃~25℃条件下，盖薄膜密封48至72小时，效果很好。

7. 设施番茄发生蓟马时有哪些症状，具有怎样的发病条件？

（1）症状：①叶片受害：嫩叶受害后使叶片变薄，叶片中脉两侧出现灰白色或灰褐色条斑，表皮呈灰褐色，出现变形、卷曲，长势弱，易与侧多食跗线螨危害相混淆。②幼果受害：表皮油胞破裂，逐渐失水干缩，疤痕随果实膨大而扩展，呈现不同形状的木栓化银白色或灰白色的斑痕。但也有少部分发生在果腰等部位。这类"疤痕果"大约可分成三类：一是距果蒂约0.5厘米周围，有宽2毫米~3毫米的环状疤痕；二是果面上有一条或多条宽1毫米左右的不规则线状或树状疤痕；三是果面或脐部出现一个或多个纽扣大小的不规则圆形疤痕。圆形疤痕常与树状疤痕相伴。在幼果期疤痕呈银白色，用手触摸，有粗糙感；在成熟果实上呈深红或暗红色，平滑有光泽。

（2）发病条件：温度23℃~28℃，湿度40%~70%易发。

8. 防治设施番茄蓟马时有哪些防治要点？

（1）根据蓟马昼伏夜出的特性，建议在下午用药。

（2）蓟马隐蔽性强，药剂需要选择内吸性的或者添加有机硅助剂，而且尽量选择持效期长的药剂。

（3）如果条件允许，建议药剂熏棚和叶面喷雾相结合的方法。

（4）提前预防，不要等到泛滥了再用药。在高温期间种植蔬菜，如果没有覆盖地膜，药剂最好同时喷雾植株中下部和地

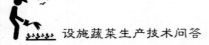

面，因为这些地方是蓟马若虫栖息地。

（5）蓟马施药小技巧：蓟马的活动有两种形式，一种是叶蓟马（在南方称头蓟马），在叶上或者生长点上活动，一种是花蓟马，在花里活动。如果是叶蓟马，观察活动规律，看什么时间段多就什么时间打药。如果是花蓟马，一定要早起9点前施药，因为早起花是张开的，打药的时候用喷雾器托着向上打，效果是最好的，如果下午打花蓟马，花朵已经闭合，效果没有早起打好。如果是早起打的话，当天下午看就会死虫70%以上，第二天下午看的话基本死完。药有两种杀虫方式，一种是触杀，一种是胃毒，行业规矩是能触杀不胃毒，也就是尽量做触杀，触杀不到的才靠胃毒，最好晴天施药。

9. 如何防治设施番茄发生蓟马？

（1）农业防治：早春清除田间杂草和枯枝残叶，集中烧毁或深埋，消灭越冬成虫和若虫。加强肥水管理，促使植株生长健壮，减轻危害。

（2）物理防治：利用蓟马趋蓝色的习性，在田间设置蓝色粘板，诱杀成虫，粘板高度与作物持平。

（3）化学防治：①常规使用吡虫啉、啶虫脒等常规药剂，防效逐步降低；②使用25%噻虫嗪水分散粒剂3000倍～5000倍灌根，减少病毒病的发生，同时减少地下害虫危害，进口品种阿克泰，国内知名品种大功牛。

10. 番茄白粉虱的症状有哪些，有哪些危害特点，发病条件是什么？

（1）植株病态：取食叶片和果实汁液，受害叶片出现黄色斑点，甚至整叶变黄，萎蔫。

（2）危害特点：①直接为害，连续吸吮使植物生长缺乏碳水化合物，产量降低。②注射毒素，吸食汁液时把毒素注入植物中。③引发霉菌，其分泌的蜜露适于霉菌生长，污染叶片与果实。④影响产品质量，真菌导致一般果实变黑。⑤传播病毒病，白粉虱是各种作物病毒病的介体：白粉虱成虫排泄物不仅影响植株的呼吸，也能引起煤烟病等病害的发生。白粉虱在植株叶背大量分泌蜜露，引起真菌大量繁殖，影响到植物正常呼吸与光合作用，从而降低蔬菜果实质量，影响其商品价值。

（3）发病条件：温度21 ℃～30 ℃，湿度61%以上时易发。

11. 番茄蚜虫有哪些危害症状，发病条件是怎样的？

（1）危害症状：番茄蚜虫亦称腻虫、蜜虫。主要为害温室、大棚及露地番茄等，成蚜和若蚜群集在叶背、嫩茎和嫩尖吸食汁液，分泌蜜露，可以诱发煤污病，加重为害，使叶卷缩、秧苗生长停滞，叶片干枯以致死亡，可传播多种病毒。

（2）发病条件：温度20 ℃～28 ℃，湿度80%以下时易发。

12. 如何防治番茄蚜虫？

（1）喷施农药：此法最常用，必要时喷洒20%速灭杀丁乳油2000倍液，或2.5%溴氰菊酯乳油2000倍～3000倍液，或4.5%高效氯氰菊酯3000倍～3500倍液，效果较好。

（2）燃放烟剂：适合在保护地内防蚜，每亩用10%杀瓜蚜烟雾剂0.5千克，或用22%敌敌畏烟雾剂0.3千克。把烟雾剂均分成4堆～5堆，摆放在田埂上，傍晚覆盖草苫后用暗火点燃，人退出温室，关好门，次日早晨通风后再进入温室。

（3）喷粉尘剂：适合在保护地内防蚜，傍晚密闭棚室，每亩用灭蚜粉尘剂1千克，用手摇喷粉器喷施。在大棚内，施药者站在中间走道的一端，退行喷粉；在温室内，施药者站在靠近后墙处，面朝南，侧行喷粉。每分钟转动喷粉器手柄30圈，把喷粉管对准蔬菜作物上空，左右均速摆动喷粉，不可对准蔬菜喷，也不需进入行间喷。人退出门外，药应喷完，若有剩余，可在棚室外不同位置，把喷管伸入棚室内，喷入剩余药粉。

（4）避蚜：利用银灰色对蚜虫的驱避作用，防止蚜虫迁飞到菜地内。银灰色对蚜虫有较强的驱避性，可用银灰地膜覆盖蔬菜。先按栽培要求整地，用银灰色薄膜代替普通地膜覆盖，然后再定植或播种。也可用银灰色薄膜覆盖小拱棚或用银灰色遮阳网覆盖菜田，也可起到避蚜作用。

（5）黄板诱蚜：有翅成蚜对黄色、橙黄色有较强的趋性。取一块长方形的硬纸板或纤维板，板的大小一般为30厘米×50厘米，先涂一层黄色广告色，晾干后，再涂一层黏性黄色机油；裁成适宜大小，而后涂抹机油。把此板插入田间，或悬挂在蔬菜行间，高于蔬菜0.5米左右，利用机油黏杀蚜虫，经常检查并涂抹机油。黄板诱满蚜后要及时更换。

（6）利用天敌：蚜虫的天敌有七星瓢虫、异色瓢虫、龟纹瓢虫、草蛉、食蚜蝇、食虫蝽、蚜茧蜂及蚜霉菌等，应选用高效低毒的杀虫剂，并应尽量减少农药的使用次数，保护这些天敌，以天敌来控制蚜虫数量，使蚜虫的种群控制在不足为害的数量之内。也可人工饲养或捕捉天敌，在菜田内释放，控制蚜虫。

（7）消灭虫源：木槿、石榴及菜田附近的枯草、蔬菜收获后的残株病叶等，都是蚜虫的主要越冬寄主。因此，在冬前、冬季及春季要彻底清洁田间，清除菜田附近杂草，或在早春对木槿、石榴等寄主喷药。约定时间，同时用药，避免有翅蚜在各地块间迁飞，降低用药效果。

（8）洗衣粉灭蚜：洗衣粉的主要成分是十二烷基苯黄酸钠，对蚜虫等有较强的触杀作用。因此，可用洗衣粉400倍～500倍液灭蚜，每亩用液60千克～80千克，喷2次～3次，可收到较好的防治效果。

13. 番茄潜叶蝇有哪些形态特征和发生特点？

番茄斑潜蝇属双翅目，潜蝇科，食性杂，寄主较广，包括茄科、葫芦科、十字花科等16科近100种植物，尤其嗜食番茄、瓜类、豆类等。

（1）形态特征：

①成虫：翅展约2毫米，除复眼、单眼三角区、后头及胸、腹背面大体黑色，其余部分和小盾板黄色，内、外顶鬃均着生在黑色区。

②卵：米色，稍透明，大小0.2毫米～0.3毫米×0.1毫米～0.5毫米。

③幼虫：蛆状，初孵无色，渐变黄橙色，老熟时长约3毫米。

④蛹：卵形，腹面稍平，橙黄色，大小1.7毫米～2.3毫米×0.5毫米～0.75毫米，后气门7孔～12孔。

（2）发生特点：

①浙江及长江流域年发生8代～13代，露地栽培于11月底至12月初，以蛹在土表层越冬，保护地内可终年发生。

②成虫生性活泼，对黄色趋性较强，可短距离飞翔，寿命7至20天。成虫、幼虫均可造成危害，雌成虫在飞翔中用产卵器刺伤叶片，取食汁液，并将卵散产于其中，每头雌成虫产卵量在200粒左右，雄虫不刺伤叶片，取食雌成虫刺伤点中的汁液。初孵的幼虫即潜叶为害植物的叶片，造成不规则的白色虫

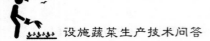

道，破坏叶绿素，影响光合作用，严重时叶片脱落。幼虫经过3个龄期的发育，老熟后爬出虫道，在叶片上或土缝中化蛹。

③番茄斑潜蝇属喜温性害虫，最适生长发育的环境条件为温度15℃～25℃，相对湿度80%～85%，浙江及长江流域盛发期为2至5月和10至12月。

14. 如何防治番茄潜叶蝇？

（1）加强植物检疫：严禁从疫区调入蔬菜、花卉等作物。

（2）农业防治：①在潜叶蝇为害重的地区，把潜叶蝇嗜好的瓜类、茄果类、豆类与其不为害的作物进行套种或轮作；适当疏植，增加田间通透性；在秋季和春季的保护地的通风口处设置防虫网，防止露地和棚内的虫源交换；收获后及时清洁田园，把被潜叶蝇为害作物的残体集中深埋、沤肥或烧毁。②高温闷棚：在夏季高温换茬时将棚室密闭7至10天，昼夜不开缝，使温度高达60℃～70℃，杀死大量虫源，防止虫源扩散到露地。③采用灭蝇纸诱杀成虫，在成虫始盛期至盛末期，每亩置15个诱杀点，每个点放置1张诱蝇纸诱杀成虫，3至4天更换一次。④科学利用天敌：释放姬小蜂、反颚茧蜂、潜叶蜂等天敌。

（3）药剂防治：成虫羽化始盛期开始防治，药剂可选用5%卡死克乳油2000倍液，或5%锐劲特悬浮剂1500倍液等；在低龄幼虫始盛期防治，药剂则可选用50%潜蝇灵可湿性粉剂2000倍～3000倍液，或75%潜克可湿性粉剂5000倍～8000倍液等喷雾防治，5至7天防治1次，连续防治2次～3次。若在天敌发生高峰期用药，宜选用1%杀虫素1500倍液或0.6%灭虫灵乳油1000倍液喷雾防治。另外，保护地内可用烟剂熏杀成虫，每亩用10%敌敌畏烟剂500克，或氰戊菊酯等其他烟剂，连续用2次～

3次即可见效。

15. 日光温室番茄猝倒病的症状、发病条件以及防治方法有哪些？

（1）症状：幼茎基部发生水浸状暗斑，继而绕茎扩展，逐渐萎缩呈细线状。幼苗地上部因失去支撑能力而倒伏地面。苗床湿度大时，在病苗及其附近床面上常密生白色棉絮状菌丝。

（2）发病条件：属苗期发生的土传性真菌性病害。在连阴天床温低、湿度大时易发生。

（3）防治方法：

①床土消毒用五氯硝基苯和代森锰锌每平方米苗床各5克拌于"垫子土"和"盖子土"中。

②苗期注意通风排湿，阴天切忌补水。

③发病后可用72.2%的普力克水剂400倍液喷淋，每平方米喷淋兑好的药液2升～3升，或用58%雷多米—锰锌可湿性粉剂500倍或64%杀毒矾可湿性粉剂500倍液，72.2%普力克水剂600倍喷洒，隔5至7天再喷1次。苗床湿度太大时，可拔除中心重病植株，用25%多菌灵粉剂拌上细土撒在病区。

16. 日光温室番茄病毒病的症状、发病条件以及防治方法有哪些？

（1）症状在田间表现型主要有6种：

花叶型：叶片上出现黄绿相间或深浅相间的斑纹，叶脉透明，叶略有皱缩的不正常现象，病株略矮。

蕨叶型：植株不同程度矮化，上部叶片全部或部分变成线状，中、下部叶片向上微卷，花冠加长增大，形成巨花。

条斑型：可发生在叶、茎、果上，病斑形状因发生部位不同而异，在叶片上为茶褐色的斑点或云纹，在茎果上为黑褐色斑块，变色部分仅处于表层组织，不深入茎果内部。条斑型在强光与高温下易发生。

卷叶型：叶脉间黄化，叶片叶缘向上方弯卷，小叶呈球形，大叶片扭曲呈螺旋状畸形。整个植株萎缩，有时丛生，染病早的，多不能开花结果。

巨芽型：顶部及叶腋长出的芽大量分枝或叶片呈线状，色淡，病株多不能结果或结一些圆锥形坚硬小果。

黄顶型：植株顶叶叶色褪绿或黄化，叶片变小，叶面皱缩，中部稍突起，边缘多向上或向下卷起，植株矮化，不定枝丛生。

（2）发病条件：病毒病是由病毒引起的病害。病毒可由种子携带，也可在土集中病残体上残留，还可由蚜虫传染，株间可通过汁液传染。在高温干旱的条件下有利于该病的发生；氮肥过量，植株组织生长细弱柔嫩或土壤瘠薄、板结、黏重以及排水不良时，发病重。

（3）防治方法：对该病目前比较有效的防治方法是以农业防治为主的综合防治措施。

①比较抗病的抗病品种选用，如毛粉802、佳粉10号、中蔬4号、中蔬5号、中丰、西粉3号、双抗2号等。

②种子清毒和药剂处理除温烫浸种处，种子须用10%磷酸三钠或2%氢氧化钠溶液浸泡15至20分钟。

③实行两年以上的轮作，配方施肥，增强植株抗病性。

④加强栽培管理促进根系发育，轻蹲苗，早采收，适当晚打第一叉，高温干旱期注意勤浇水，及时防蚜虫。

⑤药剂防治发病前定期喷药防病，发病后可喷洒1.5%植病灵乳剂1000倍液，或20%病毒A可湿性粉剂500倍液，或抗病

剂1号200倍～300倍液，或高锰酸钾1000倍液。此外，可喷α-萘乙酸20毫克/升，或增产灵50毫克/升～100毫克/升及1%过磷酸钙、1%硝酸钾作根外追肥，均可提高植株抗病性。

17. 日光温室番茄灰霉病的症状、发病条件以及防治方法有哪些?

（1）症状：该病可为害花、果实、叶片及茎。果实以青果受害较重，残留的柱头或花瓣多先被浸染，后向果面或果柄扩展，致果皮呈灰白，软腐，病部长出大量灰绿色霉层，果实失水后僵化；叶片多从叶尖开始染病，病斑呈"V"形向内扩展，初为水浸状，浅褐色，边缘不规则，具深浅相间轮纹，后干枯表面生有灰霉致叶片枯死；茎部染病，开始也呈水浸状小点，后扩展为长椭圆形或长条形斑，湿度大时病斑上长出灰褐霉层，严重时引起病部以上枯死。

（2）发病条件：该病由靠气流、雨水和接触传播的真菌性病菌引起，发病温度为2 ℃～31 ℃，最适温度为20 ℃～23 ℃。以高湿为发病条件，尤以空气相对湿度大于90%时易发病。此外，管理不当，密度过大，都会加快此病的扩展。

（3）防治方法：

①轮作倒茬，加强管理采用高垄或半高垄，浇水选晴天上午且实行膜下暗灌，浇水后加强通风，及时中耕，通风散湿，增施磷、钾肥，清洁田间。

②实行变温管理晴天上午晚放风，使棚温迅速升高，当棚温升至33 ℃时，再开始放顶风，以降低产孢量。当温度降至25 ℃以上时，中午继续放风，使下午棚温保持在20 ℃～25 ℃，棚温降至20 ℃时半闭通风口以减缓夜间棚温下降，夜间棚温保持在15 ℃～17 ℃，阴天也要进行短期通风排湿，控制棚内温

度。

③药剂防治苗期、定植前棚内用10%速克灵烟剂熏（500克/亩·次），定植缓苗后可用50%速克灵可湿性粉剂1000倍～5000倍液或50%百菌清可湿性粉剂800倍液防治两次，间隔7至10天。花果期根据发病重的特点，可采用"局部二期联防法"，重点防治第一、二层果，始花期用2,4-D处理时，加上0.1%的速克灵。果实膨大期，发病前要进行防病。发病后可用50%速克灵可湿性粉剂800倍液连喷2次～3次，间隔7至10天。阴雨（雪）天可用10%速克灵烟剂（250克/亩·次～500克/亩·次）于傍晚时点燃，密闭温室熏蒸。也可用5%百菌清粉尘剂或10%灭克粉尘剂喷洒。

18. 日光温室番茄叶霉病的症状、发生规律以及发病条件有哪些？

（1）症状：主要为害叶片，严重时也为害茎、花和果实。叶片染病，叶面出现不规则形或椭圆形淡黄色褪绿斑，叶背部病初生白色霉层，后霉层变为灰褐色或黑褐色绒状。条件适宜时，病斑正面也可长出黑霉，随病情扩展，叶片由下向上逐渐卷曲，植株呈黄褐色干枯。果实染病，果蒂附近或果面形成黑色圆形或不规则形斑块，硬化凹陷，不能食用，嫩茎或果柄染病，症状与叶片类似。

（2）发生规律：病菌以菌丝体或菌丝块在病残体内越冬，也可以分生孢子附着在种子表面或菌丝潜伏于种皮越冬。翌年条件适宜时，从病残体上越冬的菌丝体产生分生孢子，以气流传播引起初浸染，另外，播种带菌的种子也可引起初浸染。该病有多次再浸染，病菌萌发后，从寄主叶背面的气孔侵入，菌丝在细胞间蔓延，并产生吸器伸入细胞内吸取水分和养分，形成病斑。环境条件适宜时，病斑上又产生大量分生孢子，进行不断再浸染。病菌也可从萼片、花梗的气孔侵入，并能进入子房，潜伏在种皮上。

番茄叶霉病菌的致病性分化最为繁杂，也最复杂，存在许多生理小种。这给抗病育种和抗病品种的使用带来很大困难。

（3）发病条件：病菌喜高温、高湿环境，发病最适气候条件为温度20 ℃～25 ℃，相对湿度95%以上。浙江及长江中下游地区主要发病盛期为春季3至7月和秋季9至11月。番茄的感病生育期是开花结果期。

多年连作、排水不畅、通风不良、田间过于郁闭、空气湿度大的田块发病较重。年度间早春低温多雨、连续阴雨或梅雨多雨的年份发病重。秋季晚秋温度偏高、多雨的年份发病重。

19. 如何防治番茄叶霉病？

（1）农业防治：

①合理轮作：和非茄科作物进行三年以上轮作，以降低土壤中菌源基数。

②种子消毒：无病种子可减轻田间由种子带菌引起的初浸染。引进种子需要进行种子处理，采用温水浸种。利用种子与病菌耐热力的差异，选择既能杀死种子内外病菌，又不损伤种子生命力的温度进行消毒。对于温室栽培的番茄种子宜选择用55 ℃温水浸种30分钟，以清除种子内外的病菌，取出后在冷水中冷却，用高锰酸钾浸种30分钟，取出种子后用清水漂洗几次，最后晒干催芽播种。

③高温闷棚：选择晴天中午时间，采取两小时左右的30 ℃～33 ℃高温处理，然后及时通风降温，对病原菌有较好的控制作用。

④加强棚室管理：及时通风，适当控制浇水，浇水后及时通风降湿；采用双垄覆膜、膜下灌水的栽培方式，除可以增加土壤湿度外，还可以明显降低温室内空气湿度，从而抑制番茄叶霉病的发生与再浸染，并且地膜覆盖可有效地阻止土壤中病菌的传播。根据温室外天气情况，通过合理放风，尽可能降低温室内湿度和叶面结露时间，对病害有一定的控制效应。及时整枝打杈、植株下部的叶片尽可能地摘除，也可增加通风。实施配方施肥，避免氮肥过多，适当增加磷、钾肥。

⑤选用抗病品种，严把育苗关；市场上推广的品种中高抗叶霉病的有佳粉 15 号、佳粉 16 号、佳粉 17 号、中杂 7 号、沈粉 3 号、佳红 1 号等，可因地制宜，选用种植。

⑥每年更换一次棚室薄膜，使用无滴膜，经常清除膜上灰尘。定植密度不要过高，及时整枝打杈、绑蔓，植株坐果后适度摘除下部老叶，以利通风透光。露地番茄要早定植，深中耕，覆盖地膜或培土，促进植株生长。

⑦栽培前期注意提高棚室温度，后期加强通风，降低湿度。病势发展时，可选择晴天中午，密闭棚室使温度上升到 36 ℃~38 ℃，保持 2 个小时可有效地抑制病情发展。

（2）药剂防治：发病前定期喷药防病。发病后，可用 70% 代森锰锌可湿性粉剂 500 倍或 70% 甲基托布津可湿性粉剂 800 倍或 75% 百菌清可湿性粉剂 500 倍，隔 7 至 10 天 1 次，连喷 2 次~3 次，严重时，间隔可缩短至 3 至 5 天；也可用 45% 百菌清烟剂于傍晚时进行熏蒸（300 克/亩·次）。

20. 番茄早疫病有哪些危害症状和发病规律？

（1）危害症状：主要为害叶片，也可为害幼苗、茎和果实。幼苗染病，在茎基部产生暗褐色病斑，稍凹陷有轮纹。成株期叶片被害，多从植株下部叶片向上发展，初呈水浸状暗绿色病斑，扩大后呈圆形或不规则形的轮纹斑，边缘多具浅绿色或黄色的晕环，中部呈同心轮纹，潮湿时病斑上长出黑色霉层（分生孢子及分生孢子梗），严重时叶片脱落；茎部染病，病斑多在分枝处及叶柄基部，呈褐色至深褐色不规则圆形或椭圆形病斑，凹陷，具同心轮纹，有时龟裂，严重时造成断枝。青果染病，多始于花萼附近，初为椭圆形或不规则形褐色或黑色斑，凹陷，后期果实开裂，病部较硬，密生黑色霉层。叶柄、果柄染病，病斑灰褐色，长椭圆形，稍凹陷。

（2）发病规律：病菌在土壤或种子上越冬，借风雨传播，从气孔、皮孔、伤口或表皮侵入，引起发病，病菌可在田间进行多次再浸染，结果盛期发病严重。在气温20 ℃～25 ℃，相对湿度80%以上或阴雨天气，病害易流行。重茬地、低洼地、瘠薄地、浇水过多或通风不良地块发病较重。

21. 如何防治番茄早疫病?

（1）农业措施：

①品种的选择：选择抗病品种，迪丽雅、欧缇丽、凯旋158等品种较抗病，在重病区可选用。一般早熟品种、窄叶品种发病偏轻，高棵、大秧、大叶品种发病偏重。

②注意轮作：鉴于病原能有一年以上的存活期，所以要注意轮作。一般是与非茄科作物进行两年以上的轮作。在选择育苗床时，也要引起足够的重视。

③种子的处理：在注意从无病地块、无病植株上选留种子的基础上，对采后的种子除结合其他病害的预防，用70 ℃干热处理法进行处理72小时外（注意采后对种子给予一定的后熟转化期），在播前可用52 ℃温水、自然降温处理30分钟，然后冷

水浸种催芽。

④培育壮苗：要调节好苗床的温度和湿度，在苗子长到两叶一心时进行分苗，谨防苗子徒长。可防止苗期患病。

⑤加强田间管理：要实行高垄栽培，合理施肥，定植缓苗后要及时封垄，促进新根发生。温室内要控制好温度和湿度，加强通风透光管理。结果期要定期摘除下部病叶，深埋或烧毁，以减少传染病的机会。

（2）药剂防治：以防为主，从苗期始每隔7至10天喷药，带药定植。效果显著。

治疗用药：

①发病初期，及时摘除病叶、病果及严重病枝，开始喷施杀菌农药，为防止产生抗药性提高防效，提倡轮换交替或复配使用。每7天喷1次，连喷2次～3次。

②发病较重时，清除中心病株、病叶等。

22. 番茄晚疫病有哪些危害症状，发生条件以及发病特点？

（1）危害症状：本病发生于叶、茎、果实及叶部，病斑大多先从叶尖或叶缘开始，初为水浸状褪绿斑，后渐扩大，在空气湿度大时病斑迅速扩大，可扩及叶的大半以至全叶，并可沿叶脉侵入到叶柄及茎部，形成褐色条斑。最后植株叶片边缘长出一圈白霉，雨后或有露水的早晨叶背上最明显，湿度特别大时叶正面也能产生。天气干旱时病斑干枯成褐色，叶背无白霉，质脆易裂，扩展慢。茎部皮层形成长短不一的褐色条斑，病斑在潮湿的环境下也长出稀疏的白色霜状霉。

（2）发生条件：晚疫病的发生、流行与气候条件关系密切，发展速度还与番茄的栽培条件和植株本身的抗病性关系密切。

①气候条件：气温在25 ℃潜育期最短，仅3至4天，过高温度反而不利于病害的流行。病菌对相对湿度的要求较严，75%以上方可发生。

②栽培条件：植株繁茂，地势低洼，排水不良，田间湿度过大时，有利于病害的发生；土壤瘠薄植株衰弱，或偏施氮肥造成植株徒长，以及番茄处于生长的中后期，都有利于病害的发生。

③品种：抗病性强的番茄品种不易发病，如中蔬4号。

（3）发病特点：病菌以卵孢子随病残体在土壤中越冬，也可在马铃薯上发病，在薯块中越冬。在有保护地的地区，可在秋、冬季温室中为害番茄，成为春播露地番茄晚疫病的初浸染源。病菌主要靠气流、雨水和灌溉水传播，先在田间形成中心病株，遇适宜条件，引起全田病害流行。病菌发育的适宜温度为18 ℃~20 ℃，最适相对湿度95%以上。多雨低温天气，露水大，早晚多雾，病害即有可能流行。此外，栽培条件对病害发生影响较大。一般种植感病品种，种植带病苗，偏施氮肥，定植过密，田间易积水的地块，易发病。靠近发生晚疫病棚室的地块，病害重。

23. 如何防治番茄晚疫病？

（1）农业防治：

①选用抗病品种如百利、L-402、中蔬4号、中蔬5号、中杂4号、圆红、渝红2号、强丰、佳粉15号、佳粉17号等品种。

②条件允许时可与非茄科蔬菜实行3至4年轮作。选择地势高燥、排灌方便的地块种植，合理密植。合理施用氮肥，增施钾肥。切忌大水漫灌，雨后及时排水。加强通风透光，保护地栽培时要及时放风，避免植株叶面结露或出现水膜，以减轻发

病程度。

③培育无病壮苗：病菌主要在土壤或病残体中越冬，因此，育苗土必须严格选用没有种植过茄科作物的土壤，提倡用营养钵、营养袋、穴盘等培育无病壮苗。

④清洁田园：番茄、黄瓜、辣椒、芹菜等作物收获后，彻底清除病株、病果，减少初浸染源。经常检查植株下部靠近地面的叶片，一旦发现中心病株，立即除去病叶、病枝、病果或整个病株，在远离田块的地方深埋或烧毁，同时立即施杀菌农药和连续消毒，防止病害蔓延。

⑤避免在有番茄晚疫病的棚内育苗，定植前仔细检查剔除病株，并喷1次药。雨季及时排涝，降低田间湿度。

（2）现代化绿色无公害生物防治：

①发病初期适当控制浇水，保护地栽培注意增强通风，降低空气湿度。

②培育无病壮苗，增施有机底肥，注意氮、磷、钾肥合理搭配。

③收获后彻底清除病株落叶。

（4）药剂防治：

①铜铵合剂：即用250克硫酸铜和2500克碳铵，磨碎以后混在一块放到塑料袋里，闷上一天一夜，再拿出来兑上100千克水把它溶化，然后进行喷洒。

②波尔多液：按1∶1∶200的比例兑药，即用500克硫酸铜和500克生石灰，兑上100千克水。具体做法是：先用少量的水把石灰化开，再兑水制成石灰水。在另一个桶里，也先用少量的水把硫酸铜化开，再兑水制成硫酸铜液，然后把硫酸铜液慢慢地倒入石灰水里，边倒边搅拌，就成了天蓝色的波尔多液了。

③50%克菌丹可湿性粉剂500倍液，65%的代森锌600倍液

等，喷洒后也有比较好的防治效果。这些药剂可以每隔3至5天喷一次，也可以几种药轮换喷施。喷施时，要把番茄秧的各个部位都喷到。

24. 温室番茄畸形果是怎样发生的？如何防治？

番茄畸形果从狭义上讲，只包括畸形果、瘤形果、开裂果、窗缝果、歪果、凹顶果等；从广义上说，还包括网纹果、空洞果、小豆果等生长不正常的果实。

（1）畸形果：主要是在花芽分化期间长期处于低温时，氮肥多、水分光照充足、在生长点的营养状况较好，则易使正常生长的花芽养分过剩，细胞分裂活跃，心皮生成数目过多，发育成花柱扁形的多心室畸形果，第1花序的第1、第2朵花常发生。

防治方法：要加强苗期管理，特别是花芽分化期要防止连续低温，和昼夜温差过大，另外，不在花芽分化时移苗。防止偏施氮肥，增施磷钾肥，使花芽、花器分化时得到各种营养物质。使用植物生长激素时浓度要合适，不对未开花的花朵喷药，并要加强肥水管理，保证果实发育的需要。苗期夜温不能太低。

（2）瘤形果：是在形成花芽时，低温引起心皮不能正常结合，子房发育初期，在其基部有"独立"的心皮生长凸出来。

防治方法：花芽分化时要防止低温，正确使用生长激素。

（3）开裂果：是追肥灌水较多，茎叶生长过旺所致，畸形花的花柱开裂也能形成开裂果。

防治方法：不要追肥灌水过量，防止畸形花的发生。

（4）窗缝果：是由苗期低温，幼苗长势过旺，高温时花芽发育缺钙等原因造成的。低温养分消耗少，花芽营养过剩，促进了花器的分化，当异常增加的雄蕊嵌在子房里面，形成了各种不同程度的横裂型果实。一般在有2片真叶时，处于花芽分化初期，此时低温影响大，遇6℃低温3天就能使窗缝果数增加。

防治方法：防止低温，控制适中的长势，注意施用钙肥。

（5）网纹果：其发病机制尚不清楚，当土壤条件不好，土壤溶液浓度过高或肥力极差时易发生。高温干旱、土壤水分不足也易发生。

防治方法：培育根系发达的秧苗，育苗天数不要过长，保持长势旺盛，既不要缺肥又不要使土壤溶液浓度过高，保持土壤湿润而不要过于干燥。

（6）空洞果：产生的原因有受精不良，种子退化，胎座组织生长不充足，或氮肥太多，生长调节剂浓度过大，或施用时花蕾过小，或长期高温、日照少、碳水化合物积累少。夏季32℃以上高温，花粉粒在柱头上发芽，花粉管伸长受阻，无法正常受精导致只有果壁发育而胎座发育不良。

防治方法：增施有机肥，氮磷钾肥料配合使用，加强后期管理，正确使用生长激素并在处理后加强肥水管理，用振动器帮助授粉，避免高温。

（7）小豆果：是番茄蕾期或开花期，温度过高或过低，日照差，营养不足使花器发育停滞，不能正常授粉和受精，或果实膨大初期水肥供应不足所致。或者本来要落的花，经生长激素处理抑制了离层的发生，勉强坐住的果实，得到光合产物少，形成极小的果实。

防治方法：防止低温或高温，增加光照，人工辅助授粉和加强肥水管理。

25. 采取什么综合措施防治番茄病毒病？

防治方法：番茄病毒病是比较难治的病害，只有综合防治才有效。选用抗病品种是很关键的预防措施；采取系列的栽培防病措施也能有效防治病毒病。播种前用清水浸种后，再用10%的磷酸三钠溶液浸泡20至30分钟，用清水冲洗后再催芽，能使番茄花叶病毒钝化。护根育苗，培育适龄壮苗，与非茄科作物实行2至3年以上轮作，增施有机肥、磷、钾肥，适当早定植，合理密植，防止稀植，抓紧中耕培土，早熟品种发棵前不要过分控水，定植缓苗后用尿素和磷酸二氢钾各半配成0.5%的氮、磷、钾营养液，叶面喷施，或用0.1‰增产灵喷施，发病初期喷洒1000倍高锰酸钾，或用双微肥1000倍液，或0.6%硝酸钾等都有壮秧防病效果；从育苗到田间及时灭蚜，也是综合防治病毒病的有效措施之一；吸烟人在番茄操作前需用肥皂水洗手，田间操作不吸烟，能防烟草花叶病毒的接触传染；保护地秋番茄采取不撤膜栽培，七八月高温季节在膜上遮花荫，放"过堂风"，防止强光、高温，苗期多次浇水，降低土温，适当增加空气湿度，是防病毒病的得力措施；苗期用病毒N14浸根接种，对番茄条斑病有明显防效，对花叶病也有较好防效，是一项新的行之有效的防治病毒病措施。

26. 番茄果顶"黑膏药"是怎么回事？如何防治？

番茄果顶"黑膏药"是脐腐病，又叫蒂腐病，是生理病害。发病初期在幼果脐部出现水渍状黄褐色小斑点，以后逐渐变成褐色或黑褐色，一般病部直径1厘米～2厘米，最大可扩大至半个果实。随病部扩大，病部逐渐干缩，稍凹陷，变坚韧。后期遇潮湿条件，病部能产生黑绿色或红色霉。发病果实一般

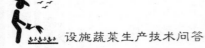

都长得过小且早变红。试验研究证明，番茄果实病部缺钙是发生脐腐病的直接原因。而产生缺钙的原因大体有以下几方面：一是土壤缺钙；二是土壤不缺钙，因地温高，土壤干旱等，不利于根系对钙的吸收，造成生理缺钙；三是土壤不缺钙，但土壤溶液浓度过高，特别是钾、镁、铵离子浓度过高，对钙产生拮抗作用，不利于根系对钙的吸收，也易造成生理缺钙；四是在高温干旱条件下，钙在植物体内运转速度慢，果实顶部易缺钙。

防治措施：脐腐病必须以预防为主。对酸性缺钙土壤应施石灰进行改良，以防土壤缺钙；护根育苗，培育壮苗，定植后精细管理，促进根系发育，增强根系对钙的吸收能力；地膜覆盖栽培番茄，前期以地膜保水为主，果实膨大期均匀灌溉，防止土壤干旱。温室、大棚栽培应注意通风，防止高温；施足有机肥，避免偏施氮肥，铵态氮肥尽量少施，注意氮、磷、钾肥配合施用，分次追肥，每次施肥量不宜过大；进入开花坐果期应当注意补钙，向心叶和幼果上喷0.5%～0.7%的氯化钙或其他钙肥，隔5至7天喷一次，连喷几次，有一定预防效果。

（二）设施茄子栽培

1. 茄子的基本特征是什么？

茄科，茄属植物。茄直立分枝草本至亚灌木，高可达 1 米，小枝，平贴或具短柄的星状绒毛，小枝多为紫色（野生的往往有皮刺），渐老则毛被逐渐脱落。叶大，卵形至长圆状卵形，叶柄长约 2 厘米~4.5 厘米（野生的具皮刺）。能孕花单生，花柄长约 1 厘米~1.8 厘米，毛被较密。果的形状大小变异极大。果的形状有长或圆，颜色有白、红、紫等。

2. 茄子有哪些生长习性？

（1）温度：茄子喜高温，种子发芽适温为 25 ℃~30 ℃，幼苗期发育适温白天为 25 ℃~30 ℃，夜间 15 ℃~20 ℃，15 ℃以下生长缓慢，并引起落花。低于 10 ℃时新陈代谢失调。

（2）光照：茄子对光照时间强度要求都较高。在日照长、强度高的条件下，茄子生育旺盛，花芽质量好，果实产量高，着色佳。

（3）水分：茄子形成以前需水量少，茄子迅速生长以后需要水多一些，对茄收获前后需水量最大，要充分满足水分需要。茄子喜水又怕水，土壤潮湿通气不良时，易引起沤根，空气湿度大容易发生病害。

（4）土壤：适于在富含有机质、保水保肥能力强的土壤中栽培。茄子对氮肥的要求较高，缺氮时延迟花芽分化，花数明显减少，尤其在开花盛期，如果氮不足，短柱花变多，植株发育也不好。在氮肥水平低的条件下，磷肥效果不太显著，后期

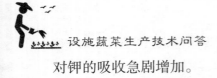
对钾的吸收急剧增加。

3. 茄子壮苗标准是什么?

温室壮苗标准:日历苗龄在90天左右;叶7枚~8枚,叶片肥厚,叶色浓绿;株高20厘米左右,茎粗0.8厘米~1.0厘米;定植时有70%左右的植株现蕾;根系发达、保持完整。

4. 如何为茄子的设施栽培培养壮苗?

(1)育苗场所及播种期的确定:为了提早上市,茄子需要培育苗龄较长的大苗,通常苗龄为90至100天。

(2)浸种催芽:首先将种子放入55℃温水中,用水量为种子量的5倍~6倍,不断搅动,并保持55℃水温10至15分钟,然后在其自然下降的水温中浸种8至12小时。茄子种皮厚,吸水困难,如果种子未经充分发酵更难发芽,要先用0.2%~0.5%的碱液清洗,并用清水反复搓洗,直至种皮洁净无黏液时再浸种。也可先用1%的高锰酸钾溶液浸泡30分钟后再行浸种。浸种过程中,每5至8小时换1次水,当种子充分吸水后再用清水漂洗干净捞出,用多层湿布或麻袋布包好,甩掉水后放入容器中,置于温暖处催芽。茄子发芽适温为25℃~35℃,因种子成熟度不一催芽袋中的温度和氧气不均,会造成种子萌芽不齐,因此,最好采用变温催芽,一天中适温30℃占8小时,20℃占16小时,5至6天后,即有75%的种子露白,出芽整齐一致。催芽期间要经常翻动种子包,有助于种皮气体交换。

(3)播种:茄子生长要求较高的温度,温室最好采用播种箱播种,这种方法可以随意搬动,便于调节温度和光照。先在播种箱内铺一层厚3厘米的营养土;浇足第一次水,待水渗下去后，撒一层细土，撒播或沟播种子，播后覆 1 厘米厚的细土，再覆盖塑料薄膜，种子出土时及时揭掉。

（4）苗期管理：播种后室温要求 25 ℃～30 ℃，光照均匀，5 至 6 天后出苗。80% 的幼芽出土后降低室温至白天 20 ℃～25 ℃，夜间 20 ℃，超过 28 ℃时适量通风，通风量不可过大过猛。室温降至 20 ℃左右时停止放风。在子叶已展开，第一片真叶吐尖时，可提高室温白天 25 ℃～27 ℃，夜间 16 ℃～18 ℃，地温 18 ℃～20 ℃，促其真叶生长顺利，直到移植。在土壤水分充足的条件下，茄子生长发育良好，水分不足时，花芽分化晚，结果期推迟，前期产量下降。茄子播种和移植前一定要将底水浇足，以后可根据幼苗生长情况，适当补充水分，以满足其生长所需。茄子幼苗对光照条件要求严格，光照充足不仅有利于花芽分化，而且使幼苗生长及发育得以顺利进行。光照不足时，花芽分化晚，幼苗徒长和出现畸形花，直接影响产量的形成。为了改善光照条件，可将育苗箱向南倾斜，争取光照。加大移植用的营养纸袋面积，排放密度合理，也有改善光照条件的作用。

（5）移植：茄子根系再生能力差，新根发生困难，一般只在幼苗 2 片～3 片真叶，花芽分化尚未开始时一次性移植到营养纸袋中即可。采用营养纸袋育苗是保护茄子根系较好的方法，只是配制营养土时注意多增加一些氮肥。移植前 1 至 2 天把营养纸袋中的水浇足，以纸袋底部见湿为准。移植时将幼苗从播种箱中已经疏松的土壤中抖出，顺根栽入营养纸袋中，不要弯曲。茄子定植时壮苗的标准是：幼苗株高 18 厘米～20 厘米，6 片～7 片叶，门茄有 70% 以上显蕾，茎粗壮，紫色，根系发达。

5. 设施茄子定植前如何整地？

定植前亩施基肥5000千克，深翻耙平后做成宽60厘米～65厘米，高15厘米的高垄，然后将垄上开两道浅沟，浇足底水。水渗下去后按照株距30厘米～40厘米要求栽植，然后从高垄上的两道浅沟中间取土封沟。定植深度以苗坨与地表持平为宜。亩栽苗3000株～4000株。

6. 设施茄子的定植方法主要有哪几步？

（1）造墒：定植前造好底墒，扣二拱提高地温。

（2）蘸根：定植前一天用药剂进行蘸根；穴盘浸入蘸根液中，停留5秒取出。

（3）定植：选择晴天上午定植，开沟、打眼定植或栽培器定植；在苗坨上覆土1厘米～2厘米；露出子叶或嫁接口，栽苗时要注意大苗栽在靠前脸和山墙处，小苗栽在靠后墙处。

（4）定植后浇水：定植水，视土壤墒情，尽量浇小水；栽苗后5至7天，视缓苗情况，浇缓苗水；前脸区或易干地区（滴灌管末端），注意补水。

7. 设施茄子定植后如何进行田间管理？

（1）温度管理：定植缓苗期间，晚上要扣塑料小拱棚，以提高温度，促进缓苗；定植后1至2天，中午要放草苫遮光，防止幼苗萎蔫。进入严寒季节，白天尽量保持25℃～30℃，中午短时间出现35℃也不放风，以利蓄热保温，夜间保持15℃～20℃，早晨短时间内温度可以达到10℃～30℃。此期只在中午，在脊部扒小缝放风。2月中旬以后，天气转暖，正是茄子开花结果期，白天温度要达到25℃～30℃，上半夜

18 ℃～24 ℃，下半夜15 ℃～18 ℃。土壤温度要保持15 ℃以上，不能低于13 ℃。阴天室温要比晴天低2 ℃～3 ℃。久阴暴晴时，室温不能太高，中午前后再放草苫遮光降温，待过3至4天植株健壮后再全天见光和通风换气。3月以后，要加大放风量，4月下旬以后，腰部和脊部都要开口放风。5月下旬室外夜间气温超过15 ℃，要昼夜放风，并放底脚风。6月中旬天气炎热，要将底脚薄膜推到肩部，使薄膜起到避雨、减弱光照和降温作用。

（2）光照管理：12月至次年2月，室内光照强度不足，易形成短花柱花和畸形果。为此，除了要经常保持薄膜表面清洁外，还可在栽培畦背侧张挂反光幕（镀铝膜），可明显增加栽培畦的光照和温度。

（3）水肥管理：茄子定植后天气严寒，一般在浇足缓苗水后不再浇水，到门茄瞪眼3厘米～4厘米长时开始浇水。但因天气尚冷，不能放大风，只能在膜下暗灌。3月中旬，土温达到18 ℃以上时，明沟、暗沟都灌水，并在灌水后大放风，排除湿气，以防止发生病害。灌水宜在上午进行，以便灌水后升温防风排温。3月中旬以后天气变暖，一般5至6天灌1次水。门茄瞪眼时也是追肥的临界期，以后要每隔15天追1次肥，每次每亩随水追施尿素10千克～15千克，或二铵10千克。

（4）整枝：日光温室茄子在四门斗形成后，易出现枝叶繁茂、通风不良的情况。为此，目前除了将门茄下边枝叶全部打掉外，多数采用双干整枝法调整株间通风透光状况。双干整枝法是在对茄形成后，剪去2个向外的侧枝，形成2个向上的主干，以后所有侧枝都要打掉，待结到7个果实后摘心，以促进果实早熟。如果要延长茄子收获期，可采用剪枝再生技术，即在7个茄子收获后，将距地面10厘米以上主干剪去，然后松土、追肥、灌水，促进侧枝萌芽，选生长好的枝条再进行双干整枝，1个月后又可收获果实，可一直收到12月上旬。

（5）化学调控：1至3月室内温度偏低，3月中旬以后，随着室外气温升高，室内又经常出现30℃以上高温，为防止低温或高温引起落花和畸形果，开花前后2天，要用2,4-D丁酯和防落素两种激素处理花朵。2,4-D丁酯浓度30毫克/千克～40毫克/千克，要用毛笔涂抹在花萼和花柄上，不要碰到枝叶上，以免引起药害。用防落素喷花的浓度为40毫克/千克～50毫克/千克，注意喷时要用戴手套的手隔住枝叶，防止枝叶受药害。激素处理后的花冠不易脱落，既不利于果实着色，又易感染灰霉病，要在果实膨大后轻轻摘掉。

（6）采收：茄子一般在开花后20至25天就可采收嫩果。果实采收的早晚，不仅影响品质，同时也影响产量。如果门茄不及时收获，就会影响对茄发育，出现坠秧，因此，门茄采收宜早不宜迟。判断茄子果实是否适于采收，可以看茄子萼片与果实相连接的地方，如有一条明显的白色或淡绿色的环状带，则表明果实正在快速生长，组织柔嫩，不宜采收。

8. 冬春茬设施茄子的温度管理是怎样的？

时期	白天最高温度	白天最低温度	夜温（早晨揭帘前温度）	湿度
12月1日～12月15日	30℃～32℃	26℃～28℃	15℃～16℃	70%～75%
12月15日～1月初	28℃～30℃	23℃～25℃	12℃～14℃	70%～75%
1月初～2月初	30℃～32℃	26℃～30℃	不低于12℃	70%～75%
2月初～3月初	30℃～32℃	26℃～28℃	不低于12℃	65%～70%
3月初～4月末	28℃～30℃	24℃～26℃	12℃～14℃	70%～75%
4月末至拉秧	25℃～28℃	25℃～27℃	不超过14℃	70%～75%

9. 茄子为什么要摘叶？怎样进行摘叶？

（1）摘叶的方法是：当"对茄"直径长到3厘米～4厘米时，摘除"门茄"下部的老叶；当"四母茄"直径长到3厘米～4厘米时，又摘除"对茄"下部老叶，以后一般不再摘叶。除在"门茄"生果后及时摘除下部赘芽外，"门茄"采摘后还要及时进行整枝和摘老叶，茄子的生长势强，侧枝多，叶片长得快，尤其在气温适宜、肥料充足的情况下，植株更为繁茂。但植株长得过密，会引起落花、烂果，果实色泽也差，因此栽培茄子有摘叶的习惯。叶片是制造和积累养分的器官，一般情况下，叶片越多，制造和积累的养分也就越多，植株生长快，有利于果实的膨大，所以叶片对于结果有重要的作用。但叶片过多，会影响通风透光。且老叶和病叶不仅制造养分的能力弱，并能传染病害所以摘除老叶、病叶，有利于植株生长和结果。过多的摘叶，会减少养分的制造和积累，故对植株的生长也不利。摘叶时学应该分次除去弱枝和基部的侧枝，保持茎叶稀疏均匀，以利通风透光。且老叶和病叶不仅制造养分的能力弱，并能传染病害，所以摘除老叶、病叶、有利于植株生长的结果。过多的摘叶，会减少养分的制造和积累，故对植株的生长也不利。摘叶时还应该分次除去弱枝和基部的侧枝，保持茎叶稀疏均匀，以利通风透光。整个生长期间摘叶约4次～5次，不要一次摘叶过多，导致只剩顶上几片小叶的现象。此外，摘叶的多少还要根据品种、肥料、天气等情况而异，一般分枝能力弱的品种要少摘；生长前期要比生长后期少摘；肥料较少的要少摘；天气干旱时要少摘。

（2）对于生长较旺盛的品种，适当进行植株调整，有利于形成良好的个体与群体结构，改善通风透光条件，提高光合生产率。由于茄子植株的枝条生长及开花结果习性相当规则，其调整方式相对较简单。一般与辣椒一样，采取"自然开心整枝法"。即每层分枝保留对叉的斜向生长或水平生长的两个对称枝条，对其余枝条尤其是垂直向上的枝条一律摘除。摘枝时期是在"门茄"从稳后，将"门茄"以下所发生的腋芽全部打去；在"对茄"和"四母茄"坐稳后又将其下部的腋芽全部摘除，以便能使营养集中供给果实发育的需要。"四母茄"以后除了及时摘除腋芽，还要及时打顶摘心。这样，能保证每个单株收获5个~7个果实。在整枝的同时，还可摘除一部分下部叶片。适度摘叶可以减少落花，减少果实腐烂，促进果实着色。但摘叶不能过量，因此果实产量与叶面积的多少有密切的关系。尤其不能把功能叶摘去，否则将会造成植株营养不良而早衰。一般只是摘除一部分衰老的枯黄叶或光合作用弱的叶片。

10. 茄子贮藏的最佳指标有哪些？

（1）温度：10 ℃ ~ 11 ℃。

（2）气体：氧气2% ~ 5%，二氧化碳3% ~ 5%。

（3）湿度：85% ~ 90%。

（4）冷害：<7 ℃ ~ 8 ℃。

（5）气体伤害阈值：二氧化碳>7%。

（6）贮藏期：20至30天。

11. 茄子的贮藏工艺有哪些？

无伤适时晚采→剪刀连果柄剪下→适当分级→剔除伤、病、残果→田间果柄朝下分层摆放于箱（筐）中→及时运输→入库于10 ℃ ~ 11 ℃敞口预冷20至24小时→库内防腐处理（烟熏）→0.01毫米保鲜膜单果包装或0.03毫米厚PVC保鲜袋（1千克/袋～2千克/袋）加防腐剂→装箱→码垛→于10 ℃～11 ℃下贮藏即可。

12. 茄子贮藏时有哪些注意事项？

（1）品种：品种间耐藏性有一定差异，晚熟且含水量较低的品种耐贮藏，仲夏成熟的品种不耐贮藏。紫色、圆形较绿色、长型耐贮藏。

（2）成熟度：最适成熟度茄子较过熟者对冷害敏感。

（3）冷害：冷害是茄子的贮藏障碍，1 ℃下5天即出现冷害，6 ℃下6至7天出现冷害，>10 ℃无冷害，其症状为表皮水渍状凹陷、变成赤褐色、种子和果肉褐变，并失去光泽、萎蔫及腐烂。

13. 设施茄子栽培常见的病害有哪些？

设施茄子病害主要有猝倒病、褐纹病、枯萎病、绵疫病、青枯病、黄萎病、早疫病、灰霉病、炭疽病、赤星病、煤污病、根腐病等。

14. 茄子猝倒病的主要症状、发病规律有哪些？

（1）主要症状：秧苗感染发病时，茎基部呈浅黄绿色水渍状，像被开水烫过似的，很快转为黄褐色并发展至绕茎一周。病部组织腐烂干枯而凹陷，产生水渍状病斑。水渍症状自下而上继续延展。子叶尚未凋萎，幼苗即倒伏于地，然后萎蔫失水，进而干枯死亡。发病初期，苗床上只有少数幼苗发病，几天后，以此为中心逐渐向外蔓延扩展，最后引起成片幼苗猝倒。在病情基数较高的地块，常常幼苗在出土前或刚刚抽出胚芽即受浸染，呈水渍状腐烂，引起烂种、烂芽。当湿度大时，病苗表体及附近地表会长出白色棉絮状菌丝。

（2）发病规律：病菌随病残体在土壤中越冬，条件适宜时借雨水或灌溉水传播到幼苗上，从茎基部侵入，潜育期1至2天。病菌喜34℃～36℃的高温，但在8℃～9℃低温条件下也可生长，因此，当苗床温度低，幼苗生长缓慢，又遇高湿时，感病期拉长，很易发生猝倒病，尤其苗期遇有连阴雨天气，光照不足，幼苗生长衰弱发病重。

15. 如何防治茄子猝倒病?

（1）采用快速育苗或者无土育苗法，加强苗床管理，看苗适时适量放风，避免低温高湿条件出现，不要在阴雨天浇水。

（2）根据当地要求选用抗猝倒病品种：可选用紫圆茄、灯泡红，竹丝，南京紫丹，五叶茄，七叶茄等。

（3）药剂处理种子和土壤：种子用53%精甲霜·锰锌水分散粒剂500倍液浸泡半小时。带药催芽或者直播。取过筛的营养土50千克，加精甲霜·锰锌水分散粒剂20克，加2.5咯菌腈10毫升，充分混匀后装营养钵。

（4）苗床地的选择和准备：苗床应选择地势高燥、避风向阳、排水良好、土质疏松而肥沃的无病地块；为防止病荫带入苗床，应施用腐熟的农家肥。播种前苗床要充分翻晒、耙个。

16. 什么是茄子褐纹病?

茄子褐纹病是茄子独有的病害，因其发病严重故而又称疫病。幼苗受害，多在茎基部出现近菱形的水渍状斑，后变成黑褐色凹陷斑，环绕茎部扩展，导致幼苗猝倒。稍大的苗则呈立枯病部上密生小黑粒，成株受害，叶片上出现圆形至不规则斑，斑面轮生小黑粒，主茎或分枝受害，出现不规则灰褐色至灰白色病斑，斑面密生小黑粒；严重的茎枝皮层脱落，造成枝条或全株枯死；茄果受害，长形茄果多在中腰部或近顶部开始发病，病斑椭圆形至不规则形大斑，斑中部下陷，边缘隆起，病部明显轮纹，其上也密生小黑粒，病果易落地变软腐，挂留枝上易失水干腐成僵果。

17. 茄子褐纹病怎样进行浸染循环？

（1）病原主要以菌丝体或分生孢子器在土表的病残体上越冬，同时也可以菌丝体潜伏在种皮内部或以分生孢子黏附在种子表面越冬。病菌的成熟分生孢子器在潮湿条件下可产生大量分生孢子，分生孢子萌发后可直接穿透寄主表皮侵入，也能通过伤口浸染。病苗及茎基溃疡上产生的分生孢子为当年再浸染的主要菌源，然后经反复多次的再浸染，造成叶片、茎秆的上部以及果实大量发病。分生孢子在田间主要通过风雨、昆虫以及人工操作传播。病菌可在12天内入侵寄主，其潜育期在幼苗期为3至5天，成株期则为7天。

（2）种子带菌是幼苗发病的主要原因。土壤中病残体带菌多造成植株的基部溃疡，再浸染引起叶片和果实发病。此外，品种的抗病性也有差异，一般长茄较圆茄抗病，白皮茄、绿皮茄较紫皮茄抗病。

（3）该病是高温、高湿性病害。田间气温28 ℃～30 ℃，相对湿度高于80%，持续时间比较长，连续阴雨，易发病。南方夏季高温多雨，极易引起病害流行；北方地区在夏秋季节，如遇多雨潮湿，也能引起病害流行。降雨期、降雨量和高湿条件是茄褐纹病能否流行的决定因素。

18. 茄子褐纹病的发病因素有哪些？

（1）种植密度大、通风透光不好，发病重，氮肥施用太多，生长过嫩，抗性降低易发病。

（2）土壤黏重、偏酸；多年重茬，田间病残体多；氮肥施用太多，生长过嫩；肥力不足、耕作粗放、杂草丛生的田块，植株抗性降低，发病重。

（3）肥料未充分腐熟、有机肥带菌或肥料中混有本科作物病残体的易发病。

（4）大棚栽培的，往往为了保温而不放风、排湿、引起湿度过大的易发病。

（5）阴雨天或清晨露水未干时整枝，或虫伤多，病菌从伤口侵入，易发病。

（6）地势低洼积水、排水不良、土壤潮湿易发病，高温、高湿、连阴雨、日照不足易发病。

19. 茄子褐纹病有哪些防治方法？

（1）农业防治：

①播种或移栽前，或收获后，清除田间及四周杂草，集中烧毁或沤肥；深翻地灭茬，促使病残体分解，减少病原和虫原。

②和非本科作物轮作，选用抗病品种，选用无病、包衣的种子，如未包衣则种子须用拌种剂或浸种剂灭菌。

③选用排灌方便的田块，开好排水沟，降低地下水位，达到雨停无积水；大雨过后及时清理沟系，防止湿气滞留，降低田间湿度，这是防病的重要措施；土壤病菌多或地下害虫严重的田块，在播种前撒施或沟施灭菌杀虫的药土。适时早播、早移栽、早间苗、早培土、早施肥，及时中耕培土，培育壮苗。

④育苗移栽，育苗的营养土要选用无菌土，用前晒三周以上；苗床床底撒施薄薄一层药土，播种后用药土覆盖，移栽前喷施一次除虫灭菌剂，这是防病的关键。适当密植，及时整枝或去掉下部老叶，保持通风透光。避免在阴雨天气整枝；及时防治害虫，减少植株伤口，减少病菌传播途径；发病时及时防治，并清除病叶、病株，带出田外烧毁，病穴施药或生石灰。

⑤施用酵素菌沤制的堆肥或腐熟的有机肥，不用带菌肥料，施用的有机肥不得含有植物病残体。

⑥采用测土配方施肥技术，适当增施磷钾肥，加强田间管理，培育壮苗，增强植株抗病力，有利于减轻病害。

⑦地膜覆盖栽培，可防治土中病菌为害地上部植株。在定植后于茎基部周围地面，撒一层草木灰，可减轻基部感染发病。

⑧高温干旱时应科学灌水，以提高田间湿度，减轻蚜虫、灰飞虱危害与传毒。严禁连续灌水和大水漫灌。浇水时防止水滴溅起，是防止该病的重要措施。棚室栽培的要注意温湿度管理，采用放风排湿，控制灌水等措施降低棚内湿度。

（2）物理防治：

先用冷水将种子预浸3至4小时，然后用55℃温水浸种15分钟，或用50℃温水浸种30分钟，立即用冷水降温，晾干播种。

（3）化学防治：

①苗床灭菌：每平方米用50%多菌灵可湿性粉剂或50%福美双可湿性粉剂10克拌细土2千克制成药土，播种时，取1/3药土撒在苗床上铺垫，2/3药土盖在种子上。

②种子灭菌：10%的"401"抗菌剂1000倍液浸种30分

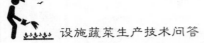

钟，或300倍福尔马林溶液浸种15分钟，或1%高锰酸钾溶液浸种10分钟，或0.1%硫酸铜溶液浸种5分钟，浸种后捞出，用清水反复冲洗后晾干播种。用50%苯菌灵可湿性粉剂和50%福美双可湿性粉剂各一份与干细土三份混匀后，用种子重量的0.1%拌种。

③ 发病时喷施：

A. 苗期发病喷施：75%百菌清可湿性粉剂1000倍液、50%克菌丹可湿性粉剂500倍液、65%代森锌可湿性粉剂500倍液、40%氟硅唑乳油8000倍液、77%护丰安可湿性粉剂400倍～600倍液、50%退菌特可湿性粉剂1000倍液、70%代森锰锌可湿性粉剂500倍液、58%甲霜灵·锰锌可湿性粉剂500倍液、64%杀毒矾可湿性粉剂600倍液、50%克菌丹可湿性粉剂500倍液。每隔5至7天喷一次，交替使用上述不同药剂，共2次～3次，可收到较好的防治效果。

B. 坐果期发病喷施：75%百菌清可湿性粉剂600倍液、70%代森锌可湿性粉剂400倍～500倍液、65%福美锌可湿性粉剂500倍液、1∶1∶200波尔多液。

C. 熏烟法：在温室大棚内可采用10%百菌清烟剂或20%速克灵烟剂，或10%百菌清＋20%速克灵混合烟剂，每（亩）用药300克～400克，每隔5至7天1次，共2次～3次。

20. 如何进行茄子枯萎病的田间识别，发病原因和发病特点有哪些？

（1）田间识别：茄子枯萎病病株叶片自下向上逐渐变黄枯萎，病症多表现在一、二层分枝上，有时同一叶片仅半边变黄，另一半健全如常。横刻病茎，病部维管束呈褐色。此病易与黄萎病混淆，需检测病原区分。

（2）发病原因：以菌丝体或厚垣孢子随病残体在土壤中或附着在种子上越冬，可营腐生生活。一般从幼根或伤口侵入寄主，进入维管束，堵塞导管，并产出有毒物质镰刀菌素，扩散开来导致病株叶片黄枯而死。病菌通过水流或灌溉水传播蔓延，土温28℃，土壤潮湿，连作地，移栽或中耕时伤根多，植株生长势弱的发病重。此外，酸性土壤及线虫取食造成伤口利于本病发生。21℃以下或33℃以上病情扩展缓慢。

（3）发病特点：

①病菌以菌丝、厚垣孢子、菌核随病株残余组织遗留在田间、未腐熟的有机肥中或附着在种子、棚架上越冬，成为翌年初浸染源。病菌通过雨水、灌溉水和农田操作等传播进行再浸染。条件适宜时，厚垣孢子萌发的芽管从根部伤口、自然裂口或根冠侵入，也可从茎基部的裂口侵入。

②病菌喜温暖、潮湿的环境，发病最适宜的条件为土温24℃~28℃，土壤含水量20%~30%。浙江及长江中下游地区茄子枯萎病主要发病盛期在5至7月和9至10月。茄子的感病生育期为开花坐果期。

③多年连作、排水不良、雨后积水、酸性土壤、地下害虫危害重及栽培上偏施氮肥等的田块发病较重。年度间春、夏多雨的年份发病重；秋季多雨的年份秋季栽培的茄子发病重。

21. 如何防治茄子枯萎病？

（1）实行3年以上轮作，施用充分腐熟的有机肥，采用配方施肥技术，适当增施钾肥，提高植株抗病力。采用高畦种植，合理密植，注意通风透气；施用石灰调节土壤酸碱度，造成不利病菌存活环境；合理灌溉，严禁大水漫灌，雨后排水，促进根系生长。

（2）选用耐病品种。

（3）新土育苗或床土消毒。用50%多菌灵可湿性粉剂8克～10克，加土拌匀，先将1/3药土撒在畦面上，然后播种，再把其余药土覆在种子上。

22. 什么是茄子绵疫病，有哪些发病症状、发病规律、传播途径以及发病条件？

（1）概念：茄子绵疫病俗称"掉蛋""水烂"，各地普遍发生，茄子各生育阶段皆可受害，损失可达20%～30%，甚至超过50%，是茄子主要病害之一。

（2）茄子绵疫病症状：幼苗期发病，茎基部呈水浸状，发展很快，常引发猝倒，致使幼苗枯死。成株期叶片感病，产生水浸状不规则形病斑，具有明显的轮纹，但边缘不明显，褐色或紫褐色，潮湿时病斑上长出少量白霉。茎部受害呈水浸状萎缩，有时折断，并长有白霉。花器受浸染后，呈褐色腐烂。果实受害最重，开始出现水浸状圆形斑点，边线不明显，稍凹陷，黄褐色至黑褐色。病部果肉呈黑褐色腐烂状，在高湿条件下病部表面长有白色絮状菌丝，病果易脱落或干瘪收缩成僵果。

（3）茄子绵疫病发病规律：由茄疫霉菌引起的真菌病害。病菌主要以卵孢子在土壤中病株残留组织上越冬，成为翌年的初浸染源。卵孢子经雨水溅到植株体上后萌发芽管，产生附着器，长出侵入丝，由寄主表皮直接侵入。病部产生的孢子囊所释放出的游动孢子可借助雨水或灌溉水传播，使病害扩大蔓延。高温高湿有利于病害发展。一般气温25 ℃～35 ℃，相对湿度85%以上，叶片表面结露等条件下，病害发展迅速而严重。此外，地势低洼、排水不良、土壤黏重、管理粗放、偏施氮肥、过度密植、连茬栽培等，也会加剧病害蔓延。

（4）茄子绵疫病传播途径：病菌以卵孢子随病残组织在土壤中越冬。翌年卵孢子经雨水溅到茄子果实上，萌发长出芽管，芽管与茄子表面接触后产生附着器，从其底部生出侵入丝，穿透寄主表皮侵入，后病斑上产生孢子囊，萌发后形成游动孢子，借风雨传播，形成再浸染，秋后在病组织中形成卵孢子越冬。

（5）茄子绵疫病发病条件：①发育最适温度30℃，空气相对湿度95%以上菌丝体发育良好。在高温范围内，棚室内的湿度是认定病害发生与否的重要因素。此外，重茬地、地下水位高、排水不良、密植、通风不良，或保护地撤天幕后遇下雨，或天幕滴水，造成地面积水、潮湿，均易诱发本病。

②茄子绵疫病属于真菌病害。主要靠土壤和雨水传播。高温高湿、雨后暴晴、植株密度过大、通风透光差、地势低洼、土壤黏重时易发病。

23. 如何防治茄子绵疫病？

（1）选用抗病品种：如兴城紫圆茄、贵州冬茄、通选1号、济南早小长茄、竹丝茄、辽茄3号、丰研11号、青选4号、老来黑等。

（2）种子消毒：播种前对种子进行消毒处理，如用50℃~55℃的温水浸种7至8分钟后播种，可大大减轻绵疫病的发生。

（3）采用穴盘育苗：可采用288孔六盘，一穴一粒种子，养分充足，根系发达，定植时不伤根或少伤根，增强了抗病性，减少了染病机会。

（4）实行轮作：要合理安排地块，忌与西红柿、辣椒等茄科、葫芦科作物连作。一般实行3年以上的轮作倒茬。

（5）精心选地：选择高燥地块种植茄子，深翻土地。采用高畦栽培，覆盖地膜以阻挡土壤中病菌向地上部传播，促进根系发育。

（6）对正处于坐果期的露地茄子，可采取以下防治措施：

①地膜覆盖：采用黑色地膜覆盖地面或铺于行间，能够阻断土壤中病菌孢子对茄果的飞溅传播。还可借日光进行高温灭菌及防止杂草生长。

②科学肥水：施足腐熟有机肥，预防高温高湿。增施磷、钾肥，促进植株健壮生长，提高植株抗性。

③精细管理：适时整枝，打去下部老叶，改善田间通风透光条件，及时摘除病叶、病果，并将病残体带出田外，以防再浸染。

化学防治：①可选用72%克露600倍～800倍液或72%普力克水剂800倍液或80%大生500倍液。在湿度大的条件下发生，果实发病后出现水渍状圆形病斑，后变褐凹陷，有时密生棉毛状白霉，最后腐烂脱落。生产上注意加强整枝摘叶、通风透光。

②68%烯酰吗啉、锰锌1500倍、扑海因1500倍，72.2%普力克400倍～600倍，72%克露600倍，58%雷多米尔（甲霜灵·锰锌）1000倍。

24. 茄子青枯病的症状、发生规律和发病特点有哪些？

（1）症状：茄子被害，初期个别枝条的叶片或一张叶片的局部呈现萎垂，后逐渐扩展到整株枝条上。初呈淡绿色，变褐焦枯，病叶脱落或残留在枝条上。将茎部皮层剥开木质部呈褐色。这种变色从根颈部起一直可以延伸到上面枝条的木质部。枝条里面的髓部大多腐烂空心。用手挤压病茎的横切面，有乳白色的黏液渗出。

（2）茄子青枯病发生规律：细菌引起的病害。病菌主要在病株残体遗留在土中越冬，从根部或茎基部的伤口侵入，通过雨水、灌溉水、农具、家畜等传播。高温和高湿的环境有利于青枯病的发生。雨后转晴，气温急剧上升时会造成病害的严重发生。连作、微酸性土壤发病重。

（3）茄子青枯病发病特点：病菌生长适宜温度 30 ℃ ~ 37 ℃。病菌脱离寄主不能存活，可在土壤中存活 1 至 6 年。高温高湿是此病发生条件，土壤温度常比气温更重要，一般土温 25 ℃左右田间出现发病高峰。降温排湿是控制该病的关键。

25. 如何防治茄子青枯病?

（1）与葱、蒜的轮作。

（2）选用抗青枯病的品种。

（3）嫁接防病。

（4）选无病土育苗，定植地块每亩增施石灰 50 千克 ~ 100 千克，使土壤酸碱度偏碱性，高畦栽培，做好田间排水，避免大水漫灌。施足基肥，生长期追施氮、钾肥，生长中后期停止中耕以防止伤根，收获后及时清除病残株，集中烧毁。

（5）化学防治：80%代森锌或科博 500 倍液，72%农用链霉素 4000 倍液或 77%可杀得 400 倍液灌根，连续 2 次 ~ 3 次。

26. 什么是茄子黄萎病, 有哪些症状以及发病规律?

（1）概念：茄子黄萎病又称半边疯、黑心病、凋萎病，是为害茄子的重要病害。茄子苗期即可染病，田间多在坐果后表现症状。茄子受害，一般自下向上发展。初期叶缘及叶脉间出现褪绿斑，病株初在晴天中午呈萎蔫状，早晚尚能恢复，经一段时间后不再恢复，叶缘上卷变褐脱落，病株逐渐枯死，叶片大量脱落呈光秆。剖视病茎，维管束变褐。有时植株半边发病，呈半边疯或半边黄。此病对茄子生产为害极大，发病严重年份绝收或毁种。

（2）症状：病害多在门茄坐果后开始发生。植株半边下部叶片近叶柄的叶缘部及叶脉间发黄，渐渐发展为半边叶或整叶变黄，叶缘稍向上卷曲，有时病斑仅限于半边叶片，引起叶片歪曲。晴天高温，病株萎蔫，夜晚或阴雨天可恢复，病情急剧发展时，往往全叶黄萎，变褐枯死。症状由下向上逐渐发展，严重时全株叶片脱落，多数为全株发病，少数仍有部分无病健枝。病株矮小，株形不舒展，果小，长形果有时弯曲，纵切根茎部，可见到木质部维管束变色，呈黄褐色或棕褐色。

（3）发病规律：病原真菌属半知菌亚门，称大丽花轮枝孢。病菌以菌丝、厚垣孢子随病残体在土壤中越冬，一般可存活6至8年。第二年从根部伤口、幼根表皮及根毛侵入，然后在维管束内繁殖，并扩展到茎、叶、果实、种子。当年一般不发生再浸染。因此，带菌土壤是本病的主要浸染源，带有病残体的肥料也是病菌的重要来源之一。病菌也可以菌丝体和分生孢子在种子内外越冬，带病种子是远距离传播的主要途径之一。病菌在田间靠灌溉水、农具、农事操作传播扩散。从根部伤口或根尖直接侵入。发病适温为19℃~24℃。茄子从定植到开花期，日平均气温低于15℃，持续时间长，或雨水多，或久旱后大量浇水使地温下降，或田间湿度大，则发病早而重。温度高，则发病轻。重茬地发病重，施未腐熟带菌肥料发病重，缺肥或偏施氮肥发病。

27. 如何防治茄子黄萎病？

（1）选用抗病品种：如长茄1号、黑又亮、长野郎、冈山早茄、吉茄1号、辽茄3号、长茄3号、鲁茄1号等。

（2）选择地势平坦、排水良好的沙壤土地块种植茄子，并深翻平整。发现过黄萎病的地块，要与非茄科作物轮作4年以上，其中以与葱蒜类轮作效果较好。

（3）多施腐熟的有机肥，增施磷、钾肥，促进植株健壮生长，提高植株抗性。适时定植，要求10厘米地温稳定在15℃以上时开始定植，定植时和定植后避免浇冷水，并注意提高地温。发现病株及时拔除，收获后彻底清除田间病残体集中烧毁。也可用嫁接育苗的方法防病，即用野生水茄、红茄作砧木，栽培茄作接穗，防治效果明显。

（4）巧管水肥：在北方6月份茄子生长前期，地温偏低，要选择晴暖天气浇水，防止阴冷天浇水使地温低于15℃引起黄萎病暴发。7月中旬至8月中旬高温季节，要小水勤浇，使土壤不干不裂，减少伤根，控制发病。门茄坐果后，追施植物生长调节剂果宝等或茄科类专用叶面肥（沃丰素）2次～3次，或每亩追氮肥10千克～15千克，使植株健壮，增强抗病力。

（5）药剂防治：发病初期可选用77%可杀得800倍、50%多菌灵500倍、90%恶霉灵2000倍液灌根，10天1次，连续2次～3次，严重的要将病株拔除，在拔出处撒生石灰进行杀菌处理，防止病菌借助浇水传播。

28. 茄子早疫病有哪些危害症状，如何进行防治？

（1）危害症状：主要为害叶片和果实。

①叶片发病：前期产生圆形或近圆形病斑，边缘褐色，中部灰白色，有同心轮纹，湿度大时，病部长细的灰黑色霉状物；后期病斑中部脆裂，严重时病叶早脱落。茎部症状同叶片。

②果实发病：产生褐色、圆形至不规则形、凹陷斑，湿度大时长出黑绿色霉层。

（2）防治方法：

①进行3年以上轮作；施充分腐熟的有机肥，增施钾、磷肥，增强树势；及时摘除病叶病枝；合理密植，雨后及时排水，保持通风透光，降低湿度。

②栽前，种子可用52 ℃温水浸种30分钟冷水冷却，或采用2.5%咯菌腈悬浮种衣剂拌种晾干，后催芽播种；棚室可用硫黄熏烟消毒一夜。

③发病初期，可选用下列药剂进行防治：75%肟菌·戊唑醇水分散粒剂2000倍～3500倍液；80%代森锰锌可湿性粉剂600倍液；或75%百菌清可湿性粉剂600倍～800倍液，视病情7至10天喷1次。

29. 茄子灰霉病有哪些危害症状，如何进行防治？

（1）危害症状：苗期、成株期均可发生。

①苗期染病：子叶先端枯死，后扩散到幼茎，幼茎萎缩变细，折断枯死，真叶染病出现半圆至近圆形淡褐色轮纹斑，后期叶片或茎长出灰霉、腐烂。

②成株期染病：叶缘先形成水浸壮大斑，后变褐，形成近圆形至不规则形或"V"字形浅黄色轮纹病斑，密布灰色霉层；严重时病斑连片，致整叶干枯。

茎、叶柄染病：产生褐色病斑，湿度大时长出灰霉。果实染病：幼果果蒂周围局部产生水浸状褐色病斑，扩大成暗褐色，凹陷腐烂，表面产生不规则轮纹灰色霉状物。

（2）防治措施：

①选种耐低温弱光茄子品种；控制温湿度；高垄种植，合理密植，注意通风，雨后注意排水；增施有机肥、钾肥、磷肥，增加树势；及时摘除残枝病果，集中深埋或烧毁。

② 发病初期，可选用以下药剂防治：50%异菌脲可湿性粉剂800倍液，或25%嘧菌酯悬浮剂1500倍液，或40%嘧霉胺悬浮剂1200倍液。

30. 茄子炭疽病有哪些危害症状，如何进行防治？

（1）危害症状：

① 主要为害果实。果实发病，表面产生近圆形、椭圆形或不规则形黑褐色、稍凹陷病斑，可汇合形成大型病斑；病部皮下的果肉微呈褐色，干腐状，严重时可导致整个果实腐烂；

② 后期病部表面密生黑色小点，潮湿时溢出褐红色黏质物。此病与茄子褐纹病的区别在于其病征明显，偏黑褐色至黑色。

（2）防治措施：

① 控制温湿度；高垄种植，合理密植，注意通风，雨后注意排水；增施有机肥、钾肥、磷肥，增加树势；及时摘除残枝病果，集中深埋或烧毁。

② 种子处理：播种前用55℃温水浸种15分钟或52℃温水浸种30分钟，再放入冷水中冷却后催芽。

③ 发病初期，可选用以下药剂防治：70%甲基硫菌灵可湿性粉剂800倍液，或25%嘧菌酯悬浮剂1000倍液，或50%多硫悬浮剂600倍液。

31. 茄子赤星病有哪些危害症状，如何进行防治？

（1）危害症状：茄子赤星病主要为害茄子叶片。叶片发病，初期产生褪绿，苍白色至灰褐色小斑点，后扩展成中心暗褐色至红褐色、边缘褐色的圆形斑，其上丛生许多轮文状排列的黑色小点，背面黄褐色，后期病斑相互融合成不规则形大

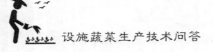

斑，易破裂穿孔。

（2）防治措施：

① 实行轮作；选种早熟品种；合理密植，雨后注意排水通风；施足基肥，增施有机肥、钾肥、磷肥，增加树势；及时摘除病残体，集中深埋或烧毁。

② 种子处理：播种前进行种子消毒，用55 ℃温水浸种15分钟，再放入冷水中冷却后催芽。或采用50%苯菌灵可湿性粉剂+50%福美双可湿性粉剂各1份，细土3份混匀后，按种子重量0.3%混合物拌种。

③ 发病初期，可选用以下药剂防治：25%嘧菌酯悬浮剂1000倍液，或10%苯醚甲环唑水分散粒剂1500倍液，或50%多菌灵可湿性粉剂500倍液。

32. 茄子煤污病有哪些危害症状，如何进行防治？

（1）危害症状：主要为害叶片，也为害叶柄和茎等。叶片发病，叶背面生淡黄绿色近圆形至不定型边缘不明显病斑，斑面生褐色毛状霉。严重时，可覆盖整个叶片，叶柄或茎也常长出褐色毛状霉层。

（2）防治措施：

① 实行轮作；选择地势高地种植，合理密植，合理灌水；雨后及时排水，保持通风透气；及时防治蚜虫、白粉虱。

② 发病初期，可选用以下药剂防治：10%苯醚甲环唑1000倍液，或80%多菌灵500倍液，或70%甲基硫菌灵可湿性粉剂500倍液。

33. 茄子根腐病有哪些危害症状，如何进行防治？

（1）危害症状：主要浸染茄子根部和茎基部。

①幼苗染病：幼苗萎蔫，根部变褐腐烂。

②成株期染病：初期白天叶片萎蔫，早晚尚可恢复，随病情发展，叶片变黄干枯；根、茎基部表皮变为褐色，继而根系腐烂，木质部外露，植株枯萎死亡。

（2）防治措施：

①实行轮作；高垄种植，合理密植，注意通风，雨后注意排水。

②种子处理，用3.5%咯菌·精甲霜悬浮种衣剂按种子重量的0.3%拌种，晾干后播种。

③定植时用95%恶霉灵可湿性粉剂300倍液浸根10至15分钟；定植缓苗后，发病前用80%多菌灵可湿性粉剂800倍液+强力生根粉，对茄子灌根；发病初期，可用2.5%咯菌腈悬浮剂1000倍液+68%精甲霜·锰锌水分散粒剂600倍液，或50%氯溴异氰尿酸可溶性粉剂1000倍液浇灌防治。

34. 茄子相关的虫害主要有哪些？

茄子虫害主要有蚜虫、螨虫、蓟马、茄螟、茄二十八星瓢虫等。

35. 如何防治茄子蚜虫？

（1）农业防治茄子蚜虫：

①黄板诱蚜：春秋季田间扦插涂有机油的黄板（高出作物60厘米），诱杀有翅蚜减少田间蚜量。

②颗粒剂防蚜治病：用熏蚜颗粒剂Ⅱ号熏12小时，亩用量0.25千克。或用1%乐果或灭蚜松颗粒剂在茄子播种时施入，每1000平方米约15千克，省工，残效可达1个月，效果好，还可保护天敌。

③银膜避蚜：苗床四周铺17厘米宽的银灰色薄膜，上方挂银灰薄膜条；在菜田间隔铺设银灰膜条，均可避蚜或减少有翅蚜迁入传毒。

（2）药剂防治茄子蚜虫：

每亩用50%抗蚜威（辟蚜雾）可湿性粉剂10克～18克，2000倍～3000倍液喷雾，灭蚜效果好，并能保护多种天敌。还可选用50%马拉硫磷乳油、50%二嗪磷乳油、25%喹硫磷乳油、40%乐果乳油各1000倍液，或2.5%溴氰菊酯乳油、40%菊马乳油各2000倍～4000倍液进行喷雾。或20%的速灭杀丁乳油2000倍～3000倍液或20%的灭扫利乳油3000倍液喷雾。

36. 如何防治茄子螨虫类？

（1）农业防治措施：加强田间管理，培育壮苗壮秧，适当增加通风透光量，防止徒长、疯长，有效降低田间空气相对湿度，从生态上打破茶黄螨发生的气候规律，减轻为害程度。①选用光照条件好，地势高燥，排水良好的地块。②合理密植、高畦宽窄行栽培。③施用腐熟有机肥，追施氮、磷、钾速效肥，控制好浇水量，雨后加强排水、浅锄。及时整枝、合理疏密。④清除田间、地边杂草及残枝落叶，减少虫源基数。勤检查、发现受害植株，及早控制；田间卷叶株率达到0.5%时就要喷药控制。

（2）茄子螨类化学防治措施：茄果类蔬菜生长中后期就进入连续采收期，也正是螨类发生高峰期，施用药剂要首选生物药剂，其次是高效、低毒、低残留化学农药，严格掌握好安全间隔期。喷雾施药主要在植株上半部分的嫩叶、嫩茎、花器及幼果。1.8%齐螨素（阿维菌素、爱福丁等）乳油3000倍液喷雾，安全间隔期7至10天。20%复方浏阳霉素乳油1000倍液喷雾，间隔期7天。73%克螨特乳油2500倍液喷雾，间隔期7天。15%速螨酮（哒螨净、哒螨灵等）乳油3000倍液喷雾，间隔期40天。5%尼索朗乳油或可湿性粉剂1500倍液喷雾，间隔期60天。

37. 如何防治茄子蓟马？

茄子蓟马属缨翅目昆虫，锉吸式口器，以成虫和若虫锉吸植株幼嫩组织（枝梢、叶片、花、果实等）汁液，被害的嫩叶、嫩梢变硬卷曲枯萎，植株生长缓慢，节间缩短；幼嫩果实被害后疤痕呈银白色，用手触摸，有粗糙感会硬化，严重时造成落果，严重影响产量和品质。

防治方法：

（1）啶虫脒+吡蚜酮1000倍~1200倍均匀喷雾，防效在70%以上；（2）烯啶虫胺+联苯1000倍~1500倍均匀喷雾，防效在80%以上；（3）蓟马二合一1500倍~2000倍均匀喷雾，杀虫杀卵，防效在90%以上，持效期20天以上。

38. 如何防治茄螟？

（1）农业防治策略：及时剪除被害植株嫩梢及茄果，茄子收获后及时拔除残株，清洁田园。

（2）诱杀成虫措施：利用性诱剂诱集成虫，一般剂量为100微克；每隔30米设一个诱捕器。

（3）药剂防治措施：注意对幼虫的防治掌握在3龄期前，施药以上午为宜，重点喷洒植株上部。可选用下列药剂进行防治：

①BT、HD-1等苏云金芽孢杆菌制剂。

②2.5%保得乳油2000倍~4000倍液。

③20%氯氰乳油2000倍～4000倍液。

④20%杀灭菊酯乳油2000倍～4000倍液。

⑤2.5%功夫乳油2000倍～4000倍液。

⑥2.5%天王星乳油2000倍～4000倍液。

39. 如何防治茄二十八星瓢虫？

（1）农业防治：

①人工捕捉成虫：利用成虫的假死性，用盆承接，并叩打植株使之坠落，收集后杀灭。

②人工摘除卵块：雌成虫产卵集中成群，颜色艳丽，极易发现，易于摘除。

（2）药剂防治：

在幼虫分散前及时喷洒下列药剂：2.5%功夫乳油4000倍液；21%灭杀毙乳油5000倍液；50%辛硫磷乳油1000倍液。注意重点喷叶背面。

（三）设施辣椒栽培

1. 辣椒的基本特征有哪些?

茄科，辣椒属一年生或有限多年生草本植物。茎近无毛或微生柔毛，分枝稍"之"字形折曲。叶互生，枝顶端节不伸长而成双生或簇生状，矩圆状卵形、卵形或卵状披针形，全缘，顶端短渐尖或急尖，基部狭楔形；花单生，俯垂；花萼杯状，不显著5齿；花冠白色，裂片卵形；花药灰紫色。果梗较粗壮，俯垂；果实长指状，顶端渐尖且常弯曲，未成熟时绿色，成熟后成红色、橙色或紫红色，味辣。种子扁肾形，淡黄色。

2. 辣椒有哪些形态特征?

高40厘米~80厘米，长4厘米~13厘米，宽1.5厘米~4厘米，叶柄长4厘米~7厘米。辣椒花有两种，一种是白的，一种是紫的，两种花都有4瓣花瓣至6瓣花瓣3种。而且两种花结出来的辣椒也有所不同：紫花结出来的辣椒是紫的，而白花结出来的辣椒就是普通的红辣椒。种子扁肾形，长3毫米~5毫米，淡黄色。花果期5至11月。

3. 辣椒的生长习性有哪些?

辣椒生育初为发芽期，催芽播种后一般5至8天出土，15天左右出现第一片真叶，到花蕾显露为幼苗期。第一花穗到门椒坐住为开花期。坐果后到拔秧为结果期。辣椒适宜的温度在15℃~34℃之间。种子发芽适宜温度25℃~30℃，发芽需要5至7天，低于15℃或高于35℃时种子不发芽。

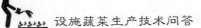

苗期要求温度较高，白天25℃～30℃，夜晚15℃～18℃最好，幼苗不耐低温，要注意防寒。辣椒如果在35℃时会造成落花落果。

辣椒对条件水分要求严格，它既不耐旱也不耐涝。喜欢比较干爽的空气条件。

4. 设施内种植辣椒时应注意哪些问题？

辣椒对温度的要求介于薯茄和茄子之间。种子发芽适温为23℃～30℃，低于15℃则不能发芽。辣椒幼苗要求较高的温度，温度低，生长缓慢。开花结果初期白天适温为20℃～25℃，夜间为15℃～20℃，结果期土温过高，尤其是强光直射地面，对根系生长不利，且易引起毒素病和日烧病。

5. 辣椒育苗时如何进行苗床的选址？

辣椒苗床应选择背风向阳、地势平坦、土层深厚、便于灌溉、前茬没有种过番茄、茄子、马铃薯、辣椒的地块，挖成深约15厘米，宽1.2米～1.5米，长10米的苗床（过宽不利间苗，过长不宜通风），并保持床内地面平整。

6. 如何进行辣椒育苗的营养土的配置？

辣椒苗期需肥量不大，但要求养分均衡全面、有良好的物理性状（较强的保水能力、良好的空气通透性）、无病菌和害虫等。营养土可按如下方法配制：取未种过茄果类作物的大田土（必须过筛）6份、充分腐熟的优质农家肥（过筛）4份，每方加地旺、苗菌敌或多菌灵100克左右、敌百虫100克左右，充分混合拌匀，也可每方大田土中加拌500克"金富蜡质芽孢杆菌"生物杀菌剂（注意：此药不能与其他杀菌剂混用），可很好地预防苗期多种病害。若肥力不足，可在每方营养土中加入氮磷钾三元素复合肥1千克，但一定要充分混匀，以防烧根。

随后将配好的营养土填入苗床内，播种前2至3天覆膜"烤"地。如果采用营养钵护根育苗（即分苗至营养钵中），建议使用10厘米×10厘米的营养钵，有利于培育壮苗，营养土装至钵体八九成满即可。在实际生产中，许多农户嫌大营养钵花钱多、占地、费土，而采用较小的营养钵育苗，这种方法是不科学的，殊不知辣椒苗期长，小营养钵的营养面积有限，往往出现苗子小、须根少、长势弱，达不到壮苗要求，对辣椒的生长不利，也会影响上市时间和产量。

7. 如何进行辣椒的催芽播种？

辣椒种在常温清水中浸种时间以8小时左右为好，时间太短、吸水不足容易造成发芽慢；时间太长则造成种子内部养分流失，发芽势减弱，影响发芽率。将浸种后的种子沥干水分，并晾干表面明水，然后摊在干净、湿润的棉布上，卷起，用塑料袋保湿，置于30℃的黑暗条件下催芽，催芽过程中每天打开和翻动种子包，使种子透气、受热均匀，一般经4至5天，待70%露白后即可选择晴天进行播种。而实际操作中，菜农群众经常会出现由于控温设施简陋，不易控制温度而造成催芽温度过高烫伤种子或温度低于发芽适温而不出芽的现象；还有的由于种子湿度过大、包布太湿、种子太多、堆积较厚而影响气体交换、透气不良，发生闷种和烂种的现象等。在此特提醒广大菜农朋友：催芽时一定要设法满足种子发芽的三个基本条件即水分、温度和空气，以提高催芽质量。

播种前苗床先浇足底水，等底水全部渗下没有明水时再播

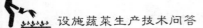

种，一般采用撒播，每50克种子撒播10平方米左右的苗床面积，用"苗菌敌"每袋拌土30千克做"盖种土"，预防猝倒病的发生。播后及时覆过筛的营养土1厘米厚，覆土后盖1层地膜，既有保温保湿的作用，又可防止"戴帽"出土。

8. 如何进行辣椒播种床管理？

（1）辣椒是喜温、需阳光充足、忌湿的作物，在苗期阶段以调节床温、增加光照、合理控制湿度为主。

（2）辣椒育苗技术温度管理：温度管理 采用"三高三低"，即出苗前温度高，地温25℃~30℃，气温28℃~32℃；出苗后温度低，白天25℃~28℃，夜间10℃~13℃；心叶展开后温度高，白天28℃~30℃，夜间13℃~15℃；分苗前温度低，白天25℃~26℃，夜间10℃~13℃；分苗后温度高，白天28℃~30℃，夜间15℃~20℃；定植前温度低，低温练苗，白天23℃~25℃，夜间10℃。

（3）辣椒育苗技术水分管理：苗床应有充足的水分，但又不能过湿。播种时浇足底水，一般到分苗时不会缺水。如果湿度过大，可趁苗上无水滴时向床面筛细干土，每次0.5厘米厚，共筛2次~3次，有利于保墒和降低苗床湿度；筛药土（用苗菌敌20克掺细干土15千克配成）则可防止立枯病和猝倒病的发生。若床土过干时，可适当用喷壶浇水，但不宜过多，以保持土壤湿润为宜。若发现苗子缺肥时，可喷施叶面肥。

（4）辣椒育苗技术分苗：当幼苗长到2叶1心或3叶1心时进行分苗，分苗前须进行低温炼苗2至3天。分苗方法有苗床分苗和营养钵分苗两种，宜选择"冷尾暖头"的晴天进行。分苗前一天，幼苗要浇"起苗水"，以利于起苗，防止散坨，减少伤根，促进缓苗。分苗时苗距8厘米~10厘米为宜，要注意栽苗深度，以子叶露出床面为最佳，每穴或每钵根据品种和定植要求栽单株或双株。

9. 如何进行辣椒分苗后的温度管理？

分苗后1周内，苗床要保持较高温度，有利于生根缓苗。平均地温18 ℃～20 ℃，气温白天保持28 ℃～30 ℃，夜间20 ℃。如果地温低于16 ℃，则生根较慢，长期低于13 ℃，则停止生长，甚至死苗。缓苗后降低气温，一般白天20 ℃～25 ℃，夜间15 ℃～17 ℃，以保持秧苗健壮，避免徒长。设施内温度超过32 ℃时，可适当揭开部分薄膜放风降温，下午5时前后要合住风口。定植前10至15天进行低温炼苗。

低温炼苗是指后期在放风的基础上，逐渐延长放风时间和放风量，在移植前7至10天大通风，使秧苗适应外界环境条件，缩短缓苗时间。炼苗时应当按照"阴天少通风，晴天多通风，雨天不通风"的原则，做到苗子健壮、整齐、不徒长。炼苗方法应该根据苗子长势而定，长势好、气温高就要多通风。

10. 如何进行辣椒分苗后的水肥管理？

分苗后到新根长出以前，一般不浇水，心叶开始生长后，可根据床土墒情于晴天上午浇水，幼苗定植前15至20天，结合浇水追一次速效化肥。每次浇水后给苗床适当松土，切不可伤及根系。如果采用营养钵分苗，应旱了就浇，控温不控水。

11. 如何进行辣椒分苗后的光照管理？

分苗后的2至3天，在中午光照较强时，应盖"回头苦"短时间遮光，防止幼苗失水萎蔫，造成缓苗时间过长。缓苗后，

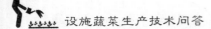

由于分苗床需要充分见光，设在温室或大棚内的苗床棚膜上的草苫在白天尽量揭开，特别是阴天时，只要温度适宜，不会造成寒害的情况下，应揭开草苫使幼苗见光。

12. 如何进行辣椒定植前的蹲苗？

采用苗床分苗法，定植前需用栽铲将苗床土切开，进行蹲苗；采用营养钵分苗的，在定植前2至4天浇一次水，做到定植时不散坨，避免伤根，保证苗子质量。

13. 辣椒壮苗的标准有哪些？

健壮的辣椒苗一般株高18厘米～25厘米，茎秆粗壮，节间短，茎粗0.3厘米～0.5厘米，有真叶8片～14片，子叶完好，真叶叶色深绿，叶片大而厚，有70%～80%植株带大蕾，无病虫害，根系发达具有旺盛的生命力。具备上述条件的辣椒苗，移栽后缓苗快，抗逆性强。

14. 进行设施辣椒育苗时要注意哪些问题？

（1）通风换气：主要目的是降低棚内湿度，抑制病害发生蔓延，同时也能风干塑料薄膜上的水珠，提高塑料薄膜的透光率。

（2）辣椒育苗技术筛药土防病：各种病菌在高湿条件下极易滋生蔓延，要想冬季育苗成功，在通风排湿的前提下，采用定期向床面筛药土，可有效预防死苗。

（3）辣椒育苗技术控温控水：控温、控水、激素调节。椒苗生长周期在冬季，播期早，苗龄期长，遇上冬季高温，小苗生长过快，可能造成苗期与大田栽培期无法衔接，可采取如下措施：一是多揭膜，降低棚温；二是控制浇水；三是喷万帅一号和健植宝300倍液控制旺长。

15. 辣椒定植前如何整地?

辣椒忌连作,也不能与茄子、番茄、马铃薯、烟草等同科作物连作。栽培辣椒地块,要排水良好,排灌方便,并要求深耕。最好能做到冬耕,休闲冻土,以改良土壤,消灭越冬害虫和病菌孢子。定植前再整地,表土仍保持较大坨,以便透气爽水,对防止落花、落果和落叶有良好的作用。菜农对种植辣椒地的要求是"深沟高畦、破老底;土平坨大、水畅流"。畦宽一般是1.3米～1.7米（连沟）,栽植2行～3行。也有宽畦2.3米～2.7米,在畦上横向栽植的。作畦的同时,每亩施腐熟厩肥50担～80担,过磷酸钙15千克,草木灰25千克作基肥。

16. 如何进行辣椒的田间管理?

（1）中耕除草:定植成活后,及时浅中耕一次。植株开始生长,着重中耕一次。植株封行以前,再中耕一次。中耕结合除草和培土。

（2）肥水管理:定植后要抢晴天追施提苗肥,每次用量不能过多或过浓,否则易引起徒长,推迟开花结果。当等一、二层着果后,要追施较多肥料,促进果实长大。果实开始采摘后,更要求土壤有充分肥水,植株才能正常生长和结果。如果在浇水后土壤未干爽以前就接着下大雨,落叶和死株现象就会普遍发生,特别是在起伏至立秋这段时间最为突出。因此,在灌溉时,一定要根据天气预报决定灌溉时间。灌水深度以不超过畦沟的3/4为宜,并要在晚上或清晨进行,而且急灌急排。

（3）采收和留种:作为鲜食的,大都采收青果,也可以采收红果。而作为干辣椒的,则必须采收红熟的果实,采收要及

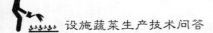

时，否则影响植株的生长和结果。

留种采收株选结合果选的方法，即在田间根据品种特征选择标准株贴上标志，作为留种株。将其第一层果早日采收上市，留2至4层果作为种果，种果红熟后采收时，进一步选择具有本品种特征的果实，采摘的种果摊放在阴凉处，后熟5至7天，剖开取出种子，晾干后贮藏。

17. 设施辣椒栽培的适宜定植密度是怎样的？

辣椒株型紧凑，适于密植。试验证明，辣椒密植增产潜力大，尤其一直生长到秋季的青椒。适当密植有利于早封垄，由于地表覆盖遮阴，土温及土壤湿度变化小，暴雨后根系不至于被暴晒，起到促根促秧的作用。一般青椒生产密度为每亩3000至4000穴（双株），行距50厘米～60厘米，株距25厘米～30厘米。一般多采用双株或3株1穴。定植方式有大垄单行密植、大小垄相同密植及大垄双行密植等，都能获得较高的产量。

18. 设施辣椒的定植方法有哪些？

（1）造墒：定植前造好底墒，扣二拱提高地温。

（2）蘸根：定植前一周使用60%吡虫啉悬浮种衣剂10毫升＋62.5克/升精甲·咯菌腈悬浮种衣剂10毫升兑水15千克灌根。

（3）定植：选择晴天上午定植，开沟、打眼定植或栽培器定植；在苗坨上覆土1厘米～2厘米；露出子叶或嫁接口，栽苗时要注意大苗栽在靠前脸和山墙处，小苗栽在靠后墙处。

（4）定植后浇水：定植水，视土壤墒情，尽量浇小水；栽苗后5至7天，视缓苗情况，浇缓苗水；前脸区或易干地区（滴灌管末端），注意补水。

19. 设施辣椒栽培应如何管理？

辣椒喜温、喜水、喜肥，但高温易得病，水涝易死秧，肥多易烧根。整个生育期内的不同阶段有不同的管理要求，定植后采收前要促根，促秧；开始采收至盛果期要促秧、攻果；进入高温季节后要保根保秧，防止败秧和死秧；结果后期要继续加强管理，增产增收。

20. 设施春辣椒栽培的适宜温度是怎样的？

时期	白天最高温度	白天最低温度	夜温（早晨揭帘前温度）	湿度
缓苗期	30 ℃～32 ℃	26 ℃～28 ℃	17 ℃～20 ℃	70%～75%
12月15日～12月末	28 ℃～30 ℃	23 ℃～25 ℃	12 ℃～14 ℃	70%～75%
1月初～2月初	30 ℃～32 ℃	26 ℃～30 ℃	不低于12 ℃	70%～75%
2月初～3月初	30 ℃～32 ℃	26 ℃～28 ℃	不低于12 ℃	65%～70%
3月初～4月末	28 ℃～30 ℃	24 ℃～26 ℃	12 ℃～14 ℃	70%～75%
4月末至拉秧	25 ℃～28 ℃	25 ℃～27 ℃	不超过14 ℃	70%～75%

21. 设施辣椒定植后的管理主要有哪几方面？

（1）定植后20天，先吊一根绳。当出现分头时，定杆（留两条健壮主杆）。侧枝留一个椒三片叶，掐尖；

（2）植株生长势旺或两主杆差异较大，可采取掐尖换头；

（3）定地棍，地棍距离植株20厘米左右；

（4）拉枝，据作物长势，两杆间适度展开。弱势品种拉枝，两杆间的距离为30厘米。

（5）打叶、掰杈，分头以下侧杈，长到5厘米～6厘米时及时去掉。打叶原则上是不打，如果有病叶、老叶可适度去除；

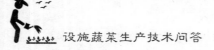

（6）定头：植株长到1.6米～1.7米高，进行掐尖定头。

22. 设施辣椒栽培常用的整枝技术有哪些？

（1）水平网系统：即可以让所有的枝条一直继续生长。该系统是用20厘米网眼的尼龙网，在距离地面50厘米～60厘米处水平放置，以后每隔30厘米布一层水平网，所有的枝条均可留下。这种整枝系统在开始时投入的工作量较大，而在作物主要生长期则少，产量与水平绳系统相同或相近。但由于叶面积大，寻找果实困难，采收速度慢，采收时容易碰伤植株，而且湿度大，容易滋生灰霉病等，管理较困难。

（2）吊绳系统：即只留有限的枝条让其生长。该系统可分为垂直系统（双行栽培）和"V"系统，每株只留3个枝条，而其他侧枝在留一两片叶后打顶。栽培的密度以单位面积所留的枝条数定，一般5枝/平方米～7枝/平方米，光照强的环境或透光率高的温室留枝条多，反之则少。采用3枝/株的整枝方法可以节省种子，但栽培管理特别困难，而且根据资料，产量可能比2枝/株的低10%。

原则上40厘米以下的花芽全部打掉，一般是除去第一层和第二层花，在主枝或侧枝上留果。

23. 如何进行设施辣椒栽培开始采收前的管理？

此期地温低、根系弱，应大促小控。即轻浇水，早追肥；勤中耕，小蹲苗；缓苗水轻浇，可结合追少许粪水，浇后及时中耕，增温保墒，促进发根，蹲苗不宜过长，10天左右，可小浇小蹲，调节根秧关系。蹲苗结束后，及时浇水、追肥，提高早期产量，追肥以氮肥为主，并配合施些磷钾肥，促秧棵健壮，防止落花，及时摘除第一花下方主茎上的侧枝。

24. 如何进行设施辣椒栽培始收期至盛果期的管理？

这一阶段气温逐渐升高，降雨量逐渐增多，病虫害陆续发生，是决定产量高低的关键时期。为防止早衰，应提前采收门椒，及时浇水，经常保持土壤湿度，促秧攻果，争取在高温季节封垄。进入盛果期，封垄前应培土保根，并结合培土进行追肥。

25. 如何进行设施辣椒栽培高温季节及其以后的管理？

高温雨季易诱发病毒病，落花落果严重，有时大量落叶。因此，高温干旱年份必须灌在旱期头，而不能灌在旱期尾，始终保持土壤湿润，抑制病毒病的发生与发展。雨后施少量化肥保秧，还要及时灌溉，防止雨季后干旱而形成病毒病高峰。高温季节应在早晚灌溉。盛花期喷800倍～1000倍矮壮素3次～4次，有较好的保花增产效果。

26. 如何进行设施辣椒栽培缩果后期的管理？

高温雨季过后，天气转凉，青椒植株恢复正常生长，必须加强管理，促进第二次结果盛期的形成，增加后期产量，应及时浇水，并结合浇水追施速效性肥料，补充土壤营养之不足。

采收：一般花谢后2至3周，果实充分膨大、色泽青绿时就可采收，也可在果实变黄或红色成熟时再采摘。注意尽量分多次采摘，连果柄一起摘下，留较多果实在植株上，可提高产量。

27. 设施辣椒栽培有哪些需要注意的地方？

（1）春辣椒的苗龄在110天左右，有的可达到150天以上，在北方地区，通常在4月中旬、5月下旬才能定植。辣椒本身高产稳定，但是一些地方出现减产现象是因为品种退化、抗病力较差、病害严重造成，种植地块要选择在近几年没有种植茄果蔬菜和黄瓜、黄烟的春白地。刚刚收过越冬菠菜的地块也不好。定植前7天左右，每亩地施用土杂肥5000千克，过磷酸钙75千克，碳酸氢氨30千克作基肥，按照70厘米行距开沟，整平、起垄、覆膜等待定植。定植可按30厘米株距，两个相临行错开放苗，每穴栽一棵。每亩2500至3000穴。

（2）定植后到出果期是辣椒田间管理的前期，管理上要促根、促秧、促发棵。次间要注意浇水和中耕，在定植15天后追磷肥10千克、尿素5千克，并结合中耕培土高10厘米~13厘米，以保护根系防止倒伏。进入盛果期后管理的重点是壮秧促果。要及时摘除门椒，防止果实坠落引起长势下衰。结合浇水施肥，每亩追施磷肥20千克，尿素5千克，并再次对根部培土。注意排水防涝。要结合喷施叶面肥和激素，以补充养分和预防病毒。

（3）辣椒生长期对多种除草剂敏感，尤其是2,4-D乳油，喷施农药不当会对辣椒产生严重药害。

28. 应对连阴天如何进行设施辣椒的栽培管理？

连阴雨对后辣椒如果管理不当，对辣椒有一定影响，主要应做好以下几方面：

（1）中耕除草、增施草木灰，降湿通气：通过中耕，破除土壤板结，改善土壤通气状况，促进辣椒根系的发育，为辣椒生长创造良好的土壤环境。中耕时间应选择在晴天高温期或高温前进行，近根处浅，行间深，避免伤根。中耕后杂草大量失水枯死，同时又具有土壤消毒杀菌的作用。结合中耕增施草木灰，一是降低土壤湿度；二是增加土壤养分。

（2）整枝打尖，防止落花落果：辣椒整枝时，保留主干和2个~3个侧枝，下部腋芽应全部抹除，并剪掉内膛枝、老病残枝，使内膛通风透光，在3级以上分枝留2叶打尖，新长出的枝条留1果2叶打尖，摘除下部老病叶，以促进上部枝叶生长和果实伸长膨大。同时再次培土，促发新根，并喷施2‰的尿素、磷酸二氢钾等肥料。

（3）推株并拢，改善田间通风透光条件：辣椒到了成熟期，由于植株生长茂密，枝条纵横交错，以及杂草清除不彻底，或管理不当等，直接影响线辣椒成熟时需求良好的通风透光条件。如不采取推株并拢解决群体郁蔽问题，尤其是阴雨连绵将会出现已丰收到手的胜利果实落果霉烂，直接影响成熟质量，造成重大的损失。因此，推株并拢是阴雨天促进辣椒红熟的关键措施。推株并拢方法：人工用两手将辣椒植株从茎基部约5厘米处，用力向两侧推压，用脚将根部踏实。但要轻手轻脚，尽量防止伤坏植株和青椒。在推株并拢的同时，可结合进行拔除杂草、捡拾落地青椒、虫病斑椒以及畸形椒，为辣椒创造一个良好的通风透光条件。

29. 辣椒的最佳贮藏指标有哪些？

（1）温度：9 ℃~11 ℃。

（2）气体：氧气为3%~5%，二氧化碳为1%~2%。

（3）湿度：90%~95%。

（4）冷害：<9 ℃或<7 ℃。

（5）气体伤害阈值：二氧化碳>2%。

（6）贮藏期：40至60天。

30. 辣椒的贮藏技术有哪些？

无伤适时采收→剔除伤、残、病果实→适当分级（大小）→田间装入内衬保鲜袋的箱中→中层加入保鲜剂（气体调节剂、生理调节剂）→扎紧袋口→运输→及时入库于9℃~11℃下敞口预冷24至30小时→加入防腐剂→扎紧袋口→码垛（或架藏）→于9℃~11℃贮藏即可。

31. 辣椒的品种属性与贮藏特点之间有什么关系？

（1）品种：品种间差异较大，肉质（皮）厚、色深绿、皮坚硬光亮的晚熟品种耐贮藏。甜椒比辣椒耐贮。如牟农1号、茄门、麻辣三道筋、冀椒1号及巴彦等品种耐藏性较好。

（2）气体：大多数认为青椒对二氧化碳十分敏感，2%~4%二氧化碳产生伤害，引起萼片变色。

（3）生理：果实出现转色现象，标志生理上已处于衰老阶段。采收成熟度和生长季节对耐藏性有一定影响。

（4）温度：青椒对低温比较敏感。冷害的临界温度为9℃。

（5）湿度：青椒易失水萎蔫，由于内部空腔则失水后变软、皱缩，要求高湿，也可打蜡处理。尤其是果梗更易失水，干枯。

32. 贮藏辣椒时有哪些注意事项？

（1）遇霜冻、冷害的青椒不能贮藏。

（2）成熟度高的，起红线的青椒不宜贮藏。

（3）灌水和下雨：灌水和下雨青椒不宜贮藏。

（4）日晒：采后青椒及时入库，谨防暴晒。

（5）装箱：最好田间装箱，一次处理，装箱要轻拿轻放，不可硬塞或装半箱以免运输震动摩擦。

（6）采收带果柄，从离层处采下。

（7）预冷：采后入库及时预冷，预冷充分再扎袋口。

（8）入库：果实入库要快，一般4至5天入库完毕，保持库温恒定9 ℃~10 ℃。

（9）病害：青椒贮藏期主要病害为灰霉病、果腐病（交链孢菌）、根霉病、炭疽病、疫病和细菌性软腐病等。

33. 辣椒病毒病有哪些症状？

辣椒病毒病发生后造成辣椒"三落"（落花、落叶、落果），田间症状十分复杂。

最常见的有两种类型，其一为斑驳花叶型，所占比例较大，这一类型的植株矮化，叶片呈黄绿相间的斑驳花叶，叶脉上有时有褐色坏死斑点，主茎和枝条上有褐色坏死条斑。植株顶叶小，中、下部叶片易脱落。其二为黄化枯斑型，所占比例较小，植株矮化，叶片褪绿，呈黄绿色、白绿色甚至白化。植株顶叶变小，狭长，中、下部叶片上常生有褐色坏死环状斑（褪绿变黄的组织上由许多褐色坏死小点组成环状斑），有时病斑部开裂，病叶极易脱落。后期腋芽抽生丛簇状细小分枝。

常见的发病症状有四种类型：

（1）花叶型：典型症状是病叶、病果出现不规则退绿、浓绿与淡绿相间的斑驳，植株生长无明显异常，但严重时病部除斑驳外，病叶和病果畸形皱缩，叶明脉，植株生长缓慢或矮化，结小果，果难以转红或只局部转红，僵化。

（2）黄化型：病叶变黄，严重时植株上部叶片全变黄色，形成上黄下绿，植株矮化并伴有明显的落叶。

（3）坏死型：包括顶枯、斑驳坏死和条纹状坏死。顶枯指植株枝杈顶端幼嫩部分变褐坏死，而其余部分症状不明显；斑驳坏死可在叶片和果实上发生，病斑红褐色或深褐色，不规则形，有时穿孔或发展成黄褐色大斑，病斑周围有一深绿色的环，叶片迅速黄化脱落；条纹状坏死主要表现在枝条上，病斑红褐色，沿枝条上下扩展，得病部分落叶、落花、落果，严重时整株枯干。

（4）畸形型：叶片畸形或丛簇型开始时植株心叶叶脉退绿，逐渐形成深浅不均的斑驳、叶面皱缩、以后病叶增厚，产生黄绿相间的斑驳或大型黄褐色坏死斑，叶缘向上卷曲。幼叶狭窄、严重时呈线状，后期植株上部节间短缩呈丛簇状。重病果果面有绿色不均的花斑和疣状突起。

34. 辣椒病毒病有哪些发病规律？

（1）辣椒病毒病主要由黄瓜花叶病毒和烟草花叶病毒引起。黄瓜花叶病毒的辣椒病毒病，寄主很广泛，其中包括许多蔬菜作物，主要由蚜虫（桃赤蚜等）传播。烟草花叶病毒可在干燥的病株残枝内长期生存，也可由种子带毒，经由汁液接触传播浸染。通常高温干旱，蚜虫严重危害时黄瓜花叶病毒危害也严重，多年连作，低洼地，缺肥或施用未腐熟的有机肥，均可加重烟草花叶病毒的危害。

（2）辣椒病毒病的发生与环境条件关系密切。特别遇高温干旱天气，不仅可促进蚜虫传毒，还会降低辣椒的抗病能力，黄瓜花叶病毒危害重。田间农事操作粗放，病株、健株混合管理，烟草花叶病毒危害就重。阳光强烈，病毒病发生随之严重。大棚内光照比露地弱，蚜虫少于露地，病毒病较露地发生轻。但中后期撤除棚膜以后，病毒病迅速发展。此外，春季露地辣椒定植晚，与茄科作物连作，地势低洼及辣椒缺水、缺肥，植株生长不良时，病害容易流行。

35. 如何防治辣椒的病毒病？

（1）农业防治方法：

①栽培防病。在辣椒定植后，开花结果初期，采取每隔4行种植1行玉米的间作方式。因为玉米植株高大，可起到诱蚜的作用，另外在辣椒盛果期正值炎热夏季，高大的玉米植株还可使辣椒免受烈日的暴晒。

②选用抗病品种。一般早熟、有辣味的品种比晚熟、无辣味的品种抗病，如常种品种津椒3号、甜杂1号、甜杂2号、农大40、中椒2号、中椒3号等。

③种子消毒。种子用清水浸泡3至4小时，放入10%磷酸钠中浸20至30分钟，再用清水冲洗，或用0.1%高锰酸钾浸泡30分钟，再用水冲洗，或干热处理，80℃处理24小时，70℃处理72小时。

④加强田间管理。适期早播，不要连作，多施磷、钾肥，勿偏施氮肥。清洁田园，减少菌源，将前茬作物带出田间，集中处理，挖坑深埋。

⑤减少污染机会。病毒病多由于蚜虫传播农事操作传播，可采用诱杀蚜虫法防治。

⑥培育壮苗辣椒与番茄同属茄科，苗期生理大同小异，关键是要有健壮的苗相。辣椒健壮苗相在定植时应达到：

• 苗龄不宜过长，应控制在70至80天。

• 定植苗株高与植株横径相近，控制在10厘米～15厘米，具5片～6片真叶。

• 株高10厘米～15厘米时，茎基部直径应达0.5厘米～0.6

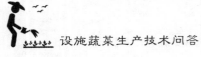

厘米。

- 叶片宽、厚、平、绿，茎尖嫩壮。
- 幼小根系发达白嫩。

⑦网纱覆盖育苗：早春育苗的辣椒苗龄需70至80天，夏秋育苗者也要经过60天左右的育苗期。在这段时期内，黄瓜花叶病毒的浸染机会很多，如果早春育苗播种后，先在拱架上覆盖一层40至45筛目的白色纱网，再用塑料膜覆盖增温可起到很好的防病毒浸染效果。白色纱网一来可以防止蚜虫接触幼苗，二来白色本身又可驱避蚜虫。同时有纱网阻隔，也可减少其他接触幼苗传染病毒的可能性。

（2）药剂防治：使用5%植病灵水剂300倍液，或20%病毒A可湿性粉剂400倍~500倍液等喷雾。

36. 辣椒疫病有哪些发病症状？

染病幼苗茎基部呈水浸状软腐，致上部倒伏，多呈暗绿色，最后猝倒或立枯状死亡；定植后叶部染病，产生暗绿色病斑，叶片软腐脱落；茎染病亦产生暗绿色病斑，引起软腐或茎枝倒折，湿度大时病部可见白霉；花蕾被害迅速变褐脱落；果实发病，多从蒂部或果缝处开始，初为暗绿色水渍状不规则形病斑，很快扩展至整个果实，呈灰绿色，果肉软腐，病果失水干缩挂在枝上呈暗褐色僵果。辣椒疫病对产量、品质影响极大，严重时减产50%以上。

37. 辣椒疫病有哪些发病规律？

（1）疫病的病原菌的卵孢子可存活3年以上，主要以卵孢子在土壤中和病残体上越冬，可度过不种植寄主作物的季节。在适宜的温度和湿度条件下，卵孢子开始萌发，产生游动孢子，侵入辣椒的根部、茎基部、叶部。在辣椒生长期间，病株陆续产生孢子囊和游动孢子，主要随灌溉的水和雨扩散传播，发生多次再浸染。病原菌还可通过风雨吹溅和农事操作而传染，引起叶、枝、果发病。

（2）田间最初仅有少数植株发病，但也形成传染病中心，很快向周围扩散，浸染邻近植株。根据各地田间调查证明，由1个病株向周围扩展，10天内发病面积可达到12平方米，20天内即可达到45平方米。如在适宜条件下，由开始发病到全田发病只需7天左右。

38. 如何防治辣椒疫病？

（1）认真执行"预防为主、综合防治"的植保方针，抓好农业、生态和化学等综合防治措施：

① 实行轮作，深翻改土，结合深翻，土壤喷施"免深耕"调理剂，增施有机肥料、磷钾肥和微肥，适量施用氮肥，改善土壤结构，提高保肥保水性能，促进根系发达，植株健壮。

② 选用抗病品种；种子严格消毒，培育无菌壮苗；定植前7天和当天，分别细致喷洒两次植物生长调节剂和保护剂，做到净苗入室，减少病害发生。

③ 栽植前实行火烧土壤、高温焖室，铲除室内残留病菌，栽植以后，严格实行封闭型管理，防止外来病菌侵入和互相传播病害。

④ 结合根外追肥和防治其他病虫害，提高番茄植株自身的适应性和抗逆性，提高光合效率，促进植株健壮。

⑤ 增施二氧化碳气肥，搞好肥水管理，调控好植株营养生长与生殖生长的关系，促进植株健壮长势，提高营养水平，增强抗病能力。

⑥ 全面覆盖地膜，加强通气，调节好温室的温度与空气相对湿度，使温度白天维持在25 ℃~30 ℃，夜晚维持在14 ℃~18 ℃，空气相对湿度控制在70%以下，以利于辣椒正常的生长发育，不利于病害的浸染发展，达到防治病害之目的。

（2）药剂防治技术：

① 预防：从苗期开始，5至7天1次。

② 治疗：

A. 病轻地块：3至5天1次，连用2次~3次。发病中后期：3天1次，连用2次~3次。

B. 38%恶霜嘧酮菌酯800倍液，或用58%甲霜灵锰锌可湿性粉剂600倍液，或64%杀毒矾M8可湿性粉剂500倍液，或用25%甲霜灵可湿性粉剂700倍液，或56%嘧菌酯百菌清600倍液，4%嘧啶核苷类抗生素500倍液，或75%百菌清可湿性粉剂600倍液，或77%可杀得可湿性粉剂400倍液，或1：1：200的波尔多液，或72%克露可湿性粉剂500倍液，或72.2%普力克水剂600倍~700倍液，或40%霜疫灵可湿性粉剂200倍液。

C. 45%百菌清烟雾剂每亩用量250克~300克。喷药间隔7至10天，连续2次~3次，尤其在5至6月份雨后天晴时注意及时喷药，防治效果更好。此外，还可进行药液灌根封锁发病中心，可用50%甲霜铜可湿性粉剂600倍液，或30%甲霜恶霉灵600倍液，或25%甲霜灵可湿性粉剂700倍液，或72%克抗灵可湿性粉剂600倍液对病穴和周围植株灌根，每株药液量250克，灌1次~2次，间隔期5至7天。

39. 辣椒菌核病有哪些症状？

（1）幼苗：苗期发病在茎基部呈水渍状病斑，以后病斑变浅褐色，环绕茎一周，湿度大时病部易腐烂，无臭味，干燥条件下病部呈灰白色，病苗立枯而死。

（2）成株期：主要发生在主茎或侧枝的分权处，病斑环绕分权处，表皮呈灰、白色，从发病分权处向上的叶片青萎，剥开分权处，内部往往有鼠粪状的小菌核。果实染病，往往从脐部开始呈水渍状湿腐，逐步向果蒂扩展至整果腐烂，湿度大时果表长出白色菌丝团。

40. 辣椒菌核病的发病条件以及防治方法有哪些？

（1）发病条件：病菌主要以菌核在土中或混杂在种子中越冬和越夏。萌发时，产生子囊盘及子囊孢子。在华中地区，菌核萌发一年发生两次，第一次在2至4月间，第二次为11至12月。萌发时，产生具有柄的子囊盘，子囊盘初为乳白色小芽，随后逐渐展开呈盘状，颜色由淡褐色变为暗褐色。子囊盘表面为籽实层，由子囊和杂生其间的侧丝组成。每个子囊内含有8个子囊孢子。子囊孢子成熟后，从子囊顶端逸出，借气流传播，先浸染衰老叶片和残留在花器上或落在叶片上的花瓣后，再进一步浸染健壮的叶片和茎。病部产生白色菌丝体，通过接触，进行再浸染。发病后期在菌丝部位形成菌核。病菌菌丝生长发育和菌核形成温度为0℃～30℃，20℃为最适。菌核没有休眠期，在干燥土壤中可存活3年，但不耐潮湿，一年后即丧失其生活力，温度在5℃～20℃和较高的土壤湿度的状况下菌核即可萌发，其中以15℃左右为最适。子囊孢子0℃～35℃均可萌发，适温5℃～10℃，经48小时后，孢子萌发率可达90%以上。本病在温度20℃左右和相对湿度在85%以上的环境条件下，病害严重，反之，湿度在70%以下，发病轻。早春和晚秋多雨，易引起病害流行。

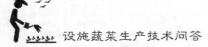

（2）辣椒菌核病防治方法：

①与禾本科作物实行3至5年轮作。

②及时深翻，覆盖地膜，防止菌核萌发出土。对已出土的子囊盘要及时铲除，严防蔓延。

③进行土壤消毒。

④药剂拌种或温汤于地面用脚来回滚动100次～150次，使药粉均匀黏附在种子表面后播种。此外对带菌种子也可用52 ℃温水浸种20分钟，把菌核烫死，后移入净水中冷却。

（3）辣椒菌核病治疗方案：

①及时摘除病叶、病果、病枝等。

②病重时，也可采用先熏棚，次日再喷雾的方法。

③药剂防治：用70%甲基硫菌灵（甲基托布津）1500倍液，或用50%溶菌灵可湿性粉剂800倍液喷雾。

41. 辣椒猝倒病的发病症状有哪些？

辣椒猝倒病多发生在早春育苗床或育苗盘上，常见的症状有烂种、死苗和猝倒三种。烂种是播种后，在其尚未萌发或刚发芽时就遭受病菌浸染，造成腐烂死亡。死苗是种子萌发拍出胚茎或子叶的幼苗，在其尚未出土前就遭受病菌浸染而死亡。猝倒是幼苗出土后、真叶尚未展开前，遭受病菌浸染，致幼茎基部发生水渍状暗斑，继而绕茎扩展，逐渐萎缩呈细线状，幼苗地上部因失去支撑能力而倒伏地面，苗床湿度大时，在病苗或其附近床面上常密生白色棉絮状菌丝，别于立枯病。

42. 辣椒猝倒病发病因素以及发病条件有哪些？

（1）发病因素：影响猝倒病发生程度的主要因素是土壤温度、湿度、光照及苗床管理水平。土壤含水量大、空气潮湿、温度在30 ℃~36 ℃或8 ℃~9 ℃之间，适宜病菌生长，但不利于幼苗的发育，因而发病重。苗期管理不当也常为病害发生提供条件，如播种过密、大水漫灌、保温放风不当、秧苗徒长、受冻等。此外，地势低洼、排水不良和黏重土壤及施用未腐熟堆肥，也容易发病。

（2）猝倒病发病条件：病菌借雨水、灌溉水传播。土温较低（低于15 ℃~16 ℃）时发病迅速，土壤湿度高，光照不足，幼苗长势弱，抗病力下降易发病。在幼苗子叶中养分快耗尽而新根尚未扎实之前，由于营养供应紧张，造成抗病力减弱，如果此时遇寒流或连续低温阴雨（雪）天气，而苗床保温不好，会突发此病。猝倒病多在幼苗长出1片~2片真叶前发生，3片真叶长出后发病较少。

43. 如何防治辣椒猝倒病？

（1）合理选择苗床：苗床应选择地势高燥、避风向阳、排灌方便、土壤肥沃、透气性好的无病地块。为防止苗床带入病菌，应施用腐熟的农家肥。

（2）苗床处理：播前苗床要充分翻晒，旧苗床应进行苗床土壤处理。常用50%多菌灵可湿性粉剂每平方米苗床8克~10克，加细土5000克，混合均匀。取1/3药土作垫层，播种后将其余2/3药土作为覆盖层。

（3）种子消毒：催芽播种，以缩短种子在土壤中的时间。

（4）加强栽培管理：

①与非茄科、瓜类作物实行2至3年轮作；

②铺盖地膜阻挡土壤中病菌溅附到植株上，减少浸染机会；

③苗床土壤温度要求保持在16 ℃以上，气温保持在20 ℃~30 ℃之间；

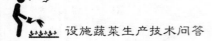

④出齐苗后注意通风，同时加强土壤中耕松土，防止苗床湿度过大。保持育苗设备透光良好，增加光照，促进秧苗健壮生长；

⑤发现病株及时拔除，集中浇毁，防止病害蔓延。

（5）药剂防治：发现病株后及时处理病叶、病株，并全面喷药保护。发病前及发病初期喷腐光（含氟乙蒜素）乳油1500倍～2000倍液或均刹（80%乙蒜素）乳油1500倍～2000倍液。

（6）选择地势较高、排水方便、无病原的地块建苗床。选用无病新土，肥料用腐熟的。

（7）采用快速育苗或无土育苗法，加强苗床管理，看苗适时适量放风。避低温高湿条件出现。不要在阴雨天浇水。根据当地要求选用抗猝倒病品种。

（8）苗床要整平、松细；肥料要充分腐熟，并撒施均匀。苗床内温度应控制在20℃～30℃，地温保持在16℃以上，注意提高地温，降低土壤湿度，防止出现10℃以下的低温和高湿环境。缺水时可在晴天喷洒，切忌大水漫灌。

44. 辣椒灰霉病的发病条件、发病规律和主要症状有哪些？

（1）发病条件：灰霉病病菌发生的适温为20℃～23℃，大棚栽培在12月至翌年5月易受为害，冬春低温，多阴雨天气，棚内相对湿度90%以上，灰霉病发生早且病情严重，排水不良、偏施氮肥田块易发病。

（2）发病规律：病菌以菌核遗留在土壤中，或以菌丝、分生孢子在病残体上越冬，在田间借助气流、雨水及农事操作传播蔓延。病菌较喜低温、高湿、弱光条件。棚室内春季连阴天，气温低，湿度大时易发病。光照充足对该病蔓延有抑制作用。

（3）主要症状：苗期为害叶、茎、顶芽，发病初子叶先端变黄，后扩展到幼茎，萎缩变细，常自病部折倒而死。成株期为害叶、花、果实。叶片受害多从叶尖开始，初成淡黄褐色病斑，逐渐向上扩展成"V"形病斑。茎部发病产生水渍状病斑，病部以上枯死。花器受害，花瓣萎蔫。果实被害，多从幼果与花瓣粘连处开始，呈水渍状病斑，扩展后引起全果褐斑。病健交界明显，病部有灰褐色霉层。

45. 如何防治辣椒灰霉病？

（1）雨后及时排除积水，棚内合理通风降温；

（2）及时清除病叶、病株、病果，带出棚外集中深埋或烧毁；重施腐熟的优质有机肥，增施磷钾肥，适时喷施新高脂膜，提高植株抗病能力，适当控制浇水，有条件的可采用滴灌技术，禁止大水漫灌。

（3）药剂防治：将奥力克霉止按500倍液稀释，在发病前或发病初期喷雾，每5至7天喷药1次，喷药次数视病情而定。病情严重时，按奥力克霉止按300倍液稀释，3天喷施一次。

46. 辣椒疮痂病有哪些危害症状、发病规律以及如何防治？

（1）危害症状：叶片染病，初现许多圆形或不整齐水浸状斑点，黑绿色至黄褐色，有时出现轮纹，病部具不整形隆起，呈疮痂状，病斑大小0.5毫米～15毫米，多时融合成较大斑点，引起叶片脱落；茎蔓染病，病斑呈不规则条斑或斑块，后木栓化或纵裂为疮痂状；果实染病，出现圆或长圆形病斑，稍隆起，墨绿色，后期木栓化。

（2）发病规律：病原细菌在种子上越冬，成为初浸染源。

该菌与寄主叶片接触后从气孔侵入，在细胞间隙繁殖，致表皮组织增厚形成疮痂状，病痂上溢出的菌脓借雨滴飞溅或昆虫传播蔓延。此病易在高温多雨的七八月雨后发生，尤其是台风或暴风雨后容易流行，潜育期3至5天。发病适温27℃~30℃，高湿持续时间长，叶面结露对该病发生和流行至关重要。

（3）防治办法：①选用抗病品种，如甜椒的早丰1号，长丰；辣椒的湘研3号、5号、6号、16号、20号，湘运3号等。

②选用无病种子，从无病株或无病果上选留生产用种。

③种子消毒。先把种子用清水浸泡10至12小时后，再用0.1%硫酸铜溶液浸5分钟，捞出后拌少量草木灰或消石灰，使其成为中性再行播种，也可用52℃温水浸种30分钟后移入冷水中冷却再催芽。

④实行2至3年轮作。

⑤药剂防治发病初期开始喷洒53.8%可杀得2000干悬浮剂1000倍液或36%氧化亚铜水分散粒剂1000倍液、新植霉素4000倍液、72%农用硫酸链霉素可溶性粉剂或硫酸链霉素3000倍液、47%加瑞农可湿性粉剂700倍液，隔7至10天1次，共防治2次~3次。

47. 辣椒红色炭疽病有哪些危害症状、发病规律，如何进行防治？

（1）病害症状：病斑黄褐色，水浸状，凹陷，病斑上密生橙红色小点，略呈轮纹状排列。湿润时表面现粉红色黏性物质。

（2）发病规律：炭疽病菌以分生孢子附着在种子表面或以菌丝潜伏在种子内越冬，也可以菌丝体，分生孢子，特别是分生孢子盘随病株残体在土壤中越冬，次年成为初浸染源，病组织上产生的分生孢子可通过雨水、昆虫传播，引起再浸染。

（3）防治办法：

①种植抗病品种。甜椒如长丰，茄椒1号，蒙椒3号，哈椒2号、6号等较抗病。

②选无病株留种或种子用30%苯噻氰乳油1000倍液浸种6小时，带药催芽或直接播种。或进行种子包衣，每5千克种子用10%咯菌腈悬浮种衣剂10时，先以0.1千克水稀释药液，而后均匀拌和种子。或用55℃温水浸30分钟后移入冷水中冷却，晾干后播种。也可用次氯酸钠溶液浸种，在浸种前先用0.2%~0.5%的碱液清洗种子，再用清水浸种8至12小时，捞出后置入配好的1%次氯酸锅溶液中浸5至10分钟，冲洗干净后催芽播种。

③发病严重的地块实行与瓜、豆类蔬菜轮作2至3年。

④采用营养钵育苗，培育适龄壮苗。

⑤加强田间管理，避免栽植过密；采用配方施肥技术，避免在下湿地定植；雨季注意开沟排水，并预防果实日灼。

⑥发病初期开始喷洒25%咪鲜胺乳油1000倍液、50%施保功可湿性粉剂1000倍液、25%溴菌腈可湿性粉剂500倍液、70%丙森锌可湿性粉剂600倍液、80%波尔多液（必备）可湿性粉剂400倍液、80%炭疽福美可湿性粉剂800倍液，7至10天1次，连续防治2次~3次。

48. 辣椒僵果有哪些危害症状、发病规律，如何进行防治？

（1）病害症状：发病早的呈小柿饼状，后期略长大些，皮厚肉硬，色泽亮，柄长，果内无籽或籽很少，果实朽住不长，即使条件得到改善，僵果也不长了。露地辣椒7月中下旬发生较多，越冬辣椒多发生在12月至翌4月。

（2）发病规律：一是春季栽培常发生在辣椒的花芽分化

期，即播种后约35天，植株受旱或温度低于13℃或高于35℃。二是雌蕊营养不足或过剩形成短柱花，花粉不能正常生长和散发，雌蕊不能正常授粉受精而形成的单性果。三是这种果实缺乏生长刺激素，影响对锌、硼、钾等促进果实膨大元素的吸收利用，因此果实不能膨大，时间一久就形成了僵果。

（3）防治办法：

①选用冬性强的品种。如湘研15号、太原22号、羊角王等。播种前种子用高锰酸钾1000倍液浸种并杀菌。

②花芽分化期注意防旱，到控水促根，防止不正常的花器产生。此期和授粉、受精期，塑料棚等日光温室白天温度控制在23℃～30℃，夜间15℃～18℃，地温17℃～26℃，土壤最大持水量不要超过55%。

③2片～4片真叶期分苗，分苗时用硫酸锌800倍～900倍液浇根，可增加根系长度，提高抗病力，把僵果率减小到最少。

49. 辣椒链格孢黑斑病有哪些危害症状、发病规律，如何进行防治？

（1）危害症状：病斑初呈淡褐色，不规则形，稍凹陷。一个果实上多生一个大病斑，病斑直径10毫米～20毫米，上生黑色霉层，即病菌分生孢子梗及分生孢子。有时病斑愈合，形成更大的病斑。

（2）发病规律：主要在病残体上越冬。其发生与日灼病有联系，多发生在日灼处，即第二寄生物。

（3）防治措施：

①防治辣椒日灼病。

②发病初期喷洒50%异菌脲（扑海因）可湿性粉剂1000倍

液或80%代森锰锌可湿性粉剂600倍～700倍液、75%百菌清可湿性粉剂600倍液、40%波尔多精可湿性粉剂900倍～1000倍液，隔7至10天1次，连续防治2次～3次。使用代森锰锌的每个生长季节只准使用1次，防止锰离子超标。

50. 辣椒绵腐病有哪些发病规律，如何进行防治？

（1）发病规律：病菌以卵孢子在12厘米～18厘米表土层越冬，并在土中长期存活。翌春，遇有适宜条件萌发产生孢子囊，以游动孢子或直接长出芽管侵入寄主，此外，在土中营腐生生活的菌丝也可产生孢子囊，以游动孢子浸染瓜苗引起猝倒。田间的再浸染主要靠病苗上产出孢子囊及游动孢子，借灌溉水或雨水溅附到贴近地面的根茎或果实上，引致更严重的损失。病菌侵入后，在皮层薄壁细胞中扩展，菌丝蔓延于细胞间或细胞内，后在病组织内形成卵孢子越冬。病菌生长适宜地温15℃～16℃，温度高于30℃受到抑制；适宜发病地温10℃，低温对寄主生长不利，但病菌尚能活动，尤其是育苗期出现低温、高湿条件，利于发病。当幼苗子叶养分基本用完，新根尚未扎实之前是感病期。这时真叶未抽出，碳水化合物不能迅速增加，抗病力弱，遇有雨、雪连阴天或寒流侵袭，地温低，光合作用弱，瓜苗呼吸作用增强，消耗加大，致幼茎细胞伸长，细胞壁变薄病菌乘机侵入。因此，该病主要在幼苗长出1片～2片真叶期发生，3片真叶长出后，发病较少，结果期阴雨连绵，果实易染病。

（2）防治措施：

①床土消毒，床土应选用无病新土，如用旧园土，有带菌可能，应进行苗床土壤消毒。方法：每平方米苗床施用50%拌种双粉剂7克，或40%五氯硝基苯粉剂9克，或25%甲霜灵可湿

性粉剂9克+70%代森锰锌可湿性粉剂1克对细土4千克~5千克拌匀，施药前先把苗床底水打好，且一次浇透，一般17厘米~20厘米深，水渗下后，取1/3充分拌匀的药土撒在畦面上，播种后再把其余2/3药土覆盖在种子上面，即上覆下垫。如覆土厚度不够可补撒堰土使其达到适宜厚度，这样种子夹在药土中间，防效明显，残效月余。

②加强苗床管理，选择地势高、地下水位低，排水良好的地作苗床，播前一次灌足底水，出苗后尽量不浇水，必须浇水时一定选择晴天喷洒，不宜大水漫灌。

③育苗畦（床）及时放风、降湿，即使阴天也要适时适量放风排湿，严防瓜苗徒长染病。

④果实发病重的地区，要采用高畦，防止雨后积水，黄瓜定植后，前期宜少浇水，多中耕，注意及时插架，以减轻发病。

⑤发病初期喷淋72%普力克水剂400倍液，每平方米喷淋对好的药液2升~3升，或15%恶霉灵（土菌消）水剂450倍液，每平方米3升。

51. 辣椒小地老虎有什么危害特点、形态特征以及生活习性？

（1）危害特点：幼虫将辣椒幼苗近地面的茎部咬断，使整株死亡，造成严重损失，甚至毁苗。

（2）形态特征：成虫体长16毫米~23毫米，深褐色，前翅由内横线、外横线将全翅分为3段，具有显著的肾状斑、环形纹、棒状纹和两个黑色剑状纹；后翅灰色无斑纹。卵长0.5毫米，半球形，表面具纵横隆纹，初产乳白色，后出现红色斑纹，孵化前灰黑色。幼虫体长37毫米~47毫米，灰黑色，体表布满大小不等的颗粒，臀板黄褐色，具两条深褐色纵带。蛹长18毫米~23毫米，赤褐色，有光泽，第5至7腹节背面的刻点大，臀棘有短刺1对。

（3）生活习性：成虫夜间活动、交配产卵，卵产在5厘米以下的矮小杂草上，尤其是贴近地面的叶背或嫩茎上，卵散产或成堆产，每雌虫平均产卵800粒～1000粒。成虫对黑光灯及糖醋酒液等趋性强。幼虫共6龄，3龄前在地面、杂草或辣椒苗幼嫩部位取食，危害不大；3龄后白天潜伏在表土中，夜间出来为害，动作敏捷，性残暴，能自相残杀。老熟幼虫有假死习性，受惊缩成环形。蛹发育历期12至18天，越冬蛹则长达150天。小地老虎喜温暖及潮湿的条件，最适发育温度为13℃～25℃，土质疏松、团粒结构好、保水性强的壤土、黏壤土、沙壤土均适于小地老虎的发生。

52. 如何防治辣椒的小地老虎？

防治方法：

（1）诱杀防治。一是黑光灯诱杀成虫；二是糖醋液诱杀成虫，糖6份、醋3份、白酒1份、90%敌百虫1份调匀，或用泡菜水加适量农药，在成虫发生期设置，均有诱杀效果。三是堆草诱杀幼虫，在辣椒定植前，可选择小地老虎喜食的灰菜、刺儿菜、苦荬菜、小旋花、苜蓿、青蒿、白茅、鹅儿草等杂草，堆放诱集小地老虎幼虫，或人工捕捉，或拌入药剂毒杀。

（2）化学防治。小地老虎1至3龄幼虫期抗药性差，且暴露在寄主植物或地面上，是药剂防治的适期。可用21%增效氰·马乳油8000倍液、2.5%溴氰菊酯或20%氰戊菊酯3000倍液、10%溴·马乳油2000倍液、90%敌百虫800倍液、50%辛硫磷800倍液喷雾防治。

53. 辣椒蚜虫的危害特点、形态特征、生活习性以及防治方法是什么？

（1）危害特点：附着在叶面，吸取叶片的营养物质，是传染病毒的主要媒介。

（2）形态特征：有翅胎生雌蚜体长2.0毫米左右，头、胸黑色，腹部绿色。无翅胎生雌蚜体长2.5毫米左右，黄绿色、绿色或黑绿色。

（3）生活习性：在温暖地区或温室中，以无翅胎生雌蚜繁殖。蚜虫繁殖适温为15℃～26℃，相对湿度为75.8%左右。

（4）防治方法：

①在大量繁殖前杀灭。

②药剂防治：可用40%氰戊菊酯3000倍液、10%一遍净可湿性粉剂2000倍液、40%乐果乳油1000倍液喷防。

54. 辣椒红蜘蛛的危害特点、形态特征、生活习性以及防治方法是什么？

（1）危害特点：红蜘蛛以若虫和成虫在寄主的叶背面吸取汁液，受害叶初现灰白色，严重时变锈褐色，造成早落叶，果实发育慢，植株枯死。

（2）形态特征：成虫体长0.25毫米～0.51毫米，雌大雄小，相差近一倍。雌虫近圆形，体色差异较大，黄红、黑褐、褐绿、浓绿皆有，一般为红色或锈红色。卵圆球形，直径0.13毫米，初产时透明无色，后变为深褐色，孵化前出现红色眼点。幼虫近圆形，色泽透明，眼红色，足3对，取食后体色变绿，体长约0.15毫米。若虫体长约0.2毫米，足4对，体色较深，体侧出现明显的块状色素。

（3）生活习性：以成虫、若虫、卵在寄主的叶片下，土缝里或附近杂草上越冬。温湿度与红蜘蛛数量消长关系密切，尤以温度影响最大，当温度在28℃左右，湿度35%～55%，最有利于红蜘蛛发生，但温度高于34℃，红蜘蛛停止繁殖，低于20℃，繁殖受抑。红蜘蛛有孤雌生殖习性，未受精的卵孵化为雄虫。卵孵化时，卵壳开裂，幼虫爬出，先静在叶片上，经蜕皮后进入第1龄虫期。幼虫及前期若虫活动少，后期若虫活跃而贪食，有趋嫩的习性，虫体一般从植株下部向上爬，边为害边上迁。

（4）药剂防治：对红蜘蛛喷药必须早期防治，即红蜘蛛点片发生初期，立即用喷雾器喷防。可用的药剂有73%克螨特乳油3000倍液，20%增效哒螨灵2500倍～3000倍液。

55. 辣椒蓟马的形态特征、生活习性以及防治方法是什么？

（1）危害特点：为害辣椒嫩芽，影响辣椒生长。因其数量大，如不及时防治，造成损失很大。

（2）生活习性：一年繁殖17至20代，多以成虫潜伏在土块、土缝下或枯枝落叶间越冬，少数以若虫或拟蛹在表土越冬。成虫具有向上、喜嫩绿的习性，且特别活跃，能飞善跳，但畏强光，白天多隐蔽在叶背或生长点，傍晚活动很强。以成虫和若虫锉吸心叶、嫩叶和花的汁液，被害植株心叶不能张开，生长点萎缩，嫩叶扭曲，植株生长缓慢，节间缩短。在25℃～30℃温度范围内，土壤含水量在8%～18%时，最有利于其生长发育，骤然降温会引起大量死亡。

（3）防治方法：药剂防治，可用25%喹硫磷乳油、5%乙酰甲胺磷乳油、75%乐果乳油1000倍液，2.5%溴氰菊酯2000倍液、50%巴丹2000倍液、20%好年冬2000倍液喷施。

56. 辣椒烟青虫的危害特点、形态特征、生活习性以及防治方法是什么？

（1）危害特点：以幼虫蛀食花蕾、果实，也食害茎、叶和芽。果实被蛀引起腐烂而大量落果，是造成减产的主要原因，严重时蛀果率达30%以上。

（2）形态特征：成虫体长15毫米～18毫米，翅长24毫米～33毫米，体色较黄，前翅正面肾状纹、环状纹及各横线清晰，中横线向后斜伸，但不达环状纹正下方，后翅黑褐色宽带内侧有一条平行线。腹部黄褐色，腹面一般无黑色鳞片。卵扁半球形，高约0.4毫米，宽约0.45毫米，卵孔明显，卵壳上有网状花纹，老熟幼虫体长40毫米～50毫米，体表密布不规则的小斑块及圆锥状短而钝的小刺，两根前胸侧毛的连线远离前胸气门下端。蛹赤褐色，长17毫米～20毫米，体前段显得粗短，气门小而低，很少突出。

（3）生活习性：烟青虫一般一年发生4至5代。以蛹在土室越冬。成虫喜昼伏夜出，对黑光灯有趋性，对杨柳枝把有趋性。在辣椒上，卵多散产于嫩梢叶正面，少数产于叶反面，也可产于花蕾、果柄、枝条、叶柄等处。晚上产卵有两个高峰期：8至9时和11至12时。卵孵化也有两个高峰期，下午5至7时和早晨6至9时。初孵幼虫先将卵壳取食后，再蛀食花蕾或辣椒嫩叶，3龄幼虫开始蛀食辣椒果实，幼虫有转果为害的习性。发育历期：卵3至4天，幼虫11至25天，蛹10至17天，成虫5至7天。

（4）防治方法：

①在制种主产区，如常年烟青虫危害严重，可在附近栽种诱集带，以诱集越冬代成虫集中产卵，便于消灭。

②及时摘除被蛀食的果实，以免幼虫转果为害。

③药剂防治。6月上、中旬防治第1代幼虫，7月中旬至8月中下旬防治第2、3代幼虫九十月份根据虫情发展和为害情况确定第4、5代幼虫的防治。可用90%晶体敌百虫800倍液、10%二氯苯醚菊酯3000倍液、25%氟氰菊酯4000倍液、20%杀灭菊酯3000倍液或者2.5%敌杀死4000倍～6000倍液喷雾。

57. 辣椒茶黄螨的危害特点、形态特征、生活习性以及防治方法是什么？

（1）危害特点：茶黄螨食性很杂，寄主很广，辣椒被害后叶背面呈油渍状，渐变黄褐色，叶缘向下弯曲，幼茎变黄褐色，受害严重的植株矮小，丛枝，落花落果，形成秃尖，果柄及果尖变黄褐色，失去光泽，果实生长停滞变硬。

（2）形态特征：雌螨体长约0.21毫米，椭圆形，淡黄至橙黄色，半透明，足5对较短，第4对足纤细。雄螨体近似六角形，末端圆锥形，比雌螨小，体长约0.18毫米，淡黄至橙黄色，半透明，足较长而粗壮。卵椭圆形，长约0.1毫米，无色透明，卵面纵向排列着5至6行白色小瘤。幼螨椭圆形，淡绿色，腹部明显分三节，末端呈锥形，具1对刚毛，3对足。若螨长椭圆形，静止不动，则外被幼螨皮所包围。

（3）生活习性：在20℃～30℃完成一代需7至10天，在热带及温室条件下，全年均可发生，但冬季繁殖力较低。茶黄螨以两性生殖为主，也可进行孤雌生殖，但未受精的卵孵化率低，且均为雄性。卵多散产在嫩叶背面和果实凹陷处，成螨和幼虫均有趋嫩性，尤以嫩叶背面发生数量多。茶黄螨生长繁殖的最适温度为16℃～23℃，相对湿度为80%～90%。高温抑制其繁殖，大雨能降低虫口数量。

（4）防治方法：加强田间调查，在辣椒初花期发现茶黄螨及时喷药防治，以后每隔10至14天喷一次，连续3次。喷药的重点是上部叶，尤其是嫩叶背面、嫩茎、花器和幼果上。可用药剂有57%克螨特乳油800倍液、48%乐斯本乳油1500倍液、20%螨卵酯可湿性粉剂1000倍液。

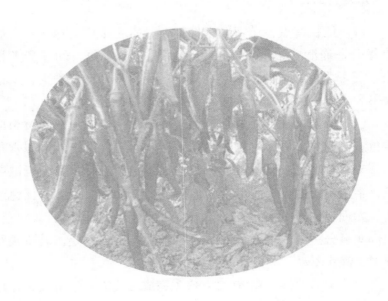

（四）设施黄瓜栽培

1. 黄瓜有哪些基本特点?

葫芦科一年生蔓生或攀缘草本植物。茎、枝伸长，有棱沟，被白色的糙硬毛。卷须细。叶柄稍粗糙，有糙硬毛；叶片宽卵状心形，膜质，裂片三角形，有齿。雌雄同株。雄花：常数朵在叶腋簇生；花梗纤细，被微柔毛；花冠黄白色，花冠裂片长圆状披针形。雌花：单生或稀簇生；花梗粗壮，被柔毛；子房粗糙。果实长圆形或圆柱形，熟时黄绿色，表面粗糙。种子小，狭卵形，白色，无边缘，两端近急尖。花果期夏季。

2. 黄瓜的不同部位有哪些特征?

（1）一年生蔓生或攀缘草本。茎、枝伸长，有棱沟，被白色的糙硬毛。卷须细，不分歧，具白色柔毛。

（2）叶柄稍粗糙，有糙硬毛，长10厘米～16厘米；叶片宽卵状心形，膜质，长、宽均7厘米～20厘米，两面甚粗糙，被糙硬毛，3个～5个角或浅裂，裂片三角形，有齿，有时边缘有缘毛，先端急尖或渐尖，基部弯缺半圆形，宽2厘米～3厘米，深2厘米～2.5厘米，有时基部向后靠合。

（3）雌雄同株。雄花：常数朵在叶腋簇生；花梗纤细，长0.5厘米～1.5厘米，被微柔毛；花萼筒狭钟状或近圆筒状，长8毫米～10毫米，密被白色的长柔毛，花萼裂片钻形，开展，与花萼筒近等长；花冠黄白色，长约2厘米，花冠裂片长圆状披针形，急尖；雄蕊3枚，花丝近无，花药长3毫米～4毫米，药隔伸出，长约1毫米。雌花：单生或稀簇生；花梗粗壮，被柔毛，长1厘米～2厘米；子房纺锤形，粗糙，有小刺状突起。

（4）果实长圆形或圆柱形，长10厘米～30厘米，熟时黄绿色，表面粗糙，有具刺尖的瘤状突起，极稀近于平滑。种子小，狭卵形，白色，无边缘，两端近急尖，长5毫米～10毫米。花果期夏季。

3. 黄瓜对环境条件有哪些要求？

（1）温度：黄瓜喜温暖，不耐寒冷。生育适温为10℃～32℃。一般白天25℃～32℃，夜间15℃～18℃生长最好；最适宜地温为20℃～25℃，最低为15℃左右。最适宜的昼夜温差10℃～15℃。黄瓜高温35℃光合作用不良，45℃出现高温障碍，低温-2℃～0℃冻死，如果低温炼苗可承受3℃的低温。

（2）光照：华北型品种对日照的长短要求不严格，已成为日照中性植物，其光饱和点为55千勒克斯，光补偿点为1.5千勒克斯，多数品种在8至11小时的短日照条件下，生长良好。

（3）水分：黄瓜产量高，需水量大。适宜土壤湿度为60%～90%，幼苗期水分不宜过多，土壤湿度6%～70%，结果期必须供给充足的水分，土壤湿度80%～90%。黄瓜适宜的空气相对湿度为60%～90%，空气相对湿度过大很容易发病，造成减产。

（4）土壤：黄瓜喜湿而不耐涝、喜肥而不耐肥，宜选择富含有机质的肥沃土壤。一般喜欢pH5.5～7.2之间的土壤，但以pH值为6.5最好。

4. 设施黄瓜栽培主要茬口及种植模式有哪些？

茬口安排：

（1）塑料大棚早春茬栽培一般在2月上中旬开始播种，苗期45天左右，3月底定植，5月上旬开始收获。

（2）塑料大棚秋延后栽培可在6月中下旬育苗，7月中旬定植，8月中下旬到11月采收。但7、8月份正值夏季高温季节，易出现植株徒长，因此播种期可适当后延到7月中旬，苗期20至25天，8月上中旬定植，9月份采收。

（3）日光温室冬春茬栽培一般在11月中下旬到12月中下旬播种，1月中下旬到2月中旬定植，3月下旬开始收获。

（4）日光温室秋冬茬栽培塑料大棚晚1个月，一般在8月份育苗，9月份定植，10月份开始收获。

（5）日光温室越冬一大茬长季节栽培一般在10月初育苗，10月中旬嫁接，10月底到11月初定植，12月份开始收获。

5. 适宜陕西关中地区黄瓜栽培的茬口如何安排？

（1）茬口：秋冬茬

播种、采收以及终收时间：8月上旬育苗，9月上旬定植，10月上旬始收，12月上旬终收。

（2）茬口：冬春茬

播种、采收以及终收时间：10月上旬以黑籽南瓜作砧木嫁接育苗，11月上中旬定植，12月下旬始收，5月终收。

（3）茬口：早春茬

播种、采收以及终收时间：1月上旬育苗，2月上中旬定植，3月上中旬始收，6月下旬终收。

（4）茬口：秋延后茬（大拱棚）

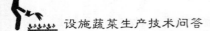

播种、采收以及终收时间：7月上旬育苗，8月上旬定植，8月下旬始收，11月中旬终收。

（5）茬口：早春茬（大拱棚）

播种、采收以及终收时间：2月上旬育苗，3月上中旬定植，4月上中旬始收，7月上中旬终收。

6. 适宜内蒙古呼和浩特市的黄瓜茬口如何安排？

（1）茬口：冬春茬

播种、采收以及终收时间：12月中旬育苗，1月中旬定植，2月底上市，一直采收到6月底。

（2）茬口：早春茬

播种、采收以及终收时间：1月上旬育苗，2月上旬定植，3月上旬上市，6月中旬拉秧。

7. 适宜吉林省梨树县的黄瓜茬口如何安排？

（1）茬口：越冬一大茬

播种、采收以及终收时间：9月中旬播种，10月中旬定植，11月下旬始收，翌年6月至7月拉秧。

（2）茬口：秋冬茬

播种、采收以及终收时间：7月中下旬定植，8月中下旬定植，9月下旬采收，翌年1月初拉秧。

（3）茬口：早春茬

播种、采收以及终收时间：12月下旬至翌年1月上旬育苗，2月上旬定植，3月下旬始收。

8. 黄瓜如何进行合理育苗？

主要有苗床育苗、营养钵育苗、简易穴盘无土育苗、营养块育苗及工厂化无土育苗等。

（1）穴盘选择。冬春季育苗，由于苗龄较长，可选用50孔或72孔穴盘；夏季育苗，苗龄短，选用72孔穴盘即可。

（2）基质配方。因为苗龄较短，每立方米基质加入氮、磷、钾比例为15∶15∶15，三元复合肥1千克～1.5千克，同时加入100克的60%金雷水分散剂和100毫升的2.5%适乐时悬浮剂与基质拌匀备用。

（3）播种育苗。

①播种时间：冬春季节育苗主要为日光温室冬春茬和塑料大棚早春茬栽培供苗，一般育苗期35至45天。播种期就应从11月底到翌年1月中下旬。夏季育苗苗期短，一般从6月中下旬到7、8月份均可播种育苗，10月底到11月上旬定植。

②种子处理：如果所购买的是包衣种子，可以直接播种；如果没包衣的种子，则需进行种子处理。

③播种：播种前先将苗盘浇透水，等水渗下后播种。播种深度1厘米左右，播种后覆盖蛭石，喷600倍金雷药液封闭苗盘，防治苗期猝倒病害，并在苗盘上盖地膜保湿。

④苗期管理：苗出齐后，将地膜揭去。第一片真叶出现以前白天气温保持在25 ℃～32 ℃，夜温16 ℃～18 ℃；从第二片真叶展开起，采用低夜温管理。

（4）嫁接育苗。

嫁接可以增强黄瓜的抗病性，通过嫁接可以有效地预防枯萎病等土传病害的发生，而且还可以利用南瓜砧木根系耐寒的特点，提高黄瓜耐寒能力，提高吸水、吸肥能力。主要有插接和靠接，由于靠接后8天内，接穗仍持有自己根，适应性强，成活率较高，所以目前生产上多用靠接。

9. 嫁接悬着砧木时需要考虑哪些问题？

（1）砧木与蔬菜的亲和力：嫁接亲和力和共生亲和力。

（2）砧木的抗枯萎病等土传病害能力。

（3）砧木对蔬菜品质的影响。

（4）砧木对不良条件的适应能力（抗逆性）。

10. 黄瓜进行嫁接育苗时砧木播种和黄瓜播种需要注意哪些问题？

（1）播种期：嫁接方法主要是插接法和靠接法，在黄瓜适播期内，砧木（黑籽南瓜等）的播期为：靠接法较黄瓜晚播5至7天；插接法比黄瓜早播4至5天。

（2）黄瓜种子催芽：选用饱满的种子，用30℃水浸泡4小时后催芽。也可用100倍福尔马林溶液浸泡种子10至20分钟，洗净后清水浸种3至4小时，然后于25℃～30℃条件下催芽，1天可出芽。

（3）黑籽南瓜种子的处理。将种子投入70℃～80℃热水中，来回倾倒，当水温降至30℃时，搓洗掉种皮上的黏液，再于30℃温水中浸泡10至12小时，捞出沥净水分，在25℃～30℃下催芽，1至2天可出芽。

11. 黄瓜嫁接前如何进行管理？

接前管理：经催芽当70%以上种子"露白"时即可播种，播种后覆盖地膜。苗出土前床温保持白天25℃～30℃，夜间16℃～20℃，地温20℃～25℃。幼苗出土时，揭去床面地膜。苗出齐后在床内撒0.3厘米厚半干的细土。幼苗出土后至第一片真叶展开，白天苗床气温24℃～28℃，夜间15℃～

17 ℃，地温 16 ℃~18 ℃。

12. 黄瓜栽培时常用的嫁接方法有哪些?

黄瓜栽培常用的方法有靠接和插接。

（1）靠接：此方法因为嫁接前期的接穗与砧木均保留根系，所以易成活，便于操作管理，是较安全的嫁接方法。一般南瓜砧木在播种后 7 至 10 天苗的大小适宜嫁接，要求黄瓜比南瓜早播 5 天。嫁接时用刀片削去南瓜真叶，在子叶下 1 厘米处下刀，倾斜 35°~45°，深度不超过胚轴粗度的 1/2，以不达髓腔为宜。

黄瓜在幼苗子叶下 1.2 厘米~1.3 厘米处向上斜切一刀，角度与南瓜角度一致（刀口与子叶方向平行）；长度与砧木切口长度基本一致。之后将两颗幼苗的舌形切口互相插入，并用嫁接夹固定吻合，使切口密切接合。嫁接后将一对幼苗植入育苗钵内，将南瓜放入钵中央，黄瓜距砧木 2 厘米~3 厘米，摆好后填土埋根，适量浇水，不要沾湿接口，之后覆盖小拱棚，保温保湿，经 3 至 5 天成活后再揭开塑料膜。经过 10 天左右，砧木与接穗组织融合，达到完全共生真正成活，此时将黄瓜断根。

（2）插接：先将南瓜的真叶生长点去掉，用竹签从右侧主叶脉向另一侧子叶方向斜插 0.5 厘米~0.7 厘米，之后在接穗黄瓜子叶下 0.8 厘米~1 厘米处下刀斜切至下胚轴 2/3，切口长 0.5 厘米，再从对面下刀把接穗切至楔形，将竹签抽出后立即插入接穗。接穗垂直插入易成活，插入深度 0.5 厘米~0.6 厘米，黄瓜子叶与南瓜子叶平行，南瓜子叶拖住黄瓜子叶面不成"十"字。插接的优点是不用断根，一次完成。

（3）断根顶插接法：先将砧木断根，然后采用顶插接法嫁

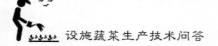

接。用刀片将砧木从茎基部断根，去掉生长点，其他同插接，最后使接穗与砧木子叶交叉成"十"字形。

断根嫁接法的优点是：发根多、根系活力强、成活率高等，产量提高10%左右，春季提早上市5至7天。

13. 如何管理嫁接后的黄瓜嫁接苗？

（1）温度：①1至3天（伤口愈合前）。昼温：28 ℃～30 ℃；夜温：18 ℃～22 ℃；管理目标：促进伤口愈合。

②4至6天（伤口愈合后）。昼温：24 ℃～26 ℃；夜温：13 ℃～15 ℃；管理目标：培育健壮幼苗。

③7天后（定植前5至7天）：昼温：20 ℃～24 ℃；夜温：10 ℃～12 ℃；管理目标：提高抗逆性。

（2）光照：3天内遮光，逐渐见光。

（3）湿度：高的土壤和空气湿度。

（4）及时摘除砧木的新叶或发生的侧枝、侧芽。

（5）靠接苗要及时断根。

14. 温室定植黄瓜前应做哪些准备？

（1）覆盖棚膜及棚室消毒，定植前一个月把棚膜覆盖好，并进行棚室消毒，消毒可使用敌敌畏200毫升，加入硫黄1.5千克～2千克，与锯末混匀点燃，闷棚1至2天，可有效地杀死棚内的病虫卵。对于根结线虫较厉害的棚室，还可以亩施石灰氮80千克，充分混匀。

（2）整地与施基肥：基肥以有机肥为主，亩施充分腐熟好的有机肥10000千克，深翻40厘米混匀。也可以连年施入发酵腐烂的碎草、麦秸、稻壳等有机物。最好的措施就是应用秸秆生物反应堆技术，既可有效提高地温，增加土壤有机质，改善土壤环境，又可减轻病害发生，改善产品品质，而且增产效果突出。

（3）做床与覆地膜：冬季温室栽培黄瓜应起高床，并采取滴灌或膜下暗灌的方法，床宽1.2米，高15厘米左右，并采取地膜覆盖。也可以先定植后覆膜。

（4）定植期的确定：冬春茬黄瓜一般在11月下旬到12月上旬定植。

（5）定植方法、密度：每亩栽培3500株左右。定植苗要严格筛选，剔除病苗、弱苗及嫁接不合格的苗，按28厘米～30厘米株距开好定植穴，将苗植入穴内，浇好水，然后覆地膜。

15. 确定黄瓜的定植时间要考虑哪些问题？

（1）要考虑日光温室性能。

（2）要考虑天气状况，选在阴尾晴头的晴天上午。

（3）要考虑育苗情况。

（4）生理指标。

以根毛发生的最低温度12℃为依据进行测量，测定方法：

①距温室前沿30厘米～40厘米处，10厘米地温连续3至4d稳定在12℃以上。

②若定植后扣小拱棚或地膜，10厘米地温稳定在10℃。

16. 黄瓜定植前应该注意哪些问题？

（1）大小苗分栽；

（2）避免散坨伤根过重。

（3）浇透水以利缓苗发棵。

（4）"黄瓜露坨，茄子没脖"、注意嫁接口位置。

（5）栽后扣小棚，保温防寒促发棵。

（6）保持膜面清洁，保证地膜覆盖效果。

17. 如何进行早春刺黄瓜的定植？

（1）蘸根：定植前一周使用60%吡虫啉悬浮种衣剂10毫升 + 62.5克/升精甲·咯菌腈悬浮种衣剂10毫升兑水15千克灌根。

（2）定植：开沟、打眼定植或栽培器定植；在苗坨上覆土1厘米～2厘米；露出嫁接口，定植选择晴天上午定植。

（3）定植后浇水：定植水，浇透不浇涝；栽苗后5至7天，视缓苗情况，浇缓苗水；前脸区或易干地区（滴灌管末端）注意补水。

18. 黄瓜定植后缓苗期要注意哪些问题？

（1）棚膜密闭，不放风，维持较高的温度。

（2）加设小拱棚。

（3）晴天适当早揭晚盖草苫。

19. 黄瓜缓苗期会发生哪些变化？

（1）清晨叶缘吐水。

（2）根部发生大量白根。

（3）心叶颜色变浅，开始生长。

20. 黄瓜定植后的管理主要包括哪几方面？

（1）单蔓整枝：龙头出现卷须后，及时除卷须。

（2）吊秧：植株长到6片～7片叶时用吊秧夹及时吊秧。

（3）吊蔓后：及时去除嫁接夹，并覆盖地膜。

（4）落蔓：①落蔓前先进行打底叶，打去老叶，病叶。

②落蔓距离：一次落蔓在30厘米～40厘米，不超过50厘

米，正常株高在150厘米～180厘米之间。

③留叶：留的功能叶在16片～22片叶，不能少于16片叶。

（5）蘸花：用蘸花药及时蘸花。适宜温度为18 ℃～25 ℃，17 ℃以下或32 ℃以上禁止蘸花。

（6）留瓜：留瓜节位在6节～8节。

21. 如何进行早春茬刺黄瓜的全程温湿度管理？

时期	白天最高温度	白天最低温度	夜温（早晨揭帘前温度）	湿度
缓苗期	30 ℃～32 ℃	26 ℃～28 ℃	17 ℃～20 ℃	70%～75%
12月初～12月15日	24 ℃～26 ℃	23 ℃～25 ℃	12 ℃～15 ℃	70%～75%
12月15日～12月末	28 ℃～30 ℃	24 ℃～26 ℃	12 ℃～15 ℃	70%～75%
1月初～2月初	30 ℃～33 ℃	26 ℃～29 ℃	不低于12 ℃	65%～70%
2月初～3月初	30 ℃～32 ℃	26 ℃～28 ℃	不低于12 ℃	65%～70%
3月初～4月末	28 ℃～30 ℃	24 ℃～26 ℃	12 ℃～15 ℃	70%～75%
4月末至拉秧	28 ℃～30 ℃	24 ℃～26 ℃	不超过15 ℃	70%～75%

22. 如何进行早春茬刺黄瓜定植后的管理？

（1）前期管理：

从定植到瓜条开始采收，这段时间的管理称为前期管理，前期管理的中心是以促根控秧为主。这个时期的气温和光照虽已明显降低，但还未到达最低点。要充分利用这个时期有利气候条件，加强管理，促进根系发育，增强植株对低温、弱光及特殊天气的适应能力。前期管理的技术水平高低，对中后期的植株生长、抗病、耐寒能力以及产量有重要的影响。

（2）浇好前三水：

先要浇好定植水，防止土坨和周围土壤分层，影响缓苗。

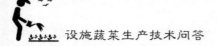

在定植后10至15天，浇好缓苗水，这一水要浇足浇透，从畦中间的暗沟浇入，水位要顶到定植孔。根瓜采收后晴天上午浇第三水，也叫催瓜水。

（3）促根控秧：

定植后一周内为促进缓苗，白天25℃～32℃，夜间15℃～17℃。缓苗后要加大放风量，晴天中午最高不超过30℃，夜间15℃～12℃，早晨揭帘前维持在10℃即可，加大昼夜温差，控制地上部的生长。若温度管理偏高，植株长势过旺，到最严寒的1至2月份抵御低温寒流的能力下降，同时叶片过大，地面严重遮阴，也会影响地温的升高及根系的发育。

（4）植株吊蔓与调整：

当植株长到6片～7片叶后开始甩蔓时，及时拉线吊蔓。随着茎蔓的生长，茎蔓往吊绳上缠绕，以后每2至3天1次。

（5）中期管理：

从根瓜采收至3月上旬的管理称之为中期管理，这段时间在冬茬黄瓜生产中是温度最低、光照最弱的时候，是管理难的时候，同时也是产量产值形成的高峰。

（6）温度管理：

此时期温度管理是核心，白天要尽可能延长光照时间，在不影响室内温度的前提下草帘尽量早揭晚盖，并实行四段变温管理，上午8:00～13:00，温度控制在25℃～32℃之间，超过32℃时开始放风。下午13:00～15:30光合能力明显下降，温度维持在20℃～30℃之间，盖帘后室内气温下降平缓，前半夜温度维持在20℃～15℃，后半夜12℃～10℃，既有利于养分输送，又能抑制呼吸消耗。地温应保持在15℃以上。进入2月中下旬，随着气温的增高，日照时数的增长和光照强度的增加，植株制造的养分增多，夜间的温度也应提高，前半夜

22 ℃~16 ℃，后半夜15 ℃~12 ℃，有利于养分的输送和瓜条生长。

（7）湿度管理：

由于冬季气温低，室内放风量小，极易形成高湿环境，发生各种病害，针对这一特点，应实行低温、低湿的管理措施。白天空气湿度控制在60%~80%，夜间维持在85%~90%之间，早晨叶片尽量不结水滴。应尽量减少浇水次数，不旱不浇水，水后要大放风，用药时尽量选择烟雾剂和粉尘。

（8）追肥：

随着采瓜量的增加，及时补充养分。根据采收量和植株表现，确定追肥的品种和数量，一般在第四水开始随水追肥，如果叶片、瓜条颜色较深，追肥以氮肥为主，磷钾肥为辅，并注意钙镁和其他微量元素的补充。施用时先将肥料溶解随水追肥。若植株颜色较浅，叶片较大，则以追磷钾肥为主。追肥量应遵循"少吃多餐"的原则，避免一次追肥量过大。3月份以后，可结合浇水追施稀粪和沼液沼渣，但要注意必须充分腐熟发酵。

（9）落蔓摘叶：

随着植株的生长和瓜条的陆续采收，生长点接近屋面时要采取落蔓。方法是，在落蔓的上方把拴在铁线上的塑料绳解开，使黄瓜生长点下落至合适的高度后再重新拴好，落蔓前将下部的老叶、病叶及时摘掉，可减少养分消耗，改善通风透光条件，避免病害传播。

（10）加强水肥管理，延长采收期：

进入4月以后，为防止植株衰老、脱肥，尽量延长采收期，此时应注意加强肥水的管理，一般5至7天浇一次水，7至10天追一次肥，并确保冲施肥的质量。若出现花打顶，呈萎缩

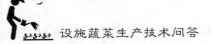

状时，可采取闷尖摘心，促生回头瓜。为提高瓜条的商品率，应及时疏掉弯瓜、病瓜和多余的小瓜。采收一定要及时，不可延迟采收而影响瓜条的商品率及总产量。

（11）特殊天气的管理：

在遇寒流、阴雪、连阴天的特殊恶劣天气的情况下，要实施特殊的管理措施，以减少或避免灾害性天气给生产造成损失。在强寒流到来时，严密防寒保温，增加纸被、草帘等覆盖物，室内采取临时加温，生火炉、点灯泡等措施。下雪时要及时清扫，防止棚面积雪而增加骨架负荷过重导致温室骨架倒塌。连阴天时及早采收瓜条，减少瓜条对养分的消耗，在不明显影响室内温度下降的情况下，尽量揭开草帘争取一定时间的散射光。天气骤晴后进行叶面追肥，以迅速补充养分和增加棚内湿度，若叶片出现严重萎蔫时，可适当进行临时回苦。

23. 设施早春刺黄瓜如何进行采收？

一般从开花到采收需要半个月左右，个别品种发育快，10天左右即可采收。对采收的要求是早摘、勤摘，严防瓜坠秧，尤其根瓜要尽量及早采收。

24. 设施黄瓜采收后的最佳贮藏指标有哪些？

（1）温度：11 ℃~13 ℃。

（2）气体：氧气为2%～5%，二氧化碳为2%～5%。

（3）湿度：95%。

（4）冷害：＜8 ℃～10 ℃。

（5）气体伤害阈值：二氧化碳＞5%。

（6）乙烯催熟阈值：1毫克/升。

（7）贮藏期：30至40天。

25. 设施黄瓜贮藏的技术工艺有哪些？

无伤适时早采→剔除伤、残、病果实→按顺序装入筐或箱中→无伤运输→及时入库于11 ℃～12 ℃下敞口预冷20至24小时→库内装入小保鲜袋中（装1千克/袋～2千克/袋）→加入防腐剂→松扎袋口或挽口→装入包装箱中（架藏的最好扎口）→码垛（或架藏）→于11 ℃～12 ℃贮藏即可。

26. 设施黄瓜贮藏时的注意事项有哪些？

（1）适时采收：同一品种不同采收期贮藏试验表明：耐藏性未熟期采收（授粉后8天）>适熟期（授粉后11天）>过熟期（授粉后14天）。黄瓜采后生长活动仍十分活跃，基部（柄部）养分不断地向顶端输送养分，使基部糠心，顶端种子发育膨大。

（2）无伤采收：用剪刀从瓜柄处剪下，保护瘤刺。

（3）灌水：采前1至2天不宜灌水。

27. 提高春大棚黄瓜经济效益的栽培措施有哪些？

（1）培育壮苗：定植时的秧苗应具有5片～6片真叶，育苗天数又不宜太长。最好采用直径10厘米容器育成苗，如果容器小，育苗后期应将容器拉开距离，加大地上营养面积，使秧苗光合面积不小于100平方厘米。重茬地块或用不抗病的品种应采用嫁接方法育苗。对第一雌花节位高的品种在第二片真叶展开时喷150毫升/升浓度的乙烯利。用营养液育苗定植在大棚比床土苗产量高。育苗期间不能过分控制温度和水分以免"花打顶"。

（2）多层覆盖：利用天幕、围幕、小拱棚、草帘等覆盖，可使小拱棚内最低气温比露地高6.5 ℃～8 ℃，能早定植10至15

天，为早熟和提高产值奠定了基础。

（3）临时加温：大棚临时加温的主要在于预防寒流侵袭，有好的临时加温设备可保证大棚定植期提前，临时加温设备主要有加温线、火炉、热风炉等。

（4）施足底肥和随时追肥：每亩施5吨~10吨有机肥，追肥采用少追勤追的办法，用0.5%的尿素+0.3%~0.5%磷酸二氢钾进行叶面追肥2次~3次。

（5）二氧化碳施肥：二氧化碳浓度以1500毫升/立方米~2000毫升/立方米为宜。

（6）主副架栽培：此种方法能有效地提高早期产量和增加产值，因副架和主架植株共生期间，叶面积和植株开展度都比较小，充分利用了空间。主架保证每亩3500株~4000株，副架1500株~2000株。副架必须采用早熟品种，当株高90厘米时及时摘心，黄瓜基本收完及时拔秧。主架应选用抗霜霉病的品种。作业要在黄瓜叶片上无水滴时进行。

（7）从栽培措施上控制病害：选用抗病品种、采用地膜覆盖、应用软管灌溉或膜下暗灌、及时放风排湿、用烟雾剂或粉尘法防治病害等。

（8）抢一茬速生蔬菜：如兼顾整个大棚的生产效益，在定植黄瓜前抢种一种速生叶菜或将棚建在越冬菜地上。

28. 冬春茬温室黄瓜栽培技术要点有哪些？

（1）选用适宜的品种：冬春季节温室温度低，因此要选择耐低温性较强、早熟性明显、较抗病的品种或一代杂交品种。

（2）播种期：冬春茬黄瓜生长期长，播种过早苗期温度高容易感染病害，过晚生长期短总产量低，同时定植缓苗期正处在严冬对黄瓜生长不利，一般以10月上中旬至11月上中旬播种比较适宜。如考虑春节元旦上市还应相应早播。

（3）培育壮苗：将苗床设在栽培床中部，此处光照足，地温高。浸种催芽过程中采用1℃~2℃低温处理，用容器育苗。用嫁接法育苗，以黑籽南瓜为砧木，采用顶芽斜插接法，此法可不用夹子固定。定植时的秧苗株高15厘米~20厘米，茎粗0.6厘米~0.7厘米，5片~6片叶，部分秧苗出现雌花瓜纽，育苗天数50天左右。

（4）整地施肥：冬春茬温室黄瓜生长时间长，因此要施足底肥，每亩施有机肥6吨~10吨。同时施过磷酸钙50千克，或磷酸二铵20千克，再沟施硫酸钾或磷酸二氢钾10千克。采用酿热物加温可提高地温3℃~4℃，做法：在栽培畦内挖深40厘米，宽50厘米的沟，内填30厘米厚的稻草或麦秆，加入少许马粪，用水拌湿踩实后用土覆平（厚20厘米）做成小高畦，要在定植前10d左右完成，采用软管渗灌的把软管铺好，上面覆盖地膜。

（5）定植：定植前秧苗不用锻炼，直接定植。每亩定苗3500株~4000株，选天气刚相对转暖，晴朗天气的上午定植。

（6）利用反光幕提高光照强度：在温室北侧架设聚酯镀铝膜反光幕能提高弱光期的光照强度，有利于黄瓜的生长发育。

（7）增施二氧化碳气肥。

（8）病虫害防治：如果在使用多年的温室生产黄瓜，应进行温室消毒。密刺系统黄瓜不抗霜霉病应采用综合防治措施，如用软管渗灌或膜下暗灌、铺设地膜等降低空气湿度，通过大温差管理创造不利于发病的环境条件。用烟雾剂方法或粉尘法预防和治疗霜霉病，既达到用药目的又降低湿度，且可降低黄瓜的农药污染。对蚜虫、白粉虱等用敌敌畏熏蒸，可减少室内

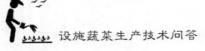

湿度，效果优于喷雾。

（9）其他管理：用吊绳作支架；及时去掉老、病叶使之通风透光；摘除多余的花、卷须；植株肥满架后及时摘心，用侧枝结瓜。

29. 设施黄瓜霜霉病的症状、发病条件以及防治方法有哪些？

（1）症状：属真菌性病害，其发病部位在黄瓜中上部叶片，在田间观察时应掌握以下要点，每日上午8时左右，看叶背面是否有水浸状、多角形病斑，病斑上是否有灰霉层，若具备这三点可确诊为霜霉病。

（2）发病条件：适宜发病环境是温度16℃~22℃，相对湿度在83%以上。

（3）防治方法：病菌有两怕，既怕干燥、怕高温。干燥时病菌3至5天自然死亡。进入发病期之前开始用药，只要温室、大棚密闭条件好尽量采用烟剂熏蒸防病，避免因喷药增加棚室内湿度，如沈农系列烟剂1号，每亩棚室用7至10小袋熏烟，防治效果良好。发病中心病株白天上午及时喷药和及时放风，晚间再用烟剂熏蒸，能把霜霉病控制在较小的范围内。关键是要早用药，不管是露地还是保护地，如果普遍发病时才开始用药，将很难控制病势。主要有效烟剂有72.2%普力克500倍~600倍液，防治效果甚佳；40%可湿性粉剂150倍~200倍液、75%百菌清可湿性粉剂500倍~600倍液、70%代森锰锌可湿性粉剂500倍液、64%杀毒矾M8可湿性粉剂400倍液喷洒，均有较好的防治效果。

30. 设施黄瓜灰霉病的症状、发病条件以及防治方法有哪些？

（1）症状：可为害瓜、叶片和茎蔓。为害瓜条多先浸染败落的花，使花腐烂，长出淡灰褐色的霉层后，再进一步浸染到幼瓜，被害小瓜迅速变软，萎缩腐烂，其上密生灰白色霉层。叶片发病多为圆形、近圆形至不规则病斑，直径 20 毫米～50 毫米，病斑边缘明显，表面呈浅红褐色，生有少量灰霉。茎蔓受害引起局部腐烂，严重时病茎折断，整株死亡。

（2）发病条件：由真菌浸染引起的病害，温室内本病常在入冬后湿度大、放风不及时且温度低时开始发生。温度 20 ℃左右，阴天光照不足，相对湿度在 90% 以上，结露时间长，是灰霉病发生蔓延的重要条件。

（3）防治方法：若温度高于 30 ℃，相对湿度在 90% 以下，病害则停止蔓延。药剂防治：保护地内发病初期可选用 10% 的速克灵烟剂或 45% 百菌清烟剂，每次每亩 250 克，熏 3 至 4 小时。也可用 50% 扑海因可湿性粉 1500 倍液，或 2.5% 适乐时可湿性粉剂 600 倍液，或 50% 利霉康 500 倍液，或 25% 阿西米达悬浮剂 1500 倍液。每 6 至 7 天用药一次，连续防治 3 次～4 次，要求药要喷到花及幼瓜上。在始花期沾花时加入 0.1% 用量的 50% 速克灵可湿性粉剂或 25% 适乐时可湿性粉剂 200 倍～300 倍液沾花或喷花效果明显。

31. 设施黄瓜病毒病的症状、发病条件以及防治方法有哪些？

（1）症状：黄瓜病毒病主要为害叶和瓜。苗期、成株期均能发生。幼苗期发病子叶变黄枯萎，幼叶浓绿与淡绿相间呈花叶状。成株期发病植株矮小，节间短而粗，叶片明显皱缩增厚，新叶呈黄绿相间花叶，病叶严重时反卷，病株下部老叶逐渐枯黄。瓜条发病后停止生长，表面呈深浅绿相间的花斑。严重时瓜表面凹凸不平或畸形，发病重的植株，节间缩短，簇生小叶，不结瓜，导致萎缩枯死。主要靠蚜虫、飞虱、田间操作传播。

（2）发病条件：在高温、干旱、日照强的条件下发病重。缺水、缺肥、管理粗放、蚜虫多时发病重。

（3）防治方法：育苗时用遮阳网降温、遮光，远离带病作物。移栽后立即用"天达2116"1000倍液+天达裕丰1000倍液喷雾和灌根，促苗防病。发病初期可用20%毒克星500倍液或20%病毒A500液喷雾，每7天一次。

32. 设施黄瓜白粉病的症状、发病条件以及防治方法有哪些？

（1）症状：先在下部叶片正面或背面长出小圆形白粉状霉斑，逐渐扩大，厚密，不久连成一片。发病后期整个叶片布满白粉，后变灰白色，最后叶片呈黄褐色干枯。茎和叶柄上也产生与叶片类似病斑，密生白粉霉斑。在秋天，有时在病斑上产生黄褐色小粒点，后变黑色。此病在叶片布满白粉，发病初期霉层下部表皮仍保持绿色，与其他叶部病害容易区别。

（2）发病条件：此病的适宜温度条件是20℃～25℃，适宜相对湿度是35%～45%。所以，白粉菌对温湿度的要求是，不冷不热、不干不湿。幼嫩、徒长的植株易感此病。

（3）防治方法：白粉菌对"硫"特别敏感，在定植前按每亩用硫黄粉1.8千克加锯末或其他助燃剂点燃熏蒸，密闭熏闷一昼夜，可杀死白粉菌，隔3天再熏闷1次，然后播种或定植。在黄瓜生长期间，硫黄粉可减量一半，时间减为一夜即可，隔5至7天再熏闷1次，效果良好。当田间发生中心病株时，要及时喷药防治，可选用20%三唑酮可湿性粉剂1000倍液或75%达克宁可湿性粉剂500倍～600倍液，或10%世高2500倍液，或2%加收米400倍液等，每隔5至7天喷1次，农药交替使用。在喷药时，不要忽略对地面的喷撒。

33. 设施黄瓜细菌角斑病的症状、发病条件以及防治方法有哪些？

（1）症状：幼苗期子叶上产生圆形或卵圆形水浸状病斑稍凹陷，后变褐色干枯。成株期叶片上初生针头大小水浸状斑点，病斑扩大受叶脉限制呈多角形，黄褐色，湿度大时，叶背面病斑上产生乳白色黏液，干后形成一层白色膜或白色粉末状物，病斑后期质脆，易穿孔。茎、叶柄及幼瓜条上病斑水浸状，近圆形至椭圆形，后呈淡灰色，病斑常开裂，潮湿时瓜条上病部溢出菌脓，病斑向瓜条内部扩展，沿维管束的果肉变色，一直延伸到种子，引起种子带菌。病瓜后期腐烂，有臭味，幼瓜被害后常腐烂、早落。土壤中的病菌通过灌水、风雨、气流、昆虫及农事作业在田间传播蔓延。病菌由气孔、伤口、水孔侵入寄主。

（2）发病条件：发病的适宜温度18 ℃～26 ℃，相对湿度75%以上，湿度愈大，病害愈重，暴风雨过后病害易流行。地势低洼，排水不良，重茬，氮肥过多，钾肥不足，种植过密的地块，病害均较重。

（3）防治方法：①选用抗病品种及不带病种子。②采取栽培措施防病：用无病床土育苗。播种前用100毫克/千克硫酸链霉素浸种2小时，浸后清水冲洗，再浸种催芽。与非瓜类作物实行2至3年轮作。保护地栽培注意棚室温度和通风排湿。③药剂防治：发现中心病株及时喷药，以农用链霉素300毫克/千克杀菌剂防治或新植霉素150毫克/千克～200毫克/千克药剂防治效果好，抗菌剂"401"500倍液或30%DT杀菌剂效果也较好。在细菌性角斑病与霜霉病混发时，可选用30%DT杀菌剂500倍液＋40%乙磷铝可湿性粉剂250倍液，或硫酸链霉素150毫克/

千克＋40%乙磷铝可湿性粉剂250倍液，可一次用药兼治这两种病害。

34. 设施黄瓜靶斑病的症状有哪些?

（1）症状：靶斑病是真菌和细菌混合浸染引起的，该菌在土中的病残体上越冬，可存活6个月。翌年借气流或雨水飞溅传播，进行初浸染；侵入后潜育期一般6至7天（高湿或通风透气不良易发病）之后病部新生病原菌，并经叶缘吐水、棚膜结露珠等途径进行再浸染，使病害逐渐蔓延。严重时，发病1周后，落叶率可由5%发展到90%，造成大面积减产甚至绝产。

（2）该病多发生在结瓜盛期，以为害叶片为主。

35. 黄瓜靶斑病与细菌性角斑病、霜霉病的区别有什么?

（1）黄瓜靶斑病与细菌性角斑病的区别：

靶斑病病斑，叶两面色泽相近，湿度大时上生灰黑色霉状物;而细菌性角斑病，叶背面有白色菌脓形成的白痕，清晰可辨，两面均无霉层。

（2）黄瓜靶斑病与霜霉病的区别：

靶斑病病斑枯死，病健交界处明显，并且病斑粗糙不平；而霜霉病病斑叶片正面褪绿、发黄，病健交界处不清晰，病斑很平。

36. 黄瓜靶斑病发生严重，普通药剂很难有效，主要原因有哪些?

靶斑病是真菌和细菌混合浸染引起的，单独预防真菌或细菌很难取得很好效果。

靶斑病对一般真菌性药剂产生了很强抗药性。

以链霉素为代表的细菌性病害治疗药剂抗性严重，而对细菌性病害有特效的铜制剂往往不能混用，且不安全。

37. 黄瓜靶斑病有哪些发病特点？

发病特点：以分生孢子丛或菌丝体在遗留在土中的病残体上越冬，菌丝或孢子在病残体上可存活6个月。病菌借气流或雨水飞溅传播。病菌侵入后潜育期一般6至7天，高湿或通风透气不良等条件下易发病，25℃~27℃，饱和湿度，昼夜温差大等条件下发病重。该病导致落叶率低于5%时，病情扩展慢，持续约2周，而以后一周内发展快，落叶率可由5%发展到90%。

38. 如何防治黄瓜靶斑病？

（1）与非瓜类作物实行2至3年以上轮作，彻底清除前茬作物病残体，减少初浸染源，同时喷施消毒药剂加新高脂膜进行消毒处理；选用抗病品种，播种前用新高脂膜拌种，驱避地下病虫，隔离病毒感染，不影响萌发吸胀功能，加强呼吸强度，提高种子发芽率。

（2）摘除中下部病斑较多的病叶，减少病原菌数量。

（3）靶斑病多发生在结瓜盛期，这时发病大棚因植株长势弱，很容易瓜打顶，一旦发病大棚瓜打顶，该病将更加难以防治。所以及时冲施含有芸薹素内酯的碧禾冲施肥，叶面喷施斯德考普叶面肥，及时摘除大瓜，促进植株迅速长秧，长新叶。

（4）加强管理，适时中耕除草，浇水追肥，同时放风排湿，改善通风透气性能，并在生长期适时喷施促花王3号抑制主梢旺长，促进花芽分化；在开花前、幼果期、果实膨大期喷施壮瓜蒂灵能够增粗瓜蒂，加大营养输送量，促进瓜体快速发

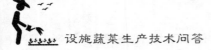

育，瓜型漂亮，汁多味美。

（5）药剂防治：防治靶斑病的药剂不同于防治霜霉病和细菌性角斑病的，可以选择的种类较多，包括广谱杀菌剂代森锰锌、多菌灵、甲基硫菌灵、百菌清；三唑类药剂丙环唑、苯醚甲环唑、氟硅唑、戊唑醇，咪唑类杀菌剂咪鲜胺、氟菌唑，甲氧基丙烯酸酯类药剂醚菌酯、吡唑醚菌酯；二甲酰亚胺类药剂异菌脲以及喹啉铜、阿米西达等。同时要尽可能减少用药次数，轮换使用不同类型的药剂和使用复配药剂。

39. 黄瓜枯萎病有哪些发病症状？

枯萎病在整个生长期均能发生，以开花结瓜期发病最多。苗期发病时茎基部变褐萎缩、萎蔫猝倒。幼苗受害早时，出土前就可造成腐烂，或出苗不久子叶就会出现失水状，萎蔫下垂（猝倒病是先猝倒后萎蔫）。成株发病时，初期受害植株表现为部分叶片或植株的一侧叶片，中午萎蔫下垂，似缺水状，但早晚恢复，数天后不能再恢复而萎蔫枯死。主蔓茎基部纵裂，撕开根茎病部，维管束变黄褐到黑褐色并向上延伸。潮湿时，茎基部半边茎皮纵裂，常有树脂状胶质溢出，上有粉红色霉状物，最后病部变成丝麻状。

40. 黄瓜枯萎病有哪些发病规律和发病特点？

（1）发病规律：真菌引起的病害，病菌以菌丝体、菌核和厚垣孢子在土壤、病残体和种子上越冬，在土壤中可存活5至6年或更长的时间，病菌随种子、土壤、肥料、灌溉水、昆虫、农具等传播，通过根部伤口侵入。重茬次数越多病害越重。土壤高湿、根部积水、高温有利于病害发生，氮肥过多、酸性、地下害虫和根结线虫多的地块病害发生重。

（2）发病特点：病菌以菌丝体、菌核和厚垣孢子在土壤、病残体和种子上越冬，成为第二年的初浸染源。病菌在土壤中可存活5至6年或更长的时间，病菌随种子、土壤、肥料、灌溉水、昆虫、农具等传播，通过根部伤口和根毛顶部细胞间隙侵入，在维管束内繁殖，并向上扩展，堵塞导管，产生毒素使细胞致死，植株萎蔫枯死。土壤中病原菌量的多少是当年发病程度的决定因素之一。重茬次数越多病害越重。土壤高湿是发病的重要因素，根部积水，促使病害发生蔓延。高温是病害发生的有利条件，病菌发育最适宜的温度为24 ℃ ~ 27 ℃，土温24 ℃ ~ 30 ℃。氮肥过多以及酸性土壤不利于黄瓜生长而利于病菌活动，在pH4.5 ~ 6的土壤中枯萎病发生严重，地下害虫、根结线虫多的地块病害发生重。

41. 采用什么措施防治黄瓜枯萎病？

（1）黄瓜收获后及时清除病残体，集中烧毁或深埋，同时喷洒消毒药剂对土壤进行消毒，并配合喷施新高脂膜增强药效，大大提高药剂有效成分利用率。

（2）选用无病新土育苗，采用营养钵或塑料套分苗。

（3）轮作。与非瓜类作物实行5年以上的轮作，并在播种前用新高脂膜拌种能驱避地下病虫，隔离病毒感染，提高种子发芽率。

（4）嫁接防病。保护地黄瓜采取白（黄）籽南瓜作砧木嫁接栽培，是解决黄瓜重茬和枯萎病问题最有效的方法。

（5）加强栽培管理。加强栽培管理，使植株生长健壮，提高抗病性。一般采用高畦栽培有利于减少病害发生。铺地膜或盖秸秆，加强通风，降低地温，防止大水漫灌，保护好根系。田间发现病株枯死，要立即拔除，深埋或烧掉。拉秧后要清除

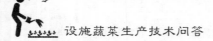

田间病株残叶，搞好田间卫生枯萎病发生重的地块要实行3至5年轮作。

（6）床土消毒。按每平方米苗床将药剂搀入营养土，定植前要对栽培田进行土壤消毒撒入定植穴内。

（7）嫁接育苗。利用黑籽南瓜对尖镰孢菌黄瓜专化型免疫的特点，以黑籽南瓜为砧木，以黄瓜品种为接穗，进行嫁接育苗，可有效地防治枯萎病，这是生产上防治枯萎病的最有效方法。

（8）采用地膜覆盖栽培方式，所用农家肥要充分腐熟。拔除病株于田外烧毁。夏季5至6月份，拉秧后深耕、灌水，地面铺旧塑料布并压实，使土表温度达60℃～70℃，5厘米～10厘米土温达40℃～50℃，保持10至15天，有良好杀菌效果。浇水时做到小水勤浇，严禁大水漫灌。

（9）生物防治。栽培防病。结果期小水勤浇。浇水以上午为宜，浇后应闭棚，增温后再放风，并及时中耕松土，促进根系发育，增强植株的抗病性。

（10）药剂防治。比较有效的化学防治措施，是在发病前药剂灌根。定植后用500倍克枯星药剂灌根，7至8天后再用菌毒清药液灌根，每次每株灌药500毫升左右，能收到较好的防治效果。用50%多菌灵500倍液，或50%甲基托布津可湿性粉剂400倍液灌根两次，也能收到一定的防治效果。

42. 黄瓜黑星病有哪些发病症状，发病条件以及发生规律？

（1）发病症状：幼苗染病，真叶较子叶敏感，子叶上产生黄白色近圆形斑，发展后引致全叶干枯；嫩茎染病，初现水渍状暗绿色梭形斑，后变暗色，凹陷龟裂，湿度大时长出灰黑色霉层，即病菌分生孢子梗和分生孢子；卷须染病则变褐腐烂；

生长点染病，经两天烂掉形成秃桩；叶片染病，初为污绿色近圆形斑点，穿孔后，孔的边缘不整齐略皱，且具黄晕，叶柄、瓜蔓被害，病部中间凹陷，形成疮痂状，表面生灰黑色霉层；瓜条染病，初流胶，渐扩大为暗绿色凹陷斑，表面长出灰黑色霉层，致病部呈疮痂状，病部停止生长，形成畸形瓜。

（2）发病条件：病菌以菌丝体附着在病株残体上，在田间、土壤、棚架中越冬，成为翌年浸染源，也可以分生孢子附在种子表面或以菌丝体潜伏在种皮内越冬，成为近距离传播的主要来源。主要靠雨水、气流和农事操作在田间传播。病菌从叶片、果实、茎表皮直接侵入，或从气孔和伤口侵入，在棚室内的潜育期一般3至10天，在露地为9至10天。黄瓜黑星病发病与栽培条件和栽培品种关系密切。该病菌在相对湿度93%以上，日均温在15℃～30℃之间较易产生分生孢子，并要求有水滴和营养。因此，当棚内最低温度在10℃以上，下午18:00时到次日10:00时空气相对湿度高于90%，且棚顶及植株叶面结露时，该病容易发生发生和流行。温室黄瓜一般在2月中下旬就开始发病，到5月份以后气温高时病害依然发生。

（3）发生规律：病菌以菌丝体或丝块随残体在土壤中越冬，也可以分生孢子附着在种子表面或菌丝潜伏在种皮内越冬，也可以黏附在棚室墙壁缝隙或支架上越冬。播种带菌种子，病菌可直接浸染幼苗。土壤中病残体上病菌第二年产生分生孢子，浸染定植的瓜苗。田间植株发病后，在适宜条件下病部产生大量分生孢子，分生孢子借气流、雨水和农事操作传播。温湿度条件适宜时，分生孢子很快萌发，从伤口、气孔或直接穿透表皮侵入。潜育期4至7天，生长季节可反复浸染。病菌9℃～36℃均可发育，但发育最适宜温度为20℃～22℃。相对湿度93%以上才能产生分生孢子，而分生孢子萌发必须要有水膜（滴）存在。病菌喜弱光，在春天温度低、湿度大、透光不好的温室内发病早而严重。发病轻重与黄瓜连茬年限呈正相关关系。黄瓜植株长势，尤其前期长势与发病有密切关系，一般前期长势弱易发病且发病重。黄瓜品种间抗病性存在一定的差异。

43. 怎样防治黄瓜黑星病？

防治黄瓜黑星病必须采取综合措施。首先，加强检疫工作，无病区不在有病区调种，发病区用无病瓜采种。第二，种子消毒能有效预防黑星病，用55℃温水浸种15分钟，然后加凉水冷却至30℃，或用50%多菌灵500倍液浸泡20分钟，捞出后用水冲洗，再继续浸种催芽。第三，于温室、大棚定植前10天左右，每100立方米空间用0.25千克硫黄粉与0.5千克锯末子混合，分放几堆，点燃后封闭棚室一夜。第四，加强田间管理，育苗期浇水量不要过大或过勤，育苗室要通风排湿，地膜覆盖定植，定植时充分浇底水，定植后至结瓜前基本不浇水，结瓜期开始浇水后逐渐加大温室、大棚的通风量，防止高湿是防治黑星病的有效措施。第五，采取药剂防治，发病初期用40%新星乳油1.5毫升～2毫升加水15千克，混合后均匀喷洒，防治效果较好。用50%多菌灵可湿性粉剂500倍液，或50%苯菌灵可湿性粉剂1000倍液，或"B0-10"200倍液喷洒，每7至10天喷一次，连喷3次～4次，都可以有较好的防治效果。

44. 设施黄瓜根结线虫的症状、发病条件以及防治方法有哪些？

（1）症状：主要为害根部。根受害后发育不良，侧根多，并在根端部形成球形或圆锥形大小不等的瘤状物，有时串生，初为白色、质软，后变为褐色至暗褐色，表面有时龟裂。被害株地上部分发育不良，叶色黄，天旱时萎蔫枯死，易误认为是枯萎病株。

（2）发病条件：根结线虫发育的适宜温度为25 ℃~30 ℃，27 ℃时繁殖一代需25至30天。幼虫在10 ℃时停止活动，55 ℃经10分钟死亡。线虫多在20厘米深土层内活动，以3厘米~10厘米土层内最多。线虫靠土壤、病苗、灌溉水、农事作业等传播蔓延。地势高、土壤疏松、盐分低的条件下利于线虫活动，有利于发病，沙土地、重茬地发病重。在无寄主的条件下，线虫在土中可存活1年。

（3）防治方法：土壤消毒，种植前结合深翻亩施用石灰氮80千克，土壤用1.8%虫螨克乳油每平方米1毫米~1.5毫升兑水6升消毒，或每亩用米乐尔3%颗粒剂4千克~6千克，拌干细土50千克撒施；生长期再用1.8%虫螨克乳油1000倍~1500倍液灌根1次~2次，间隔10至15天。收获后田间彻底清除病残株，集中烧毁或深埋可用以沤肥。另外亩施用两吨沼渣可有效地防治根结线虫，有条件的地方在蔬菜采收结束后可种一茬水稻效果更好。

45. 设施黄瓜白粉虱的症状、危害特点、发病条件有哪些？

（1）症状：白粉虱食性很杂，可为害多种蔬菜。主要以若虫为害，集中在黄瓜叶背面吸取汁液，造成叶片褪色、变黄、萎蔫，严重时植株枯死。为害时还分泌蜜露，污染叶片，引起霉菌感染，影响植株光合作用，严重影响产量和品质。

（2）危害特点：

①直接为害，连续吸吮使植物生长缺乏碳水化合物，产量降低。

②注射毒素,吸食汁液时把毒素注入植物中。

③引发霉菌,其分泌的蜜露适于霉菌生长,污染叶片与果实。

④影响产品质量,真菌导致一般果实变黑。

⑤传播病毒病,白粉虱是各种作物病毒病的介体:白粉虱成虫排泄物不仅影响植株的呼吸,也能引起煤烟病等病害的发生。白粉虱在植株叶背大量分泌蜜露,引起真菌大量繁殖,影响到植物正常呼吸与光合作用,从而降低蔬菜果实质量,影响其商品价值。

(3)发病条件:温度21℃~30℃,湿度60%以上时易发病。

46. 如何防治黄瓜白粉虱?

(1)轮作倒茬:在白粉虱发生猖獗的地区。棚室秋冬茬或棚室周围的露天蔬菜种类应选芹菜、茼蒿、菠菜、油菜、蒜苗等白粉虱不喜食而又耐低温的蔬菜,既免受为害又可防止向棚室蔓延。

(2)根除虫源:育苗或定植时,清除基地内的残株杂草,熏杀或喷杀残余成虫。苗床上或温室大棚放风口设置避虫网,防止外来虫源迁入。

(3)诱杀及趋避:白粉虱发生初期,可在温室内设置30厘米~40厘米的方板,其上涂抹10号机油插于行间高于菜株,诱杀成虫,当机油不具黏性时及时擦拭更换。冬春季结合置黄板在温室内张挂镀铝反光幕,可驱避白粉虱,增加菜株上的光照。

(4)生物防治:当温室内白粉虱成虫平均每株有0.5头~1头时,释放人工繁殖的丽蚜小蜂,每株成虫或蛹3头~5头每隔

10天左右放1次，共放4次。也可人工释放草蛉，一头草蛉一生能捕食白粉虱幼虫170多头。有条件的地区也可用粉虱壳抱粉防治。

（5）药剂防治：在白粉虱发生初期及时用药，每株有成虫2头～3头时进行，尤其掌握在点片发生阶段。

①白粉虱发生初期用10%吡虫威400倍～600倍液，或10%扑虱灵乳油1000倍液，或25%扑虱灵乳油1500倍喷雾。能杀死卵、若虫、成虫，当虫量较多时可在药液中加入少量拟除虫菊酯类杀虫剂。一般5天～7天1次，连喷2次～3次。

②选用25%灭螨猛乳油1000倍液、50%克蚜宁乳油1500倍液、2.5%天王星乳油2000倍液、21%灭杀毙3000倍液，每隔5至7天1次，连喷3次～4次。

③20%灭多威乳油1000倍液+10%吡虫啉水分散性粉剂2000倍液+消抗液400倍液，万灵（灭多威）与吡虫啉混合，利用灭多威速杀性弥补吡虫啉迟效。用吡虫啉药效长弥补灭多威药效短缺点，加入消抗液进一步提高药效可杀死各种虫态的白粉虱。每5至7天1次，连喷2次～3次，可获得满意效果。

④熏蒸法：保护地可用敌敌畏烟剂，每亩用350克～400克，或用80%敌敌畏500克，将敌敌畏倒在分散在温室不同地段的麦秸堆上，点燃后闷棚1夜，间隔5至7天，连熏2次～3次。最好熏蒸过后1至2天喷雾1次。除选用药剂外，喷药时间最好在浇水未干时进行，否则由于白粉虱翅膀干燥便于飞翔，不易喷到身体上。

47. 设施黄瓜蚜虫的症状、发病条件以及防治方法有哪些？

（1）症状：叶背面危害，严重时叶变黄，萎皱缩。可分泌蜜露，污染植株，诱发煤污病。

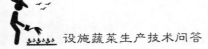

（2）发病条件：温度 20 ℃ ~ 28 ℃，湿度 80% 以下时易发病。

（3）防治方法：阿维菌素、噻虫嗪、14% 氯虫·高氯氟（4.7% 高效氯氰菊酯 + 9.3% 除虫苯甲酰胺）悬浮剂、先正达、吡蚜酮、啶虫脒。

48. 设施黄瓜潜叶蝇的症状、发病条件以及防治方法有哪些？

（1）症状：幼虫侵入叶片取食叶肉留下不规则白色或灰色隧道。

（2）发病条件：温度 16 ℃ ~ 20 ℃时易发病。

（3）防治方法：使用药剂灭蝇胺进行防治。

49. 阳台黄瓜种植技术及注意事项有哪些？

（1）阳台黄瓜的播种时间一般是在早春 1 至 3 月时进行，当然在夏秋 6 至 8 月也可进行播种。春播的话就采用浸种催芽后育苗或地膜覆盖直播，而夏秋季播种则可选择浸种直播或干种直播两种方法。利用干种直播的方法一般 3 至 4 天即可出苗，而浸种催芽时间更快。等到黄瓜萌发出 1 片 ~ 2 片真叶时，即可进行移栽定植。

（2）种植黄瓜要选择好容器，可以是花盆、木盆，专业栽培箱、泡沫塑料箱等，最重要的一点还是要排水透气，而耕层的深度以 40 厘米左右为宜。栽培土壤的话，最好是选择肥沃疏松、排水良好的培养土，这样更有利于其生长。

（3）选好容器后，在种植之前最重要的便是浸种。先用 55 ℃ 的温水将种子浸泡 20 分钟，使其保持恒温状态，并且在浸泡过程中必须不断搅拌，待水温降到室温之后，再继续浸泡 6 至 8 小时。之后将种子捞出，用湿纱布包好，放到 25 ℃ ~ 28 ℃

的条件下进行催芽，等到有半数的种子逐渐露白了即可进行播种。

（4）将浸泡好后的种子均匀点播在细碎的培养土上面，然后覆盖上一层厚1厘米左右的薄土即可。在播种后应浇一次透水定植，保温保湿，以利缓苗。春季黄瓜苗期要控制好水分，生长期要时常保持土壤湿润，开花期要控水，结果期需水量多，一般两到三天就需要浇水一次。

（5）施足基肥才能保证黄瓜生长更佳。在定植时需要充足的底肥，以腐熟的有机肥为主，结果期则要结合浇水进行施肥，每隔5至7天追施一次复合肥即可。黄瓜根的吸收力弱，对高浓度肥料反应敏感，追肥应以勤施薄肥为宜，每隔6至8天追肥1次，采收第一批瓜后培土培肥1次，要重视磷钾肥，以免陡长早衰。

（6）在黄瓜卷须出现时就应搭人字架引蔓。在幼苗外侧插竹竿，一苗一竿对应。竹竿上端两行绑在一起。当瓜蔓长得不能直立生长时，应及时绑蔓，以后每隔3个～4个叶绑一次，绑绳与架竿及蔓呈"8"字形，可防止蔓与架竿摩擦或下滑。绑蔓不能过紧，以能插进食指为宜。每次绑蔓要使瓜蔓顶端固定在同一高度，便于管理，而且最好在下午进行，不易折伤蔓和叶。

（7）黄瓜在授粉后10天左右即可采收，从播种到定植只需45天左右，定植到根瓜坐住30天左右，采收期则为1至2个月。不过在种植黄瓜的过程中要注意，保持20℃～28℃的生长适温，超过30℃的话它就会生长不良了，而低于10℃，则会停止生长，所以一定要控制好温度。在炎热夏季出苗前还应加盖遮阳网。

（8）当黄瓜主蔓爬到架顶后就要及时摘心，多在长足30片

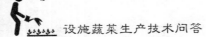

~35 片叶时进行，摘心可促进回头瓜生长。摘心应根据品种特性而定，易结回头瓜的品种多在拉秧前一个月摘心，摘心过早则产量低，摘心过晚又不能充分发挥结回头瓜的作用。摘心、掐卷须、打老叶，这几项工序都是必不可少的，只有做好这些才能够保证黄瓜正常生长、开花、结果，也能防治病虫害。

50. 黄瓜留种需要注意哪些问题？

黄瓜为雌雄同株，异花授粉作物，易自然杂交。留种田应同其他黄瓜品种空间隔离 1000 米以上，若有障碍，距离可适当缩短。黄瓜可春、秋二季繁种，春播应比商品瓜栽培推迟 10 至 15 天。因为早春温度低、光照不足，黄瓜雄花少，花粉寿命短，又缺少昆虫传粉，授精不良，单性结实率提高，会出现瓜条内少籽或无籽现象。适当推迟播种，有利于提高单瓜产籽量。留种田种植密度要求比大田高。一般早熟品种 5000 株～5500 株，中晚熟品种 4000 株～4500 株。生长期间按标准进行株选和果选，要求植株生长健壮，叶形、叶色、结瓜习性符合品种典型性状。早熟品种第一雌花节位低，瓜条直，瓜把短，瓜面刺、瘤、棱符合品种典型性。早熟品种留第二到第三瓜；中晚熟品种为第二到第四瓜中发育正常果作种瓜。根瓜种子量少，又易畸形，一般不宜留种。中选的果实确定后，可做标记，摘除多余的花、果、侧蔓和卷须，集中养分促进种瓜发育。一般开花后 45 至 50 天，种瓜果皮变成黄白或黄褐色，有时还出现裂纹，即可采收。采收下的种瓜可放置一周后熟，增加种子千粒重。剖瓜取籽后，要经过一段时间发酵，一般 15 ℃～20 ℃时需 3 至 6 天，25 ℃～30 ℃时需 1 至 2 天。黄瓜单瓜含种子数约为 100 粒～200 粒，千粒重 16 克～32 克，亩产种量 15 千克～

20千克。

51. 进行黄瓜制种有哪些注意事项？

制种：是通过两个品种（父、母本）杂交后，获得F_1代种子，因此在技术上与留种有所不同：

（1）根据制种的最佳温度和湿度确定播期和季节。黄瓜授粉的适温为17 ℃～25 ℃，相对湿度为70%左右，授精结实率高。因此在夏季少雨、气候温和的地区可以安排在春季播种；多雨且高温地区则放在秋季制种。

（2）根据父、母本的熟性，确定父、母本播种的差期。原则是早熟亲本迟播，迟熟亲本先播，双亲熟性一致的可同时播，确保父、母本花期相遇。

（3）根据父、母本的开花习性，确定父、母本的种植比例，一般为1：8～10，父本不与母本同田，多选邻近地块种植。

（4）为了保证亲本纯度，做杂交前要对父、母本进行田检，除去不符合本品种特征的杂株和病株。

（5）母本田亩密度不少于5000株，单蔓整枝，每株在第2个～6个雌花中选2个～3个果做杂交，制种时间20天左右，坐稳果后，及时打掉顶蔓。

（6）每次坐花前，母本都要清除植株上的雌雄完全花和已经开放的雌花和全部雄花，选择第二天即将开放的雌花进行套袋，采取双保险办法，确保母本纯度。父本田的雄花以当天早晨将开放的花朵为宜，这时雄花尚未充分成熟，但经1至2个小时后熟就可以授粉；开放后的雄花易被昆虫沾染，不能授粉。一般父本在清晨5至6时采花，母本在上午10时前后进行授粉。受精时，柱头生活力可维持2至3天，花粉在低温下，可保持1至2天，高温时只有2至3小时。

（7）母本套袋授精的果实要做标志。果实成熟时，根据种果的形状、色泽和网纹再进行一次母本田的清杂工作，淘汰病果和非杂交果。

52. 黄瓜制种的具体技术规程是怎样的？

（1）地块选择。

选择地势平整、有水源条件能灌能排、土壤肥沃的地块。隔离区最好在1000米以上。

（2）整地做床。

①每亩地施优质农家有机肥4000千克～5000千克、磷酸二铵40千克、尿素15千克或黄瓜专用肥50千克，随整地均匀翻入30厘米土壤中。

②母本苗床规格为110厘米～120厘米一带，父本苗床为100厘米～110厘米一带，床高15厘米～20厘米，床面宽60厘米～70厘米，要求规范一致，床面平整。

③土壤处理：为防治地下害虫每亩用甲胺磷或辛硫磷300毫升～400毫升加细土25千克～30千克治成毒土、也可用土壤菌虫净每亩800克～1000克加土25千克～30千克均匀撒入床面或随底肥翻入土壤中。

④盖膜：为提高地温和保墒要提早整地及时盖膜，一般掌握在播种前5至7天盖膜、盖膜前还要注意保墒和造墒，盖膜要做到直、平、紧、严、实。

（3）播种。

①播种期：承德县适宜播种期为父本5月上旬、母本5月中旬，父母本间隔时间为10天左右。

②种子处理：在播种前两天用30℃温水浸种8小时，捞出

后用湿毛巾包好在25 ℃～30 ℃条件下催芽。

③播种密度：父本株距18厘米～20厘米，母本株距20厘米～22厘米，父、母本比例为1∶3即每亩5000株母本需父本1700株。

④播种：当种子有70%破胸露白时即可播种，要求当天播完。播种深度2厘米为宜，不宜过深或过浅，覆细土2.5厘米厚，如遇大雨要及时疏松苗眼土防止硬盖影响出苗。

（4）苗期管理。

①出苗后要及时查苗补苗，盖好苗眼，缺苗的要及早补齐，在二叶一心前及时定苗。

②适时浇水：黄瓜需要渐湿渐干的环境，不可过于干旱，也不能大水漫灌，要根据天气、苗情灵活掌握适时浇水。

③诱雌处理：在幼苗两叶一心和四叶一心时分别进行诱雌处理，可采用40%乙烯利5毫升加水15千克或增瓜灵1袋加水15千克喷雾，要均匀喷在叶片两面，以背面为主，以不滴水为宜。

④插架绑秧吊绳：露地栽培两叶一心后开始插架防止风吹断苗，插架后需人工绑秧2次～3次。棚室栽培4叶～5叶开始吊秧，注意一定要及时绕秧。

⑤追肥：苗龄在一个月左右（去雄授粉前）要追肥一次，每亩施磷酸二铵30千克、尿素20千克。

（5）花期管理。

①坐瓜节位要求：一般出苗30天左右进入授粉时期，从7节～8节位开始坐瓜。

②去杂：授粉前要根据品种特征特性，严格去除杂株，特别是父本杂株必需株株检查宁错勿漏，母本采收前进行一次杂株清理，做到干净彻底方可采收。

③授粉：

• 授粉之前必须将所有母本7节～8节以下的瓜和全部雄花干净彻底清除，最好在插架绑秧时随时将出现的瓜和花打掉，检查合格确信无遗漏后方可进行授粉。

• 父本花粉采摘：要求早晨4至6点摘取当天可开放的花放于筛中进行短时间干燥，将花瓣剥去检查雄蕊有花粉时方可进行授粉。

• 授粉：上午露水干后、时间为7:00～11:30。将父本的花瓣剥去露出花药，轻轻涂抹于母本雌花柱头，边涂抹边转动雄花，不得伤害雌花柱头。授粉后及时做好标记，采用颜色明显的毛线或布条在瓜柄或瓜柄茎处系好，作为已授粉标记。下午将母本雄花和未授粉的瓜清理干净，第二天授粉之前重复此项工作，确信无遗漏的情况下方可进行授粉工作。

• 对隔离区达不到要求的地块，要采取母本去雄花和夹花双保险方式，即授粉前一天下午选择第二天能开放的雌瓜花蕾，用专用夹子将花瓣夹好，手法要正确，不能碰落花蕾或使花瓣断裂，第二天露水干后打开母本花上的夹子进行授粉，然后再将夹子夹好，做好标记。为提高结实率最好一朵雄花只授一个雌瓜，父本花充足情况下两朵雄花授一个雌瓜更佳。一般每株授2个～3个瓜即可。

④授粉结束后管理：授粉结束后为提高坐瓜率增加种子千粒重，要及时追肥浇水，在田间干旱情况下采用高钾冲施肥随灌水施入2次～3次，在田间湿度较大的情况下采用速效磷钾肥（硝酸磷钾、撒可富、西洋复合肥），每亩30千克，尿素10千克扎眼施入。授粉结束后要继续清理多余的雌瓜和雄花，直至到顶，不得出现自交瓜长大现象。还要抓好病害的防治，保证采收前叶绿瓜熟。

（6）采收。

授粉后45天左右瓜开始成熟，采收前要彻底清理一次自交瓜和杂株，为保证种子纯度达标，对凡无标记或标记不清的一律视为自交瓜全部清理掉，采收时还要看是否有标记，无标记的按自交瓜处理，杜绝混杂现象出现。成熟标准是瓜表皮变黄，采收后可堆放后熟3至7天，存放在阴凉处。然后切开取出瓜瓤和种子放入缸或塑料桶中发酵（不得用金属容器和再生塑料容器及泥瓦盆发酵），发酵时间为24至48小时，发酵中不得添加水或进入雨水。发酵后用木棒搅拌，待种子全部分离后，取出沉入底部的种子用清水漂洗干净放入准备好的晾晒网上晾晒（不能直接在水泥地面上晾晒）。晒干后的种子要去除秕籽和异物，保证种子达到规定的净度。

（五）设施角瓜栽培

1. 角瓜不同部位的基本特征有哪些?

（1）角瓜是南瓜的变种，葫芦科南瓜属的一种，果实呈圆筒形，果形较小，果面平滑，以采摘嫩果供菜用。角瓜以皮薄、肉厚、汁多、可荤可素、可菜可馅而深受人们喜爱，过去角瓜一般要在五六月份才能上市，郊区不少地方采用地膜加天膜栽培，因而可提早上市。

（2）花：花单性，雌雄同株。花单生于叶腋，鲜黄或橙黄色。雄花花冠钟形，花萼基部形成花被筒，花粉粒大而重，具黏性，风不能吹走，只能靠昆虫授粉。雌花子房下位，具雄蕊但退化，有一环状蜜腺。单性结实率低，冬季和早春昆虫少时需人工授粉。雌雄花最初均从叶腋的花原基开始分化，按照萼片、花瓣、雄蕊、心皮的顺序从外向内依次出现。但雄花形成花蕾时心皮停止发育，雄蕊发达；雌花则在形成花蕾时雄蕊停止发育，而心皮发达，进而形成雌蕊和子房。

（3）果：瓠果，形状有圆筒形、椭圆形和长圆柱形等多种。嫩瓜与老熟瓜的皮色有的品种相同，有的不同。嫩瓜皮色有白色、白绿、金黄、深绿、墨绿或白绿相间；老熟瓜的皮色有白色、乳白色、黄色、橘红或黄绿相间。

（4）种子：每果有种子300粒~400粒，种子为白色或淡黄色，长卵形，种皮光滑，千粒重130克~200克。寿命一般4至5年，生产利用上限为2至3年。

2. 角瓜对环境条件有哪些要求？

（1）温度：为瓜类蔬菜中较耐寒而不耐高温的种类。生长期最适宜温度为20℃~25℃，15℃以下生长缓慢，8℃以下停止生长。30℃以上生长缓慢并极易发生疾病。种子发芽适宜温度为25℃~30℃，13℃可以发芽，但很缓慢；30℃~35℃发芽最快，但易引起徒长。开花结果期需要较高温度，一般保持22℃~25℃最佳。早熟品种耐低温能力更强。根系伸长的最低温度为6℃，根毛发生的最低温度为12℃。夜温8℃~10℃时受精果实可正常发育。

（2）光照：光照强度要求适中，较能耐弱光，但光照不足时易引起徒长。光周期方面属短日照植物，长日照条件上有利于茎叶生长，短日照条件下结瓜期较早。

（3）湿度：喜湿润，不耐干旱，特别是在结瓜期土壤应保持湿润，才能获得高产。高温干旱条件下易发生病毒病，但高温高湿也易造成白粉病。

（4）土壤：对土壤要求不严格，沙土、壤土、黏土均可栽培，土层深厚的壤土易获高产。

（5）肥料：需肥量较大，生产1000千克商品瓜，需肥折合氮3.9千克~5.5千克，五氧化二磷2.1千克~2.3千克，氧化钾4千克~7.3千克。

3. 角瓜如何育苗？

角瓜苗长势快，苗龄一般在30至35天，不可过长，否则会因苗子徒长而造成结瓜晚、长势弱。角瓜与黄瓜的催芽播种方法基本相同，即先把角瓜种子用冷水浸湿，然后放到50℃~55℃的热水中进行温汤浸种。恒温浸种15至20分钟后继续搅拌，使水温下降至30℃，再浸泡3至5小时，然后将种子取出控干，放在25℃左右的地方催芽。出芽前每隔4至5小时翻动1次，以保证出芽整齐。一般角瓜3至4天就可以出齐。当角瓜芽长0.5厘米～1.0厘米时开始播种。由于角瓜苗龄较短、种子大、生长快，所以一般播种时就是将发芽的种子直接播入8厘米～9厘米直径的育苗钵或同样大小的营养土方中。角瓜种子较大，拱土能力强，播种后覆土时要略厚些，大约2厘米。如果覆土浅，常常会出现"戴帽"出土的现象，而且有芽干的危险，在育苗时应特别注意。角瓜播种后出苗前白天气温保持在25℃～28℃，夜间在15℃～18℃。当60%种芽拱土时开始降温，白天23℃～25℃，夜间11℃～13℃，防止幼苗徒长。定植前6至7天夜温降到10℃左右，使角瓜秧苗适应低温环境。如外界气温较高，要特别注意通风降温，防止苗子徒长，在定植前7至10天要大通风，夜间只要无霜，就要通风锻炼苗子。在育苗期间，要经常保持营养土湿润，但水量要控制，不可太大，否则极易徒长。当角瓜苗子长2片真叶时进行倒苗，对小苗、弱苗要加强管理，可在浇水时用0.15%～0.20%的磷酸二铵或尿素叶面喷洒，以使幼苗生长一致、健壮。

4. 角瓜定植前如何整地？

定植前深翻地，施腐熟有机肥3000千克/亩～5000千克/亩，然后起垄。定植时间要在终霜后，地温必须稳定在10℃以上，气温在11℃以上时方可定植，最好选晴天上午定植。定植深度以秧苗土坨表面与土面相平即可。定植时带口肥磷酸二铵，用量在10千克/亩左右。定植行株距一般为60厘米×50厘米，行与行之间相错定植。

5. 适宜角瓜的定植时间是什么?

10月10日~11月初。

6. 如何定植角瓜?

（1）蘸根：定植前一天用药剂蘸根；穴盘浸入蘸根液中，停留5秒取出。

（2）定植：采用倒三角形栽培，开沟、打眼定植或栽培器定植；在苗坨上覆土1厘米~2厘米，露出子叶，栽苗时要注意大苗栽在靠前脸和山墙处，小苗栽在靠后墙处。

（3）定植后浇水：定植水，浇透不浇涝；栽苗后5至7天，视缓苗情况，浇缓苗水；前脸区或易干地区（滴灌管末端），注意补水。

7. 角瓜定植后如何进行田间管理?

施肥应注意氮、磷、钾的配合使用，不可偏施氮肥，以免贪秧化瓜，适当增施磷钾肥可促进早熟丰产。根瓜坐住后，要追1次肥，促进果实膨大，追施尿素10千克/亩左右。追肥后灌1次水。角瓜结瓜期需水量大，每隔3至4天灌1次水，而在幼苗期要控制灌水，以提高地温，促进根系生长。定植后应及时铲趟1次，缓苗后以松土为主，促进植株生长，防止草荒。在温度、光照等条件适宜的情况下，雌花开后10至12天，嫩瓜重达0.3千克~0.5千克时即可采收。尤其要注意应早收根瓜，以免影响第2、第3个瓜的生长。一般在开花后15至20天，为采收盛期。

8. 角瓜全程应如何进行温湿度管理？

时期	白天最高温度	白天最低温度	夜温（早晨揭帘前温度）	湿度
11月初～11月10日苗期第1周	30℃～32℃	26℃～28℃	12℃～15℃	70%～75%
11月10日～11月15日苗期第2周	25℃～27℃	22℃～24℃	12℃～15℃	70%～75%
11月15日～12月初营养生长期（坐果前）	24℃～25℃	22℃～23℃	10℃～12℃	65%～70%
12月初～2月初低温期	23℃～24℃	20℃～22℃	8℃～10℃	65%～70%
2月初～3月初升温期	20℃～22℃	18℃～20℃	8℃～10℃	65%～70%
3月初至拉秧高温期	20℃～22℃	18℃～20℃	12℃以下	70%～75%

9. 什么是角瓜灰霉病，有哪些危害症状以及病变症状？

（1）概念：角瓜灰霉病为真菌性病害。主要危害花、幼果、叶、茎或较大的果实。病菌首先从凋萎的雌花开始侵入，浸染初期花瓣呈水浸状；再变软腐烂并生长出灰褐色霉层，之后病菌逐渐向幼果发展，侵害部位先变软腐烂，后着生大量灰色霉层；也可导致茎叶发病，叶片上形成不规则大斑，中央有褐色轮纹，绕茎一周后可造成茎蔓折断。

（2）危害症状：主要为害幼瓜，病菌从开败的花侵入，长出灰色霉层后，直侵入瓜条，造成脐部腐败。被危害的瓜条脐部变黄变软，萎蔫腐烂，病部密生灰色霉层。茎、叶接触病瓜后也可发病，大块腐烂并长有灰绿色毛。角瓜灰霉病与化瓜在潮湿状况下的症状很相似，需详加分别，以免贻误防治时机。

（3）病变症状：发病初期，花蕾、幼瓜蒂部呈水渍状，色渐变浅，病部变软、腐烂。潮湿时，病斑表面密生灰黑色霉状物。花冠枯萎腐烂，瓜条停止生长，瓜尖腐烂。叶部发病，病斑初为水渍状，后变为浅灰褐色，病斑直径达 0.2 厘米～0.25厘米，其边缘较明显，中间有时有灰色霉状物，有时有不明显的轮纹。茎上发病，溃烂，生灰褐色霉状物，前部瓜蔓折断死亡。

10. 如何防治角瓜灰霉病？

（1）要调控好温室内的温湿度，要利用温室封闭的特点，创造一个高温、低湿的生态环境条件，控制灰霉病的发生与发展。温室内，夜间空气相对湿度多高于90%，清晨拉苫后，要随即开启通风口，通风排湿，降低室内湿度，并以较低温度控制病害发展。9点后室内温度上升加速时，关闭通风口，使室内温度快速提升至34 ℃，并要尽力维持在33 ℃～34 ℃，以高温降低室内空气湿度和控制该病发生。下午3点后逐渐加大通风口，加速排湿。覆盖草苫前，只要室温不低于16 ℃就要尽量加大风口，若温度低于16 ℃，须及时关闭风口进行保温。放苫后，可于22点前后，再次从草苫的下面开启风口（通风口开启的大小，以清晨室内温度不低于10 ℃为限），通风排湿，降低室内空气湿度，使环境条件不利于病孢子囊的形成和萌发浸染。

（2）如果角瓜灰霉病已经发生并蔓延开了，可进行高温灭菌处理：在晴天的清晨先通风浇水、落秧，使黄瓜瓜秧生长点

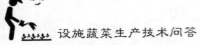

处于同一高度，10点时，关闭风口，封闭温室，进行提温。注意观察温度（从顶风口均匀分散吊放2个～3个温度计，吊放高度与生长点同）当温度达到42℃时，开始记录时间，维持42℃～44℃达2个小时，后逐渐通风，缓慢降温至30℃。可比较彻底地杀灭病菌与孢子囊。

（3）要注意实行轮作，增施有机肥料，合理肥水，调控平衡营养生长与生殖生长的关系，促进瓜秧健壮；

（4）注意及时喷药保护和防治，每次灌水之前，必须事先细致喷洒防病药液保护植株不受病菌侵染。可用50%腐霉利粉剂、50%异菌脲粉剂。

11. 角瓜白粉病有哪些危害症状、发生特点以及发病规律？

（1）危害症状：苗期至收获期均可染病。主要为害叶片，叶柄和茎危害次之，果实较少发病。叶片发病初期，产生白色粉状小圆斑，后逐渐扩大为不规则的白粉状霉斑（即病菌的分生孢子），病斑可连接成片，受害部分叶片逐渐发黄，后期病斑上产生许多黄褐色小粒点（即病菌的子囊壳）。发生严重时，病叶变为褐色而枯死。

（2）发生特点：此病由真菌子囊菌亚门单丝壳白粉病和二孢白粉菌浸染引起。北方地区病菌以闭囊壳随病残体在地上或花房月季花或保护地瓜类作物上越冬，南方地区以菌丝体或分生孢子在寄主上越冬越夏。翌年条件适宜时，分生孢子萌发借助气流或雨水传播到寄主叶片上，5天后形成白色菌丝状病斑，7天成熟，形成分生孢子飞散传播，进行再浸染。

（3）发病规律：借气流、雨水和浇水传播。10℃～25℃均可发病，高温干燥和潮湿交替，病害发展迅速。生长后期，植株生长衰弱病害严重。种植过密、生长期缺肥亦发病较重。

12. 如何防治角瓜白粉病？

（1）发病期，及时清除病株残体，病果、病叶、病枝等。

（2）拉秧后彻底清除病残落叶及残体。

（3）对保护地、田间做好通风降湿，保护地减少或避免叶面结露。

（4）不偏施氮肥，增施磷、钾肥，培育壮苗，以提高植株自身的抗病力。适量灌水，阴雨天或下午不宜浇水，预防冻害。

（5）药剂防治：23%氨基·嘧菌酯悬浮剂使用65克/亩～98克/亩进行喷雾，每隔7至10天喷一次，喷3次。

13. 角瓜病毒病有哪些危害症状、发病条件以及发病原因？

（1）危害症状：叶片发病后出现淡黄色不明显病斑纹，后变为深浅不均的花叶病斑。有的新生叶沿叶脉出现浓绿色隆起皱纹，或出现叶片变小、裂片、黄化等症状，严重时植株死亡。瓜受病毒危害后，瓜面出现花斑或凹凸不平的瘤状物，瓜畸形。

（2）发病条件：黄瓜花叶病毒、甜瓜花叶病毒均可在宿根性杂草、菠菜、芹菜等寄主上越冬，通过汁液摩擦和蚜虫传毒浸染。此外，甜瓜花叶病毒还可通过带毒的种子传播，烟草环斑病毒以汁液或经线虫传播。一般高温干旱，日照强或干旱缺水、缺肥、管理粗放的田块发病重。

（3）发病原因：引起角瓜病毒病的主要是黄瓜花叶病毒、甜瓜花叶病毒、烟草环斑病毒等。病毒主要在杂草上存活越冬，通过蚜虫和管理操作的汁液摩擦传毒，所以在高温干旱及

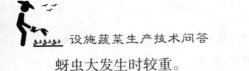

蚜虫大发生时较重。

14. 如何防治角瓜病毒病?

（1）选用抗病品种邯郸角瓜、天津25号等品种较抗病，各地可因地制宜选用。

（2）坐瓜前采用小弓子简易覆膜栽培，可防病早熟。

（3）及时防治蚜虫、线虫：蚜虫迁飞期苗床应即时喷药杀灭，做到带药定植。此外，及时清洁田园，铲除杂草，可减轻病害。

（4）预防方案：

①无病田无病瓜采种，与非瓜类作物实行3年轮作。

②种子处理。为消灭种子上携带的病毒，可行种子处理。温汤浸种：把种子放在50℃左右的温水中，浸泡15至30分钟。干热消毒：把干燥的种子放在恒温箱中，保持75℃的条件，处理72小时。

③土地选择。应避免连作，深翻，施足有机肥，增施磷、钾肥，促进植株健壮生长，提高抗病力。定植前喷施免深耕土壤调理剂200克/亩，促使深层土壤疏松通透，有利根系生长发育。

④育苗。苗期温度应适宜，徒长苗易感病。移植时少伤根，可促进缓苗，减少发病。

⑤田间管理。定植时，选用无病壮苗，淘汰病、弱苗。在整枝打杈、采收等田间操作时，应经常用肥皂水洗手消毒，尽量减少人为的汁液传播。烟草有病毒，吸烟者禁入。及时清洁田园，拔除病株。病株应深埋或烧毁，减少病源。定植缓苗后，勿过度蹲苗。高温干旱季节应适当小水勤浇，保持田间湿润，降低地温。分期追肥，增施磷、钾肥，每20天喷施天然芸

薹素的万分之一液，可提高植株抗病力。

（5）药剂防治：使用氯氟·吡虫啉悬浮剂4毫升/亩～6毫升/亩进行喷雾。

15. 角瓜菌核病有哪些危害症状以及传播途径是什么？

（1）危害症状：主要为害果实及茎蔓。果实染病，残花部先呈水浸状腐烂，后长出白色菌丝，菌丝上散生鼠粪状黑色菌核。茎蔓染病，初呈水浸状，病部变褐，后也长出白色菌丝和黑色菌核，病部以上叶、茎蔓枯死。菌核病是土传真菌性病害，常造成植株枯死或腐烂。其寄主十分广泛，可侵害64科383种植物，蔬菜作物包括角瓜、番茄、茄子、甜椒、芸豆、莴笋、白菜、黄瓜等，是保护地蔬菜主要病害之一。一般受害的地块产量损失10%～30%，重者达90%以上。

（2）传播途径：菌核遗留在土中，或混杂在种子中越冬或越夏。混在种子中的菌核，随播种带病种子进入田间，或遗留在土中的菌核遇有适宜温湿度条件即萌发产出子囊盘，放散出子囊孢子，随气流传播蔓延，浸染衰老花瓣或叶片，长出白色菌丝，开始为害柱头或幼瓜。在田间带菌雄花落在健叶或茎上经菌丝接触，易引起发病，并以这种方式进行重复浸染，直到条件恶化，又形成菌核落入土中或随种株混入种子间越冬或越夏。南方2至4月及11至12月适其发病，北方3至5月发生多。本菌对水分要求较高；相对湿度高于85%，温度在15℃～20℃利于菌核萌发和菌丝生长、侵入及子囊盘产生。因此，低温、湿度大或多雨的早春或晚秋有利于该病发生和流行，菌核形成时间短，数量多。连年种植葫芦科、茄科及十字花科蔬菜的田块、排水不良的低洼地或偏施氮肥或霜害、冻害条件下发病重。此外，定植期对发病有一定影响。

16. 如何防治角瓜菌核病?

（1）农业防治：有条件的实行与水生作物轮作，或夏季把病田灌水浸泡半个月，或收获后及时深翻，深度要求达到20厘米，将菌核埋入深层，抑制子囊盘出土。同时采用配方施肥技术，增强寄主抗病力。

（2）物理防治：播前用10%盐水加新高脂膜800倍液浸种2次～3次，汰除菌核，或塑料棚采用紫外线塑料膜，可抑制子囊盘及子囊孢子形成。也可采用高畦覆盖地膜抑制子囊盘出土释放子囊孢子，减少菌源。

（3）种子和土壤消毒：定植前用40%五氯硝基苯配成药土耙入土中，亩用药1千克对细土20千克拌匀；种子用50℃温水加新高脂膜浸种10分钟，即可杀死菌核。加强苗期管理，合理密植，移栽后及时浇透缓苗水，随后合理追肥、适度浇水，在角瓜开花期、幼果期、果实膨大期各喷洒壮瓜蒂灵一次，增粗瓜蒂，强化营养输送量，促进瓜体快速发育，瓜型漂亮，使角瓜高产优质。

（4）生态防治：棚室上午以闷棚提温为主，下午及时放风排湿，发病后可适当提高夜温以减少结露，早春日均温控制在29℃高温，相对湿度低于65%可减少发病，防止浇水过量，土壤湿度大时，适当延长浇水间隔期。

（5）药剂防治：

①将奥力克霉止按300倍～500倍液稀释，在发病前或发病初期喷雾，每5至7天喷药1次，喷药次数视病情而定。病情严重时，按奥力克霉止300倍液稀释，3天喷施一次。

②棚室或露地出现子囊盘时，采用烟雾或喷雾法防治。使用36%丙唑、多菌灵悬浮剂80毫升/亩～100毫升/亩喷雾，发病

初期喷2次，间隔5至7天。

17. 什么是角瓜绵腐病，有哪些主要症状？

（1）概念：角瓜绵腐病属真菌性病害。病菌在基质中越冬，通过茎、叶和果实表皮侵入植株，借助雨水、灌溉或管理操作等进行传播。在基质温度低、湿度大的条件下最易发病。

（2）主要症状：角瓜绵腐病为害叶、茎和果实。病叶和茎有圆形水浸状暗绿斑，潮湿时呈现软腐病。病果有椭圆形暗绿色水浸斑，干燥时病斑变为褐色，凹陷，并有腐烂现象，生有白色霉层；潮湿时整个果实呈现褐色腐烂，表面布满白霉。

18. 如何防治角瓜绵腐病？

（1）采用高畦、地膜、搭架栽培。

（2）合理浇水，避免大水漫灌，雨后及时排水，适当增施钾肥，发现病瓜及时清除。

（3）重病区在种植前用5千克/亩硫酸铜（DT）均匀施在定植沟内，或用水稀释后泼浇土壤。

（4）药剂防治：在发病初期选用72.2%普力克水剂800倍液，或50%安克可湿性粉剂2500倍液，或72%克露可湿性粉剂800倍液等喷雾防治，每隔7至10天1次，连续防治2次～3次，注意交替使用。

19. 如何防治角瓜茎腐病？

（1）采用高畦栽培，防止大水漫灌及积水。

（2）苗期用3000倍绿亨1号喷2次～3次。

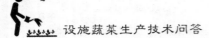

（3）定植时用仙灌75克～100克加水15千克，每株浇0.25千克～0.5千克。

（4）定期用丰田金钾冲施3遍～5遍。

（5）摘瓜、打叶后及时喷洒甲基托布津、根腐灵、多菌灵、并涂抹伤口。

20. 角瓜疫病有哪些危害症状，具有怎样的发病特点，如何进行防治？

（1）危害症状：此病主要为害嫩茎、嫩叶和果实。幼苗染病，多始于嫩尖，产生水渍状病斑，病情发展较快萎蔫枯死，但不倒伏。茎蔓染病，多在近地面茎基部开始，初期呈暗绿色水渍状斑，随后病部萎缩，全株萎蔫而死亡。叶片染病，初始产生暗绿色水渍状斑点，随后扩展成不规则的大斑；潮湿时全叶腐烂，并产生白色霉层，干燥时整张叶片变青白色枯死。瓜条染病，初始出现水渍状浅绿褐色小斑，以后软化腐烂，迅速向各方向扩展，在病部产生白色霉层（即病菌孢囊梗和游动孢子囊），最终导致病瓜局部或全部腐烂。

（2）发生特点：

①此病由真菌鞭毛菌亚门甜瓜疫霉浸染引起。病菌以菌丝体、卵孢子和厚垣孢子随病残体在土壤中越冬。翌春通过风雨、灌溉水传播，植株发病后，在病部产生大量孢子囊和游动孢子，借气流传播再浸染。该病在平均气温18℃开始发病，发病适温28℃～30℃，在此期间若遇多雨季节则发病重，大雨后暴晴最易诱发此病流行。

②浙江及长江中下游地区4至5月为发病盛期，华北地区7至8月为发病盛期。

③连作地、排水不良、浇水过多、施用未腐熟栏肥、通风

透光差的田块发病较重。

（3）防治措施：

①实行非瓜类作物轮作3年以上，采用地膜覆盖栽培，深沟高畦种植，施用充分腐熟有机栏肥。

②种子处理：可用64%杀毒矾可湿性粉剂800倍液浸种30分钟后催芽。

③选择地势高燥、排水良好的田块，注意控制浇水次数，雨后及时排水，加强通风换气，发现中心病株，及时拔除并销毁。

④药剂防治：于发病初期选用72.2%霜霉威水剂500倍液喷雾，每隔7至10天1次，连续防治3次~4次。注意交替使用。

21. 如何防治角瓜立枯病？

（1）床土消毒用50%五氯硝基苯和福美双胺以1∶1的比例拌匀，每平方米苗床施药8克。

（2）种子消毒用50%多菌灵500倍液浸种30分钟，然后用清水洗净种子进行催芽。

（3）幼苗出土后，注意加强通风，降低湿度，避免床温过高，防止幼苗徒长。发病初期用百菌清400倍液灌根，效果很好。也可用20%甲基立枯磷乳油1200倍液喷施，效果亦较理想。

22. 角瓜白斑病有哪些危害症状，发病条件如何？

（1）危害症状：叶片感病后初生湿润性斑点，初白色，后渐扩大变为黄白色至灰白色或黄褐色，大小0.5毫米~7毫米，边缘紫色至深褐色。叶斑圆形至不规则形，严重的全叶变黄枯死。

（2）发病条件：以菌丝块或分生孢子在病残体及种子上越冬，翌年产生分生孢子借气流及雨水传播，从气孔侵入，经7至10天发病后产生新的分生孢子进行再浸染。多雨季节此病易发生和流行。

23. 如何防治角瓜白斑病？

（1）选用无病种子，或用2年以上的陈种播种。

（2）种子用55 ℃温水恒温浸种15分钟。

（3）实行与非瓜类蔬菜2年以上轮作。

（4）发病初期及时喷洒50%多霉灵（多菌灵＋万霉灵）可湿性粉剂1000倍液或50%苯菌灵可湿性粉剂1500倍液、60%防霉宝超微可湿性粉剂800倍液、50%多硫悬浮剂600倍液，每亩喷对好的药液50升，隔10天左右一次，连续防治2次～3次。采收前5天停止用药。

24. 角瓜细菌性叶斑病的危害症状有哪些，具有怎样的发病规律？

（1）危害症状：主要为害叶片，有时也为害叶柄和幼茎。嫩叶发病时病斑出现在叶面黄化区，叶背面出现水浸状小点，后变为黄色至黄褐色圆病斑，直径1毫米～2毫米，病斑中间半透明，四周有黄色晕圈，有时浸染叶缘发病，出现坏死。苗期生长点发病，可造成幼苗死亡。幼茎发病时茎基部有的裂开。

（2）发病规律：病菌在土壤中存活能力非常有限，主要通过种子带菌传播蔓延。此病在我国东北、内蒙古均有发生，保护地常比露地发病重。

25. 如何防治角瓜细菌性叶斑病?

温室内应加强管理，适当控制浇水，降低棚内湿度，加大放风时间，尽量防止结露过多或时间过长。露地栽培应注意天气变化，如遇大雨大风天气，提早喷药防治。在发病初期可喷洒72%农用硫酸链霉素4000倍～5000倍液，新植霉素4000倍～5000倍液，47%加瑞农可湿性粉剂800倍～1000倍液，77%可杀得可湿性粉利500倍液。7天喷1次，连喷2次～3次。专家提示：病菌发育适温25℃～28℃，36℃能生长，40℃以上不能生长。主要通过种子带菌传播。温室内湿度大，结露形成的水滴多，且在叶子上飞溅，有利于细菌传播，发病重。如条件适宜，流行速度很快，造成大面积叶枯。露地栽培条件下，降雨多而集中，常常造成该病发生。

26. 角瓜发生裂果的原因是什么，如何防治?

（1）发生原因：

①角瓜生长中遇有长期干旱或怕发生灰霉病控水过度，遇有突降暴雨或大雨或浇水过量，致果肉细胞吸水膨大，而果皮因细胞趋于老化，造成不能同步膨大，就会出现裂瓜。此后果实继续生长，裂口也会逐渐加大或加深。

②幼果在生长发育过程中遇有机械伤害产生伤口时，常在伤口处产生裂果。

③角瓜缺硼时，果实易发生纵裂。此外开花时花器供钙不足，也可造成幼果开裂。

（2）防治措施：

①选择土质肥沃、保水性能好的地块种植角瓜。

③施足腐熟有机肥、采用配方施肥技术，注意氮磷钾配合

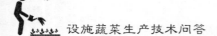

比例，注意钾肥、钙肥和硼肥的施用。

③保持土壤湿润，避免长期干旱，浇水量适中，不要大水漫灌，大暴雨后要及时排水。

27. 如何防治角瓜蓟马？

（1）农业防治：清除瓜田杂草，加强水肥管理，使植株生长旺盛，可减轻危害。

（2）药剂防治：瓜苗2片～3片真叶长出后，当单株心叶查见2头～3头蓟马时应用药防治，若虫量大时，每7至10天防治1次，连续防治3次～5次。可选择5%的高氯·啶虫脒（蓟马专杀）乳油2000倍或3%啶虫脒乳油1500倍、0.3%的印楝素（刹蓟马）每亩用量90克~140克或4.5%高氯乳油1000倍与10%吡虫啉可湿性粉剂1000倍加5%溴虫氰菊酯1000倍混合喷雾，见效快，持效期长。为提高防效防治抗性发生，农药要交替轮换使用。在喷雾防治时，应全面细致，减少残留虫口。

28. 角瓜潜叶蝇有哪些危害症状，如何防治？

（1）危害症状：角瓜潜叶蝇又名潜蝇。幼虫潜食叶肉成一条条虫道，被害处仅留上下表皮。虫道内有黑色虫粪。严重时被害叶萎蔫枯死，影响产量。

（2）防治措施：

①采收后，清除植株残体沤肥或烧毁，深耕冬灌，喷施护树将军杀菌消毒，减少越冬虫口基数。

②农家肥要充分腐熟，以免招引种蝇产卵，并在角瓜生长期适时喷施壮瓜蒂灵能使瓜蒂增粗，强化营养定向输送量，促进瓜体快速发育，瓜型漂亮，汁多味美；生长周期不落花、不

落瓜、无裂瓜、无畸形瓜。

　　③产卵盛期和孵化初期是药剂防治适期，应及时喷药。可采用90%敌百虫1000倍液等。另外，在成虫盛发期喷洒1%灭虫灵乳油2000倍~3000倍液，结合喷施药剂及时配合喷施新高脂膜800倍液提高药剂有效成分利用率，巩固防治效果。

（六）设施芸豆栽培

1. 芸豆的形态特征有哪些？

（1）根系较发达。茎蔓生、半蔓生或矮生。初生真叶为单叶，对生；以后的真叶为三出复叶，近心脏形。

（2）荚果长10厘米～20厘米，形状直或稍弯曲，横断面圆形或扁圆形，表皮密被绒毛；嫩荚呈深浅不一的绿、黄、紫 红（或有斑纹）等颜色，成熟时黄白至黄褐色。随着豆荚的发育，其背、腹面缝线处的维管束逐渐发达，中、内果皮的厚壁组织层数逐渐增多，鲜食品质因而降低。故嫩荚采收要力求适时。每荚含种子4粒～8粒，种子肾形，有红、白、黄、黑及斑纹等颜色；千粒重0.3千克～0.7千克。

2. 芸豆有哪些生长习性？

（1）温度：芸豆比较耐冷，忌高温，在气温低于5℃时才受冻，遇霜冻地上部分死亡。生长发育要求无霜期120天以上，最适宜的发芽温度为20℃～25℃，适宜生长的温度18℃～20℃，高于30℃或低于15℃授粉结实困难。

（2）光照：属异花授粉、短日照作物，并喜欢阳光充足。日照时间越短，阳光充足，芸豆开花、结荚、成熟时间越提前。反之，日照延长，阳光不足，芸豆开花、结荚、成熟时间延长，枝叶徒长，甚至不能开花结荚。

（3）水分：在全生育期内，芸豆要求比较充足而均匀的水分，开花结荚期是需水最多的时期，也就是需水临界期。此时若缺水，对产量影响较大。

3. 芸豆如何进行育苗？

（1）精细整地，施足底肥：选择中等肥力以上的梯田或缓坡地，每亩施腐熟农家肥1500千克～2000千克，普钙25千克～30千克作底肥，与土壤混合均匀。整地后根据薄膜宽度开墒，如膜宽为80厘米，则墒宽50厘米～60厘米，种双行丁字塘。如膜宽为1米，则墒宽70厘米～80厘米，种双行，株行距80厘米×50厘米，每亩2600塘。

（2）精选良种，适时播种：选择本地良种或日本白芸豆作种，等雨播种。有条件的地方还可以先育苗后移栽以争取农时，提高产量。直播的每塘播2粒，深种浅盖，塘深约13厘米，盖土10厘米以增强抗旱能力。播种期以谷雨至立夏为宜。亩播种量15千克，亩基本苗5200株。

（3）地膜覆盖，查苗补缺：透雨后播种，即时盖膜，要求墒平土细，在无风的早上或傍晚拉紧、盖严、压实，以增温保湿，促苗早生快发。播种后10来天，当苗有一半出土时，及时破膜，引苗出膜。破膜太晚容易烧苗，破膜后用细土封口，以防冷风灌入，破膜最好在上午11点以前，下午4点以后，如发现有死苗或缺塘，及时补种，或将事先育好的苗或用从周围间的苗来补苗。芸豆苗极易成活，补苗后及时浇定根水。

4. 芸豆的栽培技术主要有哪些方面？

（1）选用良种：良种是提高芸豆产量、品质及其商品价值的关键，海拔2000米以上地区以大白芸豆、大花芸豆为主。播种前应进行粒选，选用粒大、饱满、整齐度高、光泽度一致、无病虫害和破损的种子。播种前，在太阳下晒种一至两天，促进发芽整齐，防止早春低温播种的烂种现象。

（2）精细整地：种植芸豆的田块要提前翻耕，晒垡以利提高地力。首先选择土层深厚，肥力中等，地下水位低，排水良好，通风向阳，有机质含量相对较高的酸性或微酸性土壤种植。施足底肥，整地前每亩撒施农家肥1500千克~2000千克播种前每亩用25千克复合肥作种肥，但切忌磷钾与种子接触。种植田块应保持深耕碎垡，开沟、打塘、播种应在当天抢时种植，以减少水分蒸发流失。

（3）适时播种：大白芸豆不宜重茬，采取与玉米或马铃薯隔年种植。芸豆最佳播种期为4月20日至5月5日，也就是谷雨至立夏。应利用液潮地种植，深塘深播，以便保持土壤水分，保证一次性全苗，播种深度在10厘米~15厘米。盖土约6厘米。

（4）合理密植：芸豆垄作栽培，芸豆喜湿而怕涝，垄作栽培能提高地温，利于排水排湿，保持土壤通透性。垄的规格为单垄：垄台80厘米，步道沟40厘米，垄高20厘米。定植密度为：架豆王2200穴/亩，行距120厘米，株距25厘米；采用1-2-1栽培方式。白大架2600穴/亩，行距120厘米，株距22厘米，每穴两株。

（5）田间管理：

①定苗间苗：在幼苗出现2片~3片真叶进行，根据要求，留足壮苗，去弱苗、畸形苗。每塘留2苗~3苗。

②抽蔓前管理：及时进行除草、培土、理垄、插杆，有利于通风透光，结荚饱满，提高产品质量。

③及时搭架，调整植株：当苗高30厘米时应插支架，并引蔓上杆，每塘插竹或木支架一根，长度约2米以上，以防风害，一次插不稳，透雨后再插一次。

④打顶摘心：芸豆侧枝很多，茎叶繁茂，互相拥挤，影响通风透光，常导致落花落果，所以应适当打去过多的侧枝。芸豆花很多，但结荚少，为了使养分集中供应下部花，及早将花梗尖端的花柄打去一部分，以使籽粒肥大。大白芸豆8月以后结的荚多数不能成熟，此时应将植株主侧蔓的顶尖摘掉，使植株形成矮灌丛生状，减少高度，增加开花结荚数，使养分集中于荚果，提早成熟。

⑤病害防治：主要有白粉病、炭疽病和花叶病，采用波尔多液、石流合剂等防治。

⑥虫害防治：主要有地老虎、跳甲、卷叶螟、豆荚螟。地老虎可在犁地及播种等农事操作时人工捕杀，其他虫害可用除虫菊等植物源农药防治。

（6）及时采收：成熟一批采摘一批，芸豆的豆荚成熟期历时一个多月，早晚不一致，加之已在雨季，豆荚成熟后如不及时采收，易霉烂变质或使豆粒表皮变黑影响其商品价格，所以要分批采收，并带荚放于阴凉处风干，不要暴晒，在出售前一次脱粒，这样籽粒色泽好、充实度高，能有效地提高其商品等级。

（7）选种留种：俗话说"种子年年选，产量节节高"。芸豆单株个体产量悬殊，所以在田间选择早熟、丰产单株，挂牌单收单藏。选择标准：一是结荚多，特别是下部结荚多而集中的；二是每荚平均籽粒多饱满的，在株选的基础上，再进行粒选，质量更好。

5. 如何进行芸豆生长季的温湿度管理？

时期	白天最高温度	白天最低温度	夜温（早晨揭帘前温度）	湿度
缓苗期 （定植1至10天）	30℃~32℃	26℃~28℃	15℃~16℃	70%~75%
伸蔓期 （定植11至20天）	26℃~28℃	23℃~25℃	12℃~15℃	65%~70%
开花坐果期 （定植21至30天）	25℃~26℃	22℃~23℃	10℃~12℃	65%~70%
膨果期 （定植31至40天）	26℃~28℃	23℃~25℃	12℃~14℃	65%~70%
2月中旬至3月初 （膨果期）	26℃~28℃	23℃~26℃	10℃~12℃	70%~75%
3月初~4月初	26℃~28℃	23℃~25℃	12℃~14℃	65%~70%
4月初~拉秧	26℃~28℃	23℃~25℃	12℃~14℃	65%~70%

6. 芸豆的采收标准是什么？

采收前先进行棚室通风，果面有露水不能采。每天采收结束后，所有的采收工具都要进行清理并放在工具箱中（手提竹筐、布兜以及水桶每隔一段时间用84消毒液进行清洗消毒），严禁串用工具。

7. 芸豆采收后的最佳贮藏指标有哪些？

（1）温度：8℃~10℃。

（2）气体：氧气6%~8%，二氧化碳1%~2%。

（3）湿度：90%~95%。

（4）冷害：<7℃。

（5）气体伤害阈值：氧气<3%~5%，二氧化碳>2%~5%。

（6）贮藏期：30至40天。

8. 芸豆的贮藏工艺有哪几方面？

无伤适时采收→剔除伤、病、残果→装箱→及时入库于8℃~9℃摊开预冷15至24小时→库内装入小保鲜袋中→袋中层加入保鲜剂（气体调节剂）→加入防腐剂（仲丁胺用量0.1毫升/千克）→扎紧袋口→小袋装入木箱（或小袋上架）→码垛→于8℃~9℃下贮藏即可。

9. 芸豆贮藏时有哪些注意事项？

（1）霜害：受霜冻、冷害（气温<1℃~2℃）的芸豆不能贮藏。

（2）小包装：采用小包装封口贮藏一定要加足量二氧化碳呼吸剂。袋厚不宜>0.03mm，以PVC膜较好。

（3）机械伤：注意防止豆荚尖部机械伤。

10. 芸豆根腐病有哪些症状、发病条件以及如何进行药剂防治？

（1）症状：主根。地下茎初呈红褐色病斑，后至黑色，病部略凹陷，有时深入皮层。

（2）发病条件：高温高湿型病害，发病适温24℃~28℃，相对湿度80%易发病。

（3）药剂防治：普力克、菌盾（生物防治）。

11. 芸豆灰霉病有哪些症状、浸染过程以及发病条件是怎样的？

（1）症状：灰霉病在大棚等保护地栽培芸豆时危害严重。

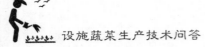

首先从根茎向上15厘米左右处开始出现云纹斑，周围深褐色，斑中部淡棕色至浅黄色，干燥时病斑表皮破裂、纤维状，潮湿时病斑上生一层灰毛霉层。分枝处发病，形成小溃斑、凹陷，继而萎蔫。苗期子叶受害时，水渍状变软下垂，最后子叶边缘出现清晰的白灰霉层，即病原菌的分生孢子梗及分生孢子。结荚期，在芸豆谢花时，湿度大，浸染萎蔫的花冠，使芸豆造成落荚。浸染叶片时，出现水渍状1厘米~2厘米不规则形暗褐色大斑块。

（2）浸染：病原菌与番茄、黄瓜相同，分生孢子聚生，无色单胞，两端差异大，状如水滴。孢子梗浅棕色，多隔膜。在适宜温湿度条件下，病原菌产生大量菌核。菌核有较强的抗逆能力，在田间存活很长时间，一旦再遇到合适的温湿度条件，即长出菌丝或孢子梗，直接浸染植株，传播危害。此菌随病株残体、水流、气流以及农具、衣物传播，腐烂的病果、病叶、病卷须，败落的病花落在健康部位即可引起发病。

（3）发生条件：菌丝在4℃~32℃下均可生长，最适温度13%~21%，病菌产生孢子的温度较广，1℃~28℃均可产生孢子，最适宜温度是21℃~23℃。空气相对湿度90%以上，孢子飞散，传播病害。孢子发芽温度5℃~30℃，最适宜温度13℃~29℃。孢子萌发需较高的空气湿度，空气相对湿度低于90%时，孢子不萌发。病菌浸染一般先削弱寄主病部抵抗力，随后引起腐烂发霉。在冬暖大棚生产，只要空气湿度高和20℃左右的气温，灰霉病极易流行。

12. 如何防治芸豆灰霉病?

防治方法：由于灰霉病浸染速度快，潜育期较长，病菌又易产生抗药性，较难防治，最好采用农业防治与化学防治结合的综合防治措施。加强棚室条件下环境调控，水肥要适时施用，加强通风排湿，温度要适宜，有利于控制病害的发生和扩展。及时人工摘除病叶、病荚，带出棚外彻底销毁、深埋。当出现零星病叶时，应开始喷药防治。常用药剂有50%速可灵可湿性粉剂1000倍～1500倍液，或50%扑海因可湿性粉剂1000倍～1200倍液，隔5至7天1次，连喷2次～3次。据试验，喷粉效果比喷雾好，投资小，时效长，用5%的万霉灵，每亩喷粉1.5千克，可控制发病。

13. 芸豆锈病有哪些症状，如何进行鉴别？

（1）症状：此病主要为害叶片。在芸豆生长中后期发生，染病叶先出现许多分散的褪绿小点，后稍隆起呈黄褐色疱斑（病菌的夏孢子堆），发病初期，叶背产生淡黄色的小斑点，疱斑表皮破裂散出锈褐色粉末状物（此为病菌的夏孢子），夏孢子堆成熟后，或在生长晚期会长出或转变为黑褐色的冬孢子堆，其中生成许多冬孢子。叶柄和茎部染病，严重时为害叶柄、蔓、茎和豆荚。生出褐色长条状突起疱斑（夏孢子堆），后转变为黑褐色的冬孢子堆。豆荚染病与叶片相似，但夏孢子堆和冬孢子堆稍大些，病荚所结籽粒不饱满。表皮破裂，散出近锈色粉状物，通常叶背面发生较多，严重时锈粉覆满叶面。

（2）鉴别：根据症状不难判断。在芸豆生长后期，在夏孢子堆及其周围出现黑色冬孢子堆，散出黑色粉状物。在叶柄和茎上，初生褐色长条状疱斑，散出红褐色粉末状物，后期产生黑色或黑褐色的冬孢子堆及冬孢子。荚上病斑与叶片上症状相似，但孢子堆较大。

14. 芸豆锈病有哪些发生规律、发病条件?

(1)发生规律:病菌主要以冬孢子随病残体越冬。第二年条件适宜时冬孢子萌发长出担孢子,通过气流传播进行初浸染。初浸染发病后又长出大量新的夏孢子,传播后在同一生长季可进行频频的再浸染。

(2)发病条件:高温、多雨、雾大、露重、天气潮湿极有利于锈病流行。菜地低洼、土质黏重、耕作粗放、排水不良,或种植过密,插架引蔓不及时,田间通风透光状况差,及施用过量氮肥,均有利于锈病的发生。

15. 芸豆锈病有哪些流行特点?

北方寒冷地区,病菌表现为典型的全孢型单主寄生菌;但在南方温暖地区,特别是华南热带、亚热带地区,病菌只见夏孢子和冬孢子,主要以夏孢子越季,并作为初浸与再浸接种体,随气流传播,从表皮气孔侵入致病,完成病害周年循环。前造发病株上的夏孢子,就成为下一造植株锈病的初次浸染接种体。在植株生长后期,病菌可形成冬孢子堆,但冬孢子在病害浸染中所起的作用并不重要。在广州地区,芸豆锈病春植的远比秋植的严重。本病菌又是一类专性寄生菌,寄生专化性强,可分化成许多形态相同而致病力不同的生理小种。种和品种间抗病性有差异。一般芸豆比豇豆、小豆较感病;在芸豆中,矮生种比蔓生种较抗病;在蔓生种中,"细花"比"中花"和"大花"较抗病。在近年国内推介的30多个芸豆品种中,对锈病表现抗耐病的品种有:碧丰(蔓生、较早热,荷兰引入)、江户川矮生芸豆(较强,辽宁引自日本)、意大利矮生玉豆(极早熟,内蒙古引自意大利,据称从1990年试用至今,未发现病虫危害）、甘芸 1 号（蔓生，中早熟，辽宁大连）、12 号芸豆（蔓生，中早熟，广东广州）、大扁角芸豆（蔓生，中熟，山东滨州）、83-B 芸豆（蔓生，早熟，兼抗病毒和炭疽病，辽宁大连）、矮早 18 号（早熟，兼抗炭疽病，浙江农科院）、新秀 2 号与春丰 4 号（蔓生，早熟，天津菜科所）等。至于其他一般表现抗病性较强的品种，如丰收 1 号（蔓生、泰国引入）、青岛架豆（蔓生，山东）、供给者与推广者（矮生，美国引入）、418（蔓生，山西）等，是否也抗锈病，则有待各地进一步观察确定。

16. 如何防治芸豆锈病？

（1）清洁田园，加强肥水管理，适当密植，棚室栽培尤应注意通风降温。收获后即时清除并销毁病残体，减少初浸染菌源。

（2）因地因时制宜选种抗病品种。选育和选用抗病高产良种，常年重病地区尤为重要。一般蔓生品种较感病，矮生品种抗性强些；蔓生品种中又以细花品种较抗病，大、中花品种较感病。必要时调整春秋植面积比例，以减轻危害。在无理想抗病品种或理想防治药剂而病害严重危害的地方，可因地制宜地调整春秋植面积比例，或适当调整播植期以避病。

（3）采取切实有效措施降低田间湿度，适当增施磷钾肥提高植株抗性。

按无病早防、有病早治的要求，及早喷药预防控病。

药剂防治：发病初期应即选喷下列药剂：①15%粉锈宁可湿性粉剂 1500 倍液。②20%粉锈宁乳油 2000 倍液。③10%世高水分散性颗粒剂 1500 倍~2000 倍液。④40%多硫悬浮剂 350 倍~400 倍液。根据田间病情和天气条件可隔 7 至 15 天喷 1 次，连续喷2次~4次。

17. 什么是芸豆的细菌性疫病，有哪些症状?

（1）芸豆细菌性疫病为细菌病。细菌性疫病是由黄单孢芸豆细菌性疫病杆菌（属细菌）浸染所致。病菌主要在种子内越冬，也可随病残体在土壤中越冬。可存活2至3年。植株发病后产生菌脓，借风雨、昆虫传播，从植物叶的水孔、气孔及伤口侵入。该病发病最适宜温度为30℃，高湿高温条件下，发病严重。

（2）芸豆细菌性疫病症状:

①细菌性疫病主要浸染叶、茎蔓、豆荚和种子。幼苗出土后，子叶呈红褐色溃疡状，叶片染病，初生暗绿色油浸状小斑点，后逐渐扩大成不规则形，病斑变褐色，干枯变薄，半透明状，病斑周围有黄色晕圈，干燥时易破裂。严重时病斑相连，全叶枯干，似火烧一样，病叶一般不脱落。高湿高温时，病叶可凋萎变黑。

②茎上染病，病斑红褐色，稍凹陷，长条形龟裂。叶片上病斑不规则形，褐色，干枯后组织变薄，半透明，病斑周围有黄色晕环。豆荚上初生油浸状斑马点，扩大后不规则形，红色，有的带紫色，最终变为褐色。病斑中央凹陷，斑面常有淡黄色的菌脓。

③细菌性疫病是由黄单孢杆菌（属细菌）浸染所致。病菌主要在种子内越冬，也可随病残体在土壤中越冬。植株发病后产生菌脓，借风雨、昆虫传播。该病发病最适宜温度为30℃，高湿高温条件下，发病严重。

18. 芸豆细菌性疫病的发病条件是什么，如何进行防治？

（1）发病条件：适于发病的气温为24 ℃～32 ℃，该病发病最适宜温度为28 ℃，高湿高温条件下，发病严重。

（2）防治方法：

①选用无病种子播种。

②与非豆科蔬菜实行2年以上的轮作。加强田间管理，及时中耕除草和防治害虫。

③用50%敌克松按种子量的0.3%药剂拌种，发病初期喷1000倍～2000倍72%农用链霉素或新植霉素；300倍的络氨铜灌根，7至10天1次，连续2次～3次。

19. 芸豆炭疽病有哪些症状？

症状：芸豆炭疽病，幼苗发病，子叶上出现红褐色近圆形病斑，凹陷成溃疡状。幼茎上生锈色小斑点，后扩大成短条锈斑，常使幼苗折倒枯死。成株发病，叶片上病斑多沿叶脉发生，成黑褐色多角形小斑点，扩大至全叶后，叶片萎蔫。茎上病斑红褐色，稍凹陷，呈圆形或椭圆形，外缘有黑色轮纹，龟裂。潮湿时病斑上产生浅红色粘状物。果荚染病，上生褐色小点，可扩大至直径1厘米的大圆形病斑，中心黑褐色，边缘淡褐色至粉红色，稍凹陷，易腐烂。

20. 芸豆炭疽病的病因和发生规律是什么？

（1）病因：芸豆炭疽病是由半知菌亚门、刺盘孢属真菌浸染所致。病菌以菌丝体在种皮下或随病残体在土壤中越冬。条件适宜时借风雨、昆虫传播。

（2）发生规律：该病菌发育最适宜温度为17 ℃，湿度为

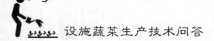

100%。温度低于13℃，高于27℃，相对湿度在90%以下时，病菌生长繁殖受抑制，病势停止发展。因此，温室内有露、雾大，易发此病，此外栽植密度过大，地势低洼，排水不良的地块易发病。

21. 芸豆炭疽病的防治策略是什么？

（1）选播无病种子和做好种子处理：在无病区繁育种子或从无病株上采收种子，并在播前用药剂处理种子。

（2）芸豆炭疽病加强田间管理，改进栽培技术：用地膜或稻草等覆盖栽培，可防止或减轻土壤病菌传播。

（3）芸豆炭疽病实施药剂防治：田间发现病株后及时喷药。

22. 如何防治芸豆炭疽病？

（1）实行2至3年轮作、深翻改土，结合深翻，土壤喷施"免深耕"调理剂，增施有机肥料、磷钾肥和微肥，适量施用氮肥，改善土壤结构，提高保肥保水性能，促进根系发达，植株健壮。

（2）选用抗病品种，播种时以50%四氯苯醌可湿性粉剂拌种，或50%多菌灵可湿性粉剂拌种，进行种子消毒（药量为种子量的0.2%），加强苗床管理，培育无菌壮苗。定植前7天和当天，分别细致喷洒两次杀菌剂，做到净苗入室，减少病害发生。

（3）栽植前实行火烧土壤、高温焖室，铲除室内残留病菌，栽植以后，严格实行封闭型管理，防止外来病菌侵入和互相传播病害。

（4）结合根外追肥和防治其他病虫害，每10至15天喷施1次600倍~1000倍"2116"（或5000倍康凯或5000倍芸薹素内酯）连续喷洒4次～6次，提高芸豆植株自身的适应性和抗逆性，提高光合效率，促进植株健壮，减少发病。

（5）增施二氧化碳气肥，搞好肥水管理，调控好植株营养生长与生殖生长的关系，促进植株长势健壮，提高营养水平，增强抗病能力。

（6）全面覆盖地膜，加强通气，调节好温室的温度与空气相对湿度，使温度白天维持在23 ℃～27 ℃，夜晚维持在14 ℃～18 ℃，空气相对湿度控制在70%以下，以利于芸豆正常的生长发育，不利于病害的浸染发展，达到防治病害之目的。

23. 芸豆蚜虫的危害症状、发病条件有哪些？

（1）危害症状：叶背面危害，严重时叶变黄，萎皱缩。可分泌蜜露，污染植株，诱发煤污病。

（2）发病条件：发育适温24 ℃～26 ℃，春秋季节易爆发。

24. 如何防治芸豆蚜虫？

（1）可采用黄板诱杀成虫，兼治白粉虱、美洲斑潜蝇。

（2）药剂可用10%吡虫啉可湿性粉剂1500倍液或50%辟蚜雾可湿性粉剂2000倍液、克虱米尔2500倍液、菜虫一扫光1000倍～1500倍液、蚜虱一遍净2500倍～3000倍液、10%万灵1000倍液喷雾防治，隔7天喷1次，连喷2次～3次，以上药剂最好交替使用。

25. 芸豆潜叶蝇有哪些危害症状、生物学特性和发生规律？

（1）危害症状：芸豆潜叶蝇以幼虫潜入叶片表皮内，专门钻食叶肉，在上下表皮间曲折穿行，留下弯弯曲曲、不规则的白色或灰白色隧道。叶片组织受到破坏，光合作用减弱，植株生长缓慢。严重影响叶菜类蔬菜的食用和商品性，对豆类产品的产量和种子饱满度影响较大。

（2）生物学特性：芸豆潜叶蝇成虫喜欢产卵于嫩叶背面的边缘，先刺破表皮，然后进行产卵。每头雌虫可产卵50粒～100粒，卵单粒散生。卵期在春季为10天左右，夏季为4至5天。卵孵化后，在叶片内潜食为害，幼虫共3龄，幼虫期一般在5至15天，老熟幼虫在叶片内化蛹，蛹期为10至20天。

（3）发生规律：温度对芸豆潜叶蝇发育影响较大：一般成虫的适宜温度在16℃～18℃，幼虫以20℃左右为宜，高温对芸豆潜叶蝇的发育不利，夏季气温过高时幼虫会出现停止生长，化蛹越夏现象。另外，潜叶蝇的世代周期长短，也随温度高低而变化，在13℃～15℃时，一个世代30天左右，在23℃～28℃时，仅为14天左右。虽然夏季温度高，但是潜叶蝇仍有发生。9月至10月气温下降，潜叶蝇又会逐渐增多。在11月份由于气温下降，为害也会随着减轻直至化蛹越冬。

26. 如何防治芸豆潜叶蝇？

（1）农业防治：在大量发生之前，清除田内外杂草，处理残体，对留种的十字花科蔬菜及时摘除老叶，减低虫口基数。

（2）生物防治：大棚或温室内，在卵期释放芸豆潜叶蝇姬小蜂。

（3）化学防治：利用成虫吸食花蜜习性，用30%糖水加0.05%敌百虫诱杀成虫。

②在成虫产卵盛期或孵化初期，用20%氰戊菊酯300倍液，或50%辛硫磷1000倍液，或灭幼脲2000倍，或50%蝇蛆净1000倍～2000倍液，喷雾防治，每隔7天用药1次，连续用药2次～3次效果较好。注意在采收前10至15天不要用药。

27. 芸豆茶黄螨有哪些危害症状、如何防治？

（1）危害症状：近几年茶黄螨危害越来越严重，严重时减产30%～40%，发生部位一般在芸豆的顶端心叶，有发生中心，后逐渐蔓延。叶片严重油浸光泽或油浸状，叶片边缘向下卷曲，幼果呈红褐色。

（2）防治方法：发现虫株及时喷洒扫螨净2000倍液1至2遍。

28. 芸豆斑荚螟有哪些危害症状及生活习性？

（1）危害特征：幼虫为害叶、蕾、花及豆荚，卷叶危害或蛀入荚内取食幼嫩籽粒，荚内及蛀孔外常堆积粪便，轻者把豆粒蛀成缺刻、孔洞，重则把整个豆荚蛀空，受害豆荚味苦，造成落蕾、落花、落荚和枯梢。

（2）生活习性：每年生3至4代，以老熟幼虫在寄主植物或晒场附近的土表下结茧越冬。第二年春天4至5月成虫陆续羽化出土，成虫夜间活动，白天潜伏，有趋光性，飞行能力不强，在花蕾、嫩荚、嫩叶或叶柄上产卵。初孵幼虫蛀食嫩荚和花蕾，3龄后蛀入荚内食豆粒，可转荚危害，10至11月老熟幼虫入土越冬。豆荚斑螟在高温干旱的情况下发生严重。

29. 如何防治芸豆斑荚螟？

（1）豆类作物或豆科绿肥作物连作或邻作，进行水旱轮作。

（2）冬、春季幼虫越冬期进行灌溉，使越冬幼虫大量死亡。

（3）收获后及时翻耕，消灭土中的幼虫和蛹。

（4）老熟幼虫入土前，田间湿度高时，可施用白僵菌粉剂，每亩用1.5千克或干菌粉0.5千克加细土4.5千克。

（5）及时清除田间落花、落荚，摘除被害的卷叶和果荚。

（6）利用成虫的趋光性，进行灯光诱杀。

（7）在成虫盛发期和卵孵化盛期可喷药防治，可选用25%天达灭幼脲3号悬浮剂1500倍液、2%天达阿维菌素乳油2000倍液、10%除尽悬浮剂1500倍液、5%卡死克可分散液剂1500倍液、10%高效灭百可乳油1500倍液、2.5%敌杀死乳油2000倍液、20%速灭杀丁乳油2000倍液、5%锐劲特胶悬剂2500倍液、50%辛硫磷乳油1000倍液、52.25%农地乐乳油1000倍液、5%抑太保乳油2000倍液等，每隔7天1次，可喷药1次~3次。

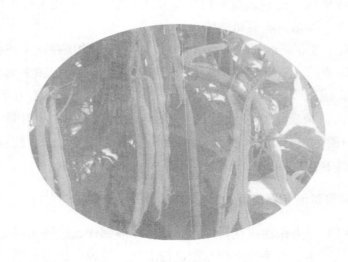

二、设施叶菜栽培

（一）设施生菜栽培

1. 生菜有哪些生活习性？

（1）生菜喜冷凉环境，既不耐寒，又不耐热，生育期90至100天。种子较耐低温，在4℃时即可发芽。发芽适温18℃～22℃，高于30℃时几乎不发芽。

（2）植株生长期间，喜欢冷凉气候，以15℃～20℃生长最适宜，产量高，品质优；持续高于25℃，生长较差，叶质粗老，略有苦味。但耐寒也颇强，0℃甚至短期的零下低温对生长也无大妨碍。

（3）生菜根系发达，叶面有蜡质，耐旱力颇强，但在肥沃湿润的土壤上栽培，产量高，品质好。

（4）土壤pH值以5.8～6.6为适宜。

2. 生菜有哪些主要品类？

生菜依据叶的生长形态可分为结球生菜、皱叶生菜和直立生菜。

（1）结球生菜：结球生菜主要特征是它的顶生叶形成叶球。叶片全缘、有锯齿或深裂，叶面平滑或皱缩，顶生叶形成叶球，圆形或扁圆。主要品种有大湖659、前卫75、萨林纳斯、北山三号、玛米克、碧绿等。

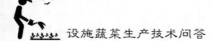

（2）皱叶生菜：皱叶生菜的主要特征是不结球。基生叶，叶片长卵圆形，叶柄较长，叶缘波状有缺刻或深裂，叶面皱缩，簇生的叶丛如大花朵一般。主要品种有"红帆"紫叶生菜、红花叶生菜、绿波、东山生菜等。

（3）直立生菜：直立生菜的主要特征是叶片狭长，直立生长，叶全缘或有锯齿，叶片厚，肉质较粗，风味较差。这个变种的品种较少，分布地区不广，在国内很少种植。

3. 生菜的育苗技术主要包括哪些方面？

（1）选择品种：要根据不同的茬口选择不同的生菜品种。棚室栽培一般以结球生菜为主，可选择耐寒性强的中晚熟品种，如爽脆、大湖659等。

（2）种子处理：可先将种子用30℃的温水浸种2至3小时，捞出后放在衬有湿滤纸的培养皿或纱布包中，置于4℃～6℃的冰箱冷藏室中处理一昼夜，即可播种。也可采用干籽播种，播前先用相当于种子重量0.5%的75%百菌清可湿性粉剂拌种，但不宜放置时间过长。

（3）精细播种：为使播种均匀，播种时将处理过的种子掺入少量细潮土，混匀，再均匀撒播，播后覆盖一层3毫米～5毫米厚的细土。冬季，播种后盖膜增温保湿；夏季，播种后覆盖遮阳网或稻草保湿、降温，确保苗齐苗壮。

4. 如何进行生菜的苗期管理？

春秋季育苗，夏季采用遮阴、降温等措施，加强管理，保持土壤湿润，适期分苗，适当放风、炼苗，控制幼苗徒长，苗床温度保持在15℃～20℃，发现病虫苗随时拔除。

5. 生菜的种植管理主要包括哪几方面？

（1）科学施肥：生菜要求富含有机质、保水保肥力强的黏质壤土，生菜喜微酸性，土壤 pH 值 5～7 为宜。每生产 1000 千克生菜，需吸收氮 2.5 千克、磷 1.2 千克、钾 4.5 千克，其中结球生菜需钾更多。生长期需要氮、磷、钾肥配合使用。定植生菜的地块要深耕细作，定植前施足基肥，亩施腐熟农家肥 3000 千克～3500 千克，施后深翻，浇足底水，见干后作畦。

（2）细心定植：定植前一天将苗床灌水，使苗坨湿润，第二天起苗尽量多带土，减少根系损伤。定植时，先在畦面开沟，沟深 4 厘米～6 厘米，70 厘米畦面栽 3 行，开沟后按每亩 25 千克施入三元复合肥后灌水，水渗后按株距 24 厘米摆苗培土封沟，将畦面耙平，覆地膜，引苗出膜。

（3）植后管理：生菜喜湿，全生育期要求有充足水分供应。定植 5 至 7 天后浇 1 次缓苗水。浇缓苗水后没盖地膜的地块进行 2 次中耕松土除草。以后浇 3 次～4 次水，结合浇水分期追施氮、磷肥，亩施 15 千克～20 千克。采收前停止浇水，以利贮运。

（4）病虫防治：生菜的主要病害有软腐病、霜霉病、菌核病及病毒病等，其中以菌核病及软腐病的危害较大，可以采取轮作，适当减少栽植密度，浇水不要过多，经常浅锄划，保持土壤表面干燥，发现病株及时拔除，清除枯叶集中烧毁，发病后可喷施农用链霉素和代森铵，在高温高湿季节每 5 至 7 天喷 1 次百菌清，起到预防的目的。虫害主要有蚜虫、蓟马、地老虎等，用氧化乐果、速灭杀丁等防治。

（5）科学采收：不结球生菜可根据市场价格适时采收，结

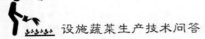

球生菜以叶球紧密后采收为好，过早会影响产量，过迟则叶球内茎伸长，叶球变松品质下降。

6. 生菜的贮藏方法有哪些?

（1）采收要求：叶用生菜采收要求不严格，可根据市场需求随时采收上市。结球生菜从开始结球抽薹前都可收获，一般待叶球较紧实时采收为佳。应在无雨天采收，采收前1至2天停止灌水，雨后1至2天内不得采收。

（2）贮藏特性：生菜含水量高，组织脆嫩，冰点为-0.2℃，易受冻害。贮藏温度以0℃~3℃为宜，相对湿度应在98%以上。在常温下只能保存1至2天。

（3）贮运方法：

①简易贮藏生菜采后呼吸代谢旺盛，需及时预冷至1℃，然后装入薄膜中，不要密封，进入冷库在适温下可贮10至15天。需注意生菜不能与苹果、梨、瓜类等混合贮藏，因这些蔬果产生的乙烯气体较多，会使生菜叶片发生锈斑。

②假植贮藏在入冬前即气温降至0℃以前，可将露地栽培的生菜连根拔起，稍晾后使叶片稍蔫，以减少机械伤。第二天就可囤入阳畦内假植。散叶生菜一棵挨一棵囤入；结球生菜株间应稍留空隙通风。用土埋实，不浇水。隔15至20天检查1次，发现黄叶、烂叶及时清除。白天支棚通风，夜间半盖或全盖，使其不受冻害、不受热，又不能让阳光直射。散叶生菜可贮一个月左右；结球生菜可贮10天左右。

③运输生菜鲜嫩易腐，不宜长途运输。中短途运输也需要先预冷。运输时间在1至2天以内时，要求运输环境温度为0℃~6℃；运输时间为2至3天时，应保持0℃~2℃。

7. 生菜软腐病有哪些危害症状以及发病特点？

（1）危害症状：生菜软腐病，此病常在生菜生长中后期或结球期开始发生。多从植株基部伤口处开始浸染。初呈浸润半透明状，以后病部扩大成不规则形，水渍状，充满浅灰褐色黏稠物，并释放出恶臭气味。随病情发展，病害沿基部向上快速扩展，使菜球腐烂。有时，病菌也从外叶叶缘和叶球的顶部开始腐烂。

（2）发病特点：病菌主要在病株及土壤肥料中的病残体上越冬，或在其他蔬菜上继续为害过冬。通过浇水、施肥或昆虫传播。由植株的伤口、生理裂口侵入。病菌生长温度4 ℃～39 ℃，最适温度25 ℃～30 ℃。田间水肥管理不当、害虫数量多或因农事操作等造成的伤口多时发病严重。

8. 如何防治生菜软腐病？

（1）尽早腾茬，及时翻耕整地，使前茬作物残体在生菜种植前充分腐烂分解。重病地块实行小高垄或高畦栽培。

（2）施用充分腐熟的农家肥。适期播种，使感病期避开高温和雨季。高温季节种植选用遮阳网或无纺布遮阴防雨。浇水后或降雨后注意随时排水，避免田间积水。发现病株及早清除。

（3）发病初期喷药。可选用47%加瑞农可湿性粉剂800倍液，或50%可杀得可湿性粉剂500倍液，或新植霉素、农用链霉素、硫酸链霉素5000倍液喷雾。根据病情7至10天防治1次，视病情防治1次～3次。

9. 如何防治生菜霜霉病？

（1）采用高畦、高垄或地膜覆盖栽培，实行2至3年轮作，播种时应选用抗病性强良种，播种前应用新高脂膜800倍液拌种，播种时应在种子掺入少量细潮土，混匀，再均匀撒播，并覆盖0.5厘米厚的细土，并喷施新高脂膜保温保墒增肥效促出苗。

（2）精细整地：选择土质肥沃，地势高燥，排灌两便，保水、保肥力强的田块种植。应用充分腐熟的有机肥，施足基肥。尽量少追肥或不追肥，追肥宜施用化肥，溶入水中结合浇水进行追肥。

（3）合理密植：结球生菜的株行距以25厘米×25厘米为宜，散叶生菜株行距以30厘米×30厘米为宜，光照充足有利于植株生长，过密容易引发病害。

10. 生菜菌核病有哪些危害症状，以及发病规律？

（1）危害症状：生菜菌核病主要为害茎基部。最初病部为黄褐色水渍状，逐渐扩展至整个茎部发病，使其腐烂或沿叶帮向上发展引起烂帮和烂叶，最后植株萎蔫死亡。保护地内湿度偏高时，病部产生浓密絮状菌丝团，后期转变成黑色鼠粪状菌核。

（2）发病规律：病菌以菌核或病残体遗留在土壤中越冬。北方地区3至4月气温回升到5℃～30℃，只要土壤湿润，菌核就萌发产生子囊盘和子囊孢子。子囊盘开放后，子囊孢子成熟即喷出，形成初次浸染。子囊孢子萌发先侵害植株根茎部或基部叶片。受害病叶与邻近健株接触即可传染病。菌核本身也可以产生菌丝直接侵入茎基部或近地面的叶片。发病中期，病部长出白色絮状菌丝，形成的新菌核萌发后，进行再次浸染。发病后期产生的菌核则随病残体落入土中越冬。土壤中有效菌核数量对病害发生程度影响很大。新建保护地或轮作棚室土中残存菌核少，发病轻，反之发病重。菌核形成和萌发适宜温度分别为20℃和10℃左右，并要求土壤湿润。空气湿度达85%以上，病害发生重，在65%以下则病害轻或不发病。

11. 如何防治生菜菌核病？

（1）栽培防病：收获后彻底清理病残落叶，并进行50厘米～60厘米深翻，将病菌埋入土壤深层，使其不能萌发或子囊盘不能出土。还可覆盖阻隔紫外线透过的地膜，使菌核不能萌发，或阻隔子囊孢子飘逸飞散，减少初浸染源。

（2）土壤处理：即春茬结束后，将病残落叶清理干净，每亩撒施生石灰200千克～300千克和碎稻草或小麦秸秆400千克～500千克，然后翻地、做埂、浇水，最后盖严地膜，关闭棚室闷7至15天，使土壤温度长时间达60℃以上，杀死有害病菌。

（3）药剂防治：定植前在苗床用可湿性粉剂40%新星乳油8000倍液，或25%粉锈宁可湿性粉剂4000倍液喷洒。发病初期，先清除病株病叶，再选用65%甲霉灵可湿性粉剂600倍液，或50%多霉灵可湿性粉剂600倍液，或40%菌核净可湿性粉剂1200倍液，或40%菌核利可湿性粉剂500倍液，或45%特克多悬乳剂800倍液喷雾。重点喷洒茎基和基部叶片。有条件的地区最好选用粉尘剂。

12. 生菜病毒病有哪些危害症状以及发病特点？

（1）危害症状：生菜病毒病由莴苣花叶病毒（LMV）、蒲公英黄花叶病毒（DYMV）和黄瓜花叶病毒（CMV）浸染引起的，整个生育期内均可染病。苗期发病，出苗后半个月就显示症状。第一片真叶先出淡绿或黄白色不规则斑驳，叶缘不整齐，出现缺刻。第二、第三片真叶时染病，初现明脉，后逐渐现出黄绿相间的斑驳或不大明显的褐色坏死斑点及花叶。成株染病症状有的与苗期相似，有的细脉变褐，出现褐色坏死斑点，或叶片皱缩，叶缘下卷成筒状，植株矮化。采种株染病，病株抽薹后，新生叶呈花叶状或出现浓淡相间的绿色斑驳，叶片皱缩变小，叶脉变褐或产出褐色坏死斑，导致病株生长衰弱，花序减少，结实率下降。

（2）发病特点：生菜病毒病主要靠蚜虫和种子进行传毒。莴苣花叶病毒可由汁液接触或蚜虫传毒，病株或种子带毒；蒲公英黄花叶病毒，主要靠蚜虫和种子传毒，汁液接触浸染率不高；黄瓜花叶病毒由蚜虫传毒，种子不带毒。可根据不同的传毒方式实施有效的防治措施。毒源来自田间越冬的植株，苗期发病，在田间通过蚜虫或汁液接触传染，桃蚜传毒率最高，萝卜蚜、棉蚜、大戟长管蚜也可传毒。该病发生和流行与气温有关，旬均温18 ℃以上，病害扩展迅速。

13. 如何防治生菜病毒病？

防治方法：选用抗病品种，种植无病种子，紫叶型品种种子的带毒率比绿叶型低；适期播种、定植，及时铲除田间杂草；及早防蚜避蚜，减少传毒介体。发病初期开始喷洒下列药剂：20%病毒A可湿性粉剂500倍液，抗毒剂1号水剂300倍液，83-1增抗剂100倍液，10%病毒必克可湿性粉剂800倍～1000倍液，38%抗病毒1号可湿性粉剂600倍～700倍液等，每7天左右喷洒一次，连续防治3次～4次。

14. 生菜叶缘坏死病有哪些危害症状，如何防治？

（1）危害症状：由边缘假单胞菌边缘致病变种（莴苣叶缘坏死病假单胞菌）浸染引起的细菌病害，又称为细菌性斑点病、根腐病。主要为害植株的叶片，一般从结球时开始发生，叶缘或叶缘附近先发病，发病初期为水渍状，后逐渐变干呈薄纸状，出现褐色至黑褐色不规则的油渍状病斑，叶片其他部分出现红褐色斑点，有的多个病斑相连成片，渐渐软化，有的全株迅速干枯或落叶，多数情况下，只是结球叶发病，后扩展缓慢。此病虽然影响发育，但不造成叶球腐烂，有的在茎的中心产生黑色至绿色硬腐组织，植株长势弱时沿底部叶片的叶脉扩展到根部，引起根腐。

病原细菌在土壤中越冬，靠土壤和空气进行传播。气温低、湿度大时易发生此病，特别是早春和晚秋发病重。

（2）防治方法：实行轮作，避免重茬；加强栽培管理，采用配方施肥技术，实行畦作或高垄栽培，采用地膜覆盖，避免病株与健株接触，防止棚内出现高湿条件。播种后1个月于发病初期开始喷洒下列药剂：47%加瑞农可湿性粉剂1000倍液，或30%绿得保悬浮剂400倍～500倍液，或50%DT可湿性粉剂500倍液或77%可杀得可湿性微粒粉剂500倍液，或23%络氨铜水剂500倍液等，每7天左右喷洒一次，连续防治3次～4次。采收前3至5天停止用药。

15. 生菜穿孔病是怎么回事？

生菜穿孔病又称环斑病、炭疽病。主要为害老叶片，先在外层叶片的基部产生褐色较密集小点，多达百余个，扩展后形成圆形至椭圆形或不规则形病斑，大小4毫米～5毫米，有的融

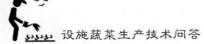

合成大斑，病斑中央浅灰褐色，四周深褐色，稍凸起，叶背病斑边缘较宽，向四周呈弥散性侵蚀，后期叶斑经常发生环裂或脱落穿孔，有的为害叶脉和叶柄，病斑褐色梭形，略凹陷，后期病斑纵裂；发病早的外叶先枯死，后向内层叶片扩展，严重的整株叶片染病，致全株干枯而亡，病斑边缘产生粉红色的病原菌子实体。

16. 生菜穿孔病有传播途径和发病条件，如何进行防治？

（1）传播途径和发病条件：病菌主要以菌丝体或分生孢子盘在病叶上或随病残体在土壤中越冬。翌年产生新的分生孢子，借风雨及水滴飞溅传播，侵入新的叶片进行初浸染和再浸染，夏季高温多雨易发病，早春受冻及阴雨多、气温低的年份发病重。新疆5至6月发生。在露地栽培时易发病，有时偶然发生。

（2）防治措施：

①收获后及时清除病叶，集中烧毁或深埋，以减少初浸染源。

②实行3年以上轮作，加强田间管理。

③发病初期开始喷洒50%福美双悬浮剂500倍液或30%绿得保悬浮剂400倍液或27%铜高尚悬浮剂600倍液、40%多·硫悬浮剂500倍液、50%苯菌灵可湿性粉剂1000倍液、50%甲基硫菌灵·硫黄悬浮剂800倍液、50%扑海因可湿性粉剂1000倍液，隔7至10天1次，连续防治2次~3次。采收前3天停止用药。

17. 生菜顶烧病有哪些危害症状，发病原因是什么，如何进行防治？

（1）危害症状：散叶生菜和结球生菜均有发生，发病初期在敏感叶，一般为结球生菜的内层球叶的叶尖及叶缘，或散叶生菜的心叶叶尖和叶缘，出现水浸状小斑，逐渐扩展，以后焦枯变褐，叶缘有类似"灼伤"现象。在温度高、水分多时便逐渐腐烂，使生菜失去商品价值。发病后，如有软腐细菌浸染则很快湿腐，甚至烂光。无其他细菌继续侵入时，结球生菜的内层叶片则变为干膜状，类似大白菜的"干烧心"。

（2）发病原因：是由于生菜内层叶片得不到足够的钙，引起的生理病害。缺钙可是土壤中缺钙，满足不了植株的正常需要。多数情况下，土壤中本不缺钙，但因土温、气温偏高，光照过强，土壤湿度过高或过低，氮肥过多等，均会影响植株对钙的吸收而引起缺钙。特别是在植株生长过快时，由于钙在植株体内移动较慢，钙在植株中的移动跟不上组织的生长速度，便容易引起顶烧病。

（3）防治措施：

①选用抗顶烧病强的品种，如卡尔玛、萨林娜、明斯托、富尔顿、绿湖、大湖659、皇后、皇帝456等。

②选择土质肥沃地块种植，精细整地，施足腐熟有机肥。化肥施用，要注意氮、磷、钾肥合理搭配，避免偏施、过施氮肥，特别是结球后期要控制氮肥的施用量。也要控制微量元素镁不能过多，否则也可抑制对钙的吸收。

③均匀灌水，防止土壤过干、过湿，忽干、忽湿。雨后排水，严防地面积水。稍见顶烧病发生，立即喷施0.1%硝酸钙或0.1%氯化钙。为预防顶烧病发生，应定期喷施含钙微肥如绿芬

威3号等。

18. 生菜蚜虫有哪些危害症状、形态特征以及发生规律?

（1）危害症状：成蚜、若蚜群集在叶背、嫩梢、花序等部位，以吸食汁液为害。

（2）形态特征：无翅孤雌若蚜体小柔软（1毫米～2毫米），绿色至紫红色；无翅孤雌成蚜体较大，长约3毫米，腹部肥大，体呈紫红色至漆黑色，腹管指状或长管状。

（3）发生规律：该蚜一年发生10至30代，南方一年世代多在20代以上，世代重叠，在20℃～25℃条件下，4至6天可完成一代。繁殖适温为22℃～26℃，相对湿度为60%～75%。北方以卵越冬；南方越冬不明显。

19. 如何防治生菜蚜虫?

（1）农业防治：加强肥水管理，培育壮苗；铲除田间以及周边杂草，收获后深翻整地，杀死一部分越冬卵。

（2）药剂防治：露地栽培应掌握田间蚜虫点片发生阶段及时施药，药剂可选用50%抗蚜威可湿粉2000倍～3000倍液，或21%灭杀毙乳油5000倍～6000倍液，或2.5%功夫3000倍液，或44%多虫清乳油1500倍～2000倍液，或50%宝路（杀螨隆）可湿粉1500倍～2000倍液，应轮喷与混喷，2次～3次或更多，收获前7天停止用药。

20. 生菜潜叶蝇有哪些危害症状，有什么生活习性?

（1）危害症状：幼虫在叶内取食叶肉，仅留上下表皮，并形成较宽的隧道，内有虫粪。形态特征成虫体长4毫米～6毫米，灰褐色，腿、胫节呈灰黄色，跗节呈黑色。卵白色，椭圆形。成熟幼虫长约7.5毫米，有皱纹，污黄色。蛹椭圆形，浅黄褐色到暗褐色。

（2）生活习性：华北一年发生3至4代，以蛹在土中越冬。第二年春天羽化为成虫，在寄主叶片背面产卵，幼虫孵化后立即潜入叶肉，老熟后一部分在叶内化蛹，一部分从叶中脱出入土化蛹，越冬代则全部入土化蛹。春季第一代发生量最大。

21. 如何防治生菜潜叶蝇？

（1）早春及时清除田间、田边杂草。

（2）收获后及时清洁田园，深翻土地，可减少下代及越冬的虫源。

（3）要施用充分腐熟的粪肥，以免将虫源带进田里。

（4）在潜叶蝇产卵盛期至孵化初期还未钻入叶内时用药防治，可喷2.5%的溴氰菊酯乳油2000倍液、20%的氰戊酯乳油3000倍液、48%乐斯本乳油或48%天达毒死蜱2000倍液、50%辛硫磷乳油1000倍液进行防治。

22. 生菜水培的方式有哪几种？

浮板毛管水培技术、深液流水培技术、营养液膜技术以及气雾法。

23. 适宜生菜水培的环境是怎样的？

生菜最佳适长温度为15 ℃～25 ℃之间，低于15 ℃生长缓慢，高于30 ℃生长不良，极易抽薹开花。以冬春季节水培为佳。

24. 常用生菜生长的营养液配方是什么?

（1）大量元素：硝酸钙472毫克/升、硝酸钾202毫克/升、硝酸铵80毫克/升、磷酸二氢钾100毫克/升、硫酸钾174毫克/升、硫酸镁246毫克/升；

（2）微量元素：乙二胺四乙酸二钠铁30毫克/升、硼酸2.8毫克/升、硫酸锰2.2毫克/升、硫酸锌0.22毫克/升、硫酸铜0.08毫克/升、钼酸铵0.02毫克/升。

25. 设施水培生菜时育苗前应做哪些准备工作?

（1）准备好育苗盘。育苗盘选用平底不漏水塑料盘，长60厘米，宽24厘米，高4厘米。

（2）准备好育苗基质——海绵块。生菜育苗也是采用水培方式，其育苗基质是选用3厘米厚疏松的海绵。先把海绵裁成略小于苗盘大小的块状，再裁成3平方厘米小块，为便于在苗盘中摆平，小块相互之间稍有连接。将海绵用清水洗净，平铺于苗盘中备用。

（3）种子处理。为使生菜种子出苗齐，尤其在高温季节一定要进行低温处理。具体方法是：将生菜籽在冷水中浸泡30分钟，控去多余的水分，用纱布包好，装入密封塑料袋中，然后放入冰箱冷藏室（温度1℃～2℃）存放2天后取出播种。

（4）播种。将种子直接抹在海绵块表面，每块抹上2粒～3粒。播完后将苗盘加满清水，使水浸至海绵体表面。播种后的保湿工作非常重要，每天应给种子表面喷雾2次～3次，直至出芽。若温湿度条件正常，2至3天后种子即可出齐苗。

（5）间苗和浇营养液。在播种后10天左右，真叶开始显露时进行间苗，每个海绵块上只留1株。然后，将苗盘中的水尽量控干，喷入营养液，使营养液浸至海绵块表面。

26. 设施水培生菜时如何进行病虫害防治?

水培生菜的病虫害很少。在营养液水培中，保持营养液洁净很重要，因为一旦发生根部病害，就会很快蔓延，造成无法挽回的损失。除做好营养液的消毒外，每月应彻底更新一次营养液。夏季有时发生蚜虫、红蜘蛛等虫害，可用高效低毒生物农药阿维菌制剂进行防治。

27. 如何识别水培生菜的缺素症?

（1）缺氮：植株矮小，叶色变淡或发红，茎短而细，茎部叶片变黄，茎色也有所改变，并发展很快，干燥后呈褐色。严重时叶片自下而上变黄。

（2）缺磷：植株生长缓慢，叶片变小但不失绿，无光泽，重时叶色变深，茎秆变细，呈紫红色。

（3）缺钾：叶片呈浅灰绿色，叶脉间、叶尖或叶缘有坏死斑点，进而变褐。叶缘变黄干枯，茎细而硬，但脉间及两侧仍保持绿色。

（4）缺镁：从植株下部老叶开始发病，由叶缘向内发展，叶脉间叶肉褪绿、黄化，形成黄色花斑，严重时叶片略僵硬，黄斑处的叶肉枯死，变为褐色，叶面凹凸不平，直至全株叶片黄化。植株生长缓慢，较低矮，叶片脆硬，不堪食用。

（5）缺硼：新叶叶脉、叶缘生长缓慢，叶面起皱反卷，叶色浓淡不匀，像花叶病毒病，严重时叶尖、叶缘枯焦，顶芽生长受抑制或枯死。

（6）缺铜：幼叶萎缩，褪色，叶畸坏死，植株纤细生长弱，叶色改变，叶尖变白枯死。

（7）缺锰：新叶片脉间失绿黄化，严重的失绿部分呈黄或赤色焦斑，逐渐扩大并散布于整个叶片，优势叶片发皱，卷曲，且停止生长。

（8）缺铁：幼叶表现为叶脉间褪绿，呈黄白色，下部老叶保持了绿色，严重时全叶变黄白色，干枯，并导致叶片死亡。

（9）缺锌：植株矮小，节间短，脉间失绿，顶端小叶簇生。

（10）缺钼：一般表现为叶片出现黄色或橙色大小不一的斑点，有些叶缘向上卷曲呈杯状，部分叶片的叶肉脱落或叶片发育不全，严重缺钼时，叶片褪绿黄化，斑点变褐，叶缘萎蔫，枯焦而坏死。

28. 水培结球生菜不结球的原因是什么，如何进行防治？

（1）产生原因：结球生菜从团棵至第二叶序完成，心叶开始卷抱。莲座叶继续扩展，心叶加速卷抱形成肥大叶球。结球期叶球形成，喜肥、水充足，并要求白天温度20 ℃～22 ℃，夜间12 ℃～15 ℃。若环境条件不适宜就易形成畸形叶球。球形叶球膨松，俗称"气球球"，是高温期结球所致。竹笋球是纵向结长球，疏松，多是在低温或多肥、少肥、干燥等综合条件下形成的。

（2）防治措施：

①选择适宜的播种期，使结球期处于白天温暖夜间凉爽的时期，若结球期遇上高温时，可适当采取遮阴措施。

②合理施用植物激素，激素施用不当时易出现畸形叶球。

③当叶球紧实时应及时采收，采收过迟叶球内茎伸长，叶球变松，降低品质。

（二）设施油菜栽培

1. 进行油菜栽培时有哪些注意事项？

（1）选用抗病良种与种子处理。因地制宜选用甘蓝型杂交抗病丰产良种，这是最经济有效的防病措施。播种前可采用筛选、溜选等办法清除秕粒和混在种子中的菌核。

（2）合理轮作。采用轮作是防治油菜菌核病、霜霉病的主要措施之一，其方法是实行水稻、油菜轮作或与禾本科作物如小麦、大麦等隔年种植，可显著减轻病害的发生。

（3）狠抓苗期治蚜防病。蚜虫是油菜病毒病的传毒介体，而油菜幼苗最易感染病毒病。在油菜未播种前，应对其他寄主上的蚜虫普治1次，以消灭传毒的介体。油菜在未移栽前，要勤查虫，当发现有蚜虫时，应立即进行药剂防治。常用药剂有：每亩用50%抗蚜威20克，或48%乐斯本乳油20毫升，对水50千克常规喷雾。

（4）加强栽培管理。

①选好苗床，培育壮苗。选前作为非十字花科蔬菜地并远离十字花科蔬菜的田块作苗床，并清理田块四周杂草。适期播种，加强管理，培育壮苗。

②消灭菌源。播种前要深翻土地，深埋菌核，早春结合中耕培土破坏子囊盘。结合苗床管理，拔除病苗、劣苗。油菜开花前摘除老黄病叶并带出田间集中处理。

③合理施肥，施足底肥，增施磷钾肥，增强植株抗病力。

④深沟高畦，合理密植。雨水过多时，及时开沟排渍，降低田间湿度，使植株生长健壮，增强抗病力。

⑤根据土壤缺硼的实际情况，在苗床和本田喷施硼砂或硼酸1次～2次。可有效治疗因缺硼引起的"萎缩不实病""花而不实病"。

（5）药剂防治。在发病初期，尤其是油菜进入抽薹开花期发病，必须及时施药，以控制菌核病、霜霉病、白锈病等病害的扩展为害。多雨时应抢晴喷药，并适当增加喷药次数。

2. 油菜菌核病有哪些危害与发生特点？

油菜菌核病又名油菜菌核软腐病，是油菜的重要病害。主要为害油菜的茎、叶、花和菜荚，以茎秆受害损失最大。油菜在开花结荚时，常常一株一株发病枯死，剥开下部茎秆，里面有许多像老鼠屎一样为菌核。苗期发病，先从幼苗的基部发生软腐，以后扩展到全苗，叶片变青灰色似烫伤状腐烂常常引起成团枯死或整窝枯死；成株期发病，茎秆受害后，病部出现淡黄褐色水渍状病斑，干燥时表皮破裂像麻丝，后期病秆腐烂成空心，并生有白色菌丝和鼠屎状菌核。油菜菌核病发病盛期一般出现两次，一次在11月下旬到12月，一次在次年的3至4月（此期正值油菜期易感病的花期，也是油菜受害的主要时期），如果在这段时间又遇多雨、潮湿、温暖的天气，油菜菌核病就将发生严重。

3. 如何防治油菜菌核病？

防治方法：采取以消灭菌源，增强植株抗病能力和重点施药保护的综合防治方法，控制油菜菌核的发生和为害。

首先，选用抗病丰产良种，具有茎秆坚硬、抗倒伏、花期短的抗性特点，对控制或减轻油菜菌核病的危害，起到积极的作用。其次，通过筛选、水选，以清除混杂在种子中的菌核，然后用10%的食盐水选种，清除漂浮的菌核后，再用清水冲洗，晾干后播种。第三适时喷药保护，控制菌核病的发生。用药时间为两个时间：第一次是在11月下旬，第二次是在3月中下旬。药剂可选用速克灵、多菌灵、克菌清等对口农药在刚开花时喷治，隔7天再防治1次，或选用25%富力库或30%爱苗乳油3000倍液喷雾。

（三）设施芹菜栽培

1. 芹菜有哪些基本特征？

属伞形科植物。有水芹、旱芹、西芹三种，功能相近，药用以旱芹为佳。旱芹香气较浓，称"药芹"。但是和香菜不是一个种，芹菜富含蛋白质、碳水化合物、胡萝卜素、B族维生素、钙、磷、铁、钠等，同时，具有平肝清热，祛风利湿，除烦消肿，凉血止血，健胃利血，清肠利便，润肺止咳，降低血压，健脑镇静的功效。

2. 芹菜有哪些类型与品种？

根据叶柄的形态，可分为中国芹菜和西洋芹菜两类：

（1）中国芹菜：别名本芹，叶柄细长，高100厘米左右，叶柄横切面1厘米~2厘米。依叶柄颜色分为青芹和白芹。

①青芹：植株较高大，叶片较大，绿色，叶柄较粗，横径1.5厘米左右，香气浓，产量高，软化后品质好。叶柄有实心和空心两种：实心芹菜叶柄髓腔很小，腹沟窄而深，品质较好，春季不易抽薹，产量高耐贮藏。如北京实心芹、天津白庙芹菜、山东桓台芹菜、开封玻璃脆芹菜等。空心芹菜叶柄髓腔较大，腹沟宽而浅，品质较差，春季易抽薹，但抗热性较强，宜夏季栽培，如福山芹菜、小花叶和早青芹等。

②白芹：植株较矮小，叶较细小，淡绿色，叶柄较细，横径1.2厘米左右，黄色或白色，香味浓，品质好，易软化。如贵阳白芹、昆明白芹、广州白芹。

（2）西洋芹或称美国芹菜，株高60厘米~80厘米，叶柄肥厚而宽扁，宽达2.4厘米~3.3厘米，多为实心，味谈，脆嫩，不及中国芹菜耐寒耐热。单株重1千克~2千克。有青柄及黄柄两个类型。著名的品种有矮白、矮金、伦敦红等。

3. 芹菜有哪些生长习性?

芹菜性喜冷凉、湿润的气候，属半耐寒性蔬菜；不耐高温。干燥可耐短期零度以下低温。种子发芽最低温度为4℃，最适温度15℃~20℃，15℃以下发芽延迟，30℃以上几乎不发芽，幼苗能耐-5℃~-7℃低温，属绿体春化型植物，3片~4片叶的幼苗在2℃~10℃的温度条件下，经过10至30天通过春化阶段。西芹抗寒性较差，幼苗不耐霜冻，完成春化的适温为12℃~13℃。

（1）温度：芹菜喜冷凉温和气候，种子发芽温度18℃~25℃，最低温度4℃~6℃。幼苗期15℃~20℃，可短期耐-4~6℃的低温和30℃的高温。芹菜根系则可在-15℃的低温下越冬，营养生长期的适宜温度为16℃~20℃，高于20℃则生长不良。

（2）光照：低温长日照可使芹菜苗端分化花芽，故春播常见未熟抽薹，芹菜营养生长期高温、强光使其纤维增多，品质下降。芹菜适合保护地环境，以春提前、秋延后栽培为佳。

（3）水分：芹菜系浅根作物，根系多在12厘米~18厘米，不耐干旱，需湿润的土壤和空气环境，尤其在生长盛期，地面布满白色须根更需充足的水分，否则生长停滞，叶柄中机械组织发达，产量下降，品质降低。

（4）土壤营养：芹菜适合富含有机质、保水、保肥力强的土壤或黏壤土，每生产100千克芹菜需氮40克，磷14克，钾

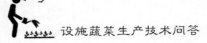

60克，缺氮植株矮小，叶柄易老化、空心，尤以前后期缺氮影响最大。此外，芹菜对硼需要较强，缺硼芹菜叶柄易发生劈裂。

4. 芹菜的壮苗标准是什么？

芹菜秧苗的壮苗标准：苗龄一般45至70天，株高7厘米～10厘米，有3片～5片真叶，叶色浓绿，根系较多，无病虫害，无机械损伤。

5. 芹菜在春季如何栽培育苗？

（1）种子处理：播种前5至6天晒种1至2天。晒种时不能直接平摊在水泥地上。浸种24小时，浸种时需换水1次～2次。

（2）播种：露地育苗播种时间为10月下旬至11月底，越冬期覆盖防冻，或2月上中旬大棚内育苗。播种量为每平方米苗床10克，每亩用量500克。播种时每千克种子可与5千克细土拌匀后再撒播。播后盖0.3厘米细土层和遮阳网。

（3）苗床管理：播种出苗前主要保持苗床湿度，幼苗顶土时揭去遮阳网。出苗后，苗床既要保持一定湿度，但也不宜多浇水。出苗2至3天后开始间苗，2叶期再间苗1次。幼苗长到3叶～4叶时，适当控制浇水进行炼苗，促进根系发育气温降至0℃以下时，可用遮阳网或草帘等覆盖。大棚内育苗和栽培的，育苗后期可多施肥，促其生长。大棚内如夜温太低，应注意保温。

6. 芹菜夏季如何栽培育苗？

播种期为3月下旬至5月下旬。播种量为每平方米苗床7克。种子浸种24小时后播种。覆土0.8厘米～1厘米。出苗后及时间苗，幼苗间距为2厘米左右。4月下旬播种的，不再覆盖薄膜。播后苗前要盖遮阳网，以利保湿。苗床规格、要求同春季栽培育苗。

7. 芹菜秋季如何栽培育苗？

播种期6月上旬到7月中旬播种育苗，7月下旬至8月下旬定植。由于秋季栽培播种期正在夏季高温季节，而芹菜发芽的适宜温度为15 ℃～25 ℃，超过30 ℃难以出苗，因此必须进行种子处理。

（1）变温处理：将浸种后的种子洗清后用纱布包好，挤去部分水分，放在冰箱中，保持5 ℃左右放2天，每天早晚用清水冲洗2次。再将种子摊晾在有光的15 ℃～22 ℃环境中，每天仍用凉水冲洗种子2次，之后可用电扇吹5至10分钟，以吹去附在种子上多余水分，防止水分过多造成氧气不足，影响发芽。一般经4至5天处理即可发芽。

（2）激素处理：用5毫克/升的赤霉素（920）浸种12小时后，用清水冲洗干净，再用清水浸种8小时，然后按上述方法摊晾在15 ℃～22 ℃的有光环境中。

（3）冷凉处理：把已经按第一种方法浸过的种子包在纱布内挤干，然后吊挂在深井内离水面40厘米～50厘米处，每天也需冲洗2次，方法同上。经5至6天后即可发芽。

播种后需覆盖一层0.8厘米厚的细土，平盖1至2层遮阳网，然后喷足水，以后保持土壤湿润。出苗后及时揭去平盖于地面的遮阳网。幼苗出真叶时间苗1次，2叶龄时再间苗1次，苗距为4厘米×2厘米，4叶～6叶时定植。

8. 芹菜冬季如何栽培育苗？

8月下旬至9月初播种，可在大棚内进行，遇高温仍需用遮阳网覆盖。由于冬季栽培用种大多为当年采收的新种子，播种时尚处于休眠期，打破休眠的方法同秋季栽培。播种方法可参照秋季栽培育苗。苗床管理上，若气温已下降，可按春季育苗的方法进行。

9. 设施芹菜定植前应做哪些准备？

（1）整地、施肥：芹菜适于富含有机质、保水保肥能力强的黏土壤栽培，需要比较高的养分条件，因此在定植前1周每亩施入腐熟圈肥6000千克，过磷酸钙50千克，碳铵25千克，硫酸锌4千克，均匀撒施于地表，耕翻一遍，耕深20厘米。结合整地做成1.5米宽的畦，深浇。

（2）定植前的准备：9月上旬初霜来临之前，当幼苗长到5片~6片叶时即可定植。定植前2天，将棚膜扣成天棚状，给苗床浇足水分。起苗时要尽可能地不破坏根系，起苗深度达10厘米。起苗后根据幼苗大小进行分级。定植时先栽大苗，后栽小苗，避免大小苗混栽形成大苗欺小苗、长势不良的现象。

（3）定植：采用平畦沟栽的方法进行定植。定植时，将每一畦面开7道小沟，够深10厘米，沟宽5厘米，沟间距18厘米~20厘米。将幼苗直立地放入沟中，本芹株距为8厘米，亩栽苗45000株左右；西芹株距为20厘米，亩栽苗16000株左右。品种不同，要求的株距有所不同。埋土深度与幼苗原来的入土深度相同，要露出心叶，不能过深或过浅。每栽完1畦立即浇水，避免幼苗因失水过多缓苗慢。

10. 设施芹菜定植后如何进行管理?

（1）温湿度管理：芹菜植株的最适生长温度为15 ℃ ~ 20 ℃，10月份之前，要通过浇水和调节放风量的大小来控制温度。这一阶段最高温度不超过22 ℃；进入11月份之后，要通过加强覆盖保温、降低通风量来保证温度。这一阶段最低温度不能低于10 ℃。如果5 ℃ ~ 10 ℃连续达10天，很容易通过春化阶段，形成抽薹。芹菜的整个成株期需要较高的土壤湿度，地表要经常保持湿润。

（2）光照调节：芹菜是一种耐弱光的蔬菜作物。光照的长短对它的营养生长影响不大，但是对它的生殖生长影响非常大，尤其是越冬栽培中，光照调节不好，会过早地发生抽薹现象，严重影响产量和品质。通过进行光照调节，可以避免或延迟抽薹，达到连续采收、获得高产的目的。具体做法是，晚揭早盖草帘子，控制每天的光照时间在6至9小时以内，让芹菜始终处于短日照条件下。

（3）水肥管理：定植后要看苗浇水。心叶长出之前，要保持地表见干见湿，缺水时要浅浇，促进缓苗。心叶长出之后，控制浇水，期间可以用铅丝耙轻划地表，代替中耕，阻断土壤毛细管，降低水分蒸发，促进根系生长。当心叶开始直立生长时，加强水分供应，经常保持地表湿润，并随水追施1次尿素，每亩施15千克。进入心叶肥大期后，要加强钾肥的供应，亩施生物钾肥10千克，同时混施硫酸铵30千克。以后，每掰收1次就追1次肥，确保心叶再次快速肥大。有条件的地方可以用沼渣液肥代替化肥，每亩次冲施1000千克，施完后要放风排毒。

芹菜的浇水、追肥比较讲究。浇水一般是在采收前1至2

天进行，以浇小水为主，目的是植株充分吸收水分后，掰收的叶柄能保持鲜嫩的状态上市。采收之后不能立即浇水，而是要过1周、伤口基本愈合后再浇水，有利于控制病害。追肥以撒施为主。要在叶片没有露水时进行，撒施完化肥后，先用柔软的笤帚扫净落在叶片上的化肥颗粒，否则叶片上的水珠吸附化肥后会灼伤叶片，降低商品性。追肥后浇水，一定要漫过心叶，溶化心叶中夹带的化肥颗粒，否则会烧坏心叶，影响产量。

（4）芹菜栽培中需要注意的几个因素：芹菜是以叶柄为商品的蔬菜，因此一切栽培措施都要围绕叶柄的生长来进行。首先水分不足、缺氮和低温受冻，叶柄容易产生空心；其次温度过高、土壤干燥、缺硼，叶柄会发生"劈裂"现象，西芹缺钙则易烂心；第三，在芹菜株高达到20厘米以上、收获前半个月，喷1次赤霉素。施用浓度为10毫克/升水，结合0.1%的磷酸二氢钾效果更好。选择晴天上午9点以前喷洒，阴雨天禁止使用。喷后要多浇水，多施肥。使用赤霉素不但可以增加产量，而且可以提高质量，增加抗病性。

（5）采收：温室越冬芹菜的收获包括两种方法。一种是掰收。栽培本芹和西芹都可以采取这种收获方法。每次每株采收2片～3片达到商品性的大叶柄。另一种是割收。主要是西芹采用这种方法收获。当市场销售价格较高时，抓准时机一次性收割上市。不论是哪种方法，芹菜收获后运销期间，尽量使产品处在低温高湿条件下，但不能受冻，降低呼吸作用和蒸腾作用，减少养分、水分消耗，保持鲜嫩。

11. 日光温室冬茬芹菜栽培要注意什么？

冬茬芹菜一般6至8月露地遮阴育苗，8至10月定植于日光温室，12月至第二年4月采收，此茬栽培正值外界气温较低的深冬和早春，栽培关键是增温保温，要求室内温度保持在20℃左右，夜间温度保持5℃以上，前期主要是降温、防病，后期保温、放风。深冬季节12月至第二年1月加强夜间覆盖保温，最低温度不低于3℃，2月以后应加大通风量，加强肥水管理。

12. 改良阳畦冬春芹菜栽培要注意什么？

改良阳畦冬春芹菜栽培关键是培育壮苗、大苗，抽薹前获得较大植株，定植时应精选壮苗、大苗、小苗分别定植。最好丛栽。一般10月中旬至11月初定植于风障前的阳畦，定植后浇大水，气温0℃加盖草帘。冬前控制浇水，入冬时浇冻水并增施腐熟人粪尿，增强抗寒能力，返青前应防止芹菜受冻和捂黄芹菜苗，故需合理揭盖草帘，第二年3月下旬至4月初，气温回升，芹菜返青，应肥水猛攻，并保持温度15℃~22℃，促进早收。

13. 大棚春夏芹菜栽培要注意什么？

春夏大棚芹菜多1月下旬至3月初分别播种，播后盖膜，晚上加盖草帘，出苗前保持较高温度，出苗后最低温度不低于10℃，春芹菜生长前期，应控制浇水，加强中耕以利地温回升，进入生长旺盛期，可肥水猛攻，直至收获。

14. 芹菜采收后的最佳贮藏指标有哪些？

（1）温度：0℃±0.5℃。

（2）气体：氧气3%，二氧化碳5%。

（3）湿度：90%~98%。

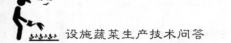
（4）冰点：叶柄（茎）-0.49 ℃，叶片-3.0 ℃。

（5）气体伤害阈值：二氧化碳>7%～8%。

（6）贮藏期：2至3个月。

15. 芹菜的贮藏工艺有哪些？

适时无伤采收→剔除伤、病、残植株或摘除黄叶→剪根（留20毫米左右）→捆把（0.5千克/捆～1.0千克/捆）→时入库上架于-1 ℃～0 ℃预冷24小时→装入长1000毫米～1100毫米×宽650毫米～750毫米×厚0.06毫米～0.07毫米保鲜袋中（10千克/袋～15千克/袋）→防腐处理→松扎袋口（口直径为20毫米～30毫米）→袋子上架于0 ℃±0.5 ℃贮藏即可。

16. 芹菜贮藏时有哪些注意事项？

（1）品种：芹菜分为实心种和空心种两类，又有深绿与浅绿色之分，一般实心绿色耐寒、耐贮。

（2）采收期：贮藏用芹菜要适时采收，一般在叶柄变空之前收获。适于早播种，东北地区多在"夏至"至"小暑"间播种，"霜降"前后采收；华北、西北地区多在"小暑"至"大暑"间播种，"小雪"采收。芹菜只能忍耐轻霜，收获期较菠菜早。

（3）混贮：芹菜可与蒜薹、菠菜、香菜等混放贮。

（4）激素处理：赤霉素、细胞分裂素等激素对延缓叶片衰老，保绿效果极好，30毫克/升～50毫克/升赤霉素处理效果最佳。

（5）防止气体伤害：为降低贮藏成本，一般MA贮藏包装量较大（10千克/袋～20千克/袋），芹菜又不耐高二氧化碳，采用松扎袋口。

（6）假植：芹菜收获后再就地假植于宽30毫米×高30毫米左右沟中，避光保温假植，效果很好。

17. 芹菜沤根的发病症状有哪些？如何进行防治？

（1）发病症状：该病发生后，芹菜不再长新根，幼苗生长缓慢，幼根外皮变成锈褐色，以后逐渐腐烂。茎叶生长受抑制，最后枯死，枯死幼苗很容易从土中拔起。在冬季、早春季节，芹菜苗期遇长期阴雪天气，苗床温度过低（低于10 ℃），湿度过大，导致根系发育不良，吸收能力下降。

（2）防治方法：播种时，要求畦面平整，严禁大水漫灌。床温保持在15 ℃～25 ℃，加强通风，降低湿度。苗床湿度过大时，可向苗床撒施干草木灰、细土。通过上述措施培育壮苗，提高抗病能力。

18. 芹菜烧心有哪些发病症状？如何进行防治？

（1）发病症状：春季芹菜生长前期烧心现象较少发生，在夏季高温季节芹菜长至11片～12片叶时，容易发生烧心病害。开始时心叶叶脉变褐，以后叶缘细胞逐渐死亡，呈黑褐色。引起芹菜烧心的主要原因是缺乏钙素。

（2）防治方法：加强田间温度、湿度、酸碱度的管理，若在冷季种植芹菜，发芽适温应控制在15 ℃～20 ℃，生长期温度控制在15 ℃～21 ℃；在多雨季节及时排除田间积水，土壤干旱时及时浇水调墒；调节土壤适宜酸碱度，对酸性土壤可施入适量石灰，对酸性土壤应增施农家肥料，使pH值达到5.6～6.8。另外，发病初期喷洒0.5%硝酸钙水溶液补施钙肥。

19. 芹菜空心的发病症状有哪些？如何进行防治？

（1）发病症状：芹菜空心是一种生理老化现象，一般在植株生长的中后期发生。叶柄髓部和疏导组织细胞老化，细胞液胶质化失去活力和细胞膜发生空隙。多从叶柄基部向上延伸，在同一植株上外叶先于内叶，由叶基到第一节间发生较早。叶柄空心部位呈白色絮状，木栓化组织增长。一般砂壤土、土壤干旱、低温受冻等条件下易发此病。

（2）防治方法：

① 选择非砂壤土种植芹菜。

② 遇高温干旱及时浇水。

③ 保温栽培，冬春低温季节覆膜保温，或在田间撒施草木灰，可起到保温御寒的作用。施足充分腐熟的有机肥可起到保温效果。

④ 当出现叶色变浅、植株脱肥时，可根外喷施0.1%尿素溶液，连喷2次~3次。

20. 芹菜叶柄开裂的发病症状有哪些？如何进行防治？

（1）发病症状：主要表现为茎基部连同叶柄同时裂开。发病原因：一是缺乏微量元素（硼）引起叶柄开裂。二是在低温、干旱条件下，芹菜植株生长受阻。三是遇到突发性高温、高湿，植株吸水过多导致叶柄开裂。

（2）防治方法：

① 增施有机肥，每亩施充分腐熟有机肥2000千克，浇水要均匀。

② 增施硼肥，每亩施硼砂1千克，可与有机肥充分混匀后同时施下。

③叶面喷施0.1%～0.3%硼砂水溶液抗旱。

21. 芹菜叶脉黄化的发病症状有哪些？如何进行防治？

（1）发病症状：叶脉黄化，从植株下部向上发展。多由土壤中钾含量过多，影响了钙、镁的吸收，植株缺镁引起发病。

（2）防治方法：叶面喷施镁肥，或根据土壤的酸碱度酌情施入硫酸镁或氧化镁。

22. 芹菜叶斑病有哪些发病症状，如何进行防治？

（1）发病症状：芹菜叶斑病又称早疫病，主要为害叶片。初呈黄绿色水渍状斑，后发展为圆形或不规则形，大小4毫米～10毫米，病斑灰褐色，边缘色稍深不明晰，严重时病斑扩大汇合成斑块，终致叶片枯死。茎或叶柄上病斑椭圆形，3毫米～7毫米，灰褐色，稍凹陷。发病严重的全株倒伏。高湿时，上述各病部均长出灰白色霉层。

（2）防治方法：

①选用耐病品种。如津南实芹1号。

②必要时用48℃温水浸种30分钟。

③合理密植，科学灌溉，防止田间湿度过高。

④发病初期喷洒50%甲基硫菌灵可湿性粉剂500倍液、或77%可杀得可湿性粉剂500倍液喷雾；也可选用5%百菌清粉尘剂，每亩次1千克；或施用45%百菌清烟剂，每亩次200克，隔9天左右1次，连续或交替施用2次～3次。

23. 芹菜斑枯病有哪些发病症状，如何进行防治？

芹菜斑枯病已成为冬春保护地芹菜的重要病害，对芹菜的产量和质量影响很大。

（1）发病症状：芹菜斑枯病又称叶枯病。叶片、叶柄和茎均可染病。一种是老叶先发病。叶上病斑多散生，大小不等，直径3厘米～10厘米，初为淡褐色油渍状小斑点，后逐渐扩大，中部呈褐色坏死，外缘多为深红色且病健部明显，中间散生少量小黑点。另一种是开始不易与前者区别，后中央呈黄白色或灰白色。边缘聚生很多黑色小粒点，病斑外常具一圈黄色晕环，病斑直径不等。叶柄或茎部染病，病斑褐色，长圆形稍凹陷，中部散生黑色小点。

（2）防治方法：

①进行种子消毒。

②加强田间管理，切忌大水漫灌，注意降温排湿。

③芹菜封垄前，有45%百菌清咽剂熏蒸，每亩次200克～250克；或喷洒5%百菌清粉尘剂，每亩次1千克。

④发病初期，喷75%百菌清可湿性粉剂600倍液；或64%杀毒矾可湿性粉剂500倍液；或40%多·硫悬浮剂500倍液，隔7至10天1次，连续2次～3次。

24. 芹菜软腐病有哪些发病症状，如何进行防治？

（1）发病症状：一般在生长中后期封垄遮阴、地面潮湿的情况下易发病。病菌主要在土壤中越冬，通过昆虫、雨水或灌溉水等从伤口侵入，发病后可通过雨水或灌溉水传播蔓延。主要发生于叶柄基部或茎上。一般先从柔嫩多汁的叶柄基部开始发病，发病初期先出现水浸状，形成淡褐色纺锤形或不规则的凹陷斑，后呈湿腐状，变黑发臭，仅残留表皮。

（2）防治措施：

①合理轮作：实行两年以上轮作。选用抗病品种，无病土育苗，播种前用新高脂膜拌种能驱避地下病虫，隔离病毒

感染，提高种子发芽率；并及时清除前茬作物病残体，同时向地面喷施消毒药剂加新高脂膜800倍液对土壤进行消毒处理。

②栽培管理：在定植、中耕、除草等各种操作过程中应避免在植株上造成伤口，随后喷施新高脂膜形成一层保护膜，防止病菌借伤口侵入，同时在芹菜生长阶段喷施壮茎灵，可使植物杆茎粗壮、叶片肥厚、叶色鲜嫩、植株茂盛，天然品味浓。

③药剂防治：发现病株及时清除，并撒入石灰等消毒，并配合喷施新高脂膜800倍液防止病菌扩散；同时根据植保要求喷施针对性药剂72%农用硫酸链霉素可溶性粉剂等喷雾防治，并喷施新高脂膜800倍液增强药效，提高药剂有效成分利用率。

25. 芹菜病毒病有哪些发病症状，发生特点是什么？

（1）发病症状：从苗期至成株期均可发病，全株受害。染病株发病初始表现为叶片皱缩，呈现浓、淡绿色斑驳或黄色斑块症状的明显黄斑花叶，叶色褪绿，叶面皱曲，新生叶片偏小，有的叶片扭曲、变窄，叶柄纤细。发病严重时，心叶节间缩短，全株叶片皱缩，停止生长或黄化、矮缩。发病晚的多见于所生叶呈浓、淡绿相间的花叶，植株正常。

（2）发生特点：

①此病由黄瓜花叶病毒（CMV）、芹菜花叶病毒（CeMV）、马铃薯Y病毒（PVY）和芜菁花叶病毒（TuMV）等病毒粒子单独或复合浸染引起。病毒借昆虫或汁液在田间传播。CMV附着在多年生宿根杂草上越冬。CMV、CeMV、PVY主要通过蚜虫及汁液接触传播至寄主植物上，还可通过田间农事操作从寄主伤口侵入进行传播。TuMV主要靠汁液传染，也可由桃蚜及甘蓝

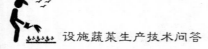

蚜作非持久性传毒。

②病毒喜高温干旱的环境，适宜发病的温度范围为15℃~38℃，最适发病温度为20℃~35℃，相对湿度在80%以下。

③芹菜最适感病生育期为成株期，发病潜育期10至15天，遇持续高温干旱天气，易使病害发生与流行。芹菜病毒病在浙江及长江中下游地区的主要发病盛期在春季的5至6月和秋季的10至11月，此时正值有翅蚜迁飞高峰期。年度间春、秋季温度偏高、少雨、蚜虫发生量大的年份发病重。栽培管理粗放、农事操作不注意防止传毒、多年连作、地势低洼、缺肥、缺水、氮肥施用过多的田块发病重。

26. 如何防治芹菜病毒病?

（1）用50%灭菌成加翠康系列叶面肥或83增抗剂（10%混合脂肪酸水乳剂）或1.5%的植病灵乳剂1000倍液等药剂喷雾。每隔5~7天喷1次，连续2~3次。

（2）及时防治蚜虫，可用70%吡虫灵、20%啶虫脒或22%蚜虱灵喷施，减少蚜虫对病毒的传播。

27. 芹菜菌核病有哪些危害症状，如何进行防治?

（1）危害症状：主要为害芹菜茎、叶。受害部分初呈褐色水渍状，湿度大时形成软腐，表面生出白色菌丝，之后形成鼠粪状黑色菌核。

（2）防治措施：

①与非伞形花科蔬菜轮作2至3年；合理密植，西芹适当稀植；选择不易积水地块种植；收获后及时深翻或灌水浸泡，或闭棚7至10天，利用高温杀灭表层菌核。

②种子处理。用10%盐水选种，再用清水洗干净，晾干

播种。

③发病初期，可选择用以下药剂进行防治：菌核净+克菌丹；噻菌灵+福美双，或腐霉利+三氯异氰尿酸，视病情隔7至10天喷1次。

28. 芹菜早疫病有哪些危害症状，如何进行防治？

（1）危害症状：主要为害叶片、叶柄和茎。叶片受害：初为水渍状褪绿色近圆形小斑点，渐发展扩大近圆形或不规则形的大病斑，中心灰褐色，外缘有黄色晕圈；严重时病斑扩大成斑块，最后枯死。茎或叶柄受害：暗褐色，稍凹陷。发病严重的全株倒伏。

（2）防治措施：

①实行轮作，并适时对地面喷洒新高脂膜保墒防水分蒸发、防土层板结，隔离病虫源；合理施肥，及时清除病残体。

②种子处理：用50℃温水浸种30分钟，也可用种子重量0.4%的70%代森锰锌可湿性粉剂拌种。

③发病初期，可选择用以下药剂进行防治：丙森锌；苯醚甲环唑+代森联，或腐霉利+代森锌，5至7天喷1次。

29. 芹菜黑腐病有哪些危害症状，如何进行防治？

（1）危害症状：主要为害根茎部和叶柄基部，多在近地面处染病，有时也浸染根。染病后受害部先变灰褐色，扩展后变成暗绿色至黑褐色，后破裂露出皮下染病组织变黑腐烂，尤以根冠部易腐烂，叶下垂，呈枯萎状，腐烂处很少向上或向下扩展，病部生出许多小黑点。严重的外叶腐烂脱落。

（2）防治措施：

①与非伞形花科蔬菜轮作两年以上；开好排水沟，避免畦

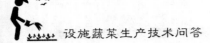

洼积水；合理施肥浇水，夏季采用遮阳网覆盖。

②发病初期，可选用以下药剂防治：百菌清；氧化亚铜；甲基硫菌灵，每7至10天喷1次，连续2次~3次。保护地内每亩可用45%百菌清烟雾剂250克，于傍晚关闭大棚进行烟熏。

30. 芹菜锈病有哪些危害症状，如何进行防治？

（1）危害症状：主要为害叶片、叶柄和茎。叶片上初生许多针尖大小褪色斑，呈点状或条状排列，后变褐色，中央呈疱状隆起，疱斑破裂后散出橙黄色至红褐色粉状物。后期在疱斑上及其附近产生暗褐色疱斑，可造成叶片、茎秆等干枯。

（2）防治措施：

①与非菊科蔬菜轮作2至3年；施足底肥，增施磷钾肥；加强田间管理，适度密植，雨后及时排水。

②发病初期，喷洒苯醚甲·丙环；烯唑醇，或戊唑醇，隔10天左右1次，连续2次~3次。

31. 芹菜根腐病有哪些危害症状，如何进行防治？

（1）危害症状：各生育期均可发生，主要为害根部和茎基部，被侵害部位开始产生水浸状红褐色斑，几天后变为暗褐色或黑褐色，稍凹陷，叶片变黄，由下往上发展，但叶片不脱落。主根被害腐烂或坏死，侧根少。

（2）防治措施：

①实行轮作，用无病菌土壤育苗或进行床土消毒；增施生物有机肥和磷钾肥，减少和防止单一使用氮肥；同时要深耕，增加土壤的透气性。

②发病初期，可用以下药剂防治：多菌灵；恶霉灵，或甲

霜灵灌根，每10天灌1次，连灌2次。

32. 芹菜根结线虫有哪些危害症状，如何进行防治？

（1）危害症状：此病仅为害根部。芹菜被害后，地上植株，轻者症状不明显，重者生长不良，植株比较矮小，中午气温较高时，植株呈萎蔫状态，早晚气温较低或浇水后，暂时萎蔫的植株又可恢复正常。根部以侧根和须根最易被害，上有大大小小不同的根结，开始呈白色，后来成浅褐色。剖开根结，病部组织里有很小的乳白色线虫。

（2）防治措施：

①培育无虫苗；进行轮作倒茬；播种或定植前选晴天把土壤深翻30厘米。

②药剂处理土壤，播种前15天每亩用10%噻唑膦颗粒剂，或0.5%阿维菌素颗粒剂2千克，加细土40千克混匀后撒在地面，深翻25厘米，可达控制效果。

③发病初期用：0.8%阿维菌素微胶囊剂悬浮剂每亩0.96克灌根，持效期14天左右。

33. 如何防治芹菜蚜虫，小菜蛾，菜青虫？

（1）蚜虫：蚜虫在芹菜整个生育期均可发生，开始多集中于芹菜心叶部分吸食汁液，使叶片、叶柄不能伸展，严重时全株萎缩。蚜虫是芹菜病毒病的主要传播媒介。

防治方法：观察发现蚜虫及时防治。选用70%吡虫灵、3%御丹、3%奇巧或2.5%高福2000倍液喷雾。

（2）小菜蛾、菜青虫：属鳞翅目害虫，对有机磷及菊酯类杀虫剂易产生抗性。

防治方法：可选用5%阿维菌素3000倍液+2.5%农华高福

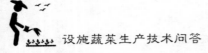

（农华功夫）2000倍液，或4%金功（甲维高氯氟）2000倍液或2%中农泰妙（甲维盐）喷雾。

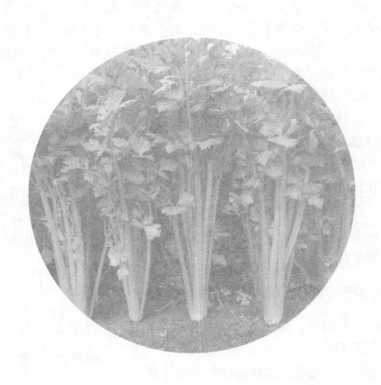

（四）设施茼蒿栽培

1. 常见的茼蒿种类有哪些？

茼蒿依叶的大小分大叶茼蒿、小叶茼蒿和蒿子秆三种类型。大叶茼蒿：又称板叶茼蒿或圆叶茼蒿，叶宽大，缺刻少而浅，叶肉厚，嫩枝短而粗，纤维少，香味较浓，品质佳，产量高，但抗寒力差，生长慢，成熟略迟，栽培比较普遍。小叶茼蒿：又称花叶茼蒿或细叶茼蒿，叶狭小，缺刻多而深，叶肉薄，嫩枝细，分枝多生长快。香味浓，品质较差，产量较低，但耐寒，成熟稍早，适合于冬季栽培。蒿子秆：茎较细，主茎直立、发达，食用部位为嫩茎。

2. 设施茼蒿栽培主要有哪些步骤？

（1）整地施肥：

播前每亩地用优质农家肥2000千克、磷酸二铵25千克～50千克均匀撒施于地面，而后深翻两遍，使肥料与土壤充分混匀。耙平后作畦，畦宽1米～1.5米，畦埂宽8厘米～10厘米，轻踩一遍，以防浇水后下陷。

播期：北方地区在10月上旬至11月中旬均可播种，如果小雪前在温室内播种，可于春节期间收获。春季保护地栽培，一般在3月下旬温室内播种栽培，或在4月中旬移栽小拱棚；秋冬栽培可分批分期排开播种，10至15天一个播期，在加温温室条件下可延后到12月份采收。

（2）种子处理：

插前3至5天，先用55℃的温水浸种20分钟，消除种子携

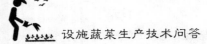

带的病毒，再用30℃温水浸泡24小时，淘洗，沥干后晾一下，装入清洁的容器中，放在15℃～20℃条件下催芽。每天用温水淘洗1遍，3至5天出芽（若是新种子要提前置于0℃～5℃的低温处理7天左右打破休眠）。

（3）播种：

不论干籽播种还是催芽后播种，都可撒播和条播。条播时，在1米～1.5米宽的畦内按行距15厘米～20厘米开沟，沟深1厘米，在沟内用壶浇水，水渗后在沟内撒籽，然后覆土，覆盖地膜保温保湿，出苗后将地膜全部撤去。

（4）田间管理：

①温度。播后5至7天，白天保持20℃～25℃，夜间10℃，出苗后白天15℃～20℃，夜间8℃～10℃，超过25℃即扒缝放风，一定要防高温伤害。茼蒿生长适温17℃～20℃。

②水肥管理。播后要保持地面湿润，以利出苗。出齐苗后可减少浇水次数，保持畦面见干见湿，以防猝倒病和霜霉病发生。一般苗高3厘米时浇一次水，全生育期浇2次～3次水，当苗子长到9厘米～12厘米高时追第一次肥，随水追入硝酸铵10千克～15千克。以后每采收一次追肥一次。

③间苗除草。当小苗长到10厘米高时，小叶种按株、行距3厘米～5厘米见方间拔，大叶种按20厘米左右见方间拔，同时铲除杂草。

（5）采收：

一般出苗后30至40天，苗高25厘米～30厘米即可收获。收获过迟，影响品质。一般每亩产量1000千克～1500千克。

3. 茼蒿立枯病有哪些症状，如何防治？

症状：多发生在育苗的中、后期。主要为害幼苗茎基部或地下根部，初为椭圆形或不规则暗褐色病斑，病苗早期白天萎蔫，夜间恢复，病部逐渐凹陷、萎缩，有的渐变为黑褐色，当病斑扩大绕茎一周时，茼蒿干枯死亡，但不倒伏。轻病株仅见褐色凹陷病斑而不枯死。苗床湿度大时，病部可见不甚明显的淡褐色蛛丝状霉。

防治方法：发病初期可喷洒38%恶霜嘧酮菌酯800倍液，或41%聚砹·嘧霉胺600倍液，或20%甲基立枯磷乳油1200倍液，或72.2%普力克水剂800倍液，隔7至10天喷1次。或将大将军+门神按600倍液稀释，每平方米3升在播种前或播种后及栽前苗床浇灌。在定植时或定植后和预期病害常发期前，将本产品按600倍液稀释，进行灌根，每7天用药1次，用药次数视病情而定。

4. 茼蒿叶斑病有哪些症状，如何进行防治？

症状：鸡冠花叶斑病浸染叶片、叶柄和茎部，叶上病斑圆形，后扩大呈不规则状大病斑，并产生轮纹，病斑由红褐色变为黑褐色，中央灰褐色，茎和叶柄上病斑褐色、长条形。鱼尾葵叶斑病叶片上产生黑褐色小圆斑，后扩大或病斑连片呈不规则大斑块，边缘略微隆起，叶两面散生小黑点。君子兰叶斑病叶上有椭圆形、长条形浅红褐色病斑，周围有退绿圈，后扩大呈不规则大斑块，病斑上产生黑点。

防治方法：发病初期喷洒4%嘧啶核苷类抗生素20毫升+41%聚砹·嘧霉胺20毫升，兑水15千克水，5至7天用药1次，连用2次～3次。

5. 茼蒿菌核病有哪些症状，如何进行防治？

症状：主要为害茎蔓、叶片和果实。茎基部染病，初生水

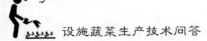

溃状斑，后扩展成淡褐色，造成茎基软腐或纵裂，病部表面生出白色棉絮状菌丝体。叶片染病，叶面上现灰色至灰褐色湿腐状大斑，病斑边缘与健康部位分界不明显，湿度大时斑面上现絮状白霉，终致叶片腐烂。果实染病，初现水浸状斑，扩大后呈湿腐状，其表现密生白色棉絮状菌丝体，发病后期病部表面现数量不等的黑色鼠粪状菌核。

防治方法：发病中前期，防治20%硅唑咪鲜胺30毫升＋恶霜菌酯25毫升，兑水15千克水，5至7天用药1次，连用2次～3次。

6. 茼蒿菜螟有哪些症状，如何进行防治？

症状：以初龄幼虫蛀食幼苗大菜螟心叶，吐丝结网，轻者影响菜苗生长，重者可致幼苗枯死，造成缺苗断垄，高龄幼虫除啮食心叶外，还可蛀食茎髓和根部，并可传播细菌软腐病，引致菜株腐烂死亡。

防治方法：幼虫孵化盛期或初见心叶被害和有丝网时，施药5%抑太保乳油4000倍液喷雾2次～3次，注意将药喷到菜心上。

7. 茼蒿蚜虫有哪些症状，如何进行防治？

症状：蚜虫为刺吸式口器的害虫，常群集于叶片、嫩茎、花蕾、顶芽等部位，刺吸汁液，使叶片皱缩、卷曲、畸形，严重时引起枝叶枯萎甚至整株死亡。

防治方法：当田间百株蚜量达500头、益害比大于1∶500时，每亩用25%蚜螨清乳油50毫升，或吡虫啉系列产品1500倍～2000倍液喷雾，10%的蚜虱净60克～70克，20%的吡虫啉2500倍液，25%的抗蚜威3000倍液喷雾防治。

（五）设施韭菜栽培

1. 韭菜的基本特征有哪些？

　　属百合科多年生草本植物，具特殊强烈气味，根茎横卧，鳞茎狭圆锥形，簇生；鳞式外皮黄褐色，网状纤维质；叶基生，条形，扁平；伞形花序，顶生。

2. 韭菜有哪些形态特征？

　　（1）根：为弦线根的须根系，没有主侧根。主要分布于30厘米耕作层，根数多，有40根左右，分为吸收根、半贮藏根和贮藏根3种。着生于短缩茎基部，短缩茎为茎的盘状变态，下部生根，上部生叶。

　　（2）茎：茎分为营养茎和花茎，一二年生营养茎短缩变态成盘状，陈称为鳞茎盘，由于分蘖和跳根，短缩茎逐渐向地表衍生生长，平均每年伸长1厘米~2厘米，鳞茎盘下方形成葫芦状的根状茎。根状茎为贮藏养分的重要器官。

　　（3）叶：叶片簇生叶短缩茎上，叶片扁平带状，可分为宽叶和窄叶。叶片表面有蜡粉，气孔陷入角质层。

　　（4）花：锥型总苞包被的伞形花序，内有小花20朵~30朵。小花为两性花，花冠白色，花被片6片，雄蕊6枚。子房上位，异花授粉。

　　（5）果实种子：果实为蒴果，子房3室，每室内有胚珠两枚。成熟种子黑色，盾形，千粒重为4克~6克。

3. 按食用分类韭菜可以分为哪几种?

中国韭菜品种资源十分丰富,按食用部分可分为根韭、叶韭、花韭、叶花兼用韭四种类型。

(1)根韭:根韭主要分布在中国云南、贵州、四川、西藏等地,又名茎韭、宽叶韭、大叶韭、山韭菜等。主要食用根和花薹。根系粗壮,肉质化,有辛香味,可加工腌渍或煮食。花薹肥嫩,可炒食,嫩叶也可食用。根韭以无性繁殖为主,分蘖力强,生长势旺,易栽培。以秋季收刨为主。

(2)叶韭:叶韭的叶片宽厚、柔嫩,抽薹率低,虽然在生殖生长阶段也能抽薹供食,但主要以叶片、叶鞘供食用。我国各地普遍栽培。软化栽培时主要利用此类。

(3)花韭:花韭专以收获韭菜花薹部分供食。它的叶片短小,质地粗硬,分蘖力强,抽薹率高。花薹高而粗,品质脆嫩,形似蒜薹,风味尤美。我国甘肃省兰州市、台湾地区栽培较多。山东等地也有零星引种栽培。花韭有很多品种,如小叶种:抽薹与分蘖性强,叶狭短,色较浓,叶鞘细而色微绿,叶及叶鞘质较硬,早熟,叶花兼用,品质中等;年花韭菜:抽薹性特强,花茎长大,叶幅中宽而长,浓绿色,叶鞘大,呈微黄赤色。叶与叶鞘较硬,抽薹期长,周年都能抽薹,叶部不宜食用,以采薹为主;年花2号:花茎粗大,品质优良,耐低温。

(4)叶花兼用韭:叶花兼用韭的叶片、花薹发育良好,均可食用。目前国内栽培的韭菜品种多数为这一类型。该类型也可用于软化栽培。

4. 按生产分类韭菜有哪几种?

在生产中,按韭菜叶片的宽度可分为宽叶韭和窄叶韭两类。

（1）宽叶韭：叶片宽厚，叶鞘粗壮，品质柔嫩，香味稍淡，易倒伏，适于露地栽培或软化栽培。

（2）窄叶韭：叶片窄长，叶色较深，叶鞘细高，纤维含量稍多，直立性强，不易倒伏，适于露地栽培。

5. 韭菜的生长习性有哪些？

韭菜：属于百合科多年生宿根蔬菜，适应性强，抗寒耐热，中国各地到处都有栽培。南方不少地区可常年生产，北方冬季地上部分虽然枯死，地下部进入休眠，春天表土解冻后萌发生长。

（1）温度：韭菜性喜冷凉，耐寒也耐热，种子发芽适温为12℃以上，生长温度15℃到25℃，地下部能耐较低温度。

（2）光照：中等光照强度，耐阴性强。但光照过弱，光合产物积累少，分蘖少而细弱，产量低，易早衰；光照过强，温度过高，纤维多，品质差。

（3）水分：适宜的空气相对湿度60%~70%，土壤湿度为田间最大持水量的80%~90%。

（4）土壤营养：对土壤质地适应性强，适宜pH为5.5~6.5。需肥量大，耐肥能力强。

6. 韭菜播种前要做哪些准备工作？

（1）育苗地的选择：育苗地选择沙壤土、干燥地块，播前深耕晒垡，利用太阳能高温消毒或低温杀死病虫卵。整细耙平，做成1.5米×8米的平畦，畦内每平方米撒施腐熟的鸡或猪粪5千克~7千克或腐殖酸生态肥8千克，尿素0.1千克，阿维地线净0.05千克，50%多菌灵可湿性粉剂0.02千克，土肥药混匀，整平。

（2）种子处理：选用新种子，如早春气温偏低，可采用干籽播种，为抢墒出苗可浸种催芽。种子处理前晒种1至2天。播前1至2天，将选好的种子，放入40℃温水中，用力搅拌，捞出搓洗干净，换30℃温水浸种8至10小时，放在18℃~20℃条件下催芽，每天用清水淘洗2次。60%胚根伸出时立即播种。

7. 韭菜适宜的播种时间是怎样的？

黄淮流域春播韭菜4月上旬至4月中旬，南方12月至2月份，北方5月至6月份，地温稳定于12℃以上，日平均气温15℃~18℃即可播种。采用条播，每亩苗床用干籽6千克~8千克，可栽植6000平方米菜地，播后立即加盖地膜，保温提温。70%幼苗顶土时揭膜。

8. 如何进行韭菜的播后管理？

（1）浇水追肥：结合浇水追施速效氮肥2次~3次，每亩追施尿素6千克~8千克，定植前一般不收割，以促进韭苗养根，到定植时要达到壮苗标准。

（2）壮苗标准：一般苗龄80至90天，苗高15厘米~20厘米，单株无病虫，无倒伏现象。

（3）除草：出苗后及时人工拔草，清除病残植株。也可用精喹禾灵、盖草能等除草剂防除单子叶杂草，或在播种后出苗前用30%除草通乳油每亩100克~150克，兑水50千克喷洒畦面。

9. 韭菜定植时应注意哪些问题？

（1）适时定植：一般株高达18厘米~20厘米尚未分蘖，夏至后定植。

（2）深耕施肥：前茬腾茬后，深耕20厘米，每亩施入腐熟优质圈肥6000千克，磷酸二铵30千克，耙入土层，整平作畦。

（3）起苗：育苗地于定植前一天浇水，起苗后抖净泥土，大小苗分级，剪去须根末端，留3厘米～5厘米，剪掉叶端，留叶长8厘米～10厘米。

（4）栽苗：在畦内按行距18厘米～20厘米，划线开沟，穴距8厘米～10厘米，每穴8株～10株。栽培深度以叶片与叶鞘交接处为准，栽实、栽齐、栽平。

10. 栽培韭菜时有哪些栽培要点？

（1）适时播种，培育壮苗：韭菜一年四季都可播种，但以春季3至4月播种为宜。要选平整肥沃的育苗基地，苗施腐熟有机肥5000千克，复合肥30千克，然后深翻30厘米，耙碎搂平，做成长15米的苗畦，浸种催芽，浇透水，待水渗下后均匀撒播，盖土1厘米，覆膜保墒，一次全苗。育苗前期小水轻浇勤浇，保持畦面湿润，苗高10厘米时，每亩追肥尿素10千克，以后15至20天追肥1次，连续追肥2次～3次，育苗后期控水蹲苗，促进根系发育，培育短粗壮苗。

（2）施足底肥，及时定植：早春育苗，6月中下旬定植。定植前苗施腐熟有机肥10000千克，复合肥50千克，深翻30厘米，耙碎搂平，准备定植。

（3）随起随栽，合理定植：韭菜移栽时尽量做到随起苗随移栽，严禁大堆堆放，同时尽可能做到大小苗分开，淘汰病残弱苗。定植时可开沟行栽，行距20厘米～25厘米，行幅5厘米～10厘米，每米栽苗100棵～150棵；亦可开沟丛栽，行距25厘米一丛，每丛15棵～20棵。露地栽培，一般每8行～10行一畦，畦宽2米～3米。

（4）加强肥水，积累养分：定植后及时浇缓苗水。7至10天以后再浇水1次，并随水冲施尿素每亩20千克。进入高温多雨季节停止浇水、施肥，雨后及时排水，8月中旬以后，每10～15天浇水一次，每15至20天追肥一次，每次每亩追施尿素和复合肥各15千克，连续追肥2次～3次。

（5）科学收割，夺得高产：韭菜露地栽培，春季生长早，3月中旬即可收割第一刀，以后一般28至35天收割一茬，全年可收割7茬～8茬，年亩产鲜韭12000千克以上。同时注意收割时深浅要适当，刀口要平。割后2至3天及时追肥浇水。做到收割与养苗相结合，才能实现高产高效。

11. 韭菜"跳根"是怎么回事？

韭菜是多年生蔬菜，在长期的生长过程中，所需的营养和水分是依靠根系来吸收的。但是，韭菜的须根寿命一般只有一年多，每年都有老根的不断衰亡和新根的不断发生，也就是韭菜根系每年都要推陈出新。韭菜根系着生在植株鳞茎下的茎盘基部，由于分蘖是在茎盘生长点上位叶腋发生的，因此，每次分蘖发生后，茎盘都要向上延续增生，到第二年逐渐形成新的根状茎。新的根系着生在新茎盘之下及根状茎的一侧。这样新根的位置就在老根的位置之上。如此周而复始，年复一年，根系就逐年向上增生移动，使根系离地面越来越近，这就是所谓的"跳根"现象。

12. 韭蛆有哪些形态特征，有怎样的生活习性？

（1）形态特征：

①韭蛆成虫：体长2.5毫米，全体黑褐色，头小，胸部隆起向前突出把头覆盖在下。

②韭蛆幼虫：黄白色，细长无足，体长7毫米，头漆黑色具光泽，前端尖，后端钝圆。

③韭蛆蛹：裸露，初为黄白色，后变黄褐色，羽化前变为灰黑色。

（2）生活习性：一般一年发生4代，分别发生于5月上旬、6月中旬、8月上旬及9月下旬。以蛹越冬，7月下旬至8月上旬成、幼虫大发生，幼虫成群为害韭菜地下根茎；成虫喜阴湿能飞善走，甚为活泼，常栖息在韭菜根周围的土块缝隙间。韭蛆老熟幼虫或蛹在韭菜鳞茎内及根际3厘米～4厘米深的土中越冬。成虫畏光、喜湿、怕干，对葱蒜类蔬菜散发的气味有明显趋性。卵多产在韭菜根茎周围的土壤内。幼虫为害韭菜地下叶鞘、嫩茎及芽，咬断嫩茎并蛀入鳞茎内为害。露地栽培的韭菜田，韭蛆幼虫分布于距地面2厘米～3厘米处的土中，最深不超过5厘米～6厘米。土壤湿度是韭蛆发生的重要影响因素，黏土田较沙土田发生量少。

13. 如何防治韭蛆?

（1）农业措施：

①如准备新植韭菜园，就采用育苗移栽，直播不仅产量低、成本大，而且田间管理难，韭蛆危害重。育苗移栽成功把握大，管理简便。苗床选择肥沃的冬闲地，按1∶9确定苗床，即一亩苗床可移栽9亩大田。做成畦宽1.5米，长度随机而定，施足基肥，惊蛰前后育苗，播后双膜覆盖，地膜加小拱棚。齐苗后揭去地膜，5月中旬小拱棚也撤去，这样做1代、2代韭蛆休想为害。6月中下旬起苗移栽，韭菜起苗时抖去宿土，剪去部分根须，留根1厘米，每穴13根～14根，栽后浇定根水，活棵后齐土面割去韭菜，浇点小尿，抓1把草木灰护档子。适当

换茬可减少韭蛆危害，但不宜过勤，一般5年换茬1次，如遭韭蛆危害的大田，为减少损失可及时清园换茬。

②在做好合理密植、改善田间通风透光条件的同时，采用小拱棚扣膜保护栽培。扣膜栽培可提高韭菜的品质和经济效益，杜绝1代、2代韭蛆为害。控制3代、4代虫口基数，为全年丰收打下坚实基础。扣膜栽培每亩成本大约320元，6月份前就能多收2茬，头茬收割时间可提前20天，亩效益可增加1200多元。操作简单易行。韭菜畦做成宽1.5米，竹弓子宽2厘米，长1.8米，拱与拱之间1.5米，农膜厚度3丝左右。2月上旬扣膜，收割时只要揭一边，操作完毕再盖严实，5月下旬乘收割时撤膜。

③2月上旬用油饼加过磷酸钙拌禽畜粪（禁用牛羊粪）进行堆制后撒施，混合比例为0.5∶0.5∶9。每亩施1000千克。每收割1次后，立即用鲜小尿浇韭菜档子，土壤潮湿不对水，土壤干燥对水50%，浇后抓1把干草木灰护档子。这样做土壤表层经常处于干燥状态，细小的虫卵无法孵化为害。收刀肥在10月下旬至11月上旬，亩用油饼100千克或禽畜粪1000千克撒于畦面，然后进行松土中耕1次。让韭菜鳞茎贮存养分，为翌年高产创造条件。收割季节禁止使用生粪浇灌，不给韭蛆生存创造条件。

（2）物理防治：

用糖、醋、水配制诱杀液，比例为1.5∶1.5∶7。用口径40厘米～50厘米的陶盆或瓷盆装诱杀液，盆底离地面1米左右，用木桩或砖墩固定好盆。离盆口30厘米的正上方点盏40瓦电灯，灯头处用口径10厘米防水罩罩住，天黑前亮灯，每晚点2小时关灯，每亩韭菜地安放2盆～3盆，没有灯的放4盆～5盆，放盆位置离韭菜地5米外，每隔2至3天加1次诱杀液，加液时用笊篱捞一捞再加液，加液后滴1至2滴菜油，增加诱杀效果。糖醋、点灯诱杀分两期进行，从5月上旬至6月下旬为一期，9月上旬至9月下旬为二期，其余月份停止操作。

（3）药剂防治：

①防治幼虫：可选用50%辛硫磷乳油1000倍液、48%乐斯本乳油500倍液、1.1%苦参碱粉剂500倍液灌根，每月一次。10%灭蝇胺水悬浮剂亩用75克、90克用高压喷雾器顺垄喷药，对韭蛆防治效果显著。蔬菜采收前半个月停止用药，以防农药残留。当田间发生幼虫危害时，结合浇水，每亩地随水追施碳酸氢铵15千克~20千克，据说可杀灭幼虫。

②防治成虫：于成虫盛发期，顺垄撒施2.5%敌百虫粉剂，每亩撒施2千克~2.6千克；或用80%敌敌畏乳油或40%辛硫磷乳油800倍~1000倍、2.5%溴氰菊酯或20%杀灭菊酯乳油2000倍以及其他菊酯类农药如氯氰菊酯、氰戊菊酯、百树菊酯等，茎叶喷雾，上午9时至11时为宜，因为此时为成虫的羽化高峰。韭菜周围的土表亦喷雾周到。尤秋季成虫发生集中、为害严重时应重点防治。

14. 韭菜跳盲蝽有哪些形态特点，如何进行防治？

（1）形态特点：成虫黑色，有光泽，体扁平，长约2毫米，头部三角形，光滑，黑色，闪光；复眼稍突与前胸背板相连，喙4节，黑色，伸达中足基节，第二节末端略带暗红色；触角细长，第一节膨大，基上生少量长毛，黑色；第二节最长，小于三、四节之和，三、四节褐色；前胸背板梯形，前缘、后缘及侧缘较直；小盾片呈等边三角形且平；前翅鞘质黑色，无膜片，翅短，未达腹部末端；后翅无；腿节、胫节连接处暗红色，后足腿节膨大成跳跃足；胫节末端及跗节褐色，后

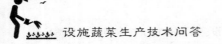

足胫节外侧具一列较长的刺，跗节为三节。若虫红色，头部、前胸背板、小盾片、翅芽、触角及足全为红褐色。

（2）防治措施：喷洒21%灭杀毙乳油1000倍液或2.5%溴氰菊酯或20%氰戊菊酯2000倍液、16%顺丰3号乳油1500倍液、25%喹硫磷乳油1000倍液、50%辛硫磷乳油1500倍液等。采收前7天停止用药。

15. 如何防治韭菜潜叶蝇？

（1）农业防治：

① 保护无虫区，严禁从有虫地区调用菜苗。

② 加强肥水管理。使用充分腐熟的有机肥，增施磷钾肥，适时灌溉，培育壮苗。

③ 发现受害叶片随时摘除，集中沤肥或掩埋。收获完毕，田间植株残体和杂草及时彻底清除。

（2）药剂防治：

①越冬代成虫羽化盛期，利用其对甜汁的趋性，可用甘薯、胡萝卜煮汁按0.05%的比例加晶体敌百虫制成诱杀剂，按每平方米有1个诱杀株的比例喷布诱杀剂，可每隔3至5天喷1次，共喷5次~6次。

②当幼虫开始为害时，及时用40%乐果乳油和80%敌敌畏乳油（1：1）对水2000倍液除治。如用25%喹硫磷乳油2000倍除虫，须在收获前15天停止使用，以免商品菜残毒超标。

③在产卵盛期至幼虫孵化初期，喷75%灭蝇胺5000倍~7000倍液或2.5%溴氰菊酯、20%氰戊菊酯或其他菊酯类农药1500倍~2000倍液喷雾。

16. 韭菜蓟马有哪些形态特征、生活习性以及危害特点？

（1）形态特征：雌成虫体长1.5毫米，深褐色，触角第3节暗黄色，前翅略黄，腹部第2～8背板前缘线黑褐色。头略长于前胸，单眼间鬃长于头部其他鬃，位于三角连线外缘。复眼后鬃呈一横列排列。触角8节，第3、第4节上的叉状感觉锥伸达前节基部。前胸背板后角各具一对长鬃，内鬃长于外鬃，后缘有3对鬃，中对鬃长于其余2对鬃；中胸背板布满横线纹。前翅前缘鬃49根，上脉鬃不连续，基部鬃7根，端鬃3根，下脉鬃12根～14根。腹部第5至8背板两侧栉齿梳模糊，第8背板后缘梳退化，3至7背侧片通常具3根附属鬃，3至7腹板各具9根～14根附属鬃。雄虫短翅型，3至7腹板有横腺域。

（2）生活习性：内蒙古、山西、宁夏、陕西、山东、河北、河南、辽宁、吉林等省一年生7至10代，6月下旬至7月下旬进入为害盛期。广东、广西、福建、江西、浙江、四川等省一年生10至12代，5月下旬至6月中旬进入为害盛期，各地受害率为80%～100%。成虫白天多在叶背为害。6月中旬韭菜上蓟马的数量最多，是为害严重期，6月下旬虫量居次，7月后进入高温季节，数量急剧下降。

（3）危害特点：成虫、若虫为害洋葱或大葱心叶、嫩芽及韭菜叶，受害时出现长条状白斑，严重时葱叶扭曲枯黄。

17. 如何防治韭菜蓟马？

（1）清除田间枯枝残叶，减少越冬基数。

（2）药剂防治是控制韭菜蓟马的关键。各地在查明当地为害韭菜的主要蓟马种类后，在其若虫发生为害盛期及时喷洒10%吡虫啉可湿性粉剂2500倍液或10%除尽乳油2000倍液、

40%绿菜宝乳油1500倍液、48%毒死蜱乳油1300倍液、1.8%爱福丁（阿巴丁）乳油3000倍液、17.5蚜蜗净可湿性粉剂2000倍液、40%七星保乳油600倍～800倍液、25%爱卡士乳油1500倍液、50%辛硫磷乳油1500倍液。防治2次～3次。

18. 韭菜白绢病有哪些危害症状，具有怎样的传播途径和发病条件？

（1）危害症状：韭菜须根、根状茎及假茎均可受害。根部及根状茎受害后软腐，失去吸收功能，导致地上部萎蔫变黄，逐渐枯死；假茎受害后亦软腐，外叶首先枯黄或从病部脱落，重者整个茎秆软腐倒伏死亡。所有患病部位均产生白色绢丝状菌丝，中后期菌丝集结成白色小菌核。在高温潮湿条件下，病株及其周围地表都可见到白色菌丝及菌核。

（2）传播途径和发病条件：病菌以菌核或菌丝遗留在土中或病残体上越冬。翌年气温回升后在适宜条件下产生菌丝，从地下须根、根状茎或假茎的地表处侵入，形成中心病株，再向四周扩展，借雨水、灌溉水、施肥等传播蔓延。新种植区的初浸染源主要来自种子中混入的小菌核，老种植区的初浸染源主要来自土中菌核。韭菜白绢病3至10月均可发病，尤以6至8月大雨后的高湿条件下发病重。

19. 如何防治韭菜白绢病？

（1）施用日本酵素菌沤制的堆肥或充分腐熟有机肥，避免粪肥带菌。

（2）播种前将种子过筛，尽量除去小菌核；田间部分植株开始发病时，要连根拔除病株销毁，甚至可将病株穴内的土壤取出韭菜地外，并在病株穴内及其附近浇泼药液或施用石灰杀菌。

（3）重病区提倡间套作，降低田间湿度。韭菜植株矮小，如净作，往往通风不良，株间湿度较大，有利于发病。可采用宽窄行栽培，在宽行中种植茄果类、豆类等蔬菜，实行高矮搭配种植，不仅可降低田间湿度，还可充分利用土地，提高经济效益。

（4）加强管理。天旱时注意灌水，防止植株衰弱，提高抗病能力；久雨不晴应注意排水，降低田间湿度，创造不利于发病的条件。

（5）发病初期喷洒15%三唑酮可湿性粉剂1000倍液或20%甲基立枯磷乳油1200倍液。采收前7天停止用药。

20. 韭菜灰霉病有哪些发病症状，有哪些发病规律？

（1）发病症状：主要为害叶片，初在叶面产生白色至淡灰色斑点，随后扩大为椭圆形或梭形，后期病斑常相互联合产生大片枯死斑，使半叶或全叶枯死。湿度大时病部表面密生灰褐色霉层。有的从叶尖向下发展，形成枯叶，还可在割刀口处向下呈水渍状淡褐色腐烂，后扩展为半圆形或"V"字形病斑，黄褐色，表面生灰褐色霉层，引起整簇溃烂，严重时成片枯死。

（2）发病规律：

①此病由真菌半知菌亚门葱鳞葡萄孢菌浸染引起。主要为害韭菜、洋葱、大葱等葱蒜类蔬菜。病菌以菌丝体或菌核的形式随病残体在土壤中越冬，分生孢子也可以在鳞茎表面越冬。但在气候温暖地区，多以分生孢子在病残体上越冬。翌年春天条件适宜时产生分生孢子。分生孢子借气流或雨水反溅传播，病菌从气孔或伤口等侵入叶片，引起初浸染。病部产生的分生孢子随气流、雨水和农事操作等传播，进行再浸染。深埋土下

15厘米的菌核，经21个月，成活率仍达79%。在早春或秋末冬初，遇到连阴雨天气，相对湿度95%以上，易造成流行。

②病菌喜冷凉、高湿环境，发病最适气候条件为温度15℃～21℃，相对湿度80%以上。浙江及长江中下游地区露地栽培韭菜灰霉病的主要发病盛期为春季节3至5月。韭菜灰霉病的感病生育期在成株期。

③地势低洼、排水不良、种植密度过大、偏施氮肥、生长不良的田块发病重。年度间冬春低温、多雨年份危害严重。

21. 如何防治韭菜灰霉病?

（1）种植抗病品种。

（2）农业防治。施足腐熟有机肥，增施磷钾肥，提高作物抗病性；清除病残体，每次收割后要把病株清除出田外深埋或烧毁，减少病源。

（3）药剂防治。每次收割后及发病初期，喷洒绿盾牌4%农抗120瓜菜烟草型500倍～600倍液，可有效控制病害的发生。农抗120属微生物发酵产物，无毒、无残留、无药害，对人体安全，是生产无公害蔬菜的首选杀菌剂。同时，内含17种氨基酸和其他多种营养物质，可促进韭菜生长，提高韭菜产量。也可喷50%速克灵或50%农利灵1000倍或50%多菌灵800倍液。

（4）清洁田园。韭菜收割后，及时清除病残体，深埋或烧毁，防止病菌蔓延。

（5）适时通风降湿是防治该病的关键。通风量要根据韭菜的长势确定。刚割过的韭菜或外界温度低时，通风量要小或延迟通风，严防扫地风。

22. 韭菜疫病有哪些发病症状，有哪些发病特点？

（1）发病症状：叶片受害，初为暗绿色水浸状病斑，病部萎缩，叶片变黄凋萎。天气潮湿时病斑软腐，有灰白色霜。叶鞘受害呈褐色水浸状病斑、软腐、叶剥离。鳞茎、根部受害呈软腐，影响养分的吸收和积累。

（2）发病特点：

①此病由真菌鞭毛菌亚门卵菌纲烟草疫霉菌浸染所致。病菌主要以菌丝体、卵孢子及厚垣孢子随病残体在土壤中越冬，翌年条件适宜时，产生孢子囊和游动孢子，借风雨或水流传播，萌发后以芽管的方式直接侵入寄主表皮。发病后湿度大时，又在病部产生孢子囊，借风雨传播蔓延，进行重复浸染。

②病菌喜高温、高湿环境，发病最适气候条件为温度25 ℃~32 ℃，相对湿度90%以上。浙江及长江中下游地区露地栽培韭菜疫病的主要发病盛期5至9月。韭菜疫病的感病生育期在成株期至采收期。

③连作、田间积水、偏施氮肥、植株徒长、棚室通风不良的田块发病重。年度间梅雨期长、雨量多的年份发病重。

23. 韭菜疫病有哪些防治方法？

（1）轮作：栽培地、育苗地应选择3年内未种过葱蒜类蔬菜的地块。

（2）平整土地：及时整修排涝系统，大雨后畦内不积水，消灭涝洼坑。

（3）培育健壮植株：如采取栽苗时选壮苗，剔除病苗，注意养根，勿过多收获，收割后追肥，入夏后控制灌水等栽培措施，可使植株生长健壮。

（4）束叶：入夏降雨前应摘去下层黄叶，将绿叶向上拢起，用马蔺草松松捆扎，以免韭叶接触地面，这样植株之间可以通风，防止病害发生。

（5）药剂防治：发病初期喷施25%甲霜灵可湿性粉剂750倍液或50%甲霜铜可湿性粉剂600倍液或72%霜脲锰锌可湿性粉剂、60%琥·乙磷铝可湿性粉剂600倍液灌根或喷雾，10天喷（灌）1次，交替使用2～3次。

24. 韭菜锈病有哪些发病症状，有什么发生规律，如何进行防治？

（1）发病症状：

①浸染叶片和花梗。最初在表皮上产生黄色小点，逐渐发展成为纺锤或椭圆形隆起的橙黄色小疱斑，病斑周围常有黄色晕环，以后扩展为较大疱斑，其表皮破裂后，散出橙黄色的粉末状物，叶片两面均可染病，后期叶及花茎上出现黑色小疱斑，病情严重时，病斑布满整个叶片，失去食用价值。

②常发生于5至6月和10至11月。春季在叶表面形成许多褐黄色椭圆形隆起点（夏孢子层），而秋季形成同样的混有黄色的小黑粒（冬孢子层）。这种小粒级盖全叶时，叶片便枯死。

（2）发生规律：真菌引起的病害。周年以夏孢子转移浸染，借助气流传播。温暖而多湿的天气有利于浸染发病，尤其毛毛雨或露多雾大天气时较易流行。品种抗病性差，偏施氮肥过多，种植过密和钾肥不足时发病重。地势低洼、排水不良易发病。

（3）防治措施：

①轮作：定植大田应选择肥沃、有机质较足的田块，定植前应浇透水、施足基肥，每亩施充分腐熟的羊棚灰等农家肥

3000千克、25%复合肥30千克，并在地表喷施消毒药剂加新高脂膜800倍液对土壤进行消毒处理。

②合理密植，做到通风透光良好；雨后及时排水，防止田间湿度过高；采用配方施肥技术，多施磷钾肥，提高抗病力，同时喷施新高脂膜800倍液形成一层保护膜，防止病菌借气流侵入。并在韭菜生长阶段适时喷施壮茎灵，可使植物杆茎粗壮、叶片肥厚、叶色鲜嫩、植株茂盛，天然品味浓。

③收获时尽可能低割，并注意清洁畦面，收割后畦面喷洒45%硫黄胶悬剂400倍液加新高脂膜800倍液消毒。

④该病菌由韭菜互相传播。因此，一旦发现病株应及时剔除。脱肥导致土长不旺时容易发病，要加强肥水管理。发病前可进行预防性喷药，致力于早期防治。

25. 韭菜炭疽病有哪些危害症状，如何进行防治？

（1）危害症状：韭菜炭疽病由半知菌刺盘孢真菌浸染所致，病菌主要侵害叶片和叶鞘，发病初期在叶片和叶鞘表面出现湿润状白色小点，逐渐扩大成淡褐色至深褐色近圆形的病斑，后发展成近椭圆形至长梭形或不规则形白色坏死枯斑，病健交界明显，最后在病斑表面产生黑色小点。病害严重时叶片上病斑密布，相互连接成片，天气干燥时病斑中部易破裂穿孔，许多病斑相连时可使叶片早枯，短时期内即致叶片枯死。

（2）防治方法：

①重病地与非葱类作物进行2年以上轮作，及时翻耕土壤，整平土地，并喷施消毒药剂加新高脂膜800倍液对土壤进行消毒处理；同时应浇透水、施足基肥，每亩施充分腐熟的羊棚灰等农家肥3000千克、25%复合肥30千克。

②施足粪肥，氮、磷、钾肥合理配合；灌水灌小水，防止

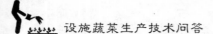

大水漫灌。雨后排除田间积水，锄净田间杂草；同时喷施新高脂膜800倍液形成一层保护膜，防止病菌借气流侵入。并在韭菜生长阶段适时喷施壮茎灵，可使植物杆茎粗壮、叶片肥厚、叶色鲜嫩、植株茂盛，天然品味浓。

③药剂防治，发病初期及时喷药防治，发病初期可选喷施50%多菌灵可湿性粉剂500倍~600倍液等植保要求的针对性药剂，每隔7至10天喷1次，连续喷3次~4次；并配合喷施新高脂膜800倍液增强药效，提高药剂有效成分利用率，巩固防治效果

26. 韭菜黄叶和干尖的原因有哪些？

黄叶和干尖是韭菜栽培中常常发生的一种病症，症状是：韭菜心叶或外叶褪绿后变黄，致叶片变白或叶尖枯黄，重时向下发展致使叶片枯死。

（1）土壤酸化：韭菜喜中性土壤，长期大量施用粪肥、硫酸铵和过磷酸钙等肥料，易导致土壤酸化，造成酸性危害，使韭菜叶生长缓慢、纤细、外叶枯黄。

（2）有害气体为害：扣棚前施入大量碳酸氢铵或扣棚后地面撒施尿素，以及在碱性土壤上施用硫酸铵，均易产生氨气，造成氨害发生，叶尖变褐、枯萎。

（3）高温、冷风为害：韭菜生长适温为5℃~35℃，当温度高于35℃，空气比较干燥，且持续时间长时，易导致叶尖或整叶变白、变黄。有时连续阴天后骤晴，或高温后有冷空气突然侵入，都会使韭菜叶尖枯黄。

（4）微量元素失调：缺锌、缺钙时，心叶黄化，部分叶尖枯死；缺镁时，外叶变黄；缺硼中心叶黄化，硼素过剩，叶尖干枯；锰素过多，中心叶轻微黄化，外叶严重黄化后枯死。

27. 如何防治韭菜黄叶和干尖？

（1）选用早发1号、优丰1号等优良品种和大叶韭菜、阔叶韭菜等抗（耐）性强的品种。

（2）配方施肥，科学施用使用粪肥和化肥。粪肥要充分腐熟，适量施用。碳酸氢铵、尿素等化肥，一次用量不要过多，不要地面撒施，防止撒在叶片上。

（3）发现缺素症时，可对症根外喷施微量元素肥料或复合微肥。

（4）加强温度管理。再生产中，当遇上温度高于35 ℃的高温天气时，要及时浇水，否则容易发生叶烧。

28. 韭菜枯萎病有哪些危害症状，如何进行防治？

（1）危害症状：韭菜枯萎病在夏季高温季节，雨后暴晴后最易发病。发病初期叶片中部或接触地面的叶尖部出现水烫样的症状，严重时所有叶片都呈烫伤状，继而完全枯死。发病后的根株虽可萌生新株，但有时再萌发的韭菜仍然会继续发病。发生枯萎病的韭菜产量和品质都可受到影响，严重时造成绝产。

（2）防治措施：

①合理轮作，定植大田应选择肥沃、有机质较足的田块，定植前应浇透水、施足基肥，每亩施充分腐熟的羊棚灰等，并在地表喷施消毒药剂加新高脂膜800倍液对土壤进行消毒处理。

②加强管理，在养根期间，适当控制水分，避免徒长，及时排涝；闷热雨后要抓紧用井水轻浇快浇，以降低地面温度。同时喷施新高脂膜800倍液形成一层保护膜，防止病菌借气流侵入。并适时喷施壮茎灵，可使植物杆茎粗壮、叶片肥厚、叶色鲜嫩、植株茂盛，天然品味浓。

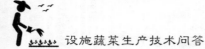
③药剂防治，发病初期应根据植保要求用75%百菌清可湿性粉剂600倍液，或58%甲霜灵锰锌液等针对性药剂喷雾防治，每隔5至7天，连喷2次~3次；并喷施新高脂膜800倍液增强药效，提高药剂有效成分利用率，巩固防治效果。

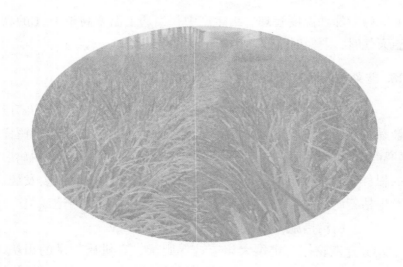

（六）设施油麦菜栽培

1. 油麦菜栽培有哪些特点？

　　油麦菜叶色嫩绿，茎叶均可食用，清炒后仍保持脆绿清香，也可做汤，颇受市场青睐。油麦菜栽培有以下三个特点，一是对生长环境要求不严格，生长期短，种植容易，无论管棚或露地均可栽培。二是病虫为害轻，很少使用农药，是一种安全卫生蔬菜。三是利用塑料大棚等保护地设施及遮阳网覆盖可周年生产、周年上市。油麦菜适应性强，喜冷凉气候，但通过冬季保温，夏季遮阳措施，一年四季均可生产。

2. 如何进行油麦菜秋冬大棚栽培？

　　油麦菜秋冬季大棚栽培，从定植到收获仅40至45天，每亩产量可达3000千克以上，效益相当不错。

　　种子处理每亩用种量20克～25克。浸种催芽：先将种子用纱布包裹后浸凉水约1小时，然后捞起置于15℃～20℃处，或放在家用冰箱冷藏室，时间2至3天，种子露白后即可播种。

　　苗床准备：苗床选择地势高燥、保水保肥能力强的地块，多施有机肥，每亩栽培田用苗床15平方米～20平方米。

　　播种：播种时用适量细沙与种子拌匀，把种子分开，然后撒播育苗。注意不要密播，以防幼苗徒长。用0.5厘米厚拌有辛硫磷的药土覆盖种子，同时搭棚防晒、防雨。

　　苗期管理：幼苗长出两片真叶时分苗，移植密度6厘米×6厘米。苗床保持湿润，中午时需遮阳。苗期注意病虫害防治。

　　整地定植油麦菜播后25天左右、长出5片～6片真叶时及时定植于大棚中。定植前每亩施腐熟有机肥3500千克~4000千克、磷肥20千克~25千克、氮肥40千克~50千克、钾肥10千克~15千克。普施后整地做畦，畦宽1米~1.5米，株行距10厘米×10厘米~15厘米，每亩定植4万株~5万株。移栽后要浇透定植水。

3. 如何进行油麦菜定植后的管理？

（1）扣棚前管理。定植缓苗后，结合浇水追施1次~2次少量的速效氮肥，一般每亩施尿素或硫酸铵5千克，以促使植株生长发棵。以后要经常保持土壤湿润并及时中耕除草。

（2）扣棚后管理。油麦菜是速生叶菜，适宜生长温度为18℃~25℃，当夜温低于12℃时扣棚。扣棚后，及时调节棚温和棚内相对湿度。一般棚内相对湿度以小于90%为宜。在栽培管理中应保持清洁卫生，禁止使用粪稀追肥。油麦菜生长前期和中期使用0.3%磷酸二氢钾、尿素溶液进行叶面喷施3次~4次。整个生长期追肥2次~3次，每亩施尿素5千克~10千克或硫酸铵10千克，随浇水时施入。

（3）病虫防治。虫害主要是蚜虫，可用40%乐果乳油800倍液喷施；病害主要是霜霉病和软腐病，分别用70%代森锰锌可湿性粉剂300倍~500倍液和0.02%农用链霉素喷雾防治。

（4）采收。当叶片数达到30片~34片、株高45厘米~48厘米、开展度60厘米~69厘米时，在距地面2厘米~3厘米进行一次性采收。除去老叶、病叶，及时供应冬季市场。

（七）设施菠菜栽培

1. 菠菜有哪些类型与品种?

依据菠菜叶片的形状和果实上棱刺的有无，可将菠菜分为尖叶（有刺）、圆叶（无刺）类型。

（1）北京尖叶菠菜：北京地方品种。叶片箭头形，基部有一对深裂的裂片，绿色对肉稍薄，纤维较少，品质较好。果实菱形有刺。耐寒、不耐热，亩产1000千克～2500千克，适合根茬越冬和秋季栽培。

（2）日本大叶菠菜：叶片椭圆形至卵圆形，先端稍尖，基部有浅缺刻。叶片宽而肥厚，浓绿色。耐热力强，不耐寒，适于夏、秋栽培。产量高，品质好。

（3）大圆叶菠菜：从美国引入，属无刺种。叶片卵圆形至广三角形，叶片肥大，叶面多皱褶，色浓绿。品质甜嫩，春季抽薹晚，产量高，品质好，但不耐寒，单株重0.5千克。缺点是抗霜霉病及病毒病能力弱。东北、华北、西北均有栽培。

2. 菠菜生长发育可分为哪几个阶段?

（1）营养生长期：从菠菜播种、出苗，到将已分化的叶片全部长成，花序开始分化自子叶展开到出现两片真叶，这一阶段生长缓慢，两片真叶展开后，叶数、叶重、叶面同时迅速增长。花序分化时的叶数因品种、播期、气候条件而异，少者5片～6片，多者20余片。

（2）生殖生长期：从花序分化到种子成熟，前期与营养生长期有段时期的重叠。外界条件中能加强光合作用和营养积累

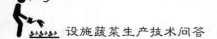

的因素，一般都能促使雌性加强，抽薹后侧枝多，花多、籽粒饱满。

3. 菠菜对环境条件有哪些要求?

（1）温度：菠菜是绿叶菜类蔬菜中耐寒力最强的一种蔬菜，在长江流域以南可以露地越冬，-10℃左右的地区，可以露地安全越冬，华北、东北、西北用风障和地面覆盖能露地越冬。菠菜的耐寒力和植株生长发育、苗龄有密切关系。具有4片~6片叶的植株，宿根可耐短期-30℃低温，在-40℃低温下也仅仅外叶受冻枯黄，而根系和幼芽不会受到损伤，如果幼苗只有1片~2片叶，或幼苗过大，或将要抽薹的植株，越冬时易受冻害而死亡。菠菜的适应性广，生长适温为15℃~30℃，最适温度为15℃~20℃，菠菜种子在4℃时就可发芽，适温为15℃~20℃，4天就可以发芽，发芽率达90%以上。随着温度的升高，发芽率则降低。

（2）光照：菠菜虽属低温长日照作物。但花芽分化主要受日照长短的影响，在长日照和高温下容易通过光照阶段，在长日照下低温有促进花芽分化的作用。花芽分化后，温度升高，日照加长时抽薹、开花加快。越冬菠菜进入翌年春夏季，植株就会迅速抽薹开花。

（3）水分：菠菜在空气湿度80%~90%，土壤湿度70%~80%的环境条件下，生长最旺盛，叶片厚，品质好，产量高。菠菜在生长过程中需要大量水分，生长期缺水，长势减缓，叶肉老化，纤维增多，易发生霜霉病，尤其在高温、干燥、长日照下，会促进花器官发育，提早抽薹。

（4）土壤营养：菠菜对土壤的适应性较广，以种植在保水，保肥，潮湿（夜潮地）肥沃、pH值6~7.5中性或微碱性土壤中为宜，酸性土会使菠菜中毒，不宜栽培。菠菜速生绿叶菜，要求有较多的氮肥促进叶丛生长，品质好，产量高。应在氮磷钾全肥的基础上增施氮肥。

4. 如何进行菠菜病虫害的防治？

菠菜主要病害有猝倒病、霜霉病、炭疽病、病毒病。

（1）猝倒病防治方法：菠菜出苗后，可用绿亨1号3000倍，或克菌1500倍液喷洒地面和植株。如发病较重，可用72.2%普力克600倍液加68.75%杜邦易保1000倍液喷雾。

（2）霜霉病防治方法：可喷72%锰锌霜脲600倍，或58%甲霜灵可湿性粉剂500倍液，或64%杀毒矾锰锌可湿性粉剂500倍液，或40%乙磷铝可湿性粉剂200倍液，隔7天交替连喷2次。

（3）炭疽病防治方法：用70%甲基托布津1000倍液，或50%多菌灵可湿性粉剂600倍液，或70%代森锰锌可湿性粉剂500倍液，隔7天交替连喷2次～3次。最好根据不同药剂特性复配防治。

（4）病毒病防治方法：加防虫网。蚜虫，灰飞虱是传播病毒病的媒介，阻止这些传毒媒介进入大棚，是种植越夏菜主要技术措施之一。种植前，可在拱棚的四周或大棚的南边，加封60目～70目的防虫网，这样既不影响透风，又可安全隔绝传毒媒介进入大棚。还应对棚膜进行检查及时修补，以防雨水进入棚中引发病毒病。

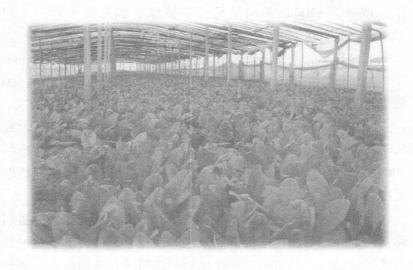

参考文献

［1］马成伟. 农业设施设计与建造. 中国农业出版社，2008.

［2］邹志荣. 农业园区规划与管理. 中国农业出版社，2007.

［3］邹志荣，邵孝侯. 设施农业环境工程学. 中国农业出版社，2008.

［4］李天来. 日光温室蔬菜栽培理论与实践. 中国农业出版社，2013.

［5］苏鹤，赵建波. 蔬菜设施建造与配套栽培技术. 中原农民出版社，2014.

［6］孙治强，张绍文. 日光温室建造与蔬菜栽培. 河南科学技术出版社，1994.

［7］唐致宗. 新型高效日光温室建造及栽培技术. 兰州大学出版社，2008.

［8］程智慧. 蔬菜栽培学各论. 科学出版社，2010.

［9］张福墁. 设施园艺学. 中国农业大学出版社，2010.

［10］李天来. 设施蔬菜栽培学. 中国农业出版社，2011.

［11］陈杏禹，于红茹. 设施蔬菜栽培. 中国农业大学出版社，2015.

［12］陈毛华. 设施蔬菜生产技术. 机械工业出版社，2016.

［13］姚明华，汪李平，周国林. 设施蔬菜安全高效生产关键技术. 湖北科学技术出版社，2016.

［14］王久兴，宋士清. 设施蔬菜栽培学实践教学指导书. 中国农业科学技术出版社，2012.

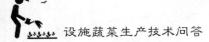
［15］李怀芳，刘凤权，黄丽丽. 园艺植物病理学. 中国农业大学出版社，2001.

［16］侯明生，蔡丽. 农业植物病理学实验实习指导. 科学出版社，2014.

［17］王三根. 植物生理生化. 中国林业出版社，2013.

［18］费显伟. 园艺植物病虫害防治. 高等教育出版社，2010.

［19］王秀峰，陈振德. 蔬菜工厂化育苗. 中国农业出版社，2000.

［20］崔德才. 植物组织培养与工厂化育苗. 化学工业出版社，2005.

［21］蒋卫杰. 蔬菜无土栽培新技术. 金盾出版社，2008.

［22］陈友. 蔬菜育苗技术. 中国农业出版社，1999.

［23］赵丽芹，张子德. 园艺产能品贮藏加工学. 轻工业出版社，2009.

［24］刘兴华，陈维信. 果品蔬菜贮藏营销学. 中国农业出版社，2002.